Memorix Spezial
Pädiatrie

von Dieter Harms
und Jochem Scharf

VCH

Vertrieb
VCH Verlagsgesellschaft, Postfach 10 1161, D-69451 Weinheim (Bundesrepublik Deutschland)

Schweiz: VCH, Postfach, CH-4020 Basel (Schweiz)

Großbritannien und Irland: VCH Publishers (UK) Ltd., 8 Wellington Court, Wellington Street, Cambridge CB 1 1HZ (Großbritannien)

USA und Canada: VCH Publishers, 220 East 23rd Street, New York, NY 10010-4606 (USA)

Japan: VCH, Eikow Building, 10-9 Hongo 1-chome, Bunkyo-ku, Tokyo 113 (Japan)

ISBN 3-527-15489-2

Memorix

Spezial

Pädiatrie

von Dieter Harms
und Jochem Scharf

VCH

Prof. Dr. Dieter Harms
Dr. Jochem Scharf
Univ.-Klinik für Kinder und Jugendliche der Friedrich-Alexander-Universität
Loschgestraße 15
D-91054 Erlangen

In diesem Buch enthaltene Dosierungsangaben wurden mit aller Sorgfalt überprüft. Dennoch übernehmen Autoren und Verlag – auch im Hinblick auf mögliche Druckfehler – keine Gewähr für die Richtigkeit. Dem Leser wird empfohlen, sich vor einer Medikation in jedem Fall über Indikationen, Kontraindikationen und Dosierung anhand des Beipackzettels oder anderer Unterlagen des Herstellers zu unterrichten. Das gilt insbesondere bei selten verwendeten oder neu auf den Markt gekommenen Präparaten.

Lektorat: Silvia Osteen
Herstellerische Betreuung: Dipl.-Wirt.-Ing. (FH) Myriam Nothacker
Zeichnungen: Atelier Kühn, D-69121 Heidelberg

Die Deutsche Bibliothek – CIP-Einheitsaufnahme
Harms, Dieter:
Pädiatrie / von Dieter Harms und Jochem Scharf. – Weinheim ; Basel (Schweiz) ; Cambridge ; New York, NY ; Tokyo : VCH, 1993
(Memorix spezial)
ISBN 3-527-15489-2
NE: Scharf, Jochen:

Gedruckt auf säurefreiem und chlorfrei gebleichtem Papier.

Satz: Hermann Hagedorn GmbH, D-68519 Viernheim
Druck: Druckhaus Beltz, D-69502 Hemsbach
Bindung: IVB Heppenheim GmbH, D-64646 Heppenheim
Printed in the Federal Republic of Germany

Vorwort

Mit jedem Start in das praktische ärztliche Berufsleben entsteht zwangsläufig ein „Kitteltaschenbuch“, das in dem Maße wächst, wie sich das Tätigkeitsfeld ausweitet. Wenn auch die Datensammlungen in den Kitteltaschen individuell gestaltet sind, so findet man doch inhaltliche Gemeinsamkeiten, die der Berufsanfänger sucht und auf die der Fortgeschrittene nicht verzichten möchte. Angesichts der Dimensionen der Kinderheilkunde – der gesamten Medizin für das kranke Kind – erschien uns das Memorix-Konzept ein interessanter Versuch, konstant erforderliches Wissen auf engem Raum zu präsentieren. Selbst zusammengestellte Sammlungen enthalten in der Regel Dosierungen, Normalwerte und Gebrauchsanweisungen. Das Memorix-Konzept fügt die Reaktivierung von Grundlagenwissen hinzu. Unter dem Gesichtspunkt des praktischen Bezugs haben wir Entwicklungsdaten, Formeln, Definitionen, vereinbarte Klassifikationen, diagnostische Grundlagen, differentialdiagnostische Flußschemata und Checklisten sowie Therapieübersichten aus allen Bereichen der Pädiatrie zusammengetragen. Das begrenzte Fassungsvermögen der Kitteltaschen zwang uns zur Auswahl. Wir haben uns für Inhalte entschlossen, deren Rekapitulation entweder durch den häufigen Bedarf, wie Dosierungen und Referenzwerte, oder infolge ihrer Randbedeutung durch langes Suchen zeitintensiv ist.

Ein Notizbuch erfährt seine funktionale Optimierung durch individuelle Einträge. Deshalb wurde dem Leser auf einzelnen Seiten absichtlich Platz für eigene Notizen geboten. So hoffen wir, daß das Buch viele Antworten auf Fragen enthält, die sich alltäglich bei Visiten, im Konsil, bei epikritischen Betrachtungen von Befunden, vor diagnostischen und therapeutischen Maßnahmen oder beim Diktat von Arztbriefen ergeben.

Allen Kolleginnen und Kollegen, die mit Anregungen ihr Interesse am Entstehen dieses Taschenbuchs bekundeten, sei an dieser Stelle herzlich gedankt. Frau Angelika Kreller danken wir für die unermüdliche Mithilfe beim Erstellen des Manuskripts. Unser Dank gilt ferner Herrn Jörg Kühn für die Zeichnungen und der VCH Verlagsgesellschaft für die Herstellung des Buches. Besonderen Dank sagen wir Frau Silvia Osteen, der Initiatorin dieses Taschenbuchs, und Frau Myriam Nothacker. Ihre großherzige Unterstützung war uns eine stete Stimulation, nach dem Klinikalltag am Memorix-Manuskript zu arbeiten.

So hoffen wir, daß sowohl der Student als auch der erfahrene Facharzt in diesem Buch wenigstens einen Teil der Daten und Fakten finden wird, die er gerade benötigt!

Erlangen, im August 1993 — Dieter Harms und Jochem Scharf

Grundlagen / Normalwerte / Diagnostische Methoden

Kardiologie

Pulmologie

Metabolismus

Endokrinologie/Wachstum

Infektiologie / Immunologie / Rheumatologie

Hämatologie/Hämostaseologie/Onkologie

Neonatologie

Neuropädiatrie

Notfälle

Kinderchirurgie / Orthopädie

Ophthalmologie / Otologie

Klinische Pharmakologie

Symbole des Taschenbuchs:

n/N	normal (unverändert)
+/++/+++	positiv, vorhanden (plus Steigerungen)
(+)	Stimulation
–[∅]	negativ, nicht vorhanden, nicht untersucht
(–)	Inhibition
( )	fraglich, uneinheitliche Befunde, selten
↕/≈	wechselnde Befunde, Näherungswerte
↗	mäßig erhöht, Tendenz nach oben
↘	mäßig vermindert, Tendenz nach unten
< ≪	kleiner, jünger als (plus Steigerung)
> ≫	größer, älter als (plus Steigerung)
↑ ↑↑ ↑↑↑	erhöht, vermehrt (plus Steigerungen)
↓ ↓↓ ↓↓↓	erniedrigt, vermindert (plus Steigerungen)
⟶	gerichtete (kausale, zeitliche, logische) Beziehung; Hinweis
⟵x	Zahl (Menge) abnehmend
AD/AR	autosomal-dominant/-rezessiv
XR	X-chromosomal rezessiv
B	Blut
P	Plasma
S	Serum
L	Liquor cerebrospinalis
H	Harn
s	Sekunde
h	Stunde
d	Tag (die)
a	Jahr/Lebensjahr (annum)
AK	Antikörper
Ig	Immunglobuline

Nomogramm zur Bestimmung der Oberfläche aus Länge und Gewicht
[Nach Du Bois und Du Bois aus Crawford JD, Terry ME, Rourke M (1950) Simplification of drug dosage calculation by application of the surface area principle. Pediatrics 5: 783–789]

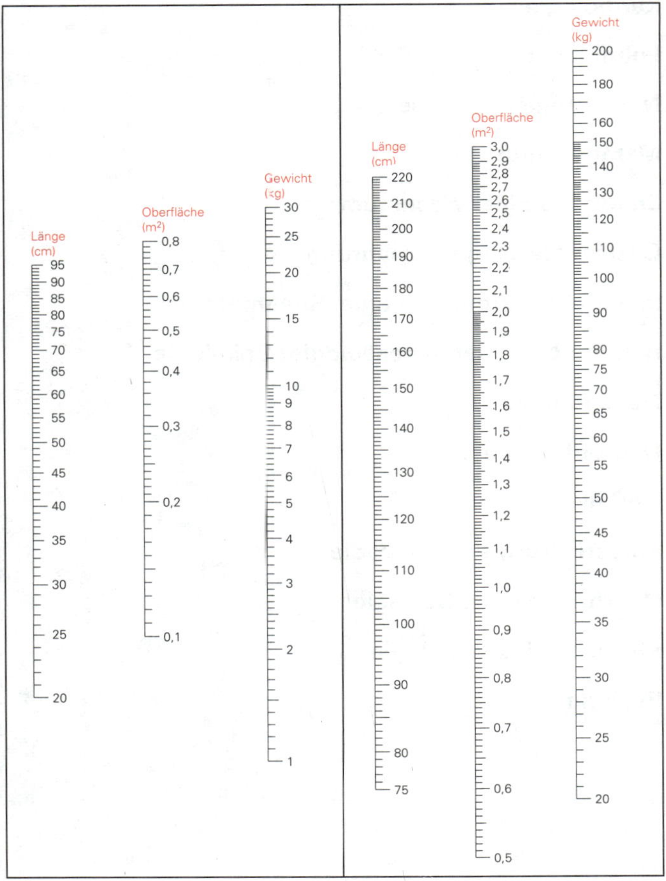

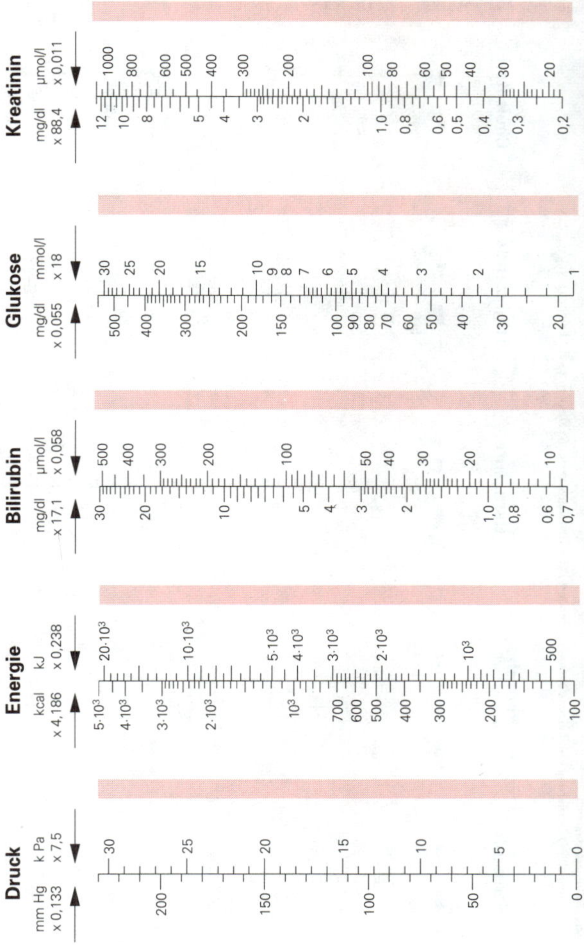

Umrechnungsskalen
(für die schnelle Orientierung klinikeigene Normgrenzen mit Bleistiftstrich von der Skala in rotes Feld ziehen)

Umrechnungsskalen
(für die schnelle Orientierung klinikeigene Normgrenzen mit Bleistiftstrich von der Skala in rotes Feld ziehen)

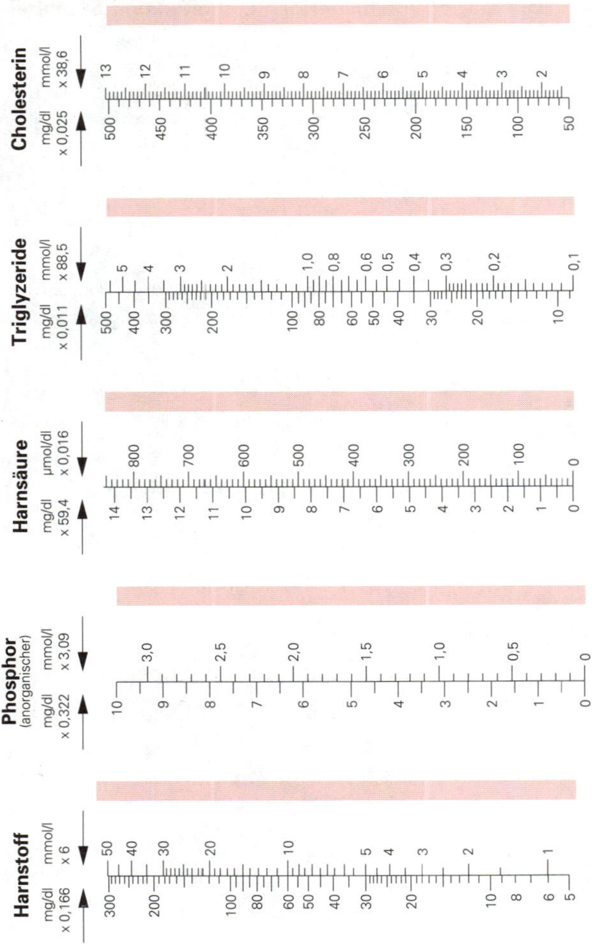

Umrechnungen von bisherigen Einheiten und SI-Einheiten

Allgemeine Formeln:

$$\frac{\text{Gewicht (g, mg, µg, ng, pg)}}{\text{Atom- oder Molekulargewicht (MG)}} = \text{Mol (mol, mmol, µmol, nmol, pmol)}$$

mol (oder Untereinheiten) · MG = g (oder Untereinheiten)

$$\frac{\text{(mg/dl)} \cdot 10}{\text{Atom- oder Molekulargewicht}} = \text{mmol/l} \qquad \frac{\text{(mmol/l)} \cdot \text{Atom- oder Molekulargewicht}}{10} = \text{mg/dl}$$

$$\frac{\text{mval/l}}{\text{Wertigkeit}} = \text{mmol}$$

einwertig: Na, K, Cl, Natriumbikarbonat
zweiwertig: Ca, Mg

mg/dl · 0,01 = g/l   g/l · 100 = mg/dl   mg/dl = mg %

Spezielle Umrechnungen:

Substanz	alte Einheit · Faktor → SI-Einheit	SI-Einheit · Faktor → alte Einheit
Albumin	g % · 144,9 = µmol/l	µmol/l · 0,0069 = g %
Ammoniak	µg % · 0,5872 = µmol/l	µmol/l · 1,703 = µg %
Zäruloplasmin	mg % · 0,0625 = µmol/l	µmol/l · 16 = mg %
Kalzium	mg % · 0,2495 = mmol/l	mmol/l · 4,008 = mg %
Chlorid	mg % · 0,2821 = mmol/l	mmol/l · 3,545 = mg %
Kortisol	µg % · 27,59 = nmol/l	nmol/l · 0,03625 = µg %
Kreatinin	mg % · 88,4 = µmol/l	µmol/l · 0,01131 = mg %
Eisen	µg % · 0,1791 = µmol/l	µmol/l · 5,585 = µg %
Fettsäuren	mg % · 0,0354 = mmol/l	mmol/l · 28,25 = mg %
Fibrinogen	mg % · 0,02941 = µmol/l	µmol/l · 34 = mg %
Hämoglobin	g % · 0,6206 = mmol/l	mmol/l · 1,611 = g %
Haptoglobin	mg % · 0,1176 = µmol/l	µmol/l · 8,5 = mg %
Harnstoff	mg % · 0,1665 = mmol/l	mmol/l · 6,006 = mg %
Harnstoffstickstoff	mg % · 0,357 = mmol/l	mmol/l · 2,801 = mg %
Jod	µg % · 78,8 = nmol/l	nmol/l · 0,01269 = µg %
Kalium	mg % · 0,2557 = mmol/l	mmol/l · 3,91 = mg %
Kupfer	µg % · 0,1574 = µmol/l	µmol/l · 6,355 = µg %
Magnesium	mg % · 0,4114 = mmol/l	mmol/l · 2,431 = mg %
Laktat	mg % · 0,111 = mmol/l	mmol/l · 9,008 = mg %
Natrium	mg % · 0,435 = mmol/l	mmol/l · 2,299 = mg %
Phosphat, anorgan.	mg % · 0,3229 = mmol/l	mmol/l · 3,097 = mg %
Triglyzeride	mg % · 0,01129 = mmol/l	mmol/l · 88,54 = mg %

Auswahl einiger SI-Einheiten in der Medizin

SI = Système International d'Unités. Die dazugehörigen Symbole sind rot hervorgehoben. Ältere, nicht mehr zugelassene Einheiten werden für Umrechnungen in der Spalte „Äquivalente Größen" genannt.

Meßgröße (Symbol)	Einheit	Symbol der Maßeinheit	Äquivalente Größen und Umrechnungen	* Untereinheiten
Zeit (t)	Sekunde	s		ks, ms, μs, a, d, h, min
Masse (m) Massenkonzentration	Kilogramm	kg kg/l		g, mg, μg, ng, pg g/l, mg/l, μg/l, ng/l
Volumen (V)	Kubikmeter Liter	m^3 l	$1\ m^3 = 1000\ l$	mm^3, μm^3, nm^3, ml, μl, nl, pl, fl
Stoffmenge Molarität (Stoffmengenkonzentration) Molalität (Stoffmenge pro Masse des Lösungsmittels)	Mol Mol/Kubikmeter Mol/Kilogramm	mol mol/m^3 mol/kg	 $1\ mol/l = 10^3\ mmol/l$	mmol, μmol, nmol mmol/kg, μmol/kg
Kraft (F)	Newton	N		
Druck (p), Schalldruck	Pascal Megapascal	Pa MPa	$1\ Pa = 1\ N/m^2$ $10^6\ Pa = 10\ bar$ (Bar) 1 mm Hg = 133,32 Pa 1 Torr = 133,32 Pa	
	Physikalische Atmosphäre	atm	1 atm = 760 Torr = 101325 Pa	
Oberflächenspannung (σ)		N/m	$1\ N/m = 10^3\ dyn/cm$	
Dynamische Viskosität (η) Kinematische Viskosität (υ)	Pascalsekunde	Pa · s m^2/s	 Flüssigkeit mit 1 Pa · s und der Dichte $1\ kg/m^3$	
Arbeit, Energie, Wärmemenge, Strahlungsenergie	Joule	J	J · 0,2388 → cal J ← cal · 4,1868	
Leistung, Wärmestrom, Energiestrom (P)	Watt	W	$= J/s = N\ m\ s^{-1}$	
Wirkung	Joulesekunde	J s	= J · s	

* Empfehlung der Schweizerischen, Österreichischen und Deutschen Gesellschaft für Klinische Chemie

Thermodynamische Temperatur	Kelvin	K	$1\,K = 1°C = \frac{9}{5}°F$ $273{,}15\,K \triangleq 0°C$ $K = °C + 273{,}15$ $°C = K - 273{,}15$ $°\text{Fahrenheit} = \frac{9}{5}°C + 32$ $°C = \frac{5}{9}(°F - 32)$
Magnetischer Induktionsfluß (φ)	Weber	Wb	= Volt · Sekunde (V s)
Magnetische Induktion (B)	Tesla	T	= Wb/m^2
Elektrische Spannung (U)	Volt	V	
Elektrische Stromstärke (I)	Ampère	A	
Elektrische Ladung (Q)	Coulomb	C	= A s
Elektrischer Widerstand	Ohm	Ω	= V/A
Elektrischer Leitwert (G)	Siemens	S	= A/V
Lichtstrom	Lumen	lm	
Lichtstärke	Candela	cd	
Beleuchtungsstärke	Lux	lx	$lx = lm/m^2$
Frequenz	Hertz	Hz	
Schalldruckpegel	Dezibel	dB	
Aktivität (Radioaktivität)	Becquerel	Bq	$3{,}7 \cdot 10^{10}$ = 1 Ci (Curie)
Energiedosis Äquivalentdosis	Gray	Gy J/kg	1 Gy = 100 rd (Rad) 1 Gy = 1 J/kg
Energiedosisleistung, -rate, Äquivalentdosisleistung, -rate		Gy/s	= 100 rd/s
Ionendosis	Coulomb/kg	C/kg	2,58 C/kg = 10^4 R (Röntgen)
Ionendosisleistung, -rate	Ampère/kg	A/kg	2,58 A/kg = 10^4 R/s

Referenzwerte aus Blut, Plasma, Serum, Liquor, Harn, Stuhl u. Schweiß

[Aus Dörner K (1990) Ausgewählte allgemeine Referenzwerte. In: Bachmann K-D, Ewerbeck H, Kleihauer E, Rossi E, Stalder G (Hrsg.) Pädiatrie in Praxis und Klinik Bd. IV, 2. Aufl. Fischer – Thieme, Stuttgart; Nathan D G, Oski F A (1981) Hematology of infancy and childhood. Part II. 2nd ed. Saunders, London; Thomas L (1988) Labor und Diagnose. 3. Aufl. Medizinische Verlagsgesellschaft, Marburg; Sitzmann F C (1976) Normalwerte. Marseille, München]

Weitere Normwerte: s. die systematischen Kapitel

(B Blut, P Plasma, S Serum, L Liquor, H Harn)

Substanz/Zellen (Material) Methode	Altersgruppen	Referenzwerte ($\bar{x}$ + 2 SD)		Anmerkungen und klinikinterne Werte
		SI-Einheiten	Konventionelle Einheiten	
Acetylsylicylsäure [ASA] (S) Salicylsäure [SA] (S)		 1,1–2,2 mmol/l	15–30 mg/dl	ASA: ASA ⟶ SA SA: Steady state nach 1–5 d, Blutentnahme 1–3 h nach oraler Dosis
Adrenalin (24-h-Urin) HPCL	3–6a 6–10 a 10–16 a	13,1 (4,9–27,3) nmol/d 6,6 (2,9–13,1) µmol/mol Kreatinin 22,4 (10,9–53,5) nmol/d 6,4 (2,0–11,9) µmol/mol Kreatinin 26,2 (8,7–51,3) nmol/d 4,7 (1,3–8,7) µmol/mol Kreatinin	2,4 (0,9–5,0) µg/d 9,2 (4,1–18,3) µg/g 4,1 (2,0–9,8) µg/d 9,0 (4,1–16,6) µg/g 4,8 (1,6–9,4) µg/d 6,5 (1,8–12,2) µg/g	 Kreatinin Kreatinin Kreatinin
Aldolase (S)	4–8 d 2–3 Mon. 4–12 Mon. 2–6 a 7–15 a		6,4 (0,6–12,2) U/l 3,8 (→ 7,7) U/l 3,1 (0,6–5,6) U/l 2,4 (0,6–4,2) U/l 2,4 (1,0–3,8) U/l	
Ammoniak (EDTA-/Heparin-/P)	1 d 5–6 d Schulkinder	97 (30–144) µmol/l 67 (53–144) µmol/l 36 (24–48) µmol/l	165 (51–245) µg/dl 114 (53–144) µg/dl 61 (41–82) µg/dl	Cave: bei Gerinnung wird Ammoniak freigesetzt
Amylase (S)	Säuglinge Ältere Kinder		→ 40 U/l → 50 U/l	
Anionenlücke (P)		7–16 mmol/l		
Antithrombin III (Zitrat-P) Immundiffusion			♀ 28,6 (21–57) mg/dl ♂ 34,2 (26–53) mg/dl	
Alpha-1-Antitrypsin (S) Nephelometrie	0–7 d 8 d–12 Mon. > 1 a		200–400 mg/dl 130–240 mg/dl 130–300 mg/dl	
Apolipoprotein A I Apolipoprotein A II Apolipoprotein B	1–7 d Ältere Kinder Kinder 1–7 d Ältere Kinder		76 (22–130) mg/dl 118 (42–194) mg/dl 44 (18–70) mg/dl 53 (9–90) mg/dl 86 (74–98) mg/dl	
Bilirubin (S)	Säuglinge Ältere Kinder	4,89 (1,73–13,8) µmol/l 6,05 (1,7–21,5) µmol/l	0,3 (0,1–0,8) mg/dl 0,4 (0,1–1,3) mg/dl	} Direktes Bilirubin negativ
Blutvolumen	 Neugeborene 10–18 a	**Plasmavolumen** 41 ml/kg 51 ml/kg	**Totales Erythrozytenvolumen** 43 ml/kg 26 ml/kg	

Substanz/Zellen (Material) Methode	Altersgruppen	Referenzwerte ($\bar{x}$ + 2 SD) SI-Einheiten	Konventionelle Einheiten	Anmerkungen und klinikinterne Werte
Kalzium	Neugeborene	2,27 (1,76–2,78) mmol/l	9,1 (7,1–11,1) mg/dl	
(S)	Säuglinge	2,39 (2,04–2,73) mmol/l	9,6 (8,2–10,9) mg/dl	
	Ältere Kinder	2,35 (2,09–2,61) mmol/l	9,4 (8,4–10,5) mg/dl	
Ionisiertes Kalzium	3 d	1,10 (1,03–1,17) mmol/l	4,42 (4,14–4,70) mg/dl	
(S)	3 Mon.	1,15 (1,07–1,24) mmol/l	4,62 (4,28–4,96) mg/dl	
	6 Mon.–6 a	1,15 (1,06–1,24) mmol/l	4,60 (4,24–4,96) mg/dl	
	6–16 a	1,14 (1,04–1,25) mmol/l	4,58 (4,16–5,00) mg/dl	
	16–20 a	1,10 (1,00–1,20) mmol/l	4,40 (4,0–4,80) mg/dl	
Kalzium (Harn)	Schulkinder	116 (14–492) µmol/mmol Kreatinin	41 (5–174) µg/mg Kreatinin	Morgenurin (8 Uhr)
Chlorid	Neugeborene	105 (95,2–116) mmol/l		
(S)	Säuglinge	103 (92,9–112) mmol/l		
	Ältere Kinder	103 (94,5–111) mmol/l		
(L)	→ 3 Mon.	108–123 mmol/l		
	→ 1 a	113–127 mmol		
	→ 12 a	117–131 mmol		
(H)	1 d	0,43 (0,07–0,79) mmol/kg · d		
	7 d	2,08 (0,08–0,8) mmol/kg · d		Muttermilch
		2,99 (1,25–4,73) mmol/kg · d		Kuhmilch
	Säuglinge	1,61 (0,53–2,69) mmol/kg · d		
	2 a	3,49 (1,59–5,39) mmol/kg · d		
	4–5 a	3,26 (0,28–6,24) mmol/kg · d		
	6–10 a	73,3 (61,7–84,9) mmol/kg		♂
		40,8 (32,6–49,0) mmol/kg		♀
	10–14 a	120 (104–136) mmol/d		♂
		105 (80,6–129) mmol/d		♀
(Schweiß)	Säuglinge	12,3 (2,5–22,1) mmol/l		
	1–10 a	15,3 (0–31,5) mmol/l		
	10–16 a	19,9 (1,5–38,3) mmol/l		
Cholesterein (gesamt)	Neugeborene	1,94 (0,97–3,63) mmol/l	75 (38–140) mg/dl	
(S)	Säuglinge	3,52 (2,34–4,98) mmol/l	136 (90–193) mg/dl	
(enzymatisch)	2–5 a	4,31 (1,95–6,3) mmol/l	167 (75–244) mg/dl	
	6–9 a	4,54 (3,1–6,63) mmol/l	176 (120–246) mg/dl	
	10–12 a	4,47 (2,66–6,25) mmol/l	173 (103–242) mg/dl	
	> 12 a	4,18 (2,57–5,79) mmol/l	162 (99–224) mg/dl	
HDL-Cholesterin	Neugeborene	0,78 (0,34–1,37) mmol/l	30 (13–53) mg/dl	
(S)	5–18 a	1,22 (0,57–2,3) mmol/l	47 (22–89) mg/dl	
Elektrophorese				
LDL-Cholesterin	Neugeborene	2,07 (1,16–3,03) mmol/l	80 (45–117) mg/dl	
(S)	5–18 a	3,4 (1,53–5,61) mmol/l	132 (59–217) mg/dl	
Elektrophorese				
Cholinesterase (S)	1–15 a		5,8 (3,5–8,5) kU/l	
Chymotrypsin (Stuhl)	Kinder, Jugendliche		20,8 (4,5–43,5) U/g	
Zäruloplasmin	Neugeborene		14 (6–20) mg/dl	
(S)	Schulkinder		31 (23–43) mg/dl	
C-reaktives Protein	1–3 d		≤ 1,2 mg/dl	
(S)	≥ 4 d		← 0,6 mg/dl	
Nephelometrie				
Dopamin	3–6 a	1,06 (0,25–1,31) µmol/d	163 (38–309) µg/d	
(24-h-Harn)		516 (205–852) µmol/mol Kreatinin	603 (239–995) µg/g Kreatinin	
HPLC	6–10 a	1,31 (0,28–2,22) µmol/d	200 (43–340) µg/d	
		410 (73,7–690) µmol/mol Kreatinin	479 (86–806) µg/g Kreatinin	
	10–16 a	1,91 (1,41–2,62) µmol/d	292 (216–401) µg/d	
		339 (200–586) µmol/mol Kreatinin	396 (234–684) µg/g Kreatinin	

Substanz/Zellen (Material) Methode	Altersgruppen	Referenzwerte ($\bar{x}$ + 2 SD) SI-Einheiten	Konventionelle Einheiten	Anmerkungen und klinikinterne Werte
Eisen (S)	14 d 6 Mon. 1 a 2–12 a	11–36 µmol/l 5–24 µmol/l 6–28 µmol/l 4–24 µmol/l	63–201 µg/dl 28–135 µg/dl 35–155 µg/dl 22–135 µg/dl	
Eisenbindungs-kapazität (S)	14 d 6 Mon. 1 a Ältere Kinder	34 (18–50) µmol/l 58 (40–76) µmol/l 64 (50–78) µmol/l 59 (43–76) µmol/l	191 (105–277) µg/dl 321 (219–423) µg/dl 358 (282–434) µg/dl 331 (239–423) µg/dl	

Eiweiß-elektrophorese (S) Ponceau-S-Färbung (bei Färbung mit Amido-schwarz höhere Werte)		Albumin (g/l, rel. %)	α_1-Globulin	α_2-Globulin	β-Globulin	γ-Globulin
	Neugeborene	37,1 (32,7–45,3) 68,1%	1,7 (1,1–2,5) 3,1%	4,2 (2,6–5,7) 7,7%	4,2 (2,5–5,6) 7,6%	7,4 (3,9–11,0) 13,5%
	Säuglinge	49,2 (35,7–51,3) 69,6%	1,7–(1,3–2,5) 2,7%	6,2 (3,8–10,8) 10,0%	5,3 (3,5–7,1) 8,7%	5,6 (2,9–11,0) 9,0%
	1–2,5 a	45,1 (36,5–53,3) 67,0%	1,9 (1,1–2,9) 2,8%	6,9 (4,9–9,4) 10,3%	5,9 (4,3–7,9) 8,7%	7,5 (4,7–11,8) 11,2%
	2,5–6 a	45,6 (33,1–52,2) 67,4%	1,9 (0,9–2,9) 2,7%	6,6 (4,3–9,5) 9,7%	5,9 (3,5–7,6) 8,8%	7,7 (4,5–12,1) 11,4%
	Schulkinder	46,0 (40,0–52,5) 67,4%	1,8 (1,2–2,5) 2,6%	6,4 (4,3–8,6) 8,4%	5,7 (4,1–7,9) 8,3%	8,4 (5,9–13,7) 12,3%

Substanz/Zellen (Material) Methode	Altersgruppen	SI-Einheiten	Konventionelle Einheiten	Anmerkungen und klinikinterne Werte
Liquor-Eiweiß-elektrophorese	Kinder	Präalbumin Albumin α_1-Globulin α_2-Globulin β-Globulin τ-Globulin β + τ-Globulin γ-Globulin	8 (3–13) % 59 (40–70) % 4 (2–9,5) % 6,5 (3,5–12) % 10 (7–14,5) % 4 (2–7) % 14 (9–21,5) % 7,5 (3–13) %	
Eiweiß (gesamt) (S) Biuret-Reaktion	Neugeborene Säuglinge Ältere Kinder		5,69 (4,52–6,86) mg/dl 5,95 (4,57–7,33) mg/dl 6,93 (5,85–8,01) mg/dl	
(24-h-Harn)	Jedes Alter		≤ 150 mg/1,73 m^2 · d	
(L)	Jedes Alter		≤ 40 mg/dl	
Erythrozytenfragilität (osmotische Resistenz) Heparinblut	Jedes Alter		0,46–0,42 % NaCl 0,34–0,30 % NaCl	Beginnende Lyse Vollständige Lyse

Erythrozyten-parameter (EDTA-Blut)		**Zahl · 10^6/µl**	**MCV (µm^3)**	**MCH (pg)**	**MCHC (g/dl)**
	Geburt	3,9–6,5	98–118	31–37	30–36
	1–3 d	4–6,6	95–121	31–37	29–37
	7 d	3,9–6,2	88–126	28–40	28–38
	14 d	3,6–6,2	86–119	28–40	28–38
	1 Mon.	3,0–5,4	85–123	28–40	29–37
	2 Mon.	2,7–4,9	77–118	26–34	29–37
	3–6 Mon.	3,1–4,5	74–108	25–35	30–36
	0,5–2 a	3,7–5,3	70–86	23–31	30–36
	2–6 a	3,9–5,3	75–87	24–30	31–37
	6–12 a	4,0–5,2	77–95	25–33	31–37
	♀ 12–18 a	4,1–5,1	78–102	25–35	31–37
	♂ 12–18 a	4,5–5,3	78–98	25–35	31–37

Substanz/Zellen (Material) Methode	Altersgruppen	SI-Einheiten	Konventionelle Einheiten	Anmerkungen und klinikinterne Werte
Ferritin (S)	14 d 1 Mon. 2 Mon. 4 Mon. 6 Mon. 9 Mon. 12 Mon. 1–10 a		23,8 (9–62,8) µg/dl 24,0 (14,4–39,9) µg/dl 19,4 (8,7–43,0) µg/dl 9,1 (3,7–22,3) µg/dl 5,1 (1,9–14,2) µg/dl 3,9 (1,4–10,3) µg/dl 3,1 (1,1–9,1) µg/dl 4,3 (1,5–11,9) µg/dl	

Substanz/Zellen (Material) Methode	Altersgruppen	Referenzwerte ($\bar{x}$ + 2 SD) SI-Einheiten	Konventionelle Einheiten	Anmerkungen und klinikinterne Werte
α_1-Fetoprotein (S) RIA, EIA	Frühgeborene Neugeborene → 14 d 14–28 d 6 Mon.		13,4 (9,0–21,8) mg/dl 4,8 (2,0–11,8) mg/dl 3,3 (1,0–9,8) mg/dl 0,95 (0,05–3,5) mg/dl 1,3 (0,5–3,2) µg/dl	
Fettausscheidung (Stuhl)			< 4,5 g/d	5-Tage-Stuhl nach 5 g Fett/kg
Fettsäuren (freie) (P)	Neugeborene 4 Mon. – 10 a	435–1375 µmol/l 500–900 µmol/l		14 h nüchtern
Folsäure (P), (S) RIA		4,3–23,6 nmol/l	1,9–14,0 ng/ml	
Fruktose (B)		< 10 mg/dl	< 0,6 mmol/l	Nüchternwert
(H)	Neugeborene Säuglinge Ältere Kinder	→ 3,9 mmol/l → 1,1 mmol/l → 0,06 mmol/d	→ 70 mg/dl → 20 mg/dl → 10 mg/d	
Galaktokinase (B)	Neugeborene > 1 a	102 (89–121) nmol/min · gHb 28,2 (21–35) nmol/min · gHb		
Galaktose-1-phosphat-uridyltransferase (B)	Jedes Alter	30,3 (24–33) µmol/h · gHb		
Galaktose (S)	Neugeborene Ältere Kinder	→ 350 µmol/l 127 (0–410) µmol/l	→ 6 mg/dl 2,3 (0–7,4) mg/dl	Postprandial
Gallensäuren (gesamt) (S)	1–7 d 7–30 d 1–9 Mon. 2 a 4 a > 4 a	9,5 (1,96–17.0) µmol/l 11,8 (5,54–18,1) µmol/l 6,14 (1,2–11,1) µmol/l 2,93 (0–6,09) µmol/l 3,80 (0–8,14) µmol/l 4,25 (1,49–7,01) µmol/l	3,9 (0,8–6,9) mg/l 4,8 (2,3–7,4) mg/l 2,5 (0,5–4,5) mg/l 1,2 (0–2,5) mg/l 1,6 (0–3,3) mg/l 1,7 (0,6–2,9) mg/l	
Gerinnungsfaktoren (Zitrat-P)				
Fibrinogen	1 d > 1 d		245 (190–300) mg/dl 315 (255–375) mg/dl	
			Erwachsenenwert (100 %) wird erreicht:	
Faktor II	Neugeborene	45 (30–60) %	nach 6 Mon.	Bei unreifen Neugeborenen sind im Vergleich zu reifen Faktoren II, V, VII, VIII und XII stärker erniedrigt
Faktor V	Neugeborene	100 (60–140) %	ab Geburt	
Faktor VII	Neugeborene	55 (40–70) %	nach 6 Mon.	
Faktor VIII	Neugeborene	105 (70–140) %	ab Geburt	
Faktor IX	Neugeborene	30 (20–40) %	nach 6 Mon.	
Faktor X	Neugeborene	55 (40–70) %	ab 2. Mon.	
Faktor XI	Neugeborene	30 %	nach 6 Mon.	
Faktor XII	Neugeborene	50 %	ab 2. Mon.	
Faktor XIII	Neugeborene	100 (70–130) %	ab Geburt	
Antithrombin III	Neugeborene	45 (30–80) %	nach 3–6 Mon.	
Plasminogen	Neugeborene	50 %	nach 6 Mon.	
Protein C	Neugeborene	35 (20–50) %	nach 12 Mon.	
Protein S	Neugeborene	35 (10–60) %	nach 6 Mon.	
Fibrinspaltprodukte	Jedes Alter	< 10 µg/ml		
Quick-Test (Thromboplastinzeit)	Neugeborene > 14 d	80 (40–100) % 70–100 %		
Partielle Thromboplastinzeit (PTT)	< 6 Mon. Ältere Kinder	38 (30–47) s 33 (25–41) s		
Thrombinzeit (Plasmathrombinzeit)	> 1 Mon.	9–11 s		Abhängig von Aktivität des Thrombins

Substanz/Zellen (Material) Methode	Altersgruppen	Referenzwerte ($\bar{x}$ + 2 SD)		Anmerkungen und klinikinterne Werte
		SI-Einheiten	Konventionelle Einheiten	
Glukose (B)	1 d 2 d 5 d Säuglinge Ältere Kinder	2,22*–5,55 mmol/l 2,22*–5,0 mmol/l 2,22*–4,16 mmol/l 3,33–5,0 mmol/l 3,33–5,55 mmol/l	40*–100 mg/dl 40*–90 mg/dl 40*–75 mg/dl 60–90 mg/dl 60–100 mg/dl	*Aus neuron-energetischen Gründen gesetzte untere Grenze
Glukose-6-Phosphat-Dehydrogenase (B)		131 (105–157) mU/10^9 Erythrozyten		
Glukosetoleranztest (B)	Schulkinder	1-h-Wert: ≤ 8,3 mmol/l ≙ 150 mg/dl 2-h-Wert: ≤ 7,3 mmol/l ≙ 131 mg/dl		Oral: 2 g Oligo-saccharide/kg
Glutamatdehydro-genase GLDH (S)	Neugeborene 1–6 Mon. 7–12 Mon. 2–3 a 3–5 a Schulkinder		1,9 (0–6,6) U/l 1,5 (0–4,3) U/l 0,9 (0–3,5) U/l 0,9 (0–2,6) U/l → 3,2 U/l → 3,5 U/l	
Glutamatoxalacetat-transaminase SGOT (S)	Neugeborene Säuglinge Ältere Kinder		21,9 (5,91–37,9) U/l 17,3 (7,38–27,3) U/l 13,4 (4,7–22,2) U/l	
Glutamatpyruvat-transaminase SGPT (S)	Neugeborene Säuglinge Ältere Kinder		12,4 (4,47–32,4) U/l 14,9 (6,23–35,7) U/l 9,61 (4,5–20,5) U/l	
γ-Glutamyltrans-peptidase GGT (S)	Neugeborene 2–3 Mon. ab 4 Mon.		47,8 (13,9–163) U/l 13,3 (1,95–90,8) U/l 7,32 (3,1–17,3) U/l	
Hämatokrit (EDTA-B)	1 d 7 d 14 d 1 Mon. 2 Mon. 3–6 Mon. 0,5–2 a 2–6 a 6–12 a 12–18 a		58 (45–72) % 55 (43–67) % 50 (42–66) % 43 (31–55) % 35 (28–42) % 35 (29–41) % 36 (33–39) % 37 (34–40) % 40 (35–45) % 41 (36–46) % 43 (37–49) %	 ♀ ♂
Hämoglobin (gesamt) (EDTA-B)	1 d 7 d 14 d 1 Mon. 2 Mon. 3–6 Mon. 0,5–2 a 2–6 a 6–12 a 12–18 a	12,1 (9,0–14,5) mmol/l 10,9 (8,7–13,7) mmol/l 10,2 (8,1–12,4) mmol/l 8,7 (6,2–11,1) mmol/l 7,1 (5,6–8,7) mmol/l 7,1 (5,9–8,4) mmol/l 7,5 (6,5–8,4) mmol/l 7,8 (7,1–8,4) mmol/l 8,4 (7,1–9,6) mmol/l 8,7 (7,5–9,9) mmol/l 9,0 (8,1–9,9) mmol/l	19,5 (14,5–23,4) g/dl 17,5 (14,0–22,0) g/dl 16,5 (13,0–20,0) g/dl 14,0 (10,0–18,0) g/dl 11,5 (9,0–14,0) g/dl 11,5 (9,5–13,5) g/dl 12,0 (10,5–13,5) g/dl 12,5 (11,5–13,5) g/dl 13,5 (11,5–15,5) g/dl 14,0 (12,0–16,0) g/dl 14,5 (13,0–16,0) g/dl	 ♀ ♂
Hämoglobin A_2 (EDTA-B) Säulenchromato-graphie	Neugeborene 1 Mon. 2 Mon. 3 Mon. 5 Mon. 6 Mon. Ältere Kinder		0,19–0,6 % 0,71–1,38 % 1,08–2,01 % 1,44–2,08 % 1,50–2,38 % 1,60–2,40 % 2,08–3,17	

Substanz/Zellen (Material) Methode	Altersgruppen	Referenzwerte ($\bar{x}$ + 2 SD) SI-Einheiten	Konventionelle Einheiten	Anmerkungen und klinikinterne Werte
Hb A_{1a-c} (glykolysiertes Hb) (EDTA-B)	6–12 Mon. →2 a →4 a 5–12 a 13–20 a		10,0 (5,4–14,6) % 9,2 (7,0–11,4) % 7,7 (5,7–9,7) % 7,1 (5,3–8,9) % 7,1 (5,5–8,7) %	
CO-Hb (Carboxy-Hb) (B)		1,2 % vom Gesamhämoglobin		
Hämoglobinelektro-phorese	 Neugeborene Erwachsene	**Hb A_1** 17,7 (13,1–22,3) % 97 %	**Hb A_2** 0,25 (0,05–0,45) % 2,5 %	**Hb F** 81,7 (77,5–85,9) % 0,5 %
Hb F (EDTA-B) Alkalidenaturierung	7 d 1 Mon. 2 Mon. 3 Mon. 4 Mon. 6 Mon. 1 a		60,1 (51,4–68,3) % 45,5 (30,3–58,3) % 26,6 (18,8–39,2) % 14,5 (4,5–27,1) % 9,6 (0,2–15,9) % 1,0 (0–8,4) % ≤ 1,3 %	
Fe^{3+}-Hämoglobin (Methämoglobin) (B)	Neugeborene Säuglinge Ältere Kinder	0–0,37 mmol/l 0–0,19 mmol/l 0–0,2 mmol/l	0–0,58 g/dl 0–0,29 g/dl 0–0,33 g/dl	
Haptoglobin (S) Nephelometrie	→7 d →1 a Ältere Kinder		→40 mg/dl →110 mg/dl 10–140 mg/dl	
Harn -Erythrozyten -Leukozyten		< 5 / µl < 10 / µl		Morgenurin Morgenurin
-Volumen / 24 h	→6 Mon. →2 a →7 a →15 a > 15 a	35 ml/kg · d 200 ml/d 400 ml/d 800 ml/d →2000 ml/d		
Harnsäure (S)	Neugeborene Säuglinge Ältere Kinder	182 (38,2–326) µmol/l 197 (68,1–325) µmol/l 232 (111–353) µmol/l	3,1 (0,6–5,5) mg/dl 3,3 (1,1–5,5) mg/dl 3,9 (1,9–5,9) mg/dl	
(H)	 7 d 1 a 2 a 6 a 10 a 18 a	**g Harnsäure/g Kreatinin** 1,55 (0,18–2,91) 1,45 (0,62–2,27) 2,37 (0,85–2,01) 0,88 (0,59–1,26) 0,61 (0,22–1,00) 0,40 (0,16–0,69)	**mol Harnsäure /mol Kreatinin** 1,04 (0,12–1,96) 0,98 (0,42–1,53) 1,60 (0,57–1,35) 0,59 (0,30–0,85) 0,41 (0,15–0,67) 0,30 (0,11–0,52)	Abhängig von Purinmenge in der Nahrung
Harnstoff-N (S)	Neugeborene Säuglinge Ältere Kinder	3,93 (1,06–6,79) mmol/l 4,60 (2,04–7,17) mmol/l 5,06 (2,12–8,0) mmol/l	11,0 (3,0–19,0) mg/dl 12,9 (5,7–20,1) mg/dl 14,2 (6,0–22,5) mg/dl	Harnstoff-N · 2,14 = Harnstoff
(H)	Neugeborene Säuglinge Kleinkinder Schulkinder		0,15–1,0 g/d 1,0–4,0 g/d 4,0–8,0 g/d 8,0–20,0 g/d	
Homovanillinsäure (24-h-Harn) HPLC	3–6 a 6–10 a 10–16 a	14,3 (7,7–23,6) µmol/l 6,1 (3,4–9,6) mmol /mol Kreatinin 19,8 (11,5–25,8) µmol/l 5,0 (2,7–7,1) mmol /mol Kreatinin 23,6 (13,2–47,7) µmol/l 3,3 (2,0–6,4) mmol /mol Kreatinin	2,6 (1,4–4,3) mg/d 9,9 (5,4–15,5) mg /g Kreatinin 3,6 (2,1–4,7) mg/d 8,0 (4,4–11,5) mg /g Kreatinin 4,3 (2,4–8,7) mg/d 5,3 (3,3–10,3) mg /g Kreatinin	

Substanz/Zellen (Material) Methode	Altersgruppen	Referenzwerte ($\bar{x}$ + 2 SD) SI-Einheiten	Konventionelle Einheiten	Anmerkungen und klinikinterne Werte
Immunglobuline (S)				
Nephelometrie				
IgA	Neugeborene		< 10 mg/dl	
	Säuglinge		10–70 mg/dl	
	1–3 a		20–130 mg/dl	
	Ältere Kinder		40–240 mg/dl	
IgG	7 d		700–2000 mg/dl	
	1–12 Wochen		150–900 mg/dl	
	3–12 Mon.		200–800 mg/dl	
	1–3 a		400–1300 mg/dl	
	4–7 a		600–1600 mg/dl	
	> 8 a		700–1800 mg/dl	
IgM	Neugeborene		< 20 mg/dl	
	Säuglinge		20–100 mg/dl	
	1–3 a		50–200 mg/dl	
	Ältere Kinder		50–220 mg/dl	
IgE	Neugeborene		→ 1,5 IU/ml	
Enzymimmunoassay	Säuglinge		→ 15 IU/ml	
	1–5 a		→ 60 IU/ml	
	6–9 a		→ 90 IU/ml	
	10–15 a		→ 200 IU/ml	
Kalium	Neugeborene	4,84 (3,56–6,11) mmol/l		
(S)	Säuglinge	4,74 (3,65–5,83) mmol/l		
Flammenphotometrie	Ältere Kinder	4,14 (3,13–5,15) mmol/l		
(H)	1 d	0,36 (0,08–0,5) mmol/kg · d		
	2 d	0,45 (0,17–0,93) mmol/kg · d		
	7 d	0,95 (0–2,25) mmol/kg · d		nach Muttermilch
		2,11 (0,51–3,71) mmol/kg · d		nach Kuhmilch
	1-6 Mon.	2,27 (0–4,89) mmol/kg · d		
	1–2 a	4,06 (2,94–5,18) mmol/kg · d		
	4–5 a	2,33 (0,83–3,83) mmol/kg · d		
	6–10 a	22,5 (17,4–27,5) mmol/d		♀
		31,9 (27,0–36,7) mmol/d		♂
	10–14 a	38,0 (30,9–45,0) mmol/d		♀
		39,3 (34,4–44,3) mmol/d		♂
Komplement (S)				
C 1-Inaktivator			36,9 (28–49) mg/dl	
Immundiffusion				
C 3-Faktor	Neugeborene		60–220 mg/dl	
Nephelometrie	1–12 Mon.		60–150 mg/dl	
	1–2 a		80–170 mg/dl	
	Ältere Kinder		80–120 mg/dl	
C 4-Faktor	Neugeborene		10–40 mg/dl	
Nephelometrie	1–12 Mon.		5–30 mg/dl	
	Ältere Kinder		10–40 mg/dl	
CH 50				
(Gesamthämolytische Aktivität)			33 (20–50) U/l	
Kreatinin (S)	Neugeborene	53,5 (2,15–104) µmol/l	0,6 (0,02–1,2) mg/dl	
	Säuglinge	45,8 (9,71–81,8) µmol/l	0,5 (0,1–0,9) mg/dl	
Jaffe-Reaktion	Ältere Kinder	55,7 (21,0–90,4) µmol/l	0,6 (0,2–1,0) mg/dl	
(24-h-Harn)	0–0,5 a	0,13–0,53 mmol/l	15–60 mg/d	
	0,5–1 a	0,49–0,8 mmol/l	55–90 mg/d	
	1–2 a	0,71–1,42 mmol/l	80–160 mg/d	
	2–3 a	0,97–1,59 mmol/l	110–180 mg/d	
	3–4 a	1,15–2,30 mmol/l	130–260 mg/d	
	4–5 a	1,86–3,45 mmol/l	210–390 mg/d	
	5–7 a	2,30–4,60 mmol/l	260–520 mg/d	
	7–10 a	3,19–6,37 mmol/l	360–700 mg/d	
	11–13 a	8,53 (7,01–10,1) mmol/l	792–1140 mg/d	
	> 13 a	71–265 µmol/kg · d	8–30 mg/kg · d	

Substanz/Zellen (Material) Methode	Altersgruppen	Referenzwerte ($\bar{x}$ + 2 SD) SI-Einheiten	Konventionelle Einheiten	Anmerkungen und klinikinterne Werte
Kreatininclearance (S) (24-h-Harn)	5–7 d 1–2 Mon. 3–4 Mon. 5–8 Mon. 9–12 Mon. 3–6 a 7–13 a	50,6 (39,0–62,2) ml/min · 1,73 m^2 64,6 (53,0–76,2) ml/min · 1,73 m^2 85,8 (76,2–95,4) ml/min · 1,73 m^2 87,7 (63,9–112) ml/min · 1,73 m^2 86,9 (70,1–104) ml/min · 1,73 m^2 130 (120–140) ml/min · 1,73 m^2 136 (124–149) ml/min · 1,73 m^2		
Kreatinkinase CK (S)	Säuglinge Ältere Kinder		47,7 (16,7–136) U/l 38,8 (15,6–93,8) U/l	
Kreatinkinase MB (S)	> 4 Mon.		0,5–5 U/l	
Kupfer (S)	0–0,5 a 6 a Schulkinder	3,1–11,0 µmol/l 14,1–19,8 µmol/l 10,3–21,4 µmol/l	20–70 µg/dl 90–190 µg/dl 66–136 µg/dl	
(H)	Schulkinder	5,7–119 µmol/mol Kreatinin	3,2–67 µg/g Kreatinin	
Laktat (P)	1 h 5 h 1 d 7 d Ältere Kinder	0,9–2,7 mmol/l 0,9–2,0 mmol/l 0,8–1,2 mmol/l 0,5–1,4 mmol/l 0,9–1,8 mmol/l	8,1–24,3 mg/dl 8,1–18,0 mg/dl 7,2–10,8 mg/dl 4,5–12,6 mg/dl 8,1–16,2 mg/dl	Nüchternwerte
(L)		0,9–2,8 mmol/l	8–25 mg/dl	
Laktatdehydrogenase LDH (S)	Neugeborene Säuglinge Ältere Kinder		410 (200–838) U/l 285 (156–521) U/l 213 (131–344) U/l	
Leuzinaminopeptidase LAP (S)	Neugeborene 1–6 Mon. 7–12 Mon. 1–2 a 2–3 a Ältere Kinder		15–33 U/l 13–39 U/l 15–35 U/l 13–31 U/l 12–31 U/l 14–36 U/l	

Leukozyten (EDTA-B) (Zahl/µl, rel. %)

	Gesamtzahl	Neutrophile	Lymphozyten	Monozyten	Eosinophile
Geburt	18,1 (9,0–30,0)	11,0 (6,0–26,0) 61 %	5,5 (2,0–11,0) 31 %	1,1 6 %	0,4 2 %
12 h	22,8 (13,0–38,0)	15,5 (6,0–28,0) 68 %	5,5 (2,0–11,0) 24 %	1,2 5 %	0,5 2 %
1 d	18,9 (9,4–34,4)	11,5 (5,0–21,0) 61 %	5,8 (2,0–11,5) 31 %	1,1 6 %	0,5 2 %
7 d	12,2 (5,0–21,0)	5,5 (1,5–10,0) 45 %	5,0 (2,0–17,0) 41 %	1,1 9 %	0,5 4 %
14 d	11,4 (5,0–20,0)	4,5 (1,0–9,5) 40 %	5,5 (2,0–17,0) 48 %	1,0 9 %	0,4 3 %
1 Mon.	10,8 (5,0–19,5)	3,8 (1,0–9,0) 35 %	6,0 (2,5–16,5) 56 %	0,7 7 %	0,3 3 %
6 Mon.	11,9 (6,0–17,5)	3,8 (1,0–8,5) 32 %	7,3 (4,0–13,5) 61 %	0,5 5 %	0,3 3 %
1 a	11,4 (6,0–17,5)	3,5 (1,5–8,5) 31 %	7,0 (4,0–10,5) 61 %	0,6 5 %	0,3 3 %
2 a	10,6 (6,0–17,0)	3,5 (1,5–8,5) 33 %	6,3 (3,0–9,5) 59 %	0,5 5 %	0,3 3 %
4 a	9,1 (5,5–15,5)	3,8 (1,5–8,5) 42 %	4,5 (2,0–8,0) 50 %	0,5 5 %	0,3 3 %
6 a	8,5 (5,0–14,5)	4,3 (1,5–8,0) 51 %	3,5 (1,5–7,0) 42 %	0,4 5 %	0,2 3 %
8 a	8,3 (4,5–13,5)	4,4 (1,5–8,0) 53 %	3,3 (1,5–6,8) 39 %	0,4 4 %	0,2 2 %
10 a	8,1 (4,5–13,5)	4,4 (1,8–8,0) 54 %	3,1 (1,5–6,5) 38 %	0,4 4 %	0,2 2 %
16 a	7,8 (4,5–13,0)	4,4 (1,8–8,0) 57 %	2,8 (1,2–5,2) 35 %	0,4 5 %	0,2 3 %
21 a	7,4 (4,5–11,0)	4,4 (1,8–7,7) 59 %	2,5 (1,0–4,8) 34 %	0,3 4 %	0,2 3 %

Substanz/Zellen (Material) Methode	Altersgruppen	SI-Einheiten	Konventionelle Einheiten	Anmerkungen und klinikinterne Werte
Leukozyten (L)	Neugeborene Säuglinge Ältere Kinder	0–20/µl 0–5 /µl 0–4 /µl		
Lipase (S)	Neugeborene Ältere Kinder		→80 U/l →115 U/l	

Substanz/Zellen (Material) Methode	Altersgruppen	Referenzwerte (x̄ + 2 SD) SI-Einheiten	Konventionelle Einheiten	Anmerkungen und klinikinterne Werte
Lipoproteine (S) Elektrophorese α-Lipoprotein Prä-β-Lipoprotein β-Lipoprotein	 Schulkinder Schulkinder Schulkinder		 52,9 (34,9–68,2) rel % 3,5 (0–12,9) rel % 42,5 (28,8–59,5) rel %	
Magnesium (P) Atomabsorptions-spektrometrie	7 d 6–14 a	0,79 (0,58–0,99) mmol/l 0,89 (0,73–1,05) mmol/l	1,91 (1,41–2,41) mg/dl 2,15 (1,37–2,93) mg/dl	
Natrium (S) (L) (H) (Schweiß)	 Neugeborene Säuglinge Ältere Kinder Schulkinder 1 d 2 d 7 d 1–6 Mon. 1–2 a 4–5 a 6–10 a 10–14 a Neugeborene Säuglinge 1–4 a 5–9 a 10–14 a	 140 (132–147) mmol/l 136 (129–143) mmol/l 139 (132–145) mmol/l 141 (131–159) mmol/l 0,25 (0,11–0,39) mmol/kg · d 0,22 (0–0,56) mmol/kg · d 1,78 (0–4,36) mmol/kg · d 2,68 (1,62–3,74) mmol/kg · d 0,79 (0–1,63) mmol/kg · d 3,36 (1,40–5,32) mmol/kg · d 3,12 (1,20–5,04) mmol/kg · d 44,6 (35,9–53,3) mmol/d 78,1 (66,4–89,9) mmol/d 108 (86,8–130) mmol/d 120 (103–136) mmol/d 35–50 mmol/l 3–40 mmol 4–48 mmol/l 6–44 mmol/l 0–54 mmol/l		 Muttermilch Kuhmilch ♀ ♂ ♀ ♂
Osmolalität (S) (L) (H)		 294 (285–303) mosm/l 286 (280–292) mosm/l 200–1300 mosm/kg		
Phosphat (anorganischer Phosphor) (S) (L) (H)	Neugeborene Säuglinge Ältere Kinder 7–10 a Schulkinder	2,32 (1,56–3,08) mmol/l 2,06 (1,58–2,54) mmol/l 1,54 (1,09–2,00) mmol/l 0,41 (0,2–0,57) mmol/l 1,8 (1,1–2,7) mmol/dl GFR	7,2 (4,8–5,9) mg/dl 6,4 (4,9–7,9) mg/dl 4,8 (3,4–6,2) mg/dl 1,3 (0,6–1,8) mg/dl 5,7 (3,3–8,2) mg/dl GFR	GFR: glomeruläre Filtrationsrate
Alkalische Phosphatase (S)	1–7 d 8–14 d 15–21 d 22–28 d 2–6 Mon. 7–12 Mon. 13–24 Mon. 3–6 a 7–11 a 12–15 a		150–300 U/l 190–450 U/l 180–430 U/l 180–450 U/l 245–470 U/l 274–460 U/l 220–450 U/l 233–380 U/l 250–358 U/l 250–340 U/l	
Saure Phosphatase (S)	Neugeborene 1–6 Mon. 7–12 Mon. 2–9 a 10–14 a 15 a		10–57 U/l 10–45 U/l 10–35 U/l 10–29 U/l 10–27 U/l 10–22 U/l	
Phospholipide (S)	Neugeborene	1,94 (1,06–2,82) mmol/l	150 (82–218) mg/dl	
Pyruvat (P)		45–91 μmol/l	0,4–0,8 mg/dl	Nüchternwert

Substanz/Zellen (Material) Methode	Altersgruppen	Referenzwerte ($\bar{x}$ + 2 SD)		Anmerkungen und klinikinterne Werte
		SI-Einheiten	Konventionelle Einheiten	
Renin (EDTA-P)		2,15 (1,72–2,59) μg/l · h		Bei Säuglingen höhere Werte
Retikulozyten (EDTA-B)	1 d 7 d 14 d		20–60 ‰ 3–10 ‰ 0–10 ‰	
Thrombozyten (B) automatische Zählung		150–500 · 10^3/μl		
Transferrin (S)	14 d 0,5–6 Mon. 0,5–1 a 1–16 a > 16 a		158–268 mg/dl 202–302 mg/dl 261–353 mg/dl 240–360 mg/dl 200–340 mg/dl	
Triglyzeride (S)	Neugeborene Säuglinge Kleinkinder 6–9 a 10–12 a Ältere Kinder	0,66 (0,12–2,60) mmol/l 1,29 (0,50–2,32) mmol/l 1,04 (0,42–2,09) mmol/l 0,72 (0,32–1,39) mmol/l 0,74 (0,26–1,80) mmol/l 0,77 (0,33–1,70) mmol/l	58 (11–230) mg/dl 114 (44–205) mg/dl 92 (37–185) mg/dl 64 (28–123) mg/dl 65 (23–159) mg/dl 68 (29–150) mg/dl	
Vanillinmandelsäure (24-h-H)	Neugeborene 1–6 Mon. 0,2–2 a 2–4 a 6–8 a 8–10 a 10–12 a 12–15 a	1,8 (0,6–3,0) μmol/d 3,2 (0,3–6,1) μmol/d 5,4 (3,0–7,8) μmol/d 8,1 (4,3–11,9) μmol/d 9,7 (6,3–13,1) μmol/d 11,7 (7,9–15,5) μmol/d 14,7 (9,1–20,3) μmol/d 18,8 (8,6–28,9) μmol/d	0,35 (0,11–0,59) mg/d 0,64 (0,06–1,22) mg/d 1,08 (0,60–1,56) mg/d 1,61 (0,85–2,37) mg/d 1,93 (1,25–2,61) mg/d 2,33 (1,57–3,09) mg/d 2,93 (1,81–4,05) mg/d 3,73 (1,71–5,75) mg/d	
Zink (S)	Neugeborene Schulkinder	11,6 (7,9–15,3) μmol/l 11,2 (7,6–13,3) μmol/l 12,6 (9,8–16,8) μmol/l	75,7 (51,7–99,7) μg/dl 73,5 (49,5–87) μg/dl 82,5 (63,8–110) μg/dl	♀ ♂
(H)	Schulkinder	595 (155–1470) μmol/mol Kreatinin		

KATHETERGRÖSSEN

French-Katheter-Skala (Charrière-Skala)

1 French = 1 Charrière (Charr) = 1/3 mm

rot = French Scale (= Durchmesser in mm)

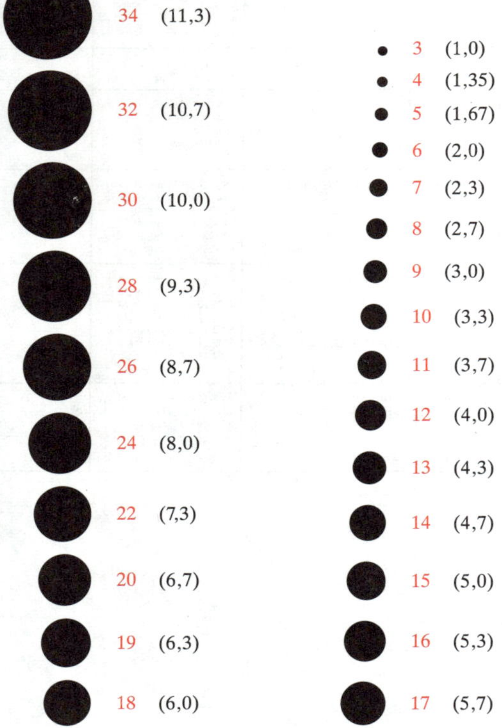

Bei Instrumenten, die **oval** geformt sind:
lege einen Streifen Papier peripher um das Instrument und lies den Wert an der Skala unten ab!

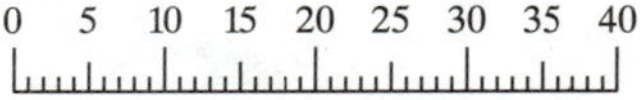

Berechnung der Tropfgeschwindigkeit von Infusionen

(Näherungswert für wäßrige Lösungen: 20 Tropfen = 1 ml)

$$\text{Tropfen/min} = \frac{\text{Infusionsmenge (ml)}}{\text{Infusionsdauer (h)} \cdot 3}$$

Infusionsmenge (ml)	Infusionsdauer (h)																		
	1/2	1	2	3	4	5	6	7	8	9	10	11	12	14	16	18	20	22	24
	Tropfenzahl pro min																		
100	67	33	17	11	8	7	6	5	4										
200	133	67	33	22	17	13	11	10	8	7	7	6	5						
250	167	83	42	28	21	17	14	12	10	9	8	8	7	6	5	5	4	4	3
300	200	100	50	33	25	20	17	14	13	11	10	9	8	7	6	6	5	5	4
400	267	133	67	44	33	27	22	19	17	15	13	12	11	10	8	7	7	6	6
500	333	167	83	56	42	33	28	24	21	19	17	15	14	12	10	9	8	8	7
1000		333	167	111	83	67	56	48	42	37	33	30	28	24	21	19	17	15	14
1100		367	183	122	92	73	61	52	46	41	37	33	31	26	23	20	18	17	15
1200			200	133	100	80	67	57	50	44	40	36	33	29	25	22	20	18	17
1300			217	144	108	87	72	62	54	48	43	39	36	31	27	24	22	20	18
1400			233	156	117	93	78	67	58	52	47	42	39	33	29	26	23	21	19
1500			250	167	125	100	83	71	63	56	50	45	42	36	31	28	25	23	21
2000			333	222	167	133	111	95	83	74	67	61	56	48	42	37	33	30	28
2500				278	208	167	139	119	104	93	83	76	69	60	52	46	42	38	35
3000				333	250	200	167	143	125	111	100	91	83	71	63	56	50	45	42
4000					333	267	222	190	167	148	133	121	111	95	83	74	67	61	56

Vorsilben für Vielfache und Teile von Einheiten im Dezimalsystem

Vorsilbe	Symbol	Größenordnung	Bezeichnung
Exa	E	10^{18}	Trillionenfach
Peta	P	10^{15}	Billiardenfach
Tera	T	10^{12}	Billionenfach
Giga	G	10^{9}	Milliardenfach
Mega	M	10^{6}	Millionenfach
Kilo	k	10^{3}	Tausendfach
Hekto	h	10^{2}	Hundertfach
Deka	da	10^{1}	Zehnfach
Dezi	d	10^{-1}	Zehntel
Zenti	c	10^{-2}	Hundertstel
Milli	m	10^{-3}	Tausendstel
Mikro	µ	10^{-6}	Millionstel
Nano	n	10^{-9}	Milliardstel
Piko	p	10^{-12}	Billionstel
Femto	f	10^{-15}	Billiardstel
Atto	a	10^{-18}	Trillionstel

Umrechnungen von angloamerikanischen Einheiten in das metrische System und SI-Einheiten

(Symbole in Klammern)

Längeneinheiten:
mile (mi) · 1,6093 = km
yard (yd) · 0,91440 = m
foot (ft) · 0,3048 = m
inch (in) · 2,54 = cm

Flächenmaß:
square inch (in^2) · 6,4516 = cm^2

Volumen:
cubic inch (in^3) · 16,387 = cm^3
fluid ounce (fl oz) · 28,413 = cm^3 (United Kingdom)
fluid ounce (fl oz) · 29,574 = cm^3 (USA)

Gewicht:
pound (lb) · 453,59 = g

Kraft:
pound-force (lbf) · 4,4482 N

Druck:
pound-force/square inch (psi) · 6894,76 = Pa

Arbeit/Energie:
foot-pound-force (ft lbf) · 1,35582 = J

Temperatur:
$$(\text{Fahrenheit } [°F] - 32) \cdot 0{,}5555 = °C = \frac{°F - 32}{1{,}8} = \frac{5}{9}(°F - 32)$$

Diagnostischer Ablauf des ELISA (enzyme linked immunosorbent assay)

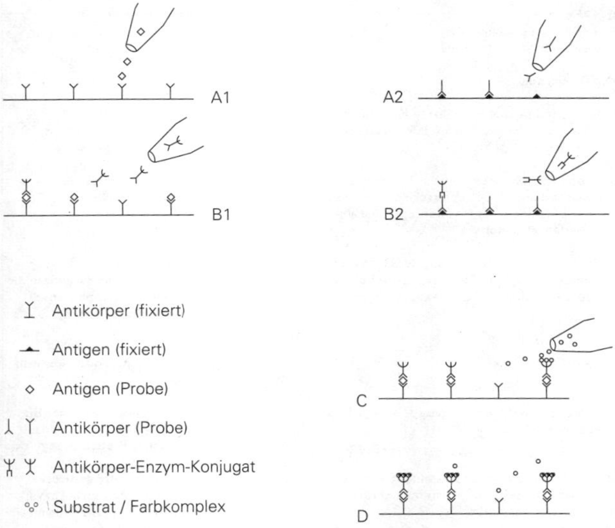

DNA, RNA- und Proteinanalyse mit der Blot-Technik

Definition: Blotting = Überbringen von DNA oder Proteinen aus Lösungen oder Gelen in Trägerstoffe (z. B. Nitrozellulosefolien), in denen sie immobilisiert und somit für den qualifizierten Nachweis bearbeitet werden können

DNA/RNA-Analyse
(Die prinzipiell gleiche Technik der RNA-Analyse heißt Northern-Blot)

① DNA-Isolierung

② Zerlegung in Fragmente (mehrere 1000 Basenpaare) durch eine Restriktionsendonuklease („Genschere")

③ Elektrophoretische Trennung des Fragmentgemischs in einem Gel. Die unterschiedliche Wanderung der Fragmente hängt von ihrer Länge ab = Fragmentlängenisolierung

④ Southern-Transfer: Übertragung der DNA und des Bandenmusters vom Gel auf die Nitrozellulosefolie durch Kapillarsog oder Vakuumsog. Ergebnis:

⑤ Southern-Blot

⑥ Denaturierung der Doppelstrang-DNA zur Einzelstrang-DNA

⑦ Hybridisierung mit einer Gensonde. Gensonden sind spezifische, mit dem ^{32}P-Isotop markierte DNA-Einzelstrangstücke

Ⓐ Auswaschen der nicht komplementär gebundenen DNA

⑧ Darstellung der gesuchten DNA-Basensequenz durch Autoradiographie

Proteinanalyse

③ Gelelektrophorese des Proteingemischs

④ Southern-Transfer. Beim Western-Transfer wandern die Proteine elektrophoretisch vom Gel in die Nitrozellulosefolie

⑤ Southern-Blot oder Western-Blot

Ⓑ Blockierung noch freier Bindungsstellen in der Folie mit bekannter Proteinlösung

⑦ Darstellung der gesuchten Proteinbande durch Enzymimmunoassay (Bindung an enzymmarkierten spezifischen Antikörper + Farbreaktion) oder Bindung des Proteins an Antikörper (immunoblotting), anschließende Darstellung des Komplexes durch Enzymimmunoassay, Metallkolloide (Gold, Silber)

⑧ oder mit radioisotopmarkiertem Anti-IgG-Antikörper

(Anmerkung: Southern = Autorenname; Northern, Western = willkürliche Bezeichnungen für die technischen Varianten)

DNA/RNA-Analyse

Proteinanalyse

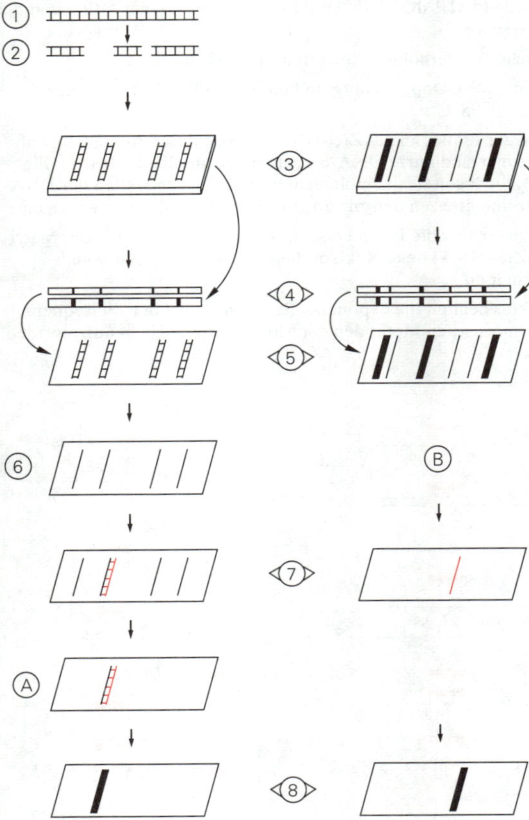

Prinzip der Polymerase Chain Reaction (PCR)

PCR = enzymatische Vermehrung (Polymerase) spezifischer DNA-Abschnitte mit definierter Länge (sogenannte Ziel-DNA). RNA muß vor der PCR von der reversen Transkriptase in DNA umgeschrieben werden.
Reaktionskomponenten: hitzestabile Polymerase, 2 nicht identische Primer, Desoxynukleotide (dATP, dGTP, dCTP, dTTP) für die Polymerisation und die Ziel-DNA als Matrize.

Technik: zyklische Wiederholung von 3 Reaktionsschritten:

A Trennung des DNA-Doppelstrangs in komplementäre Einzelstränge durch Erhitzen auf 90–98 °C

B Anlagerung der Primer an die Ziel-DNA-Matrize durch Abkühlung auf 40–50 °C. Primer sind kurze DNA-Einzelstränge aus 20–25 Basen (Oligonukleotide). Sie legen sich komplementär an definierte Stellen der DNA-Zielsequenz und grenzen den zu vermehrenden DNA-Strangbereich ein

C An jeden Primer fügt die Polymerase durch Basenpaarung mit der Matrizen-DNA (Ziel-DNA) neue Nukleotide in Richtung auf den jeweils anderen Primer an

Mit dem 3. Zyklus beginnt die exponentielle Vermehrung der Zielsequenz, die zu allen diagnostischen Methoden der Molekularbiologie benutzt werden kann.

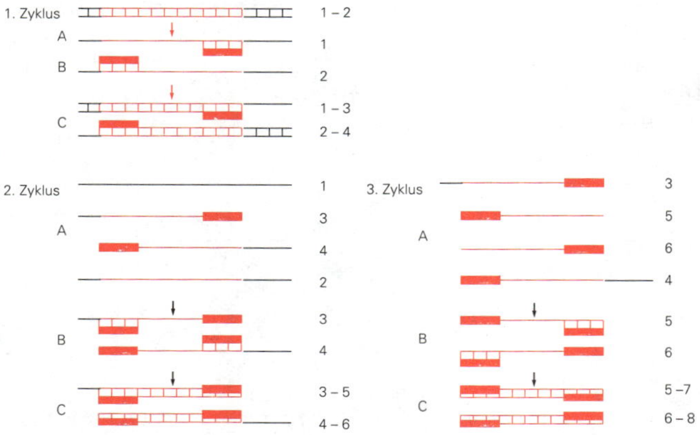

Internationales 2ziffriges Zahnschema

(nach der Fédération Dentaire Internationale, 1970)

○ Kennziffer = 1. Ziffer, 2. Ziffer = Numerierung der Zähne vom Incisivus bis zum Molar
Seitenangabe = Patientenseite

Bleibende Zähne:

①	rechts oben															links oben	②
	18	17	16	15	14	13	12	11	21	22	23	24	25	26	27	28	
	48	47	46	45	44	43	42	41	31	32	33	34	35	36	37	38	
④	rechts unten															links unten	③

Milchzähne:

⑤	rechts oben									links oben	⑥
	55	54	53	52	51	61	62	63	64	65	
	85	84	83	82	81	71	72	73	74	75	
⑧	rechts unten									links unten	⑦

Stomatologische Termini zur Lokalisation:

	Richtung:
bukkal	zur Wange
lingual	zungenwärts
mesial	zur Mittellinie der Mundhöhle
labial	zur Lippe
palatinal	gaumenwärts
distal	zum Ende der Zahnreihe

	Richtung:
apikal	an der Wurzelspitze
zervikal	zum Zahnhals
inzisal	zur Schneidekante
okklusal	zu/auf der Kaufläche
approximal	an der Berührungsfläche zweier Zähne

Zeitliche Reihenfolge der Dentition (halbseitige Darstellung)

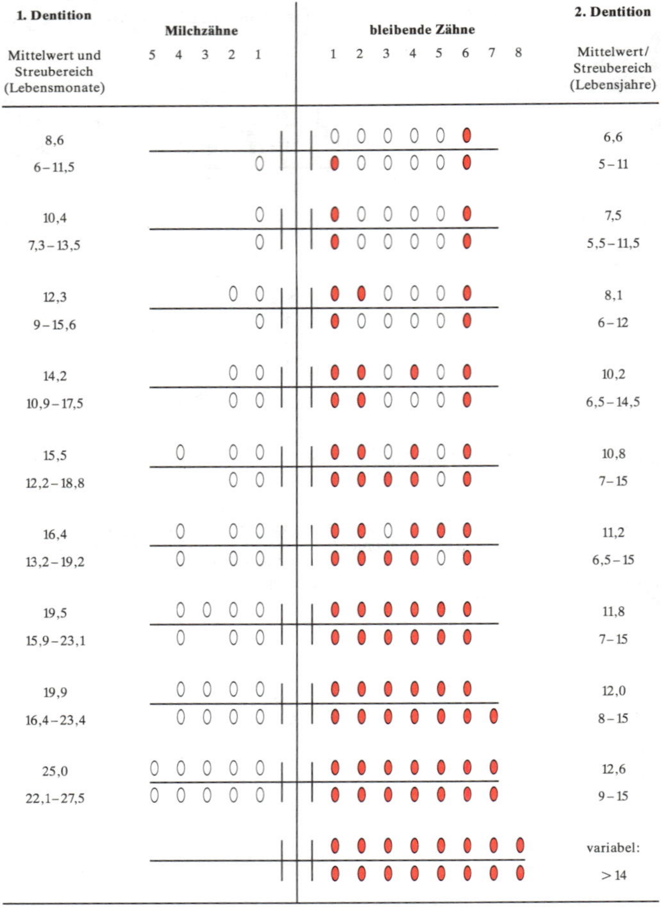

Epidemiologische Definitionen

Morbidität: Zahl bestimmter Krankheitsfälle einer Population in einem definierten Zeitraum (Woche, Monat, Jahr oder Ablauf einer Epidemie) = absolute M.
relative M. = Krankheitsfälle / 10000 Einwohner einer bestimmten Population
Mortalität: Zahl der Todesfälle einer Population infolge einer bestimmten Erkrankung während eines definierten Zeitraums (s. o.) = absolute M.
relative M. = Zahl der Todesfälle / 10000 Einwohner einer Population
Letalität: Zahl der Todesfälle (%) von 100 Erkrankten desselben Zeitraums
Prävalenz: statisches Maß für die Häufigkeit von Individuen mit einem bestimmten Merkmal oder einer Krankheit

$$P = \frac{\text{Zahl der Individuen mit dem Merkmal oder der Krankheit}}{\text{Zahl aller Individuen einer definierten Population}}$$

Inzidenz: dynamisches Maß für die Häufigkeit eines Merkmals oder eines Ereignisses während eines bestimmten Zeitraums

$$I = \frac{\text{Zahl der Individuen einer definierten Population, die in einer bestimmten Zeit ein Merkmal entwickeln oder die ein Ereignis trifft}}{\text{Zahl der Individuen derselben Population, die in dem bestimmten Zeitraum das Merkmal zeigen oder von dem Ereignis getroffen sein könnten}}$$

Beispiele von Jahresinzidenzen:

$$\text{Perinatale Mortalität} = \frac{\text{Zahl der vor, während und 7 Tage nach der Geburt Gestorbenen}}{\text{1000 Tot- und Lebendgeborene}}$$

$$\text{Neonatale Mortalität} = \frac{\text{Zahl der gestorbenen Neugeborenen (bis 4 Wochen alt)}}{\text{1000 Lebendgeborene}}$$

$$\text{Säuglingssterblichkeit} = \frac{\text{Zahl der im 1. Lebensjahr Gestorbenen}}{\text{1000 Lebendgeborene}}$$

Anmerkung: Bei chronischen Krankheiten ist die Prävalenz wesentlich höher als die Inzidenz (z. B. Tbc), umgekehrt haben akute Krankheiten hohe Inzidenzen und niedrige Prävalenzen (z. B. Varizellen)

Beurteilung diagnostischer Tests

Merkmale der Validität eines Tests sind Sensitivität und Spezifität
Sensitivität: Prozentsatz Kranker, die durch den Test **richtig als krank** erkannt wurden (richtig-positive Testergebnisse, >A<)
Spezifität: Prozentsatz Gesunder mit **richtig-negativem Test** (richtig-negative Testergebnisse, >D<)

Testergebnis	**Patienten**	**Gesunde**
positiv	A = richtig-positiv	C = falsch-positiv
negativ	B = falsch-negativ	D = richtig-negativ

$$\textbf{Sensitivität}\,(\%) = \frac{A}{A+B} \cdot 100$$

$$\textbf{Spezifität}\,(\%) = \frac{D}{D+C} \cdot 100$$

Positiver Voraussagewert (positive predictive value): Prozentsatz der Untersuchten, die einen positiven Test zeigen und tatsächlich krank sind

$$\text{Positiver Voraussagewert}\,(\%) = \frac{A}{A+C} \cdot 100$$

Negativer Voraussagewert: Prozentsatz der Untersuchten, die ein negatives Testergebnis zeigen und tatsächlich gesund sind

$$\text{Negativer Voraussagewert}\,(\%) = \frac{D}{D+B} \cdot 100$$

Voraussagegenauigkeit (efficiency): Anteil richtiger Testergebnisse (positive + negative) von allen Testresultaten

$$\text{Voraussagegenauigkeit}\,(\%) = \frac{A+D}{A+B+C+D} \cdot 100$$

Statistische Symbole

N	Stichprobenumfang
$\bar{x}$	Mittelwert
s, SD	Standardabweichung
$s_{\bar{x}}$	Standardabweichung des Mittelwertes
s_r	relative Standardabweichung
r	Korrelationskoeffizient
V	Variationskoeffizient

Terminologie morphologischer Entwicklungsstörungen

[Aus J Spranger et al. (1982) Errors of morphogenesis: concepts and terms. J Pediatr 100:160–165]

Morphologische Einzeldefekte:

Agenesie	Organanlage fehlt
Aplasie	Organanlage vorhanden, aber keine Organentwicklung
Hypo-/Hyperplasie	Unter-/Überentwicklung eines Gewebes, Organs oder Organismus durch verminderte oder erhöhte Zellzahlen
Dysplasie	Abnormale Entwicklung einzelner Gewebe (Dyshistogenese) durch veränderte Mengenrelation der Gewebekomponenten (z. B. Phakomatosen) oder funktionelle Defekte einzelner Komponenten (z. B. Osteogenesis imperfecta)
Neoplasie	Klonale Vermehrung bestimmter Zellen
Hypo-/Hypertrophie	Ab-/Zunahme der Größe von Zellen, Geweben oder Organen
Atrophie	Abnahme eines normal entwickelten Gewebes oder Organs durch Reduktion von Zellgröße und Zellzahl
Malformation	Fehlbildung als genetisch bedingte Störung der primären Anlage eines Organteils, ganzen Organs oder einer Körperregion
Disruption	Morphologischer Defekt infolge der exogenen Schädigung eines normal angelegten und bis dahin zunächst normal entwickelten Organs bzw. Organ- oder Körperteils. Noxen: Ischämie, Infektionen, teratogene Stoffe, ionisierende Strahlung
Deformation	Gestaltänderung eines primär normal angelegten und entwickelten Körperteils durch mechanische Kräfte. Nach deren Fortfall ist eine Rückkehr zur normalen Gestalt möglich, z. B. Fußdeformitäten

Muster morphologischer Defekte:

Polytoper Felddefekt	Weit auseinanderliegende morphologische Defekte durch Störung eines einzelnen blastogenetischen oder embryogenetischen Entwicklungsfelds infolge einer primären (Malformation) oder sekundären (Disruption) Fehlbildung
Sequenz	Serie multipler morphologischer Entwicklungsstörungen als Folge einer einzelnen Malformation, einer Disruption oder einer Deformation. Beispiele: Potter-Sequenz, Arthrogryposis
Syndrom	Muster multipler Anomalien, die als pathogenetisch zusammengehörig angesehen werden können und für die die Interpretation einer Sequenz oder eines polytopen Felddefekts nicht zutrifft. Der Syndrombegriff wechselt zu dem der Krankheit, wenn die Ursache der Anomalien aufgeklärt, zur Sequenz, wenn die einheitliche Pathogenese bekannt und zum polytopen Felddefekt, wenn die spezielle embryogenetische Zuordnung möglich wird

Assoziation	Nicht zufälliges Auftreten von mehreren Anomalien, die mangels der Kenntnis über die Ursache(n) und/oder die Pathogenese den vorgenannten Defektmustern noch nicht zugeordnet werden können, z. B. VACTERL-Assoziation

Symbole zur Dokumentation eines Stammbaums

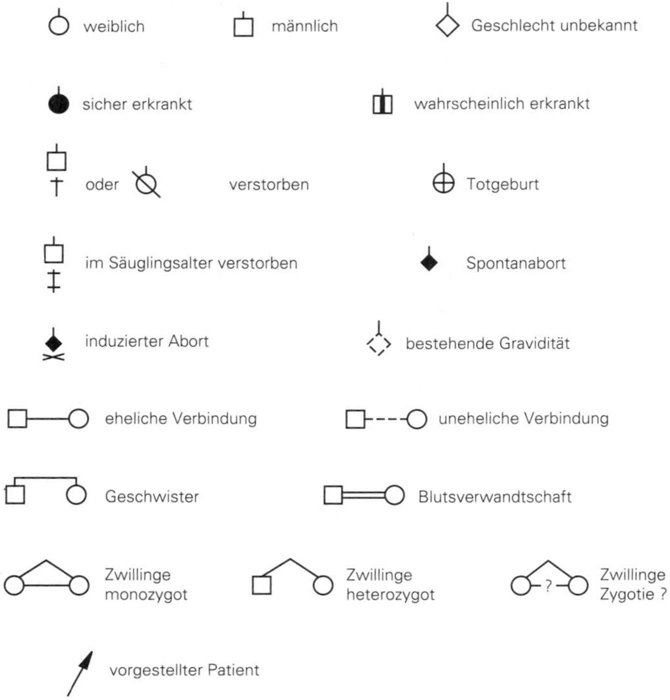

Indikationen zur Chromosomenanalyse des Kindes

1. Pränatale Analysen:
   - Alter der Mutter ≥ 35 Jahre
   - Vorausgegangene Geburt eines Geschwisters mit Chromosomenaberration
   - Bekannte strukturelle (Inversion, Translokation) oder numerische (Mosaik) Chromosomenaberration eines Elternteils
   - Sonographisch dysplastisches Kind
   - Disposition eines oder beider Eltern für chemische oder radiobiologische Chromosomenstörung
2. Postnatale Analysen:
   - Phänotypischer Verdacht auf eine Chromosomenaberration (pathogenetisch unklare Fehlbildungen, somatische und statomotorische Retardierung + Dysplasien, Symptome bekannter Syndrome)
   - Intersexuelles äußeres Genitale
   - Ausbleibende sekundäre Geschlechtsentwicklung
   - Primäre Amenorrhö
   - In der Leukämietypisierung

Gruppeneinteilung der Chromosomen nach morphologischen Kriterien:

Gruppe	Chromosomennummer	Anmerkungen
A	1–3	
B	4–5	
C	6–12	X-Chromosom entspricht dieser Gruppe
D	13–15	
E	16–18	
F	19–20	
G	21–22	Y-Chromosom ist dieser Gruppe ähnlich

Auswahl X-chromosomal vererbter Krankheiten

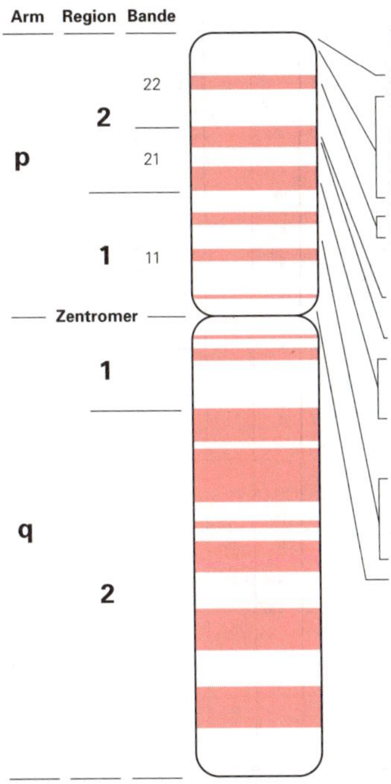

Locus	Krankheit
Xpter-q25	Hypoprothrombinämie, multiple Faktorendefekte
Xp22.32	Chondrodysplasia punctata, Kallmann-Syndrom, Steroidsulfatasemangel (Plazenta), Ichthyosis
Xp22.31-p22.1	Amelogenesis imperfecta (Zähne)
Xp22.3-p22.2	Mentale Retardierung
Xp22.3-p22.1	Nance-Horan-Syndrom (Katarakt, otodentale Defekte)
Xp22.3	Okulärer Albinismus
Xp22.2-p22.1	Hypophosphatämie, Retinoschisis, Coffin-Lowry-Syndrom
Xp22	Aicardi-Syndrom, Amelogenesis imperfecta, Spondyloepiphysäre Dysplasie, Hypomagnesiämie, Agammaglobulinämie
Xp21.3-p21.2	Adrenale Hypoplasie, okulärer Albinismus (Forsius-Eriksson), Glyzerinkinasemangel
Xp21.3-p21.1	Muskeldystrophie, Typ Duchenne, Muskeldystrophie, Typ Becker
Xp21.1-p11.4	Retinitis pigmentosa
Xp21.1-p11.3	Retinale Dystrophie (Zapfen)
Xp21.1-p11.23	Kongenitale Nachtblindheit
Xp21.1	Ornithintranscarbamylasemangel, Chronisch septische Granulomatose, Hämolytische Anämie (Erythrozytenmembrandefekte)
Xp11.4-p11.3	Vitreoretinale Dysplasie (Norrie)
Xp11.4-p11.21	Immundefekt (Wiskott-Aldrich)
Xp11.4-p11.2	Retinitis pigmentosa
Xp11.21-cen	Incontinentia pigmenti (Bloch-Sulzberger), Properdinmangel
Xp11-q13	Mentale Retardierung (bisher 4 Syndrome)
Xcen-q13	Menkes-Syndrom (kinky hair disease)

Auswahl X-chromosomal vererbter Krankheiten

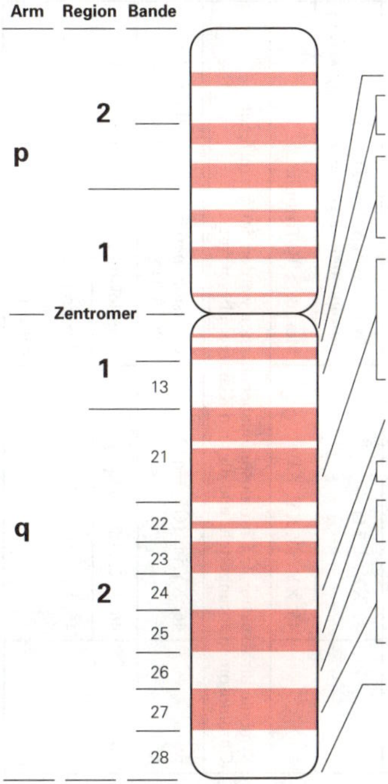

Locus	Krankheit
Xq11-q13	Hereditäre sensomotorische Neuropathie Typ I
Xq12	Dihydrotestosteronrezeptormangel, testikuläre Feminisierung
Xq12-q13	Glykogenese Typ IX a
Xq12-q13.1	Ektodermale Dysplasie (Christ-Siemens-Touraine)
Xq13	Aarskog-Syndrom, Phosphoglyzeratkinasemangel (Erythrozyten) Sideroblastische Anämie
Xq13-q21.1	Schwerer kombinierter Immundefekt (SCID)
Xq13-q21.2	Taubheit (Innenohr)
Xq13-q22	Spinale + bulbäre Muskelatrophie (Typ Kennedy)
Xq21-q22	Defekte des T_4-bindenden Globulins
Xq21.1-21.2	Tapetoretinale Dystrophie
Xq21.3-q22	Alphagalaktosidasemangel (Morbus Fabry), Konnatale zerebrale Sklerose (Pelizeus-Merzbacher)
Xq21.3-q24	Alport-Syndrom (Nephritis, Innenohrschwerhörigkeit)
Xq21.33-q22	Agammaglobulinämie
Xq21-q27	Phosphoribosylpyrophosphat-Synthetase-Dysfunktion (Ataxie, Hyperurikämie, Hörverlust),
Xq24-q27	Immundefekt mit Hyper-IgM
Xq25-q26	Immundefekt mit EBV-induzierter Lymphoproliferation
Xq25-q26.1	Okulozerebrorenales Syndrom (Lowe)
Xq25-q27	Kutaner Albinismus+Schwerhörigkeit
Xq26	Hypoxanthin-Phosphoribosyltransferase-Mangel, (Lesh-Nyhan-Syndrom, Gicht)
Xq26-q27	Hypoparathyreoidismus, Borjeson-Forssman-Lehmann-Syndrom
Xq26.3-q27.1	Hämophilie B
Xq27-q28	Spastische Paraplegie (Strumpell-Lorrain), Dyskeratosis congenita Manisch-depressive Psychose, zentronukleäre Myopathie Geistige Behinderung + Skelettdysplasien
Xq27.3	Fragiles-X-Syndrom
Xq27.3-q28	Mukopolysaccharidose Typ II (Hunter), Emery-Dreyfuss-Syndrom (Myopathie)
Xq28	Farbenblindheit (3 Typen), Glukose-6-Phosphat-Dehydrogenase-Mangel, Hämophilie A, Diabetes insipidus (renale Vasopressinresistenz), Adrenoleukodystrophie

1

Zytogenetische Nomenklatur

(International System for Human Cytogenetic Nomenclature 1985)

Symbol	Schreibweise des Karyotyps (Beispiele)	Erläuterungen
,	46, XX oder 46, XY	Chromosomenzahl, Gonosomen
p		Kurzer Arm eines Chromosoms
q		Langer Arm eines Chromosoms
Banden-register	Auf jedem Arm Zählung vom Zentromer nach distal	1. Ziffer: Region, 2. Ziffer: Bande
Ziffern 1–8	7 q 11 . 22	Chromosom 7, langer Arm, Region 1, Punkt vor Subbande (2) u. Sub-Subbande (2)
+	47, XX, + 21	Zusätzliches Chromosom 21
+	47, XY, + G	Zusätzliches Chromosom der Gruppe G
+	46, XX, 3 q +	+ hinter p oder q bedeutet Verlängerung eines Arms
+	47, XY, + 14p +	Zusätzliches Chromosom mit verlängertem Arm
–	45, XY, –8 oder 46, XX. 1q–	– vor Chromosom: Verlust hinter p und q: Reduktion
?	47, XX, + ? G	Unsichere Zuordnung eines zusätzlichen Chromosoms (z. B. aus der Gruppe G)
/	46, XY / 47, XY, +21	Mosaik, z. B. Trisomie 21
Symbole für strukturelle Chromosomenaberrationen werden den betroffenen Chromosomen vorangestellt und diese in Klammern bezeichnet:		
inv	46, XY, inv (GP + q –)	Inversion, perizentrisch bedingt: Verlängerung von p und Reduktion von q
t	46, XX, t (5p–; 13q+)	Translokation (balanciert, reziprok)
	46, X, t (Xq+; 13p–)	Reziproke Translokation: das betroffene der beiden X wird in die Klammer gesetzt

Symbol	Schreibweise des Karyotyps (Beispiele)	Erläuterungen
t	45, XX, –D, –G, +t (DqGq)	Bildung eines Translokationschromosoms durch zentrische Fusion von Dq und Gq
mat	46, XX, t (4q–; 11p+) mat	Maternale Herkunft der Translokation
pat	46, XY, t (11p–; 13q+) pat	Paternale Herkunft eines Karyotyps
r	46, XY, r (14)	Ringchromosom (z. B. Nr. 14)
i	46, X, i (Xq)	Normales X-Chromosom und ein Isochromosom aus 2 langen Armen des X
dic	46, X dic (Y)	X-Chromosom und ein dizentrisches Y-Chromosom
mar	+2 mar 13	Markerchromosom (Ziffer vor mar gibt die Zahl der strukturell abnormen Chromosomen an, Ziffer hinter mar bezeichnet das Markerchromosom)
h	46, XX, 14q h +	h sekundäre Konstriktion, +/– Verlängerung oder Verkürzung
s	46, XY, 20 s +	s Satellit, + vergrößert, – verkleinert
ss	46, XY, 21 psqs	Duplikaturen von Chromosomenstrukturen werden durch doppelte Symbole dargestellt
fra	fra (8) (q21)	Fragile Stelle (bei 8q21)
var	46, XX, var (6) (cen, C24)	var variable Chromosomenregion (z. B. Zentromerregion von Nr. 6) C24 Code für Bandendarstellung

Bruchstellen eines Chromosoms werden durch die Bande gekennzeichnet, in der sie liegen. Befinden sie sich zwischen 2 Banden, so wird die distale von beiden genannt, Zählung vom Zentromer aus. Bruchstellen an der Grenze zweier Banden bezeichnet man durch Nennung der Banden (bzw. Regionen), verbunden mit 'oder': 1q22 od. 23. Lokalisationen auf einer Bande erfolgen mit Distanzangabe vom proximalen Rand:

2q 1204 : 4/10 Bandbreite von proximal auf Bande 2q 12

Symbol	Schreibweise des Karyotyps (Beispiele)	Erläuterungen
Systeme für die Kennzeichnung von Strukturaberrationen 1. Definition des veränderten Chromosoms durch Angabe der Bruchstellen. Reihenfolge: Typ des Rearrangement, Chromosom in Klammern, Bande in Klammer. Bruchstelle auf p wird vor der auf q genannt. Bei 3 Bruchstellen wird diejenige zuerst genannt, an der das Chromosomensegment wieder eingesetzt wurde. Nach der Bruchstelle folgt die Segmentbezeichnung		
	inv (3) (p12 q21)	Perizentrische Inversion Chromosom 3
ins	inv ins (3) (q12 p22 p11)	Inverse Insertion Segment von p11–p22 bei q12 von Chromosom 3
Sind mehrere Chromosomen beteiligt, werden sie durch Semikolon getrennt:		
rcp	rcp (5; 8) (q21; q32)	Reziproke Translokation der langen Arme an den Bruchstellen 5q21 und 8q32
2. Erweitertes System zur Beschreibung strukturell veränderter Chromosomen. Reihenfolge: Chromosomenzahl, Gonosomen, Symbol für den Veränderungstyp, veränderte(s) Chromosom(en) in Klammern, Bezeichnung der Bandveränderungen, beginnend mit dem Ende von p, bis zum Ende von q. Ein Doppelpunkt zeigt den Chromosomenbruch an, 2 Doppelpunkte (::) bedeuten Bruch und Wiedervereinigung der Fragmente		
del	46, XY, del (5) (pter → q31:) 46. XY, del (5) (q31)	Deletion (del), pter: (terminales) distales Ende des kurzen Arms, Chromosomenbruch bei q31. Das veränderte Chromosom besteht vom Ende des kurzen Arms bis Bande 31 des langen Arms. Pfeil: von bis. Kurzschreibweise nach 1.
	46, XY, del (3) (pter → q11::q22 → qter):	interstitielle Deletion des Teils von q11 bis q22
inv	46, XX, inv (1) (pter → p32::p12 → p32::p12 → qter):	parazentrische Inversion des Abschnitts p32 → p12 in Chromosom 1
	46, XX, inv (8) (pter → p13::q21 → p13::q21 → qter):	perizentrische Inversion des Abschnitts p13 → q21 in Chromosom 8
r	46, XY, r (3) (p22 → q13) 46, XY, r (3) (p22q13)	Ringchromosom nach Bruch bei p22 und q13 sowie Deletion der distalen Segmente. Schreibweise nach 1.

Symbol	Schreibweise des Karyotyps (Beispiele)	Erläuterungen
dup	46, XY, inv dup (1) (pter → p31::p12 → p31::p31 → qter): 46,XY,inv.dup(1)(p31→p12)	Duplikation des Segments p31 → p12, das invertiert bei p31 in Chromosom 1 eingeführt ist Kurzschreibweise nach 1.
dir	46, XY, dir dup (1) (pter → p31::Lp31 → p12::p31 → qter):	direkte Duplikation des Segments p31 → p12
dic	46, X, dic (Y) (pter → p12::p12 → pter): 46, X, dic (Y) (q12)	dizentrisches Y Chromosom Kurzschreibweise nach 1.
t	46, XX, t (5; 13) (5pter → 5q31::13q22 → 13qter; 13qter → 13q22::5q31 → 5qter)	Reziproke Translokation (die terminalen Segmente der langen Arme wurden reziprok bei 5q31 und 13q22 angehängt)
t	45, XY, t (14; 21) (14qter → 14p11::21q11 → 21qter): 45, XY, t (14:21) (p11; q11)	Robertson-Translokation Kurzschreibweise nach 1.
t	46, XX, t (1; 2) (1pter → cen → 2qter; 1qter → cen → 2pter): 46, XX, t (1; 2) (1p2q; 1q2p)	Translokation eines ganzen Arms Kurzschreibweise nach 1.
cen		Zentromer, z. B. cen1 oder cen2 bedeutet die Herkunft des Zentromers von Chromosom 1 oder 2
der		derivative chromosomes (z. B. 1p2q; 1q2p)
dir ins	46, XX, dir ins (3) (pter → p12::q31 → q21::p12 → q21::q31 → qter) 46,XX, dir ins (3) (p12q21q31)	Direkte Insertion des Segments q21 → q31 in den kurzen Arm bei p12 Kurzschreibweise nach 1.
dir ins	46, XY, dir ins (7; 3) (7pter → 7p14::3q12 → 3q28::7p14 → 7qter; 3pter → 3q12::3q28 → 3qter) 46, XY, dir ins (7; 3) (p14; q12q28)	Direkte Insertion zwischen 2 Chromosomen (z. B. Segment 3q12q28 wurde bei 7p14 eingefügt). Das Empfängerchromosom wird zuerst genannt Kurzschreibweise nach 1.

Symbol	Schreibweise des Karyotyps (Beispiele)	Erläuterungen
inv ins	46, XX, inv ins (3) (pter → p12::q21 → q31::p12 → q21::q31 → qter)	Inverse Insertion des Segments q21→q3 in den kurzen Arm von Chromosom 3
	46,XX,inv ins (3) (p12q31q21)	Kurzschreibweise nach 1.
inv ins	46, XY, inv ins (7; 3) (7pter → 7p14::3q28 → 3q12::7p14 → 7qter; 3pter → 3q12::3q28 → 3qter)	Inverse Insertion zwischen 2 Chromosomen
	46, XY, inv ins (7; 3) (p14; q28q12)	Kurzschreibweise nach 1.
t	46, XY, t (3; 5; 7) (p12; q12; q31)	Komplexe Translokation (Kurzschreibweise nach 1). Die Chromosomen werden der Reihe nach genannt. Es folgen die Bande, an denen Trennung und Wiedervereinigung erfolgen. Reihenfolge: Segment distal 3p12 wurde bei 5q12, Segment distal 5q12 bei 7q31 und Segment distal 7q31 bei 3p12 angefügt
ter rea	45, XX, ter rea (12; 13) (12qter → cen → 12p13::13p13 → 13qter	Terminal rearrangement (End-zu-End-Verbindung zweier Chromosomen). Nur das aktive Zentromer wird genannt, z. B. hier in Chromosom 12
psu dic	47, XY, psu dic (10) t (10; 8) (10pter → cen → 10q12::8q12 → 8pter)	Pseudodizentrisches Chromosom (z. B. nach Translokation zwischen Nr. 8 und Nr. 10) Das Chromosom mit dem aktiven Zentromer wird zuerst genannt
	47, XY, psu dic (10) t (10; 8) (q12; q12)	Kurzschreibweise nach 1.
Erworbene Chromosomenaberrationen:		
ct		Chromatidaberration (nur ein Chromatid eines Chromosoms)
ctg	ctg (6) (q21)	Chromatid gap (achromatische Region q21 eines Chromatids von Nr. 6)
ctb	ctb (6) (q21)	Chromatidbruch (z. B. bei q21) in Chromosom Nr. 6

Symbol	Schreibweise des Karyotyps (Beispiele)	Erläuterungen
cte	cte (6; 11) (q21; q12)	Chromatid exchange (z. B. 6q21 und 11q12)
ct del	ct del (6) (q12q26)	Chromatiddeletion des Segments 6q12 → 5q26
ct inv	ct inv (6) (q12q26)	Chromatidinversion des Segments 6q12 → 6q26
sce	sce (3) (q22q28)	Sister chromatid exchange (z. B. an den Banden 3q22 und 3q28)
cs		Aberration beider Chromatiden eines Chromosoms am gleichen Locus
	csg csb cse	Analog zu ct (s. o.) sind hier beide Chromatiden verändert
pvz	pvz (2)	Pulverization (multiple Brüche eines Chromatids oder Chromosoms) (z. B. Nr. 2)
f		Fragment
ace		Azentrisches Fragment

Restriktions-Fragmentlängen-Polymorphismus (restriction fragment length polymorphism, RFLP)

Definition: Variationen der DNA-Sequenz werden über geänderte Lokalisation von spezifischen Schnittstellen der Genscheren (Restriktionsenzyme) ermittelt (indirekte Methode der DNA-Diagnostik). Jedes Restriktionsenzym hat seine eigene Zielsequenz in der DNA. In ihrem Bereich oder in einem definierten Abstand zu ihr schneidet das spezielle Restriktionsenzym die doppelsträngige DNA in Fragmente. Werden die Zielsequenzen in der DNA verlagert oder einzelne Sequenzen deletiert, so ändern sich die Schnittstellen und damit die DNA-Abschnitte (Fragmente) zwischen ihnen.

Technik: Enzymatisches Schneiden der DNA → Gelelektrophorese. Die Fragmente wandern im elektrischen Feld je nach ihrer negativen Ladung bzw. Länge unterschiedlich weit. Die zurückgelegte Strecke entspricht dem Logarithmus der Fragmentlänge. → Southern-Blot → Hybridisierung mit markierter komplementärer DNA-Sonde.

Anwendung: 1. Restriktionskartierung einer DNA.
2. Koppelungsanalysen. Wenn der Polymorphismus in der DNA mit einem gesuchten Gen gemeinsam vererbt wird, dient er als Marker. Beispiel:

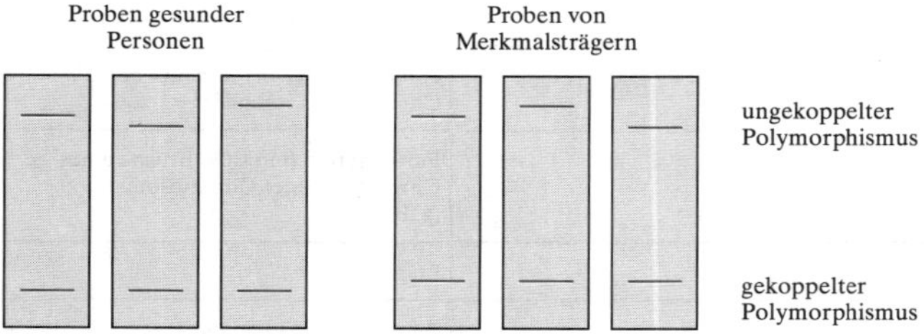

1

Genetische Beratungsstellen in der Bundesrepublik Deutschland

Genetische Beratungsstelle und
Chromosomenlabor des Bereiches
Klinische Zytogenetik
Abteilung Kinderheilkunde der
RWTH Aachen
Goethestraße 27/29
52064 Aachen
Telefon (0241) 8089591

Institut für Humangenetik der FU
Berlin
Heubnerweg 6
14059 Berlin
Telefon (030) 3203576

Humangenetische Beratungsstelle
II. Kinderklinik des Klinikums
Berlin-Buch
Wiltbergstraße 50
13125 Berlin-Buch
Telefon (00372) 94013221
94012131

Institut für Medizinische Genetik
Bereich Medizin (Charité)
Humboldt-Universität zu Berlin
Schumannstraße 20/21
10117 Berlin
Telefon (00372) 2862083
2863498

Zytologisches Labor der Frauen-
klinik und Poliklinik Charlottenburg
der FU Berlin
Pulsstraße 4–14
14059 Berlin
Telefon (030) 3203576

Fachgebiet Humangenetik und
Klinische Genetik der Ruhr-
Universität Bochum
Universitätsstraße 150
44801 Bochum
Telefon (0234) 7005600

Institut für Humangenetik der
Universität
Wilhelmstraße 31
53111 Bonn
Telefon (0228) 2870

Humangenetische Betreuungsstelle
Institut für Laboriumsdiagnostik
Hochstraße 29
14770 Brandenburg
Telefon (03381) 564661
564660

Institut für Humangenetik und
Zytogenetik der Technischen
Universität
Gaußstraße 17
38106 Braunschweig
Telefon (0531) 3912530

Zentrum für Humangenetik und
Genetische Beratung der Universität
Loewenerstraße NW 2
28259 Bremen
Telefon (0421) 2182925
2182877

Städt. Kliniken Chemnitz
Frauen- und Säuglingsklinik
Abteilung für Klinische Genetik und Pränataldiagnostik der Frauenklinik
Flemmingstraße 4
Postfach 137
09131 Chemnitz
Telefon (0371) 332220

Klinik für Kindermedizin
Abteilung Klinische Genetik
Thiemstraße 111
03448 Cottbus
Telefon (0355) 463176

Institut für Klinische Genetik
Medizinische Akademie „Carl-Gustav-Carus"
Fetscherstraße 74
01307 Dresden
Telefon (0351) 4583445

Institut für Humangenetik und Anthropologie der Universität
Universitätsstraße 1
Gebäude 2312
40225 Düsseldorf
Telefon (0211) 3112355
3113963

Genetische Forschungsstelle des Landschaftsverbandes Rheinland
Bergische Landstraße 2
40629 Düsseldorf
Telefon (0211) 2801445

Medizinische Akademie
Abteilung Medizinische Genetik
Arnstädter Straße 34
99096 Erfurt
Telefon (0361) 387238

Institut für Humangenetik und Anthropologie der Universität Erlangen-Nürnberg
Schwabachanlage 10
91054 Erlangen
Telefon (09131) 852319

Institut für Humangenetik
Universitäts-Klinikum
Hufelandstraße 55
45147 Essen
Telefon (0201) 7232560
7232561

Humangenetische Poliklinik der Universität
Kennedyallee 123
60596 Frankfurt
Telefon (069) 63015678

Klinikum Frankfurt/Oder
Klinik für Kinder- und Jugendmedizin
Abteilung für Humangenetik
Müllroser Chaussee 7
15236 Frankfurt/Oder-Markendorf
Telefon (0335) 63080/67

Institut für Humangenetik und Anthropologie der Universität
Albertstraße 11
79104 Freiburg
Telefon (0761) 2034669

Institut für Humangenetik der Universität
Schlangenzahl 14
35392 Gießen
Telefon (0641) 7024145
7024146

Institut für Humangenetik der
Universität
Goßlerstraße 12d
37073 Göttingen
Telefon (05 51) 39 75 90

Institut für Medizinische Genetik
Ernst-Moritz-Arndt-Universität
Fleischmannstraße 42–44
17489 Greifswald
Telefon (03834) 883306
883355
882135

Humangenetische Beratungsstelle
am Institut für Biologie
der Martin-Luther-Universität
Halle-Wittenberg
Karl-Liebknecht-Straße 11
06114 Halle
Telefon (03 45) 233 33
233 79

Institut für Humangenetik der
Universität
Martinistraße 52
20251 Hamburg
Telefon (040) 4683120

Humangenetische Untersuchungsstelle der Gesundheitsbehörde
Allgemeines Krankenhaus Barmbeck
Haus 36
Rübenkamp 148
22307 Hamburg
Telefon (040) 63854

Abteilung Humangenetik im
Zentrum
Kinderheilkunde und Humangenetik
Konstanty-Gutschow-Straße 8
30625 Hannover
Telefon (05 11) 5323888

Institut für Humangenetik und
Anthropologie der Universität
Im Neuenheimer Feld 328
69120 Heidelberg
Telefon (06221) 563891

Fachrichtung Humangenetik der
Universität des Saarlandes
Bau 68
Fohlenhofstraße 36
66424 Homburg
Telefon (06841) 166612

Institut für Anthropologie und
Humangenetik
Beratungsstelle für Humangenetik
Friedrich-Schiller-Universität
Kollegiengasse 10
07743 Jena
Telefon (03641) 8224268

Institut für Humangenetik der
Universität
Schwanenweg 24
24105 Kiel
Telefon (0431) 5972790
5972791

Klinische Genetik und Zytogenetik
Universitäts-Kinderklinik
Schwanenweg 20
24105 Kiel
Telefon (0431) 5973945
5973878

Zytogenetisches Labor
Universitäts-Frauenklinik
Kerpener Straße 34
50931 Köln
Telefon (0221) 4784996

Universitäts-Kinderklinik Leipzig
Abt. Humangenetik
Chemnitzer Straße 50/Haus A 5
04289 Leipzig
Telefon (0341) 221503

Abteilung für Humangenetik
Klinikum der Medizinischen Hochschule
Ratzeburger Allee 160
23562 Lübeck
Telefon (0451) 5002620
5002621

Klinik für Kinderheilkunde
Medizinische Akademie Magdeburg
Humangenetische Abteilung
Wiener Straße
39112 Magdeburg
Telefon (0391) 677256
677291

Genetische Beratungsstelle des Landes Rheinland-Pfalz
Hafenstraße 6
55118 Mainz
Telefon (06131) 679055
679056

Institut für Humangenetik
Abt. Klinische Genetik
Bahnhofstraße 7 A
35037 Marburg
Telefon (06421) 282213

Institut für Anthropologie und Humangenetik der Universität
Richard-Wagner-Straße 10/1
80333 München
Telefon (089) 5203381

Genetisches Labor der Kinderpoliklinik der Universität
Goethestraße 29
80336 München
Telefon (089) 5996340

Institut für Humangenetik der Universität
Vesaliusweg 12–14
48149 Münster
Telefon (0251) 835423

Klinikum Neubrandenburg
Abteilung Humangenetik an der Kinderklinik
Dr.-Salvador-Allende-Straße 30
17036 Neubrandenburg
Telefon (0395) 750

Abteilung für Klinische Genetik und Zytologie am Evangelischen Krankenhaus
Virchowstraße 20
46047 Oberhausen
Telefon (0208) 8216554

Universität Rostock
Medizinische Fakultät
Kinderklinik
Klinische Genetik
Rembrandtstraße 16/17
18057 Rostock
Telefon (0381) 3960

Chromosomenlabor der Medizinischen Klinik I des Bürgerhospitals
Tunzhoferstraße 14–16
70191 Stuttgart
Telefon (0711) 2025501

Humangenetische Beratungsstelle
Wismarsche Straße 289
19053 Schwerin
Telefon (0385) 817379
892723

Humangenetische Beratungsstelle
Klinikum Suhl
Albert-Schweitzer-Straße 3
98527 Suhl
Telefon (03681) 552480

Institut für Anthropologie und
Humangenetik der Universität
Wilhelmstraße 27
72074 Tübingen
Telefon (07071) 296458

Abteilung Klinische Genetik der
Universität
Prittwitzstraße 6
89075 Ulm/Donau
Telefon (0731) 1794012

Abteilung Humangenetik der
Universität
Oberer Eselsberg M25
89081 Ulm/Donau
Telefon (0731) 1763248

Institut für Humangenetik der
Universität
Biozentrum am Hubland
97074 Würzburg
Telefon (0931) 8884070

Abteilung für Medizinische Genetik
und pränatale Diagnostik
Humangenetische Beratungsstelle
Städtisches Klinikum
„Heinrich Braun“
Karl-Keil-Straße 35
08060 Zwickau
Telefon (0375) 512678
512575

Frühe pränatale Entwicklung

(Konzeptionsalter in Wochen: 15 – 42 Tage)
[Nach Moore KL, Lütjen-Drecoll E (Übers.) (1990) Embryologie. Schattauer, Stuttgart]

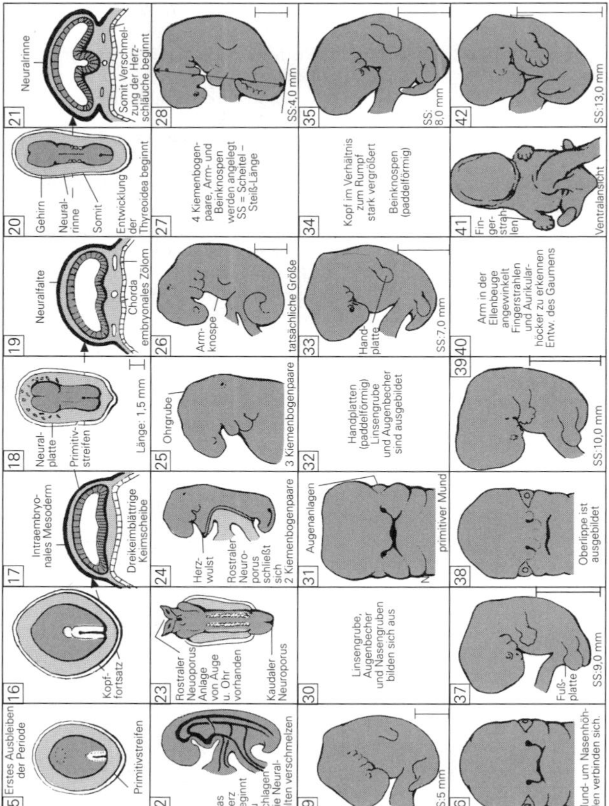

Frühe pränatale Entwicklung

(Konzeptionsalter in Wochen: 43–70 Tage)

[Nach Moore KL, Lütjen-Drecoll E (Übers.) (1990) Embryologie. Schattauer, Stuttgart]

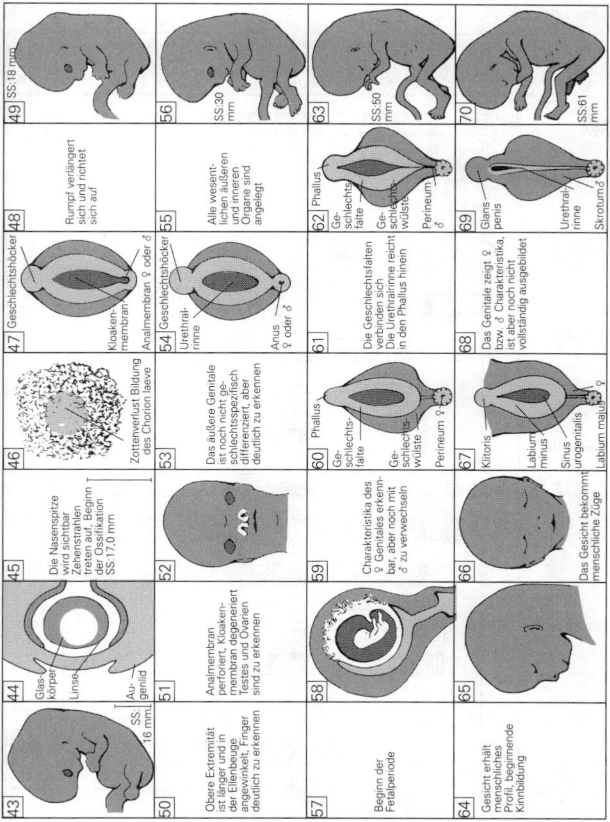

Sensible Perioden der Organentwicklung: Die kritischen Abschnitte umfassen die frühen Organanlagen (Embryopathien). In der Fetalzeit entstehen kleinere morphologische Anomalien und/oder funktionelle Defekte. [Zeitangaben nach Hinrichsen K H (1990) Humanembryologie. Springer, Berlin Heidelberg]

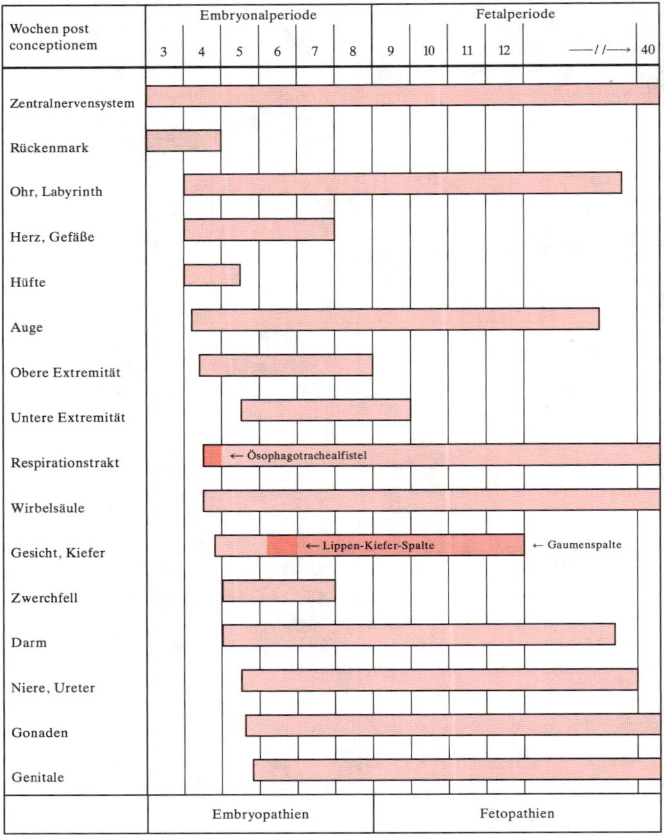

Thoraxsaugdrainage

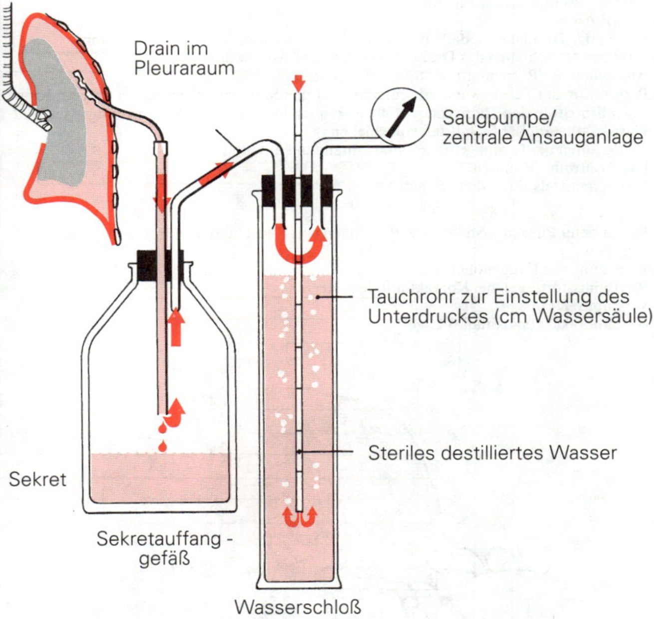

Tauchrohr so weit in das Wasser schieben, wie cm Wassersäule gesaugt werden soll. Ersteinstellung ca. 10 cm. Individuelle Anpassung notwendig. Man hat den gewünschten Unterdruck erreicht, wenn das Tauchrohr wasserfrei ist und einzelne Luftblasen im Wassergefäß aufsteigen.

Thoraxdrainage

Punktionsort – Pneumothorax: 2. ICR vorne in der MCL
– Hämatothorax: mittlere Axillarlinie, nicht unterhalb der Mamille

Durchführung
- Lokalanästhesie bis zur Pleura
- Hautinzision
- Halten der Drainage so, daß ein zu tiefes Verschieben verhindert werden kann
- Zunächst Vorschieben des Drains senkrecht zur Thoraxwand
- Aufsuchen der Rippen mit der Spitze des Trokars
- Perforation der Thoraxwand mit kurzem kräftigen Stoß am Oberrand der unteren Rippe
- Nach Eintritt in den Thoraxraum, Führungsspieß in die gewünschte Richtung legen und Plastikkatheter über Metallstab vorschieben
- Abklemmen der Drainage bei spontanatmenden Patienten
- Lagekontrolle (Röntgen)
- Fixieren mittels Tabaksbeutelnaht

Komplikationen, Probleme
- Bei zu tiefer Punktionsstelle → Verletzungen von Zwerchfell oder intraabdominellen Organen
- Verletzung der Lungenoberfläche
- Rhythmusstörungen bei Kontakt mit dem Herzen
- Verstopfte Drainage
- Extrathorakale (subkutane) Lage

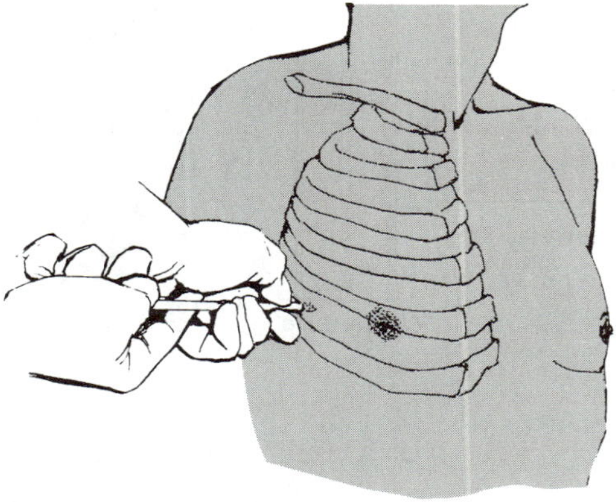

Pleurapunktion

Indikation – Diagnostik intrapleuraler Flüssigkeitsansammlungen
– Entlastung bei Pneumothorax, Pleuraerguß oder -empyem

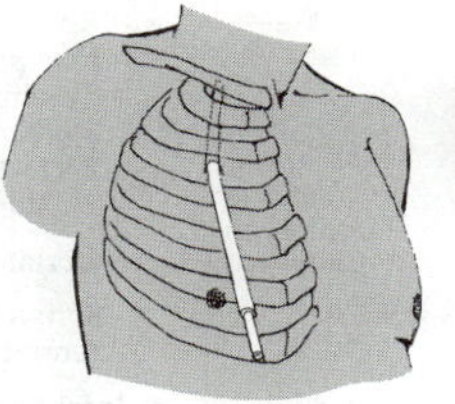

Durchführung
- Punktion bei sitzendem Patienten oder Patienten mit hochgelagertem Oberkörper; Arm der zu punktierenden Seite über den Kopf erhoben
- Punktionsort in der mittleren oder hinteren Axillarlinie im 4./5. ICR bei liegendem bzw. im 5./6. ICR bei sitzendem Patienten; (am besten vor Punktion sonographisch Ausdehnung des Ergusses feststellen)
- Hautdesinfektion und Lokalanästhesie bis zur Pleura parietalis
- Punktion senkrecht zur Haut am Oberrand der unteren Rippe
- Vorschieben der Kanüle unter ständiger Aspiration, bis Pleuralflüssigkeit aspiriert werden kann
- Stahlnadel zurückziehen und Plastikkanüle vorschieben
- Pleuraflüssigkeit aspirieren; bei nahezu vollständiger Entleerung tritt Hustenreiz auf

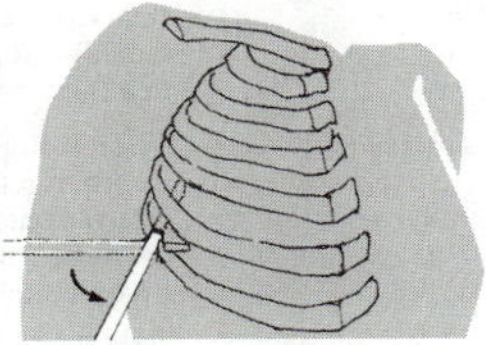

Komplikationen – Pneumothorax, Hämatothorax
– Verletzung von Interkostalgefäßen
– Verletzung von Zwerchfell oder intraabdominellen Organen
– Infektionen

Punktion der Bauchhöhle

Indikation – Diagnostik des Aszites
– Entlastung bei drohender Störung der Atem- oder Herzfunktion

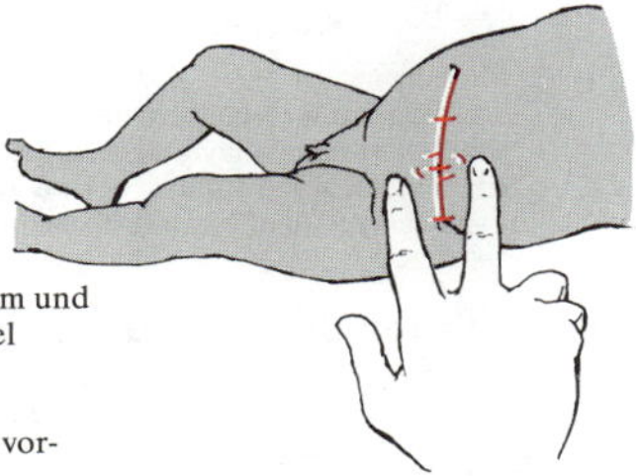

Durchführung
- Patient in Rückenlage
- Punktionsort: Grenzpunkt zwischen lateralem und mittlerem Drittel der Verbindungslinie Nabel → linke Spina iliaca anterior
- Hautdesinfektion und Lokalanästhesie
- Punktionskanüle unter ständiger Aspiration vorschieben, bis Aszites aspiriert werden kann
- Stahlnadel zurückziehen und Plastikkanüle vorschieben
- Bei Abflußhindernis Patient auf die linke Seite drehen
- Nach Drainieren des Aszites Kanüle entfernen

Komplikationen – Verletzung von Darmschlingen oder Harnblase
– Verletzung von Bauchwandgefäßen
– Elektrolyt- und Eiweißverluste
– Kreislaufkollaps bei zu schnellem Ablassen des Aszites

Zentrale Venenkatheter

Indikation
- Kreislaufschock
- total parenterale Ernährung
- Zufuhr hochosmolarer Lösungen oder venenwandreizender Medikamente
- ZVD-Messung
- Zugang für temporären Schrittmacher

Kontraindikation
- Gerinnungsstörung

Lokalisation
- peripher: V. cephalica, V. basilica
- zentral: V. subclavia, V. jugularis int. und ext., V. femoralis

Komplikationen allgemein:
Infektion
Thrombose
Arterienpunktion
Punktion von Nerven
Gefäßperforation
Fehllage

speziell:
Pneumothorax
Infusothorax
Hämothorax
Luftembolie
Perikardtamponade

Fehler beim Legen von Kavakathetern
- Beidseitige Punktionsversuche klavikelnaher Gefäße ohne vorherigen Ausschluß eines Pneumothorax
- Zurückziehen des Katheters durch scharfe Punktionsnadel
- Vorschieben des Katheters oder Führungsdrahts gegen Widerstand
- Keine Lagekontrolle des Katheters vor Infusionsbeginn

Lagerung des Patienten
- bei Punktionsstellen in Klavikelnähe und am Hals Trendelenburg-Kopftieflage (Oberkörper um ca. 20° gesenkt)

① Punktion der V. subclavia

Punktionsort unterhalb der Klavikula an der Kreuzungsstelle von 1. Rippe und Klavikula (etwa Medioklavikularlinie)

Durchführung
- Punktionskanüle von infraklavikulär unter Klavikula vorschieben;
- Kanüle zwischen Klavikula und 1. Rippe an der Rückseite der Klavikula horizontal in Richtung auf das Sternoklavikulargelenk zuführen
- V. subclavia verläuft unmittelbar hinter der Klavikula und vor der A. subclavia

② Punktion der V. jugularis interna

Punktionsort etwa 0,5–1 cm lateral der tastbaren A. carotis communis knapp unterhalb der Kreuzungsstelle von V. jugularis externa mit M. sternocleidomastoideus

Durchführung
- Palpation der A. carotis communis mit den Fingern der freien Hand
- Einführen der Kanüle unter einem Winkel von 30–45° zur Hautoberfläche
- Stichrichtung auf den medialen Rand des klavikulären Ansatzes des M. sternocleidomastoideus
- Wegen des geraden Gefäßverlaufs wird rechte V. jugularis interna bevorzugt

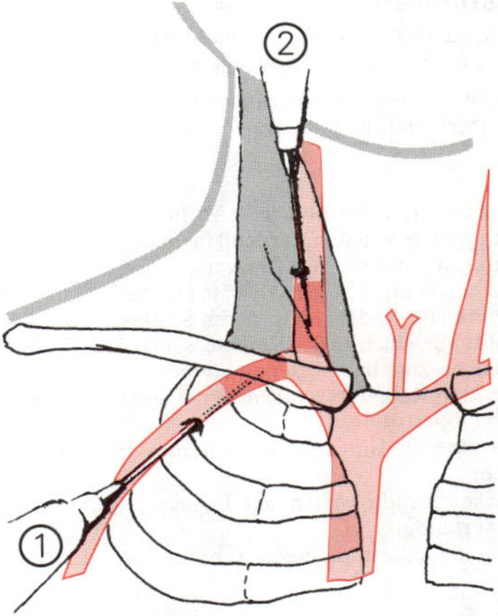

Punktion der V. jugularis externa

Punktionsort etwa in Höhe der Mitte des M. sternocleidomastoideus

Durchführung

- Kopf zur Gegenseite gedreht und leicht dorsalflektiert
- Kompression des Gefäßes direkt oberhalb der Klavikula
- Punktion in Richtung des erkennbaren Venenverlaufs

Punktion der V. femoralis

Durchführung

- Patient in Rückenlage, Bein in der Hüfte leicht abduziert und außenrotiert
- Hautdesinfektion
- Palpation der Arteria femoralis
- Lage der Vena femoralis: 0,5–1 cm (je nach Alter) medial der Arterie etwa in der Mitte der Leiste
- Punktion ca. 45° zur Hautoberfläche in Richtung Mitte des Leistenbands; Vorschieben der Kanüle unter Aspiration
  (Merkspruch zur Lage der Gefäße in der Leiste:
  IVAN innen Vene, dann Arterie, Nerv)

Komplikationen
- Thrombose; Thrombophlebitis
- Hämatom
- Verletzung des N. femoralis
- Infektion des Hüftgelenks
- Entstehung einer arteriovenösen Fistel

Epikutaner Silastic-Katheter

[Mod. nach Chávez la lama M, Lentze MJ, Versmoldt HT (1980) Der Silastic-Katheter nach Shaw zur parenteralen Ernährung des Neugeborenen. Päd Prax 23:205–210]

Punktionsort Kubitalvenen, V. saphena interna am inneren Knöchel (s. Abb.), V. jugularis externa, oberflächliche temporale Venen

Durchführung
- Hautdesinfektion
- Abmessen der Distanz Punktionsort → rechter Vorhof
- Abwaschen des Talkumpuders von den sterilen Handschuhen (Thrombophlebitis)
- Abdecken des Punktionsorts mit sterilen Tüchern
- Füllen des Silastic-Katheters mit 5%iger Glukose (Heparin)
- Venenpunktion mit Butterfly-Nadel (19G), deren Schlauchende abgeschnitten wurde
- Wenn Blut zurückfließt, Vorschieben des Katheters mit einer Pinzette in der Kanüle und dann weiter in die Vene bis zur abgemessenen Länge
- Länge des vorgeschobenen Katheters kann an den angebrachten Markierungen abgelesen werden
- Läßt sich leicht Blut aspirieren, Butterfly-Nadel herausziehen und über das distale Katheterende entfernen
- Lagekontrolle des Katheters radiologisch, ggf. Lagekorrektur
- Punktionsstelle steril verbinden
- Der Infusionslösung muß Heparin zugesetzt werden, damit der Katheter nicht verstopft

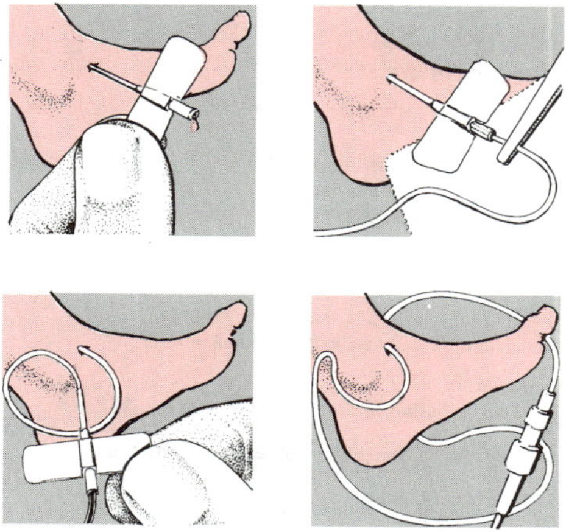

1

Punktion der A. radialis

Durchführung

- Handgelenk überstrecken und Hand in dieser Stellung fixieren
- A. radialis palpieren
- Vor Punktion Allen-Test durchführen (Überprüfung eines ausreichenden Kollateralkreislaufs über A. ulnaris):
  Dazu A. radialis und A. ulnaris komprimieren, bis die Hand blaß wird. Dann Kompression der A. ulnaris beenden. Wird die Hand wieder rosig, besteht eine ausreichende Versorgung über die A. ulnaris.
- Hautdesinfektion
- Punktionsstelle direkt proximal der ersten Hautfalte des Handgelenks
- Punktionskanüle (23–25 G) mit aufgesetzter heparinisierter Spritze (1 ml) im Winkel von 30–45° zur Haut einführen
- Blut aspirieren
- Nach Herausziehen der Kanüle Punktionsstelle 5 min fest komprimieren (Cave: Hämatombildung!)

Katheterisierung der A. radialis

- Vorbereitung wie bei Arterienpunktion
- Verweilkanüle (22–24 G) im Winkel von 30–45° zur Haut in die Arterie einführen
- Wenn Blut pulsierend in den Kanülenansatz zurückfließt, Verweilkanüle flach über den Mandrin ins Gefäß vorschieben
- Punktionsnadel herausziehen (Blut muß pulsierend aus der Verweilkanüle herausfließen!)
- Anschluß der Zuleitung (ggf. mit Druckaufnehmer)
- Die Verweilkanüle muß kontinuierlich mit heparinisierter NaCl-Lösung (1–3 ml/h) gespült werden

Punktion der A. femoralis

Durchführung

- Vorbereitung wie bei Punktion der Femoralvene
- Palpation der A. femoralis mit 2 Fingern der nicht punktierenden Hand
- Finger etwas spreizen und dazwischen Punktionskanüle senkrecht zur Haut einführen
- Vorschieben der Kanüle, bis Blut kommt
- Nach dem Herausziehen der Kanüle Punktionsstelle mindestens 5 min fest komprimieren

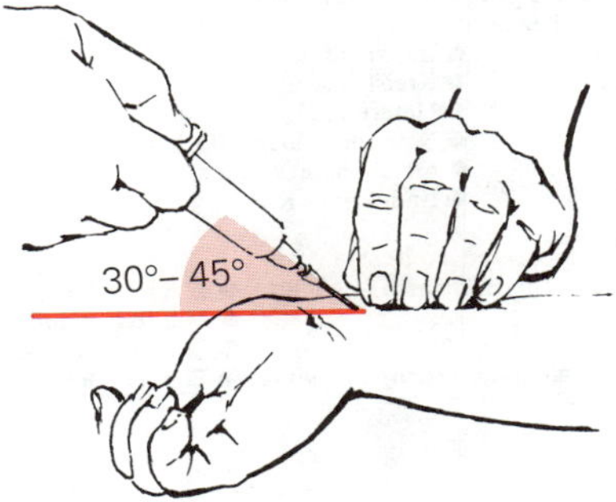

Komplikationen

- Wie bei Punktion der V. femoralis; zusätzlich Gangrän der unteren Extremität

Feststellung des Hirntods

[Nach Wiss. Beirat der Bundesärztekammer, 1991]

Definition

Der Hirntod ist der Tod des Menschen. Er ist der Zustand des irreversiblen Erloschenseins der Gesamtfunktion von Groß-, Kleinhirn und Hirnstamm bei einer durch kontrollierte Beatmung noch aufrechterhaltenen Herz-Kreislauf-Funktion.

Diagnose

Vorraussetzungen

Es muß eine akute schwere primäre oder sekundäre Hirnschädigung vorliegen.

Primäre
- Hirnverletzung
- Spontane intrakranielle Blutung
- Hydrocephalus occlusus
- Maligner Hirntumor
- Hirninfarkt

Sekundäre
- Hypoxie
- Kardialer Kreislaufstillstand
- Protrahierter Schock

Andere Ursachen einer Funktionsstörung des ZNS dürfen nicht vorliegen:
- Intoxikation
- Kreislaufschock
- Unterkühlung
- Neuromuskuläre Blockade
- Metabolisches Koma
- Endokrines Koma

Symptome
- Bewußtlosigkeit, Koma
- Mittel- bis weite, lichtstarre Pupillen ohne Wirkung eines Mydriatikums
- Okulozephaler Reflex fehlt (kein Puppenkopfphänomen)
- Fehlender Kornealreflex
- Keine Reaktion auf Schmerzreize im Trigeminusbereich
- Fehlender Pharyngealreflex
- Fehlende Spontanatmung

Ergänzungsbefunde
- Obligatorisch:

1. Apnoetest (nach Ausfall der Hirnstammreflexe)
2. Nullinien-EEG

alternativ

Keine frühen akustisch evozierbaren Potentiale (FEAP)

alternativ

Zerebraler Zirkulationsstillstand

alternativ

Beobachtungszeit (Persistenz der Symptome)

Beobachtungszeiten

1. primäre Hirnschädigung:	● 12 h (Kinder > 2 J. – Erwachsene)	Mehrmals identischer Befund
	● 24 h (Kleinkinder bis 2 J.)	
	● 72 h (Neugeborene, Säuglinge)	
2. sekundäre Hirnschädigung:	● 72 h (Kinder, Erwachsene)	

Bedingungen

- Übereinstimmende Feststellung und Dokumentation der Hirntodsymptome durch 2 Untersucher (dürfen nicht einem Transplantationsteam angehören)
- Bei vorausgegangener Gabe von Neuropsychopharmaka ist der Nachweis des zerebralen Zirkulationsstillstands obligat
- die Dopplersonographie kann bei Kindern < 6 Monaten nicht zur Hirntoddiagnostik angewandt werden
- Bei sekundärer Hirnschädigung wird ein Intervall von mindestens 6 h zwischen Beginn der Hirnschädigung und dem Nullinien-EEG gefordert
- Auch bei anenzephalen Kindern ist der Apnoetest obligat

Technische Voraussetzungen und Durchführung

- Apnoetest Ausführung erst nach vollständigem Erlöschen der Hirnstammreflexe.
  1. Hypoventilationsphase: Beatmung mit 100 % O_2, danach Reduktion des Ventilationsvolumens auf ein Viertel bis $p_aCO_2 > 60$ mm Hg
  2. Dekonnektionsphase: Jetzt Trennung vom Respirator. Unter hinreichender Insufflation von O_2 in den Endotrachealtubus eine angemessene Frist warten, ob spontane Atemzüge erkennbar werden
- EEG Ableitung nach den technischen Richtlinien der Deutschen EEG-Gesellschaft: mindestens 8 Skalpelektroden (Mindestabstand 10 cm), kontinuierliche Ableitung minimal 30 min
  Es muß durchgehend ein Nullinien-EEG registriert sein. Wiederholung bei Neugeborenen nach 72 h, bei Säuglingen und Kleinkindern < 2 J. nach 24 h
- Evozierte Potentiale
  1. FAEP: Schalleitung und Innenohr müssen intakt sein. Welle 1 bleibt bilateral erhalten. Schrittweises Erlöschen der Wellen III-V oder ihr Fehlen auf beiden Seiten
  2. SEP: Ausbleiben der kortikalen Komponenten. Subkortikale Läsionen müssen ausgeschlossen sein
- Zerebraler Zirkulationsstillstand
  1. Serienangiographie: Eindeutiger Nachweis der intraarteriellen Lage der Injektionskanüle
  2. Transkranielle Dopplersonographie: Untersuchung aller Hirnarterien ober- und unterhalb der Schädelbasis. Diagnostische Bewertung der mindestens 2maligen Untersuchung (minimaler Abstand 30 min.): biphasische, oszillierende Strömung mit gleich ausgeprägter antero- und retrograder Komponente oder nur eine kleine frühsystolische Strömung < 50 cm/s ohne weitere systolische und diastolische Signale. Befund kann nur berücksichtigt werden, wenn derselbe Untersucher vorher eindeutige Strömungssignale des Patienten dokumentiert hat. Keine Anwendung der Sonographie bei Kindern < 6 Monaten
  3. Zerebrale Perfusionsszintigraphie: Nichtfüllung des intrakraniellen Raums bei normaler extrakranieller Aktivität

Bei nachgewiesenem zerebralen Zirkulationsstillstand entfallen die Beobachtungszeiten.

Allgemeine Röntgendiagnostik (Terminologie)

[Aus Droste C, v. Planta M (1989) Memorix. VCH Weinheim]

Patientenposition – *liegend,* Gesicht nach oben (engl. **supine**)
– *liegend,* Gesicht nach unten (engl. **prone**)
– *aufrecht,* stehend oder sitzend (engl. **erect**)

Projektionen bestimmt durch die Richtung, die die Röntgenstrahlen durch den Patienten nehmen (von Röntgenröhre →| auf Röntgenplatte)

a.-p. anteroposterior
Die Rückseite des Körpers liegt dem Film an

p.-a. posteroanterior
die Vorderseite des Körpers liegt dem Film an

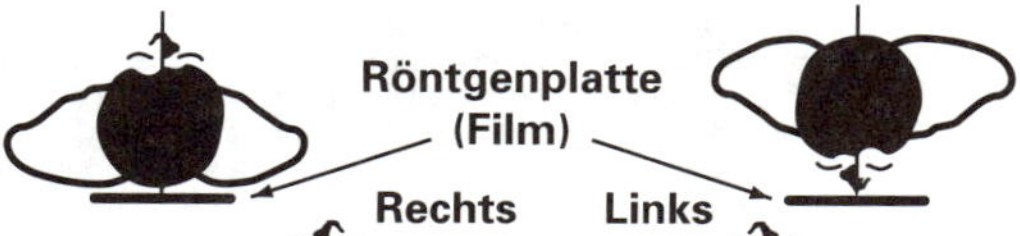

Lat. Lateral (seitlich)
eine Körperseite liegt dem Film an

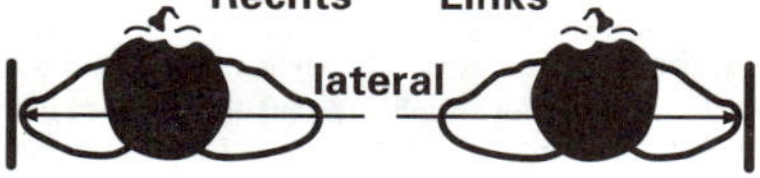

Oblique (engl.) jede Position zwischen AP (bzw. PA) und lateral (für spezielle Aufnahmen, z. B. Koronarangiographie, wird meist der Winkel festgelegt, das Winkelmaß wird häufig mit angegeben)

RAO right anterior oblique
(1. schräger Durchmesser)
rechte Schulter
nach vorn

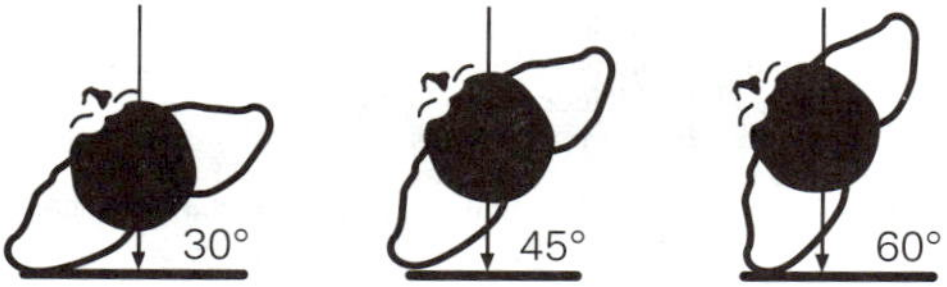

LAO left anterior oblique
(2. schräger Durchmesser)
linke Schulter
nach vorn

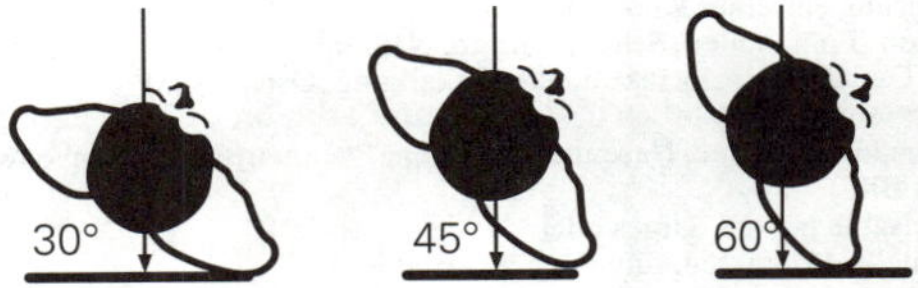

left lateral oblique

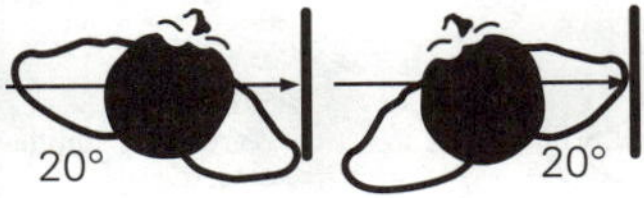

right lateral oblique

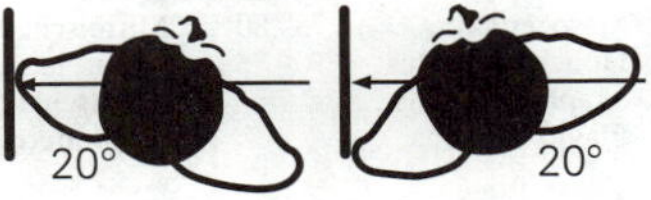

Systematische Beurteilung von Röntgenbildern

Schädelaufnahme

- Schädelform (Kalotte, Schädelbasis, Sella, Foramen magnum)
- Proportionen (Größenindizes, Relation Hirn-/Gesichtsschädel)
- Formänderung einzelner Knochen
- Ossifikation (Fontanellen, Schaltknochen, Nähte, Diploe)
- Struktur (Gefäßkanäle, intrakranielle Verkalkung, Osteolysen)
- Mineralisation
- Gesichtsschädel (Orbitae, Nasennebenhöhlen, Pneumatisation, Rachentonsillen auf seitlichem Bild)
- Halswirbelsäule (soweit dargestellt)
- Extrakranielle Artefakte (Aufnahme in 2 Ebenen)

Typische Schädeldysplasien

	Längen-Breiten-Index		**Nahtsynostose**
Turrizephalus	> 85	Zylindrischer Turmschädel	Mehrere Nähte
Oxyzephalus	> 85	Konischer oder spitzer Turmschädel	Mehrere Nähte
Brachyzephalus	80–85	Kurzschädel	Koronar-/Lambda-
Mesozephalus	75–80	Mittelschädel	–
Dolichozephalus	70–75	Langschädel	–
Skaphozephalus	< 70	Kahnschädel	Sagittal-
Plagiozephalus	–	Asymmetrischer Schädel	Koronar-/Lambda- einseitig
Trigonozephalus	–	Dreieckschädel	Frontal-

$$\text{Längen-Breiten-Index} = \frac{\text{max. Schädelbreite}}{\text{max. Schädellänge}} \cdot 100$$

Häufige Ursachen intrakranieller Verkalkungen

Ohne Krankheitssymptome
- Corpus pineale
- Plexus chorioideus
- Dura mater (Falx, Tentorium)
- Sella (interklinoidale, petroklinoidale Ligamente)

Pathologische	Pränatale Infektionen	Hypokalzämie
	Tumoren	Hypoparathyreoidismus
	Phakomatosen	Elastorrhexis generalisata
	Angiodysplasien	Cockayne-Syndrom (progrediente Dystrophie)
	Hämorrhagie	Gorlin-Goltz-Syndrom (Verkalkung der Falx cerebri)
	Zerebrale Infarkte	Morbus Fahr (Stammganglienverkalkung)
		Lipoidproteinose Urbach-Wiethe (Verkalkung parasellär)

Artefakte: Salben, EEG-Paste, Verbände, Haarschmuck

Dicke und/oder Dichte der Schädelknochen im Röntgenbild

Erhöht

Generalisiert:

Mukopolysaccharidosen
Hyperphosphatasie
Osteopetrosis
Pyknodysostosis
Hyperostosis corticalis (van Buchem)
Kraniometaphysäre Dysplasie
Metaphysäre Dysplasie (Pyle)
Kraniodiaphysäre Dysplasie
Tubuläre Stenose + Hypokalzämie (Kenny-Caffey)
Otopalatodigitales Syndrom
Chronische Anämie
Fluorose
Myelosklerose
Phenytoin
Hypervitaminose D
Mikrozephalie
Hydrozephalus
Radiatio

Umschrieben:

Kephalhämatom
Chronische Osteomyelitis
Tumoren

Vermindert

Generalisiert:

Lückenschädel
Intrakranielle Drucksteigerung
Osteogenesis imperfecta
Rachitis
Hypophosphatasie
Hypothyreose
Hyperparathyreoidismus
Prämaturität
Progerie
Osteodysplastie (Melnick-Needles)

Umschrieben:

Arachnoidalzyste
Porenzephalie
Hygrom

Osteolysen des Schädels

Meningoenzephalozele
Osteomyelitis
Fraktur
Aneurysmatische Knochenzyste
Fibröse Dysplasie
Nekrose nach Operation oder Radiatio

Tumoren:
Histiozytose
Hämangiom
Dermoid, Epidermoid
Sarkom
Lymphom
Metastasen

Skelettaufnahme

- Vollständigkeit der Skeletteile (Aplasie, Fehlen sekundärer Ossifikation in Epi- und Apophysen)
- Form (Symmetrie, achsengerechte Gestalt, Deformierungen, Hypo-, Hyperplasie)
- Struktur (dia-, meta-, epiphysär, Trabekulierung der Spongiosa, Dicke und Dichte der Kortikalis, Periostdicke, -abhebung)
- Mineralisation (Dichte von Kortikalis und Spongiosa, besonders metaphysär)
- Skelettaltar
- Gelenkkonturen, Gelenkspalt
- Mitdargestellte Weichteile (Ligamente, Muskeln, Subkutis)

Schädelbasisneigungswinkel δ
Winkelkonstruktion: Man legt vom inneren Schnittpunkt der Schädelbasis mit dem Os frontale die Tangente an die Synchondrosis basolateralis des Os occipitale (Schädelbasistangente). Die 2. Tangente wird von der Spitze des 1. Oberkieferschneidezahns an das Os occipitale geführt.
Winkelmaß: Neugeborenes $\delta = 33° \pm 3°$, durchschnittliches Wachstum = 0,5 °/Jahr

Klivusneigungswinkel η
Winkelkonstruktion: Schädelbasistangente und Tangente am Dorsum sellae.
Winkelmaß: Neugeborene $\eta = 37 \pm 7°$, Jugendliche $\eta = 35 \pm 5°$

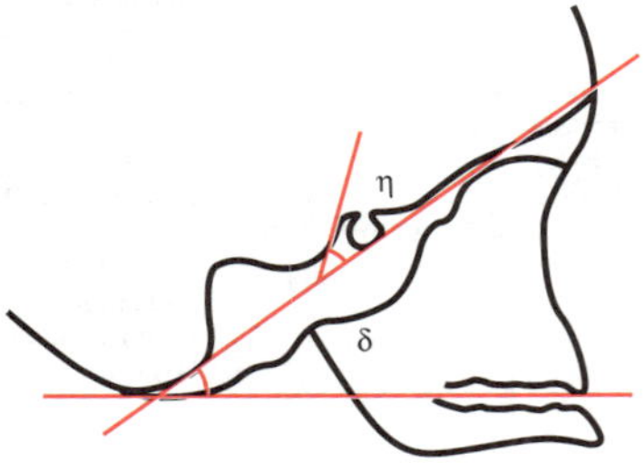

Entwicklung der Nasennebenhöhlen
(einseitige Darstellung)

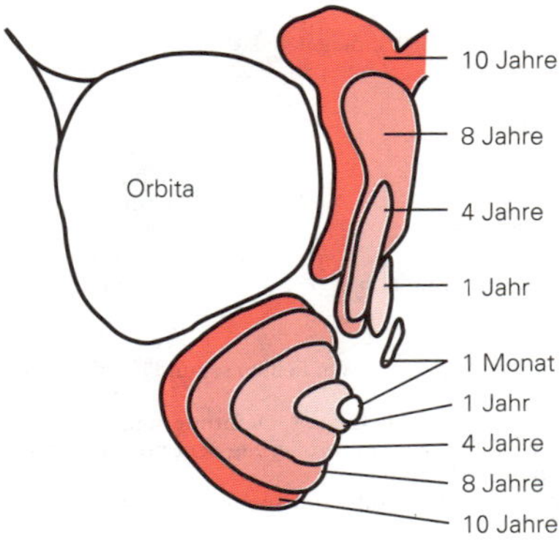

Thoraxaufnahme

- Technik
  Symmetrie der Abbildung, Atemphase, Zwerchfellstand. Bei normaler Inspiration stehen die Zwerchfellkuppeln zwischen 5. und 8. vorderer Rippe, in Exspiration darüber, in tiefer Inspiration darunter. Belichtung geeignet, wenn die Zwischenwirbelräume im Herzschatten erkennbar. Konturschärfe an Gefäßschatten und am Zwerchfell ablesbar
- Lungen
  Transparenz, Lungenstruktur, Luftbronchogramm, Gefäßzeichnung
- Hili
  Größe
  Begrenzung
  – scharf, verwaschen, zum Mediastinum abgesetzt
  Struktur
  – homogen, inhomogen, streifig, dicht, grobfleckig, kleinfleckig
- Mediastinum
  Zentrierung im Bild, Breite, randbildende Konturen, Mediastinallinien, Thymusschatten, Lufttracheo-, -bronchogramm, Lage endotrachealer Tuben, große Gefäße, Herzform, -größe, -lage, Position ventrikuloatrialer Shunts
- Pleura
  Raum, Rezessus, Erguß, Pneumothorax einschließlich Pneumomediastinum
- Thoraxskelett
  Symmetrie, Gestalt, Rippenzahl, -form, Claviculae, Wirbelsäule
- Mitdargestellter Hals- und Oberbauchbereich, extrathorakale Gewebe (Mammaschatten)

Abdomenübersichtsaufnahme

- Technik
  Nativaufnahme, Kontrastierung, Patientenposition aufrecht (erect), Kopfhängelage (inverted position)
- Gestalt
- Strukturen
  Luftverteilungsmuster, freie Luft, Spiegel, kalkdichte und andere röntgendichte Schatten, Konkrementschatten in der Region von Gallenblase, Choledochus, Harnwegen
- Organe
  Größe, Binnenstrukturen
- Tumorschatten
- Mitdargestellte Skeletteile
  Thorax, Wirbelsäule, Becken

Beurteilung von CT-Bildern

Strahlenschwächungswerte (Hounsfield-Units [HU]) von Geweben und Körperflüssigkeiten auf der Dichteskala (– 1000 bis + 2000 HU)

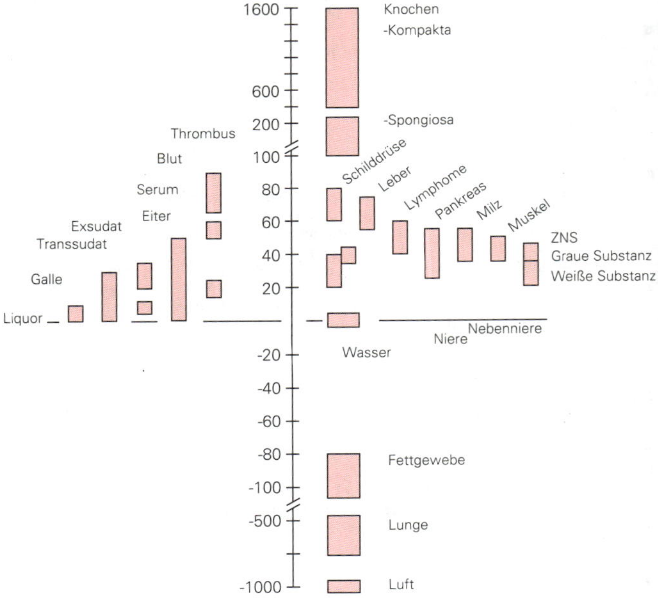

Fenstertechnik des CT: Die Dichteskala von – 1000 bis + 2000 Hounsfield-Einheiten umfaßt 3000 Graustufen, die visuell nicht differenziert werden können. Je nach den Strahlenschwächungswerten der zu untersuchenden Gewebe werden begrenzte Bereiche der Skala als **Fenster** mit Graustufen zwischen Schwarz (unterer Fensterrahmen) und Weiß (oberer Fensterrahmen) sichtbar gemacht.

CT-Charakteristika (Blutung/Erguß/Abszeß/Nekrose)

Blutung: Absorption der Röntgenstrahlung proportional zur Hämoglobinmenge (vgl. Extravasat mit intravasalem Blut)

Initial	isodens
Nach Stunden	isodens → hyperdens
Während der Resorption	hyperdens → isodens → hypodens
Bindegewebige Organisation	isodens → hyperdens → gering hyperdens
Verkalkung	isodens → ungleichmäßig hyperdens

Erguß: (vgl. mit Venenblut)

Transsudat, Zysteninhalt	hypodens
Exsudat	hypodens → isodens

Abszeß: (vgl. mit umgebendem Gewebe)

Phlegmone	wie solide Gewebe
Reifung (fettige Degeneration)	isodens → hypodens
Verkäsung	stark hypodens
Randwall	isodens → hyperdens
Hypodense Bereiche	glatt/unregelmäßig, scharf/unscharf begrenzt, fakultativ mit Flüssigkeitsspiegel, Septen, Gasblasen

Nekrose: (vgl. mit vitalem Gewebe) hypodens

Topographie im CT-Bild

Arterien
1 Aorta
2 Truncus pulmonalis
3 A. pulmonalis
4 Truncus brachiocephalicus
5 A. carotis communis
6 A. subclavia sinistra
7 Truncus coeliacus
8 A. hepatica
9 A. lienalis
10 A. mesenterica superior
11 A. femoralis

Venen
12 V. cava superior
13 V. brachiocephalica
14 V. azygos
15 V. cava inferior
16 V. mesenterica superior
17 V. femoralis
18 V. renalis
19 Lungengefäße

Organe
20 Herz, li. Ventrikel
21 Herz, re. Ventrikel
22 Herz, li. Vorhof
23 Herz, re. Vorhof
24 Trachea
25 Hauptbronchus
26 Lunge
27 Thymus
28 Ösophagus
29 Zwerchfell
30 Leber
31 Gallenblase
32 Magen
33 Milz

34 Pankreas
35 Duodenum
36 Jejunum
37 Kolon
38 Rektum
39 Nebenniere
40 Niere
41 Pyelon
42 Ureter
43 Harnblase
44 Uterus
45 Prostata
46 Lymphknoten

Skelett
47 Rippe
48 Sternum
49 Wirbel
50 Symphyse
51 Os sacrum
52 Os coccygis
53 M. psoas

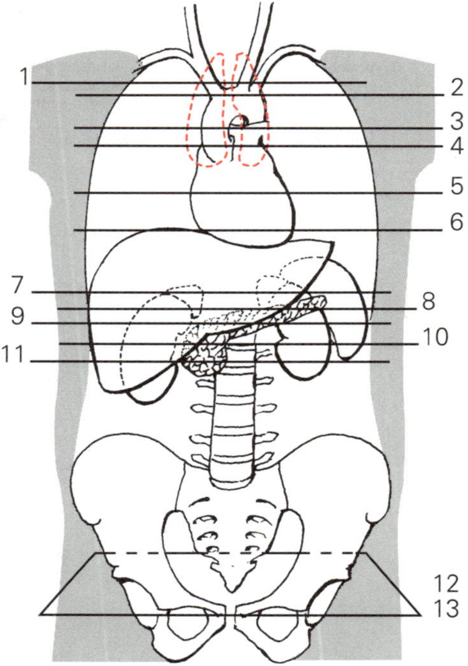

1

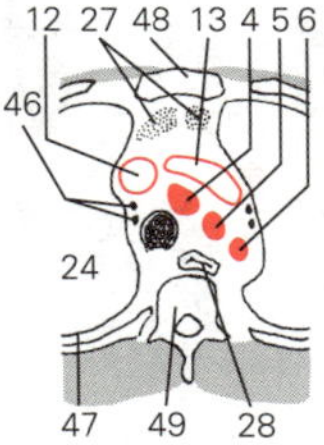
12 27 48 13 4 5 6
46
24
47 49 28

2

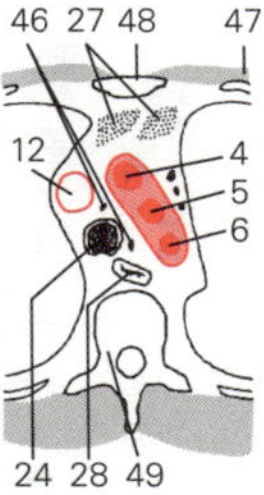
46 27 48 47
12
4
5
6
24 28 49

3

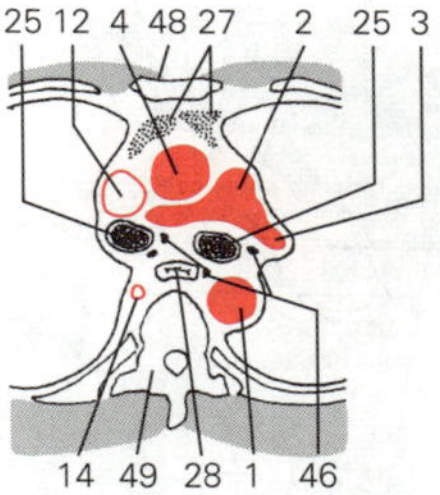
25 12 4 48 27 2 25 3
14 49 28 1 46

4

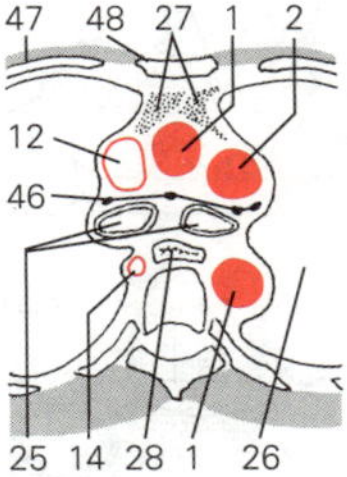
47 48 27 1 2
12
46
25 14 28 1 26

5

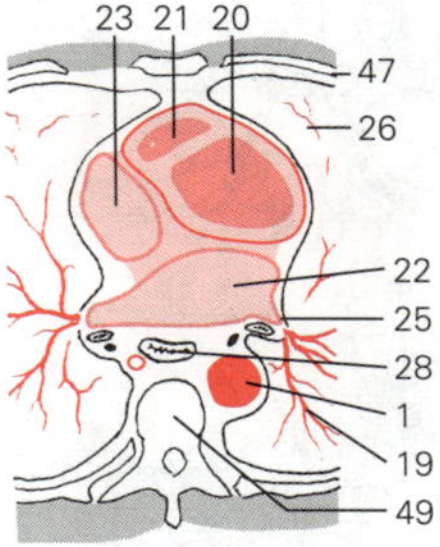
23 21 20
47
26
22
25
28
1
19
49

6

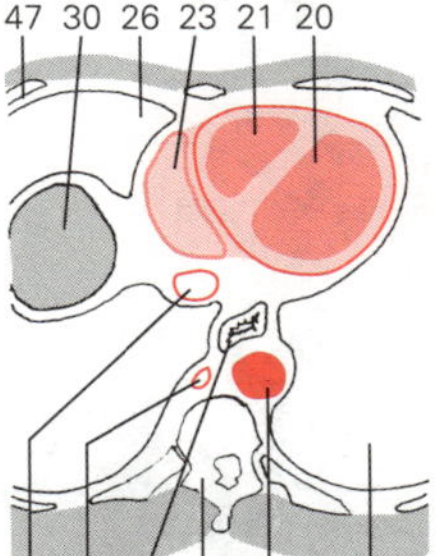
47 30 26 23 21 20
15 14 28 49 1 26

7

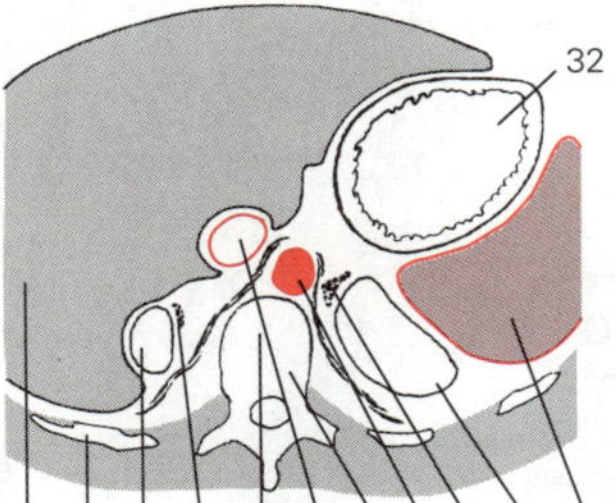
32
30 47 40 39 29 15 49 1 39 40 33

8

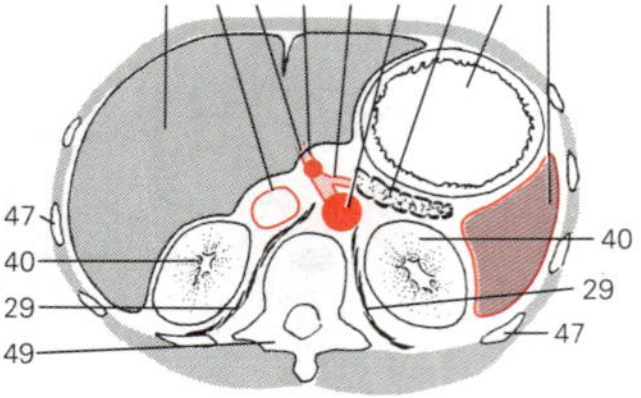

11

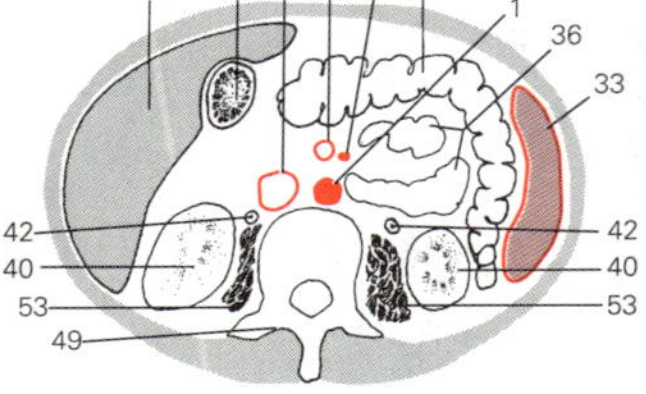

9

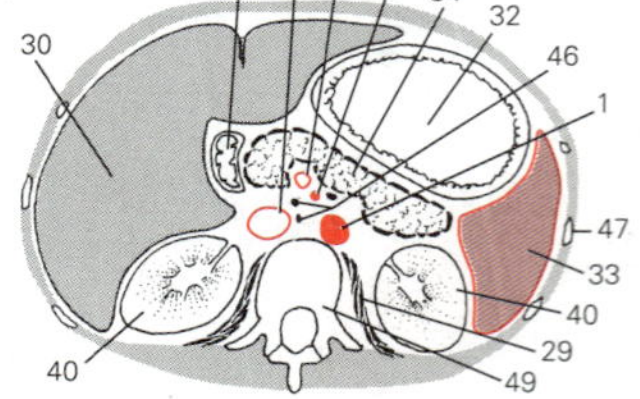

12

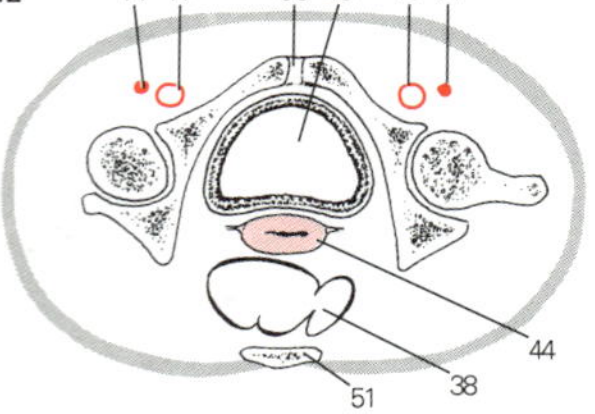

10

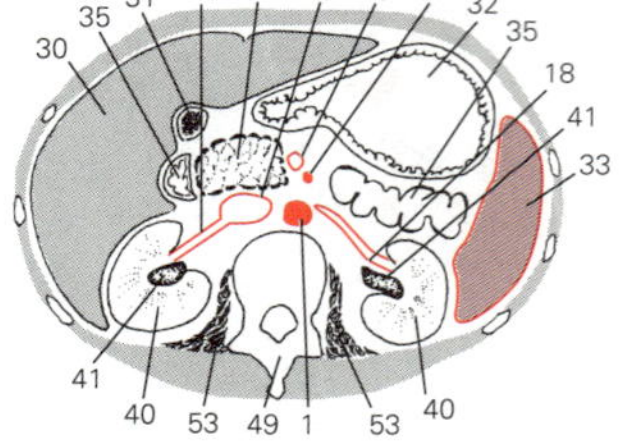

13

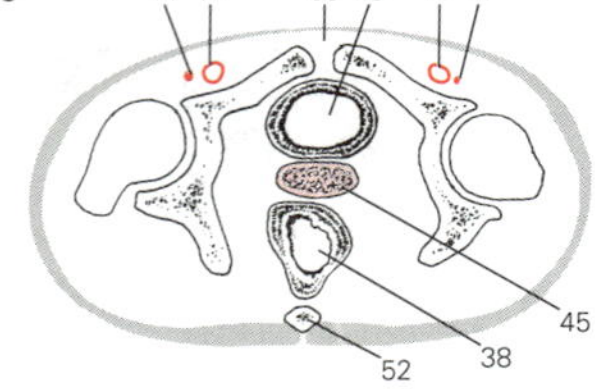

Häufige Schnittformen des Thymus im CT–Bild

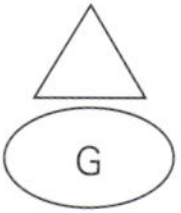

Dreieckform
(G große Gefäße
im Mediastinum)

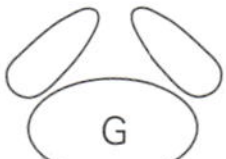

Zweilappig

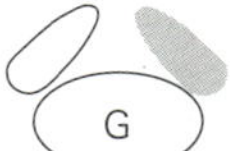

Einseitig rechts oder links

Topographie mediastinaler Raumforderungen im Röntgen- und CT-Bild

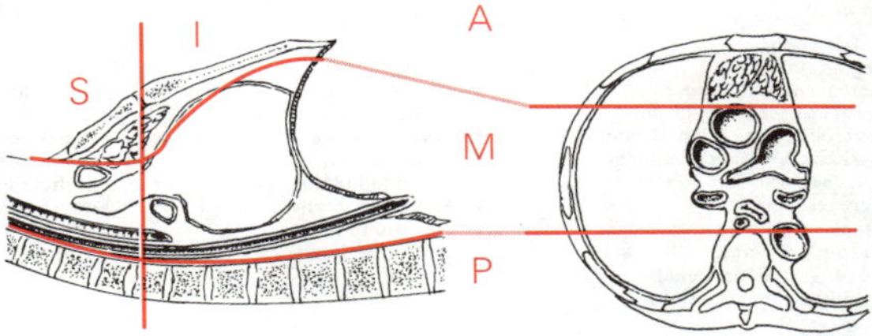

Anteriores Mediastinum (A)	Medianes Mediastinum (M)	Posteriores Mediastinum (P)
Thymushyperplasie Thymuszyste Thymom Thymolipom Hygrom Lymphadenitis Mediastinitis, Abszeß Hodgkin-Lymphom Non-Hodgkin-Lymphom Teratom Seminom Morgagni-Hernie (Leber)	**Superiores Mediastinum (S)** Paratracheale Zyste Zystische Ösophagus-duplikatur Ösophagusdivertikel Lymphadenitis Lymphome Histiozytose X Metastasen Aneurysmen (Aorta u. a.) **Inferiores Mediastinum (I)** Bronchogene Zyste Lympadenitis Lymphome Perikarderguß Koronaraneurysma Achalasie Hiatushernie	Neuroblastom Ganglioneurom Neurofibrom Phäochromozytom Vertebragene Tumoren Aortenaneurysma Neurenterische Zyste Bochdalek-Hernie

Checkliste abdomineller Raumforderungen

✦ Meist im Neugeborenenalter

□ Bei Säuglingen und älteren Kindern

Retroperitoneal:

□ ✦ Hydronephrose Megaureter
✦ Nierenvenenthrombose
✦ Mesoblastisches Nephrom
□ ✦ Nephroblastom (Wilms-Tumor)
□ ✦ Zystische Nierenerkrankungen
□ Dysgenetische Tumoren (Nieren)
□ ✦ Nierenektopie
✦ Lymphom (Nieren)
□ Leukämie (Nieren)
□ Abszeß (renal, perirenal)
□ ✦ Urachusdivertikel, -zyste

□ ✦ Milzzysten
□ Entzündliche Splenomegalie
□ Splenomegalie (Speicherkrankheiten)
□ Mesenchymale Milztumoren – benigne, maligne
□ ✦ Nebenmilzen
□ ✦ Milzvenenthrombose
□ Milzsequestration (Sichelzellenanämie)
□ Milztorsion
□ Wandermilz

✦ Nebennierenblutung
□ Nebennierenadenom, -karnzinom

□ ✦ Neuroblastom
□ Phäochromozytom
□ ✦ Hygrome
□ ✦ Teratome
□ Lymphome
□ ✦ Sarkome
□ Neurofibrome
□ ✦ Hämatome
□ Aortenaneurysma
✦ Ventrale Meningozele

Intraabdominell:

✦ Darmstenosen, -atresien
□ ✦ Hypertrophe Pylorusstenose
□ ✦ Volvulus
□ ✦ Invagination
□ ✦ Darmduplikatur
□ ✦ Mesenterialzyste
□ ✦ Omentumzysten
□ Ileitis terminalis (Crohn)
□ Appendizitis
□ Lymphome
✦ Segmentale Darmdilatationen
✦ Roser-Zyste (Dottergangrest)
✦ Dottergangzyste

□ ✦ Gallenblasenhydrops
□ Torsion der Gallenblase
□ ✦ Choledochuszyste
✦ Tumoren der Gallenblase
□ ✦ Pancreas anulare
□ Pankreaspseudozyste

□ Hepatomegalie (Speicherung)
□ Leberzysten
□ Parasitäre Leberzysten
□ Leberabszeß
□ Lebermetastasen
□ Hämangioendotheliom
□ Hepatoblastom
□ Hepatozelluläres Karzinom

Pelvin:

✦ Megacystis
□ ✦ Teratom
□ ✦ Hydrometrocolpos
□ Rhabdomyosarkom
□ ✦ Ovarialzysten
□ Ovarialtumoren
□ ✦ Ovarialtorsion
□ ✦ Neurogene Tumoren

Nuklearmedizinische Diagnostik

Fragestellung	Methode	Radiopharmakon	Anmerkungen
Liquorfistel	Szintigraphie in 2 Ebenen nach 2 und 3 h, im Seitenvergleich Aktivität im Tampon der Nase oder der Gehörgänge messen	^{111}In – DTPA (^{111}Indium-diäthylentriaminpentaacetat)	
Osteomyelitisverdacht (okkulte Herde)	3-Phasen-Szintigraphie Ⓐ→ 60 s Perfusionsphase (Sequenzszintigraphie) Ⓑ→ 10 min Extravasatphase (frühe statische Szintigraphie) Ⓒ→ 2–3 h Mineralphase (späte statische Szintigraphie)	^{99m}Tc-Methylendiphosphonat	Nachweise: Ⓐ Hyperämie Ⓑ Ödem Ⓒ Reaktive Knochenneubildung in der Randzone der Entzündung
Verdacht auf multilokulären Knochentumor	Statische Knochenszintigraphie	^{99m}Tc-Phosphonate	
	Szintigraphie meist positiv 1. Benigne Tumoren: Osteoblastom, Osteoidosteom, Chondrom (extraossär), Osteoklastom 2. Geschwulstähnliche Knochenprozesse: fibröse Knochendysplasie Jaffe-Lichtenstein, eosinophiles Granulom 3. Primär maligne Knochentumoren: Osteosarkom, Ewing-Sarkom, entdifferenzierte Chondrosakome, Retikulumzellsarkom Szintigraphie in der Regel negativ 1. Benigne Tumoren: Osteom, Osteochondrom, Chondroblastom, nichtossifizierendes Knochenfibrom, kartilaginäre Exostosen, Enchondrom, Hämangiom, Neurinom 2. Primär maligne Tumoren: malignes fibröses Histiozytom, malignes Knochenlymphom, Fibrosarkom		
Metastasensuche	Statische Ganzkörperszintigraphie	^{99m}Tc-Methylendiphosphonat (^{99m}Tc-MDP) ^{99m}Tc-Hydroxymethylendiphosphonat (HMDP)	Metastasen von: Neuroblastom, Lymphom, Rhabdomyosarkom, Hepatoblastom, Retinoblastom, Schilddrüsen-Ca
Sonographisch fehlende Niere	Statische Szintigraphie	^{99m}Tc-Dimercaptobernsteinsäure (DMSA Dimercapto-succinic acid)	Darstellung des Parenchyms, 100 % tubuläre Sekretion
Urodynamische Signifikanz einer Harnwegsobstruktion	Funktionssintigraphie mit Furosemid	^{123}I-Orthojodhippursäure (I-Hippuran) ^{99m}Tc-Mercaptoacetyltriglycerin (MAG_3)	^{123}I-Hippuran wird zu 20 % glomerulär filtriert und zu 80 % tubulär sezerniert. Nur nach Furosemidgabe kann die Obstruktion von einer Dilatation unterschieden werden
Ausmaß chronischer Niereninsuffizienz	Funktionsszintigraphie	MAG_3	Perfusionsprüfung mit ^{99m}Tc-DTPA (wird nur glomulär filtriert)
Suche einer Blutungsquelle (z. B. Meckel – Divertikel, Polyp)	Statische Szintigraphie	^{99m}Tc-Diäthylentriaminpentaessigsäure (DTPA diethylene triamine pentaacetic acid)	Markierung der Erythrozyten in vivo oder in vitro mit ^{99m}Tc
Enteraler Eiweißverlust	Aktivitätsmessung im Stuhl nach 5–6 Tagen	^{51}Cr-Serumalbumin oder $^{51}CrCl_3$	Normale Ausscheidung < 1%
Megaloblastische Anämie, Vit.-B_{12}-Mangel	Schilling-Test: Ganzkörpermessung	^{57}Co-Vitamin B_{12} oral	Pathologisch verminderte Resorption = Retention < 45 %, Ausscheidung im Harn < 4 %

Nuklearmedizinische Diagnostik (Fortsetzung)

Fragestellung	Methode	Radiopharmakon	Anmerkungen
Autoimmunhämolytische Anämie: Splenektomie?	Milz-, Leberszintigraphie	^{51}Chromatmarkierte Erythrozyten	Spezifische Aktivität Milz: Leber > 1,5 (= Argument für Splenektomie)
Suche nach Nebenmilzen	Milzszintigraphie	^{51}Cr- oder ^{99m}Tc-markierte Patientenerythrozyten	
Hypothyreose: Athyreose? Ektopie?	Statische Schilddrüsenszintigraphie	^{123}I Na (= Natriumjodid)	^{123}I- ist der ^{99m}Tc-Szintigraphie überlegen.
Funktion bei multinodulärer Struma, Suche nach Schilddrüsenkarzinommetastasen, Kontrolle nach ^{131}I-Therapie	Funktionsszintigraphie Statische Szintigraphie Statische Szintigraphie	^{123}I Na (= Natriumjodid) ^{123}I Na (= Natriumjodid) ^{123}I Na (= Natriumjodid)	Vorher keine Rö.-Kontrastmittel anwenden
Hypertension: Verdacht auf Phäochromozytom	Statische Szintigraphie	^{123}I-Meta-Jod-Benzylguanidin (MIBG)	Akkumulation in chromaffinem Gewebe

Veränderungen der Radiojodaufnahme

[Nach zum Winkel K (1990) Nuklearmedizin 2. Aufl. Springer, Heidelberg]

Vermindert durch:		**Dauer**
Röntgenkontrastmittel	Ausscheidungsurographie	
	Miktionszystographie	6 Wochen
	Angiographie	
	Lymphographie	< 2 Jahre
Jodhaltige Pharmaka	Antiseptika	
	Antidiarrhoika	
	Antiasthmatika	> 2 Wochen
	Organische Jodide	
	Dermatotherapeutika	< 2 Wochen
Thyreotrope Pharmaka	Thyroxin	4 Wochen
	Trijodthyronin	2 Wochen
	Jodid	≥ 2 Wochen
	Perchlorat	
	Thiouracil	≥ 2 Wochen
	Mercaptoimidazol	
Andere Pharmaka	Kortikoide	
	Sulfonamide	< 1 Woche
	Androgene	
	Isoniacid, PAS	≥ 2 Wochen

Erhöht durch: Alimentären Jodmangel, Jodfehlverwertung, Gravidität, Rebound nach Thyreostatika

Kernspintomographie

Kernspin: Eigenrotation der Atomkerne mit ungerader Protonen- und/oder Neutronenzahl bewirkt einen elektrischen Ringstrom, der senkrecht dazu ein magnetisches Feld erzeugt. Die einzelnen Kernmagnete richten sich in einem künstlichen Magnetfeld parallel oder antiparallel ohne Zwischenlagen aus. Energetisch ist die parallele Einstellung günstiger und wird deshalb bevorzugt. Eine antiparallele Einstellung des Kernspins zur Feldrichtung des externen Magnetfelds erfordert die Zufuhr von Energie. Durch wechselseitigen Energieaustausch unter den Atomen ergeben sich mit der Zeit fast ebenso viele antiparallele wie parallele Ausrichtungen (thermisches Gleichgewicht). Energiezufuhr in sehr kurzer Zeit (z. B. durch elektromagnetische Strahlung) bewirkt einen hohen Grad antiparalleler Einstellungen **(Kernspinresonanz)**, gefolgt von einer exponentiellen Rückkehr zum thermischen Gleichgewicht. Die Zeitkonstante für diese Rückkehr wird **T_1 (longitudinale Relaxationszeit, Spin-Gitter-Relaxationszeit)** genannt. T_1 ist abhängig von Substanzeigenschaften, der Temperatur, dem Aggregatzustand und der magnetischen Induktion des externen Magnetfelds. Wird diejenige Energiemenge zugeführt, die der Differenz zwischen paralleler und antiparalleler Einstellung entspricht, tritt die Kernspinresonanz, d. h. die Richtungsänderung der Spins ein, andernfalls nicht. Als Relaxation bezeichnet man die Rückkehr der Kernspins zum thermischen Gleichgewicht unter Wiederaussendung der vorher zugeführten Anregungsstrahlung **(Resonanzsignal)**. Der magnetische Anteil der zugeführten elektromagnetischen Strahlung wirkt als zweites, wenn auch schwächeres magnetisches Wechselfeld. Mit unterschiedlicher Frequenz bewegen sich die Spins um die Achsen der beiden Magnetfelder. Unmittelbar nach der Einwirkung eines elektromagnetischen Impulses, z. B. 90° zur Richtung des externen Felds, bewegen sich die Spins phasensynchron. Infolge der Inhomogenität realer Magnetfelder und der unterschiedlichen chemischen Umgebung der Atomkerne in den Molekülen verlieren die Spins die konstante Phasenbeziehung. Mit **T_2** wird der Zeitfaktor dieser Dephasierung bezeichnet **(transversale Relaxationszeit, Spin-Spin-Relaxationszeit)**. T_2-Messungen informieren über die magnetische Binnenstruktur von Geweben. Parameter der Relaxation sind T_1, T_2 und die Spindichte, von denen technisch mindestens 2 für die Analyse der Resonanzsignale genutzt werden. Je nach ihrer Betonung spricht man von T_1, T_2- oder Spindichtegewichtung. Die verschienenen Atomkerne haben ihre spezifische Resonanzfrequenz, die sich wiederum spezifisch für bestimmte chemische Verbindungen der Elemente verschieben. In der Kernspintomographie werden vorrangig die Wasserstoffprotonen genutzt.

Signalintensität von Geweben und Flüssigkeiten

[Nach Bohnhof K (1991) MR-Tomographie des Skeletts und der peripheren Weichteile. Springer, Berlin Heidelberg]

(0 signallos, + signalarm, ++ intermediär, +++ signalreich)

Gewebe, Flüssigkeit	Gewichtung T_1	Gewichtung T_2
Knochen, Sehnen, Narben Faserknorpel	0	0
Freies Wasser, Ödeme, Liquor Zysten, Bandscheiben, Synovia Nekrosen	+	+++
Abszeß	+ / ++	+++
Hyaliner Knorpel	++	++
Leber, Niere, Muskel	++	+ / ++
Fettgewebe, Knochenmark	+++	++

T_1-Zeit ist in der Regel kürzer als T_2
T_R = repetition time (Repetitionszeit der elektromagnetischen 90°-Anregungsimpulse)
T_E = echo time (Zeitdifferenz zwischen Anregungsimpuls und Auftreten des zugehörigen Resonanzsignals)

Gewichtung von T_1: T_R kurz, T_E kurz
T_2: T_R lang, T_E lang
Spindichte: T_R lang, T_E kurz

Skala der Signalintensität im NMR von Kopf und Wirbelsäule (Spinechotechnik)

[Nach Barnes P D, Mulkern R V (1992) Physical and biological principles of magnetic resonance imaging. In: Wolpert M S, Barnes P D (eds) MRI in pediatric neuroradiology. Mosby, Baltimore]

Gewichtung			
T_1	T_2	Spindichte	Signalintensität
Fettgewebe	Meniskus	Fettgewebe	+++
V	V	V	↓
ZNS – weiße Substanz	Liquor cerebrospinalis	ZNS – graue Substanz	
V	V	V	
ZNS – graue Substanz	ZNS – graue Substanz	Meniskus	
V	V	V	
Meniskus	ZNS – weiße Substanz	ZNS – weiße Substanz	
V	V	V	
Muskulatur	Fettgewebe	Muskulatur	
V	V	V	
Liquor cerebrospinalis	Muskulatur	Liquor cerebrospinalis	
V	V	V	
Knochen, Dura, Ligamente	Knochen, Dura, Ligamente	Knochen, Dura, Ligamente	
V	V	V	
Blutgefäße	Blutgefäße	Blutgefäße	+

Prinzipielle Veränderungen der Signalintensität im NMR-Bild während der postnatalen Myelogenese

	Signalintensität bei Gewichtung T_1	Signalintensität bei Gewichtung T_2
Geburt	Geringe Signalunterschiede zwischen grauer und weißer Substanz	
Geburt ↓ ~ 6. Monat	weiße Substanz: Zunahme ☒	weiße Substanz: Abnahme
~ 6. Monat ↓ Adoleszenz	Kortex + Mark +++	Kortex +++ Mark + ☒

☒ = je nach Alter bevorzugte Untersuchungsmethode

Signalintensität des NMR bei physiologischen und pathologischen intrakraniellen Prozessen

Intensität: (+) sehr gering + gering ++ Intensität des normalen Hirngewebes
+++ erhöht

Physiologie/Pathologie	Signalintensität bei Gewichtung T_1	T_2
– Normaler intravasaler Fluß	++	++
– Erhöhter Fluß	+	+
● Stenose, A-V-Fistel		
● turbulente Strömung (post-stenotisch, Aneurysma)		
– Pulsierender Liquor (Arterienpuls) im Bereich von Foramen Monroi, Aquädukt, Foramina Luschkae	(+)	(+)
– Verminderter Blutfluß, Stase	+/++	++/+++
– Thrombus		
● jung ($Hb\text{-}Fe^{++}$)	+/++	(+)/+
● alt (Meth-Hb)	+++	+++
– Fibrinpfropf	(+)	(+)
– Blutung (Alter)		
● < 1 d	+	+++
● Hämolyse	+++	+++
● ~ 2–14 d	+/++	+
● > 2–4 Wochen	+++	+
● Hämosiderin	+/++	(+)
– Liquor cerebrospinalis	+	+++
– Ödem	+	+++
– Zysteninhalt	++/+++	+++
– Abszeß	++/+++	+++
– Verkalkung	+/++/+++	+/++
– Tumoren (zellreiche)	+/++/+++	+
– Gadolinium-DTPA	+++	+++

Allgemeine Richtlinien der Bilddokumentation

[Nach Peters H, Deeg K-H, Weitzel D (1987) Die Ultraschalluntersuchung des Kindes. Springer, Berlin Heidelberg]

Schnitt	Bildseite (Blickrichtung vom Betrachter aus) Links	Rechts
Longitudinal-	Kranial	Kaudal
Transversal- Pat. in Rückenlage Pat. in Bauchlage	 Rechte Körperseite Linke Körperseite	 Linke Körperseite Rechte Körperseite
Sagittal- (Schädel) Koronar- (Schädel)	Frontal Rechte Seite	Okzipital Linke Seite
Beachte! Echokardiographie, Thoraxsonographie: kranial = rechts im Bild. Transversalschnitte wie übriger Körper (s.o.)		

- Nicht standardisierte Schnittebenen genau definieren
- Meßstrecken im Bild markieren

Generelle Richtlinien für die Befundbeschreibung

- Befund topographisch lokalisieren
- Distanzen ausmessen
- Flächen / Volumina rechnerisch abschätzen
- Form
- Kontur glatt – unregelmäßig / gut – schlecht abgrenzbar
- Strukturkomponenten: echofreie (Zyste) – echogene (z. B. Verkalkung) / tubuläre (Gefäße) / Bänder / Linien (Septen)
- Echogrundtextur: homogen – inhomogen / fein – grob
- Echogenität: niedrig – hoch
- Bewegungsphänomene
- Befundänderung durch Wechsel des Schallkopfauflagedrucks

Qualitätskriterien des Ultraschallbilds

- Gleichmäßig helles Bild
- Gute Grenzflächenkontraste und viele Graustufen
- Echofreie Darstellung normalerweise grenzflächenfreier Areale (Innenraum von Harn- und Gallenblase, plexusfreier Liquorraum)

Sonographische Volumenmessung mittels der Ellipsoidformel:

$$\text{Organvolumen (cm}^3\text{)} = \text{Länge} \cdot \text{Breite} \cdot \frac{T_1 + T_2}{2} \cdot 0{,}523$$

T_1 = Organtiefe im Längsschnitt
T_2 = Organtiefe im Querschnitt

Anwendung für Milz, Nieren, Harnblase, Uterus, Ovarien, Testes

Regel für parenchymatöse Organe: Echogenität ↓ bei akuten Entzündungen
Echogenität ↑ bei chronischen Entzündungen

Organ	Schnittführung	Darstellbare Strukturen	Beurteilungskriterien, Normalwerte pathologische Beispiele
Neurokranium, ZNS	Sagittal, Parasagittal 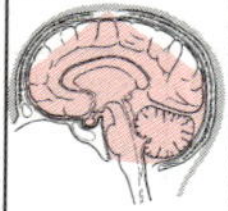	Gyrus cinguli, Corpus callosum Ventrikelsystem, Plexus chorioideus, Hirnstamm. Von medial nach lateral: Thalamus Corpus striatum (Nucl. caudatus, Pallidum, Putamen). Basale Zisternen, Kleinhirn	Echofrei: Liquorräume, Aneurysmen Mittelgradig echogen: Hirnparenchym Höhergradig echogen: Plexus, Gefäße, Fissurae, Sulci Hochgradig echogen: Falx cerebri et cerebelli, Tentorium cerebelli, Schädelbasis
	Koronar 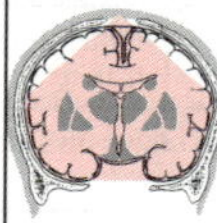	Falx cerebri, Interhemisphärenspalt, Corpus callosum, Cavum septi pellucidi, Seitenventrikel, 3. Ventrikel, Plexus, Basalganglien, Capsula interna, Fissura Sylvii, Hypothalamus, Kleinhirn, basale Zisternen, Schädelbasis	Ausprägung der Gyri: ↓ bei Hirnödem, Druckhydrozephalus; ↑ Hirnatrophie Muster gestört bei Lissenzephalie Ventrikelweite: ↑ bei Hydrozephalus; ↓ bei Ödem, Tumor, Blutung Ventrikelform: rund; glatt begrenzt bei Druckhydrozephalus; unregelmäßig bei Atrophie, Mißbildungen
Halsorgane	Quer, längs 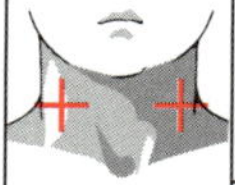	Schilddrüse (medial von A. carotis communis und V. jugularis)	Echotextur fein, homogen Echogenität mittelgradig Volumen: 7 – 8 ml bei 10jährigen 14 – 15 ml bei Erwachsenen Textur inhomogen bei Thyreoiditis Echogenität ↓ bei Hypothyreose
		Glandula parotis	Wie Schilddrüse
		Lymphknoten	Echogenität inhomogen, Textur gröber bei Lymphadenitis Echogenität ↓ im Abszeß Hygrom echofrei, evtl. Septen Branchiogene Zyste echofrei
Mediastinum	Längs, quer 1. – 4. ICR parasternal, suprasternal, transsternal (junge Säuglinge)	Thymus Lymphknoten Große Gefäße, Herz	Mittelgradig echogen, fein homogene Echotextur Echogenität ↓ plus inhomogene Textur: Thymom, Lymphome Echofrei: Hygrom, Thymuszyste, bronchogene Zyste
Pleura	Subxiphoidal	Erweiterter Pleuraspalt Leber	Echofrei: seröser Erguß Binnenreflexe: serofibrinöses-putrides Exsudat Septen
Zwerchfell	Subxiphoidal	Leber Diaphragma	Echogenität hochgradig, Bewegungen im M-Mode registrierbar

Organ	Schnittführung	Darstellbare Strukturen	Beurteilungskriterien, Normalwerte pathologische Beispiele
Herz	Standardschnittebenen: lange Achse = Herzlängsachse (L); kurze Achse senkrecht zur langen Achse (K); 4-Kammer-Ebene senkrecht zur langen und kurzen Achse (Vierkammerblick) (V)	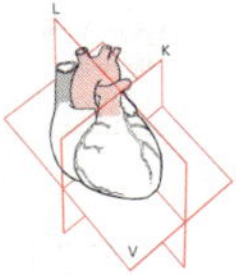	RA/LA = rechtes/linkes Atrium RV/LV = rechter/linker Ventrikel VHS = Vorhofseptum, VS = Ventrikelseptum, TK = Trikuspidalklappe MK = Mitralklappe, PK/AK = Pulmonalis-/Aortenklappe, TP = Truncus pulmonalis, AO = Aorta, PV = Pulmonalvenen, PA = Pulmonalarterien Je nach Alter kann von para- oder suprasternal Thymus dargestellt werden. Subkostal dient die Leber als akustisches Fenster
	Akustische Fenster		Größe und Gestalt der Kammern Seitenvergleich
	1 Parasternal 2.–4. ICR links		Septumdefekte: EKG-getriggerte Darstellung enddiastolisch Echoausfall Defektgröße, -position Defektränder echodicht
	– lange Achse	LA, LV, AO, AK, MK, Koronarvenensinus, RV, TK, VS, PK	
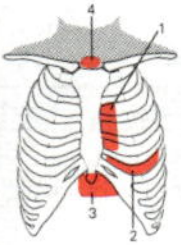	– kurze Achse	LA, MK, LV, AK, RA, TK, RV, PK, VS, linke Koronargefäße	
	2 Apikal		
	– lange Achse:	linke Herzhälfte, VS, AO, RV	Klappenspiel Klappenstenosen: ● Klappenränder echodicht ● Domförmige Klappenstellung in der Austreibungsphase ● Begrenzte, ruckartige Klappenmotorik ● Planimetrisch reduzierte Klappenöffnungsfläche ● Prästenotische Muskelhypertrophie ● Poststenotische Gefäßdilatation
	– Vierkammerblick:	aller Kammern, MK, TK, VHS, VS Pulmonalvenenmündung	
	3 Subkostal		
	– lange Achse:	RA, TK, RV, TP, PK, VHS, VS, LA, MK, LV, AK, AO	
	– kurze Achse:	LA, RA, VHS, LV, RV, TP, Vena cava inf. et sup.	
	– Vierkammerblick:	LA, KK, LV, AK, AO, RA, VHS, TK, TP	
	4 Suprasternal		
	– lange Achse:	AO ascendens, Aortenbogen mit Gefäßabgängen, LA, rechte Pulmonalarterie, Vena anonyma	
	– kurze Achse:	LA, AO ascendens, rechte Pulmonalarterie, V. brachiocephalica V. anonyma, V. cava sup.	

Organ	Schnittführung	Darstellbare Strukturen	Beurteilungskriterien, Normalwerte pathologische Beispiele
Leber	1 Sternal	Leber, Aorta, Truncus coeliacus, A. mesenterica superior, Ösophagus, Pankreas, V. cava inf., V. portae, V. lienalis, Omentum minus	Form, Kontur Echogenität mittelgradig, schallkopf-fern geringer Textur fein, homogen Lebervenen echofrei ohne Wandechos Pfortaderäste echofrei mit Wandechos Leberarterien, Gallenwege als tubuläre Strukturen Gallenblase 2 – 10 cm lang, echofrei Echogenität ↓ bei akuter Hepatitis, akuter Stauung, Lymphom, Hämangiomatose, Metastasen, Hämatomen Echogenität ↑ (oft mit inhomogener und gröberer Textur kombiniert) bei chronischer Hepatitis, portaler Hypertension, Speicherkrankheiten, Hepatoblastom, Metastasen
	2 Mediokavikular rechts	Leber, rechte Niere	
	3 Flanke [vordere Axillarlinie rechts]	Leber, rechte Niere, Nebenniere, Zwechfell	
	4 Subkostal rechts 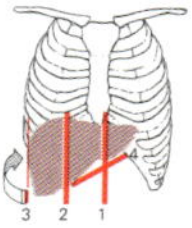 	Leber, Lebervenen, V. cava inf., V. portae, Gallenblase, Ductus cheledochus	
Pankreas	Subxiphoidal quer	Leber, Pankreas längs, Aorta	Form, Größe (∅ = 0,7–2,5 cm) Echos wie in der Leber Echogenität ↓ bei akuter Pankreatitis, Pankreaskarzinom Echogenität ↑ (+ inhomogene Textur) bei chronischer Pankreatitis Pseudozysten echoarm oder -frei mit echodichter Wand
	Subkostal links	Magen, Pankreas (Corpus, Cauda)	
	Dorsal rechts	Rechte Niere, Pankreas (Caput)	
	Dorsal links	Linke Niere, Pankreas (Cauda)	
Milz	1 Subkostal parallel zur 10. Rippe (Längsschnitt); 2 senkrecht dazu (Querschnitt) 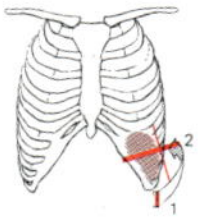 	Milz (Länge, Tiefe) im Hilus A. et V. lienalis linke Niere, Nebenniere (Neugeborene), Magen, Kolon	Volumen Echogenität: niedrig- bis mittelgradig Textur: fein, homogen Echogenität ↓ bei Sepsis, Stauung Echogenität ↑ bei Speicherkrankheiten, Lymphomen und Metastasen Echofrei: Milzzysten
		Milz (Breite, Tiefe)	

Situs der Oberbauchorgane

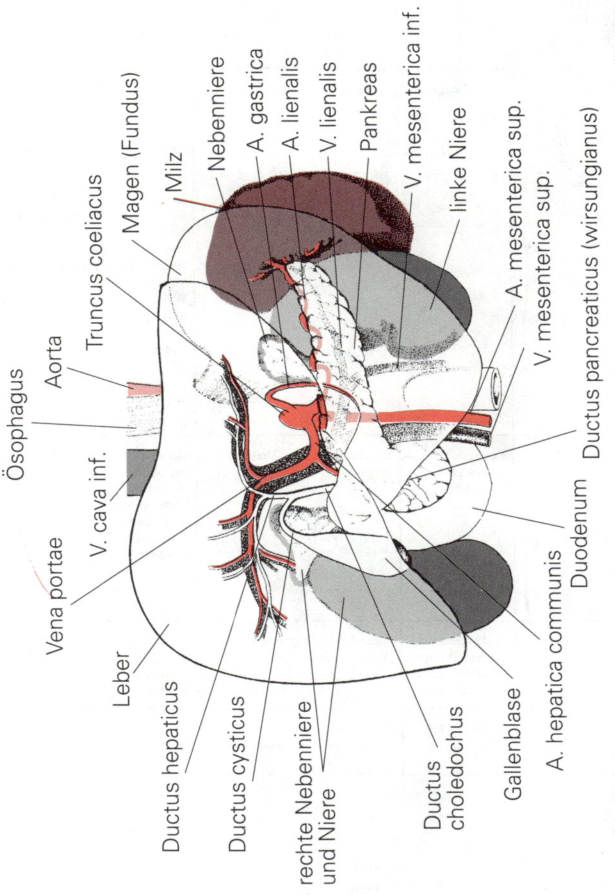

Organ	Schnittführung	Darstellbare Strukturen	Beurteilungskriterien, Normalwerte pathologische Beispiele
Nieren	Lateral längs (Flankenlängsschnitt)	Rechts Leber, links Milz, Nierenparenchym, Kelche, Pyelon, Ureterabgang	Nierengröße, Volumen Parenchymsaum: Echogenität mittelgradig, Echotextur fein, homogen Zentrales Mittelecho (Gefäße, Pyelon, Fettgewebe): hochgradig echogen, inhomogen Doppelniere → zweigeteiltes Mittelecho (Längsschnitt) Pathologie: abweichende Nierenkontur Parenchymsaum breit/schmal, Mittelecho weniger abgrenzbar Echogenität ↓ : akute Nephritis, Echogenität ↑ : chronische Nephritis Nephronophthise, Markschwammniere, hämolytisch-urämisches Syndrom, Harnsäurenephropathie, chronische Transplantatabstoßung Wilms-Tumor: meist glatte Kontur, mittelgradig echogen, mittelgradige bis grobe, inhomogene Echotextur Echofrei: Zysten
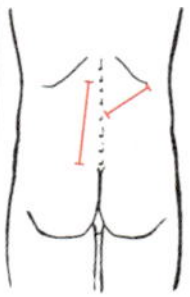	Dorsal längs, quer 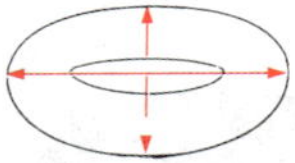 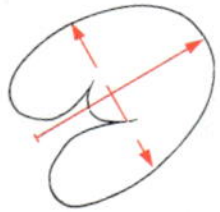	Rückenmuskulatur, Nieren	
Harnwege 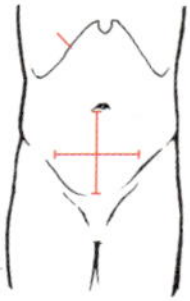	Flankenlängsschnitt, suprapubisch -längs/-quer:	Bauchdecke, Blase, Uretermündung	Ureter nur bei Reflux Grad 3–5 darstellbar Harnblase echofrei Blasenwand: 2–3 mm dick, mittelgradig echogen, Textur fein, homogen Restharnbestimmung: Ellipsoidformel
Nebennieren	Rechts: längs in vorderer Axillarlinie oder Flanke, subkostal	Leber, Niere, Nebenniere (Mark, Rinde), V. cava inf.	Form, Größe Echogenität: mittelgradig Echotextur: fein, homogen Blutung: echoarm – echofrei Waterhouse-Friderichsen-Syndrom: Echotextur inhomogen Neuroblastom: meist hochgradig echogen, Echotextur inhomogen
	Links: Flanke, 1./12. ICR	Niere, Nebenniere, Milz und Gefäße, Pankreasschwanz, Magen	

Organ	Schnittführung	Darstellbare Strukturen	Beurteilungskriterien, Normalwerte pathologische Beispiele
Magen-Darm-Trakt	Variabel	Magenwand: Dicke 1–4 mm Pylorus: Ø < 15 mm – Muskularis: 2–3 mm dick – Länge < 16 mm Darmwanddicke: 1–2 mm 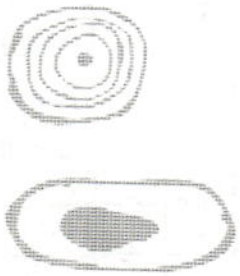	Wanddicke, Weite des Lumens Ø der Darmschlinge Mageninhalt: Tee, Säfte echoarm; Milch, feste Nahrung echoreich Darminhalt: Stuhl hochgradig echogen, mittelgroße Echotextur Darmwand Echogen: innere und äußere Oberfläche, Submukosa Echoarm: Mukosa, Muskularis Peristaltik Intraabdominelle Flüssigkeit (ab 10–20 ml nachweisbar) Intraabdominelle Luft Stenose: prästenotische Dilatation → Klaviertastenphänomen (= prominente Kerkring-Falten), Peristaltik ↑ Invagination: Zielscheibenphänomen (target sign) = konzentrische Ringe, im Längs-/Schrägschnitt = Pseudo-kidney-sign
Uterus, Ovarien, Vagina	Suprapubisch Quer, längs 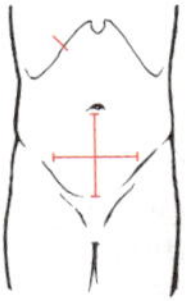	Bauchwand, Harnblase, Uterus, Vagina, Ovarien, Rektum	Uterus: ● präpubertär: Länge 2–3,5 cm Tiefe 0,5–1,0 cm Volumen 1,0 cm^3 ● postpubertär: Länge 5–8 cm Tiefe 1,5–3,0 cm Volumen 50 cm^3 Echogenität: geringgradig, Echotextur: fein, homogen Ovarien: Volumen ● präpubertär: 0,1–1,0 cm^3 ● postpubertär: 2–6 cm^3 Echogenität: mittel- bis hochgradig Echotextur: grob, inhomogen Vagina: tubuläre Gestalt, echoreiches Lumen, echoarme Wand
Prostata	Suprapubisch Quer, längs	Bauchwand, Harnblase, Prostata	Echogenität geringgradig Echotextur homogen, grob
Testes	Skrotal	Testis, Epididymis	Testes: Echogenität mittelgradig Echotextur fein, homogen Epididymus: echogen wie Testes, Textur weniger homogen Inhomogene Textur bei Hodentorsion, Orchitis, Epididymitis Echogenität ↓ bei Leukämie Hydrozele u. Funikulozele echofrei
Gefäße im Abdomen 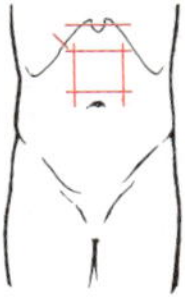	Substernal längs Substernal quer Leberhilus längs = senkrecht zu Subkostalschnitt	2 Aorta 1 V. cava inf. Aorta, V. cava inf. 3 V. portae längs, V. cava inf.	Echofreies bis echoarmes Lumen Herzsynchrone Pulsationen Ø 4–5 mm (Körpergröße > 55 cm) Ø 11–14 mm (Körpergröße > 150 cm) echoarmes Lumen Aorta rund, V. cava oval, Durchmesser der V. cava inf. bei Inspiration ↓, bei Exspiration ↑ Wand echogen, Lumen echofrei Ø 3–4,5 mm (Körpergr. > 55 cm) Ø 7–10 mm (Körpergr. > 150 cm)

Sonographische Normalwerte des Milzvolumens (Berechnung mit der Ellipsoidformel, 95 % Konfidenzbereich rot, Regressionsgerade). [Mod. nach Dittrich M, Milde S, Dinkel E, Baumann W, Weitzel D (1983) Sonographic biometry of liver and spleen size in childhood. Pediatr Radiol 13: 206–211]

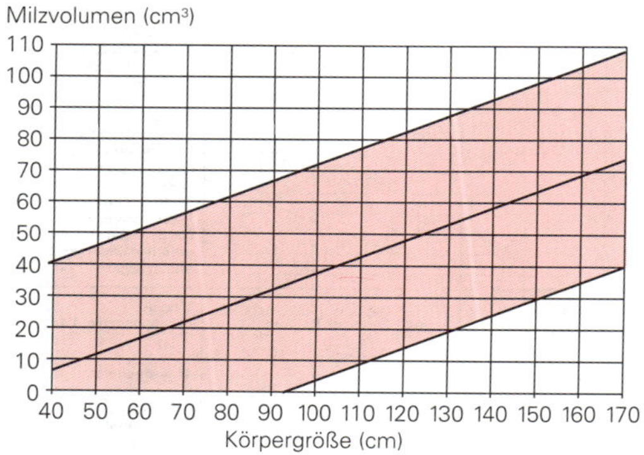

Sonographische Normalwerte des mittleren Nierenvolumens im Säuglingsalter (Berechnung mit der Ellipsoidformel, 95 % Konfidenzbereich rot). [Mod. nach Peters H, Weitzel D, Humburg C, Dinkel E, Blum M (1986) Sonographische Bestimmung des normalen Nierenvolumens bei Neugeborenen und Säuglingen. Ultraschall Med 7: 25–29]

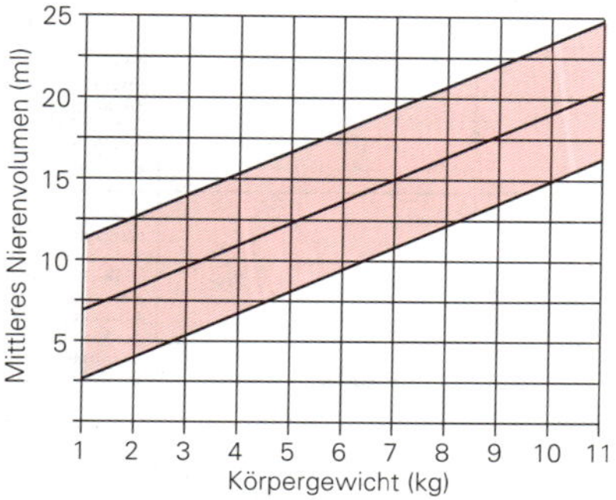

Sonographische Normalwerte der Nierenvolumina (Berechnung mit der Ellipsoidformel, Mediane, R Regressionslinie, 95 % Konfidenzbereich rot).
[Mod. nach Dinkel E, Ertel M, Dittrich M, Peters H, Berres M, Schulte-Wissermann H (1985) Kidney size in childhood. Sonographical growth charts for kidney length and volume. Pediatr Radiol 15: 38–43]

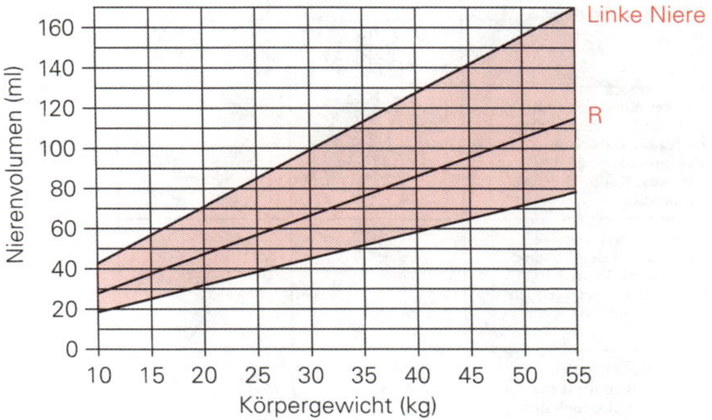

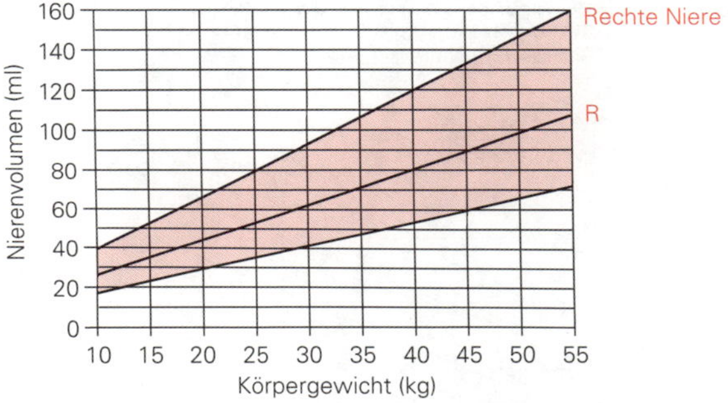

Grade subependymaler und intraventrikulärer Blutungen

Grad	Blutung ein-/beidseitig	Schnittbild Transversal (Computer-tomogramm)	Parasagittal (Ultra-sonogramm)	Koronar (Ultra-sonogramm)
I	Kleine subependymale Blutung. Keine Dilatation des Ventrikelsystems	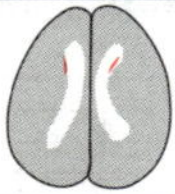	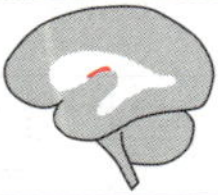	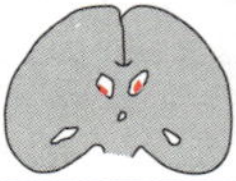
II	Subependymale und kleine intraventrikuläre Blutung mit/ohne Hämorrhagie in den Plexus. Keine Ventrikeldilatation	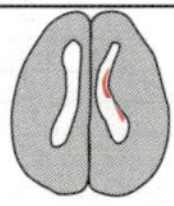	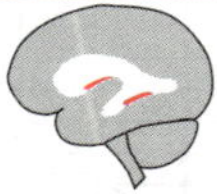	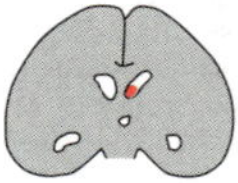
III	Wie II, aber massive Blutung in den Seitenventrikel. Ventrikel reversibel, meist jedoch irreversibel dilatiert	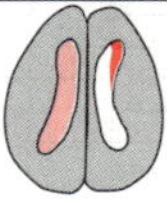	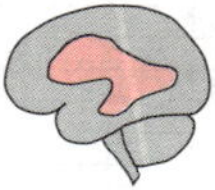	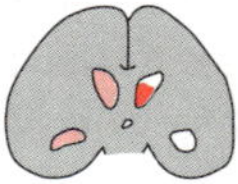
IV	Wie III, zusätzliche Parenchymblutung. Später Hydrozephalus und Porenzephalie	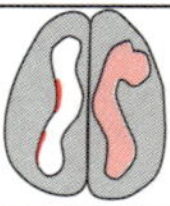	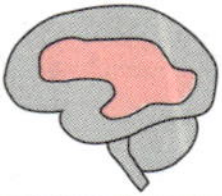	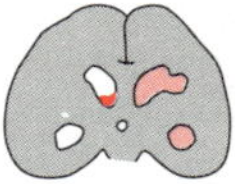

Anmerkung: Differentialdiagnostisch zu Grad III gibt es selten den homogenen echoreichen Plexus bei gering bis mäßig vergrößertem Ventrikel (Plexusblutung?). Keine Progredienz, gute Prognose

Farbcodierte Dopplersonographie (gepulstes Dopplerverfahren)

Flußmerkmale	Farbcode	
Richtung	Zum Schallkopf hin	Rot
	Vom Schallkopf weg	Blau
Geschwindigkeit	Farbhelligkeit in mehreren Stufen durch Zumischung von Weiß (Je schneller, desto heller)	
Varianz (simultane Messung von Strömungen differenter Richtung, z. B. Turbulenz)	Zumischung von Grün zu Rot und Blau	

Meßgrößen in Dopplersonographie

Stenosedruckgradient (kPa, mm Hg) = 4 · (maximale Flußgeschwindigkeit [V])^2

(vereinfachte Bernoulli-Gleichung)

Stenosedruckgradient (kPa, mm Hg) = 4 · (V^2 distal – V^2 proximal)

Maximale systolische Flußgeschwindigkeit V_S (m/s)

Endsystolische Flußgeschwindigkeit V_{ES} (m/s)

Enddiastolische Flußgeschwindigkeit V_{ED} (m/s)

Mittlere Flußgeschwindigkeit (time average velocity) TAV = Mittelwert aller Geschwindigkeiten im Meßvolumen pro Herzzyklus

$$\text{Pulsatilitätsindex (pulsatility index) PI} = \frac{V_S - V_{ED}}{TAV}$$

$$\text{Resistance index RI} = \frac{V_S - V_{ED}}{V_S}$$

$$\text{Fluß (cm}^3\text{/s)} = \text{Gefäßquerschnitt (cm}^2\text{)} \cdot \frac{\text{Flußgeschwindigkeit (cm/s)}}{\cos(\Theta)}$$

(Θ) Winkel zwischen Ultraschall- und Flußrichtung, entfällt bei identischer Richtung

Darstellungsprinzip der Dopplersonographie

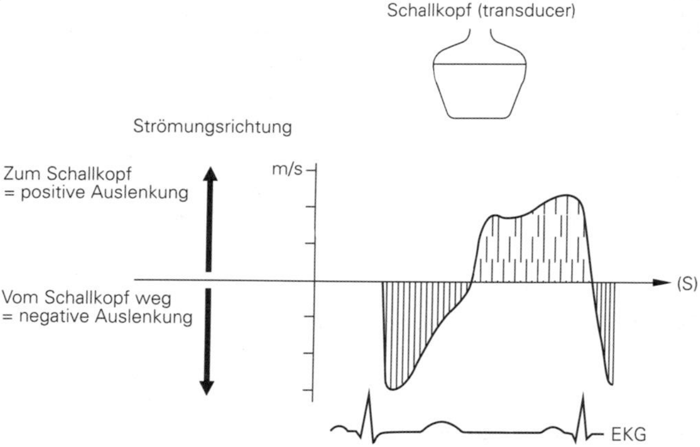

Registrierbeispiel: CW-Dopplersonogramm aus dem Truncus pulmonalis eines Neugeborenen. Schallkopfposition links parasternal. Unter der Basislinie systolischer Vorwärtsfluß vom Schallkopf weg. Über der Basislinie entgegengerichteter diastolischer Fluß über den persistierenden Ductus Botalli

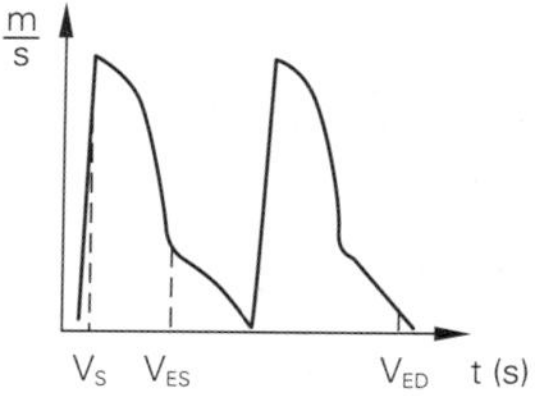

Messung von Flußgeschwindigkeiten (m/s)

V_S maximale systolische Flußgeschwindigkeit
V_{ES} endsystolische Flußgeschwindigkeit
V_{ED} enddiastolische Flußgeschwindigkeit

Dopplersonographie

Verfahren	Vorteile	Nachteile
Gepulste Dopplersonographie (pulsed wave Doppler ultrasound) Messung in einem räumlich definierten Bereich längs des Schallstrahls (range resolution)	Kleines Meßvolumen, daher präzise Gefäßlokalisation	Höhere Strömungsgeschwindigkeiten ab ca. 1,5 m/s können nicht exakt gemessen werden (invers abhängig von Schallfrequenz und Meßtiefe)
CW-Dopplersonographie (continuous wave Doppler ultrasound) Kontinuierliche Abstrahlung von Ultraschall und simultane Registrierung aller Echosignale, die im Schallstrahl entstehen	Keine Begrenzung der maximal meßbaren Strömungsgeschwindigkeiten Methode geeignet für Messungen in Stenosebereichen	Räumliche Zuordnung der Meßorte ist unscharf

Sonographische Messung normaler Flußgeschwindigkeiten in Herz und großen Gefäßen

Schallkopfposition	Meßort – Fluß	Darstellung im Bild (Auslenkung)	Flußgeschwindigkeit m/s
Apikal	Mitralfluß, distal am Mitralklappenrand	Diastolisch nach oben, 2 Peaks	0,8–1,3
Apikal	Linksventrikulärer Ausflußtrakt	Systolisch nach unten	0,7–1,2
Suprasternal Apikal	Aorta ascendens Aorta ascendens	Systolisch nach oben Systolisch nach unten	1,2–1,8
Suprasternal	Aorta descendens	Systolisch nach unten	1,2–1,8
Apikal, parasternal kurze Achse	Trikuspidalfluß, distal am Klappenrand	Diastolisch nach oben	0,5–0,8 (inspiratorisch ↑)
Parasternal kurze Achse	Truncus pulmonalis	Systolisch nach unten	0,7–1,1

Registrierprinzip: Beispiel Aortenklappen

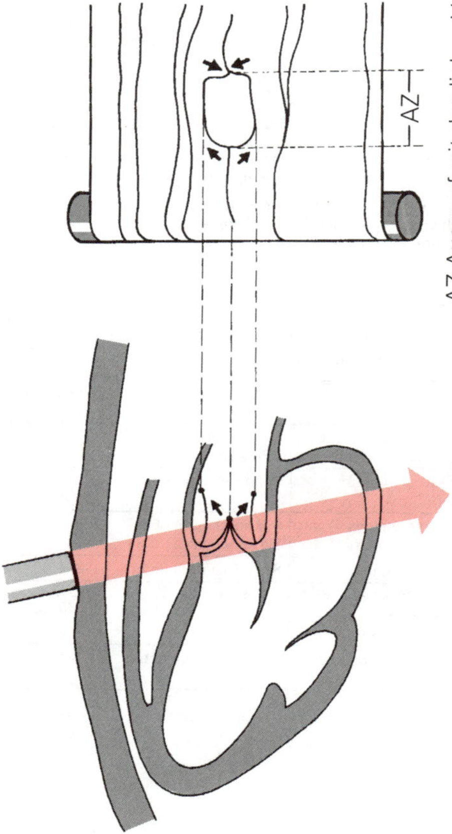

AZ Auswurfzeit des linken Ventrikels

Meßwerte des M-Mode-Kardiogramms

[Nach Peters H, Deeg KH, Weitzel D (1987) Die Ultraschalluntersuchung des Kindes, S. 298. Springer, Berlin und Keutel J (1979) Echokardiographie im Kindesalter, S. 105. In: Effert S, Hanrath P, Bleifeld W (Hrsg) Echokardiographie. Springer, Berlin]

	Alter (Jahre)	Früh-geborene	Neu-geborene	1	1–4	5–8	9–14	> 14
	Körperoberfläche (m^2)	< 0,18	0,18–0,25	0,26–0,49	0,50–0,64	0,65–0,95	1,0–1,5	> 1,5
	Körpergewicht (kg)	> 2,5	2,5–4,0	4–10	10–15	15–25	25–40	> 40
N	Meßgröße	Durchmesser (mm)						
a	RV–EDD	6–14,5	6–17	4–18	4–18	4–18	7–18	8–30
b c	IVS LV–HW	1,5–3,5	1,8–4,3	3–6,5	4–7	5–7	5–8	5–13
d e	Ao LA	–12,5	5–13	8–17	13–24	15–27	15–35	15–40
f	D–E–Amplitude Mitralis				1,1–1,5	1,4–1,7	1,9–2,3	> 2,0
g	LV–EDD		12–25	14–30	20–33	24–39	30–48	37–55
h	LV–ESD	variable Werte (abhängig von LV–EDD)						

Meßorte im M-Mode-Echokardiogramm

a diastolischer Durchmesser rechter Ventrikel (RV–EDD)
b diastolischer Durchmesser Ventrikelseptum (IVS)
c diastolischer Durchmesser linksventrikuläre Hinterwand (LVHW)
d systolischer Durchmesser Aortenwurzel einschließlich vorderer und hinterer Aortenwand (Ao)
e endsystolischer Durchmesser linker Vorhof (LA)
f D–E Öffnungsamplitude vorderes Mitralsegel
g diastolischer Durchmesser linker Ventrikel (LV–EDD)
h endsystolischer Durchmesser linker Ventrikel (LV–ESD)
a, b, c, g = enddiastolische Messung bei QRS-Beginn

Eindimensionale M(motion)-Mode-Echokardiographie

Meßgrößen des linken Ventrikels:

Volumina

Rechnerische Annäherung über vereinfachte Ellipsoidformel: Länge · Breite · Tiefe
Unterstellung: Breite = Tiefe [= Querdurchmesser] (Messung im M-Mode-Bild)
Länge wird im 2dimensionalen Schnittbild bestimmt.

S endsystolisch D enddiastolisch

V_S = (Querdurchmesser)^2 · Längsdurchmesser [cm^3]
V_D = (Querdurchmesser)^2 · Längsdurchmesser [cm^3]

Schlagvolumen [SV]: $SV = V_D - V_S$ [cm^3]

Herzminutenvolumen: $HMV\ [L/min] = SV \cdot Hf \cdot 10^{-3}$

Verkürzungsfraktion (fractional shortening) des linken Ventrikels [FS]:

$$FS = \frac{EDD - ESD}{EDD} \cdot 100\,(\%)$$ Normalbereich: 26 % – 42 %

Auswurffraktion (ejection fraction) des linken Ventrikels [EF]:

$$EF = \frac{EDV - ESV}{EDV}$$

Normalbereich: rechter Ventrikel: 0,58 – 0,68
linker Ventrikel: 0,65 – 0,77

Mittlere zirkumferenzielle Faserverkürzungsgeschwindigkeit (velocity of circumferential fiber shortening):

$$Vcf\ [Zirkumferenz/s] = \frac{EDD - ESD}{EDD \cdot AZ}$$ (AZ = linksventrikuläre Auswurfzeit = Aortenklappenöffnungszeit)

Vcf-Normalwerte:	Neugeborene	1,51 ± 0,04
	Säuglinge	1,74
	Kinder > 1 J.	1,33 ± 0,19

Berechnung von Kreislaufgrößen aus invasiv gemessenen Drücken und O_2-Sättigungen:

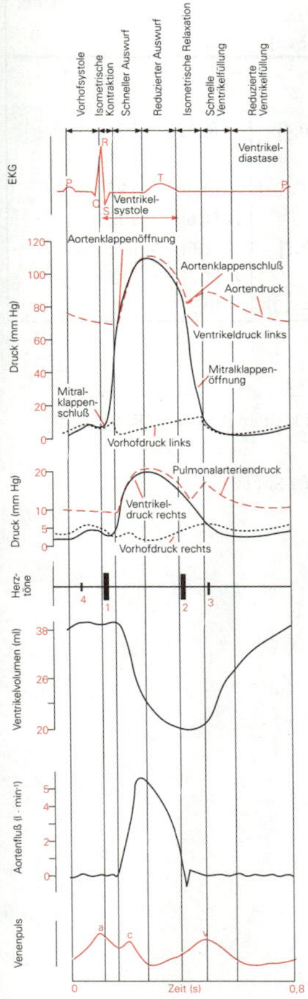

Herzminutenvolumen [HMV = Q] =

$$\frac{O_2\text{-Verbrauch (cm}^3\text{/min)}}{\text{arteriovenöse } O_2\text{-Diff. (cm}^3/100\,\text{cm}^3) \cdot 10 \cdot \text{KO}} \ [\text{l/min} \cdot \text{m}^2]$$

O_2-Verbrauchsdaten werden aus alters- und geschlechtsbezogenen Normtabellen eingesetzt.
KO = Körperoberfläche [m^2]
Arteriovenöse O_2-Differenzen [cm^3 O_2/100 cm^3 Blut (%)]
* großer Kreislauf O_2-Sättigung Aorta (Arterie) – mittlere O_2-Sättigung Vv. cavae [%]
* kleiner Kreislauf O_2-Sättigung Pulmonalvenen – mittlere O_2-Sättigung Vv. cavae [%]

mittlere Hohlvenensättigung =

$$\frac{2 \cdot O_2(\%)\ \text{V. cava sup.} + O_2(\%)\ \text{V. cava inf.}}{3} \ [\%]$$

Arterieller Mitteldruck =

$$\frac{p_{syst.} + 2 \cdot p_{diast.}}{3} \ [\text{mm Hg} \cdot 0{,}1333 = \text{kPa}]$$

$$= p_{diast.} + \frac{p_{syst.} - p_{diast.}}{3}$$

Vorhofmitteldrücke (p_{mRA}, p_{mLA}) =

$$\frac{a + x + v + y}{4} \ [\text{mm Hg, kPa}]$$

a Vorhofkontraktionswelle, x Ende des syst. Druckabfalls v AV-Klappenöffnungsschwingung, y frühsystolisches Druckminimum

Gefäßwiderstände [Rs, Rp]:

Q_s HMV im großen Kreislauf
Q_p HMV im Lungenkreislauf
p_m Mitteldruck
Peripherer Gesamtwiderstand R_s =

$$\frac{p_{mAo} - p_{mRA}}{Q_s} \ [\text{E} \cdot \text{m}^2]$$

Lungengefäßwiderstand R_p =

$$\frac{p_{mPA} - p_{mLA}}{Q_p} \ [\text{E} \cdot \text{m}^2]$$

Shuntvolumina:

Q_s = HMV im großen Kreislauf
Q_p = HMV im Lungenkreislauf
LRS = Links-rechts-Shunt RLS = Rechts-links-Shunt

normal: $\frac{Q_p}{Q_s} = 1$ LRS: $\frac{Q_p}{Q_s} > 1$ RLS: $\frac{Q_p}{Q_s} < 1$

LRS =

$$\frac{O_2(\%)\ \text{A. pulmonalis} - O_2(\%)\ \text{Vv. cavae}}{O_2(\%)\ \text{V. pulmonalis} - O_2(\%)\ \text{Vv. cavae}} \cdot 100 \ [= \text{Shunt in \% des } Q_p]$$

RLS =

$$\frac{O_2(\%)\ \text{V. pulmonalis} - O_2(\%)\ \text{Ao}}{O_2(\%)\ \text{V. pulmonalis} - O_2(\%)\ \text{Vv. cavae}} \cdot 100 \ [= \text{Shunt in \% des } Q_s]$$

Kardiovaskuläre Normalwerte für Druck und O_2-Sättigung

Gefäß/Kammer	Druck (mm Hg [kPa]) systolisch	diastolisch (enddiastolisch)	Mitteldruck	O_2-Sättigung (%)
V. cava sup.	–	–	–	70
V. cava inf.	–	–	–	76
Rechtes Atrium	a-Welle: 5 [0,66]	v-Welle: 3 [0,4]	4 [0,52]	72
Vv. pulmonales	–	–	–	97
Linkes Atrium	a-Welle: 7 [0,93]	v-Welle: 10 [1,33]	6 [0,8]	95
Rechter Ventrikel	20–35 [2,7–4,7]	0 (5 [0,66])	12 [1,6]	72
Truncus pulmonalis	20–35 [2,7–4,7]	7–20 [0,9–2,7]	12 [1,6]	72
Linker Ventrikel	80–120 [10,7–16]	0 (6 [0,8])	40 [5,3]	95
Aorta ascendens	80–120 [10,7–16]	50–65 [6,6–9,0]	70 [9,3]	95

Lungengefäßwiderstand: Normalbereich 1–4 $E \cdot m^2$

Verhältnis der Gesamtwiderstände im großen (R_s) und kleinen Kreislauf (R_p):
R_p/R_s = 0,2 normal
= 0,6 Grenzwert für Operabilität einer TGA
= 0,8 Grenzwert für Operabilität bei Links-rechts-Shunt

Pulsformen – diagnostische Bedeutung

Qualität	physiologische Bedeutung	diagnostischer Hinweis
frequens	Frequenz ↑	Emotion, Arbeit, Fieber, Myokarditis, Anämie, Hypoxämie, Hypovolämie, Perikarderguß, Endokardfibrose, Infektionen, Hyperthyreose, Intoxikation (Atropin, Digitalis, CO), Phäochromozytom, Herzinsuffizienz, Tachykardien, zerebrale Krampfanfälle
rarus	Frequenz ↓	Schlaf, Vagotonie, ↑ intrakranieller Druck, Anorexie, Sportherz, Karotissinussyndrom, akute Myokarditis, Hepatitis, Störungen der Erregungsleitung
irregularis	Rhythmus	Extrasystolie, Mitralklappenprolaps
celer et altus	Anstiegsgeschwindigkeit ↑ (Windkesselfunktion)	Aortenklappeninsuffizienz, aortopulmonaler Septumdefekt, persistierender Ductus arteriosus, Aortenisthmusstenose (proximal)
parvus	Amplitude ↓	„low output": Schock, Aortenklappenstenose, Aortenisthmusstenose (distal), Perikarderguß, Pericarditis constrictiva, Infusothorax (extravasale Infusion)
alternans	Amplitude ~	Kardiomyopathie, Herzinsuffizienz
durus	Blutdruck ↑	Hypertension
mollis	Blutdruck ↓	Hypotonie, Herzinsuffizienz
paradoxus	inspiratorisches Füllungsdefizit	Perikarditis, Li.-re.-Shunt ↑, Status asthmaticus

Normalwerte der Herzfrequenz

[Nach Garson A (1987) Electrocardiography. In: Anderson RH, Shinebourne EA, Macartney FJ, Tynan M, (eds) Pediatric cardiology. Churchill Livingstone, Edinburgh]

Alter	Mittelwert	Extrembereich
1 Tag	123	88–168
1–2 Tage	123	57–170
3–6 Tage	129	87–166
1–3 Wochen	148	96–188
1–2 Monate	149	114–204
3–5 Monate	141	101–188
6–11 Monate	134	100–176
1–2 Jahre	119	68–165
3–4 Jahre	108	68–145
5–7 Jahre	100	60–139
8–11 Jahre	91	51–145
12–15 Jahre	85	51–133

Lautstärkegrade der Herzgeräusche (nach Levine)

Grad 1/6: Sehr leises Geräusch, während einer Apnoe oder nach konzentrierter Auskultation in ruhiger Umgebung hörbar

Grad 2/6: Leises Geräusch, ohne intensive Auskultation zu hören

Grad 3/6: Mittellautes Geräusch ohne Schwirren

Grad 4/6: Lautes Geräusch mit noch zartem Schwirren

Grad 5/6: Sehr lautes Geräusch mit starkem Schwirren

Grad 6/6: Geräusch so laut, daß es mit dem Stethoskop bis zu 1 cm Abstand von der Thoraxwand hörbar ist

Auskultationspunkte (Geräuschmaxima) bei kongenitalen Vitien

(S Systolikum D Diastolikum SD systolisch-diastolisches Geräusch
1–5 ICR → Geräuschfortleitung)

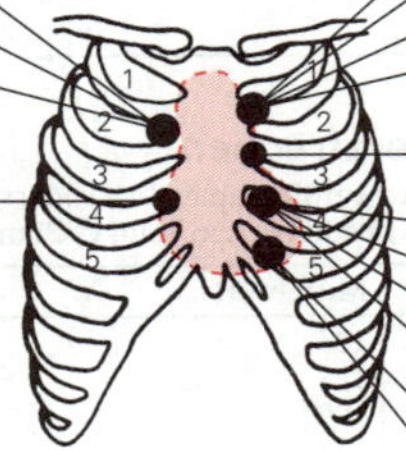

Fortleitung nach dorsal: Aortenisthmusstenose S
Periphere Pulmonalstenose S
Mitralinsuffizienz S

Glossar der kongenitalen Vitien (Herz und große Gefäße)

[S. Schuhmacher G, Bühlmeyer K (1989) Diagnostik angeborener Herzfehler. 2. Aufl., perimed, Erlangen]

Abkürzung	Bezeichnung		Synonyme / Ergänzungen
AI	Aortic insufficiency	Aorteninsuffizienz	Aortenklappeninsuffizienz
AoA	Aortic atresia	Aortenatresie	
AoVA	Aortic valve atresia	Aortenklappenatresie	
AoVS	Aortic valve stenosis	Aortenklappenstenose	Valvuläre Aortenstenose
Crit. AoVS	Critical aortic valve stenosis	Kritische Aortenklappenstenose	
APW,	Aortopulmonary window	Aortopulmonales Fenster,	
APSD	Aortopulmonary septal defect	Aortopulmonaler Septumdefekt	
AS	Aortic stenosis	Aortenstenose	Valvulär, supra- oder subvalvulär
ASD	Atrial septal defekt	Vorhofseptumdefekt	
ASD I	ASD primum type	Ostium-primum-Typ	Ostium-primum-Defekt
ASD II	ASD secundum type	Ostium-secundum-Typ	Ostium-secundum-Defekt
ASH	Asymmetric septum hypertrophy	Asymmetrische Septumhyper-hypertrophie	Muskuläre subaortale Stenose
AVSD	Atrioventricular septal defekt	AV-Septumdefekt	Defekt des Atrioventrikularkanals, Endokardkissendefekt
CA	Coarctation of the Aorta	Aortenisthmusstenose	prä-, juxta-, postduktal
CAVSD	Complete AVSD	Kompletter AV-Septumdefekt	Kompletter AV-Kanal
CCT	Congenitally corrected transposition of the great arteries	Kongenitale korrigierte Transposition der großen Arterien	Aorta verläuft links vor dem Truncus pulmonalis
DMSS	Discrete membranous subaortic stenosis	Subvalvuläre membranöse Aortenstenose	Subaortenstenose, Konusstenose der Aorta
DIV	Double inlet ventricle	Cor univentriculare	Singulärer Ventrikel
DOLV	Double outlet left ventricle		Aorta, A. pulmonalis entspringen aus linkem Ventrikel
DORV	Double outlet right ventricle		Große Gefäße entspringen aus rechtem Ventrikel
HCM	Hypertrophic cardiomyopathy	Hypertrophische Kardiomyopathie	Primäre Hypertrophie
HOCM	Hypertrophic obstructive cardiomyopathy	Hypertrophische obstruktive Kardiomyopathie	Muskuläre Subaortenstenose
HLH	Hypoplastic left heart	Hypoplastisches Linksherz-syndrom	Betrifft linkes Herz und Aorta ascendens
IAA	Interrupted aortic arch	Unterbrochener Aortenbogen	
IHSS	Idiopathic hypertrophic subaortic stenosis	Idiopathische hypertrophische Subaortenstenose	Asymmetrische Septum-hypertrophie
MI	Mitral (valve) insufficiency	Mitralklappeninsuffizienz	Mitralinsuffizienz
MS	Mitral stenosis	Mitralklappenstenose	Mitralstenose valvulär, supra- oder subvalvulär
MvA	Mitral valve atresia	Mitralklappenatresie	s. HLH
MvP	Mitral valve prolapse	Mitralklappenprolaps	
NOCM	Non-obstructive cardiomyopathy	Nichtobstruktive Kardiomyopathie	Primäre NOCM: Endokard-fibroelastose, sekundäre NOCM = symptomatische
PA	Pulmonary atresia	Pulmonalatresie	
PAPVC	Partial anomalous pulmonary connection	Partielle Lungenvenenfehl-mündung	Lungenvenentransposition
PaVA	Pulmonary valve atresia	Pulmonalklappenatresie	
PaVS	Pulmonary valve stenosis	Pulmonalklappenstenose	
PS	Pulmonary stenosis	Pulmonalstenose	valvulär, supra-. subvalvulär, zentrale / periphere supra-valvuläre PS
Inf. PS	Infundibular pulmonary stenosis	Infundibuläre Pulmonalstenose	Infundibulumstenose
PAVSD	Partial atrioventricular septal defect	Partieller AV-Septumdefekt	Partieller AV-Kanal, Ostium-primum-Defekt, Endokard-kissendefekt
PDA	Patent ductus arterious	Persistierender Ductus arteriosus	
PFO	Patent foramen ovale	Offenes Foramen ovale	Persistierendes Foramen ovale
SV	Single ventricle	Singulärer Ventrikel	s. DIV, cor univentriculare biatriatum
SVAS	Supravalvular aortic stenosis	Supravalvuläre Aortenstenose	
SAS	Subaortic stenosis	Subvalvuläre Aortenstenose	Subaortenstenose, Konusstenose der Aorta
TAC	Truncus arteriosus communis		
TAPVC	Total anomalous pulmonary venous connection	Totale Lungenvenenfehlmündung	Transposition der Lungenvenen
TGA	Transposition of the great arteries	Transposition der großen Arterien	Transposition der großen Gefäße
TOF	Tetralogy of Fallot	Fallot-Tetralogie	Fallot-Tetrade
TA	Tricuspid atresia	Trikuspidalatresie	
VSD	Ventricular septal defect.	Ventrikelseptumdefekt	

Druck- und Sauerstoffsättigungswerte bei angeborenen Herzfehlern

[z. T. modifiziert nach Schumacher G, Bühlmeyer K (1989) Diagnostik angeborener Herzfehler, 2. Aufl. perimed, Erlangen]
(Druckwerte: systolisch/diastolisch bzw. systolisch/diastolisch/enddiastolisch, m Mitteldruck, % O_2-Sättigung
VCS/VCI Vena cava sup./inf., RA/LA rechtes/linkes Atrium, RV/LV rechter/linker Ventrikel, TP Truncus pulmonalis, RPA/LPA rechte/linke Pulmonalarterie, PV Pulmonalvene, Ao Aorta, Aod Aorta descendens, PDA persistierender Ductus arteriosus, TB Truncus brachiocephalicus, ACCS A. carotis communis sinistra, ASS A. subclavia sinistra)

Normale Druck- und Sättigungswerte

VCS: 72%
VCI: 78%
RA: 75%, m = 5
RV: 75%, 25/0/5
TP: 75%, 25/14
LA: 96%, m = 6
LV: 96%, 110/0/6
AO: 96%, 120/80

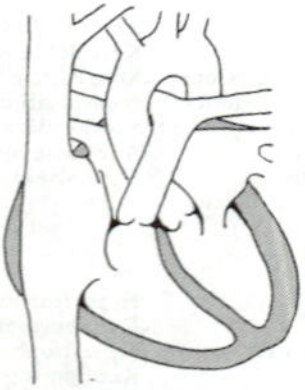

Valvuläre Aortenstenose

LA: m = 10
LV: 95%, 160/0/10
AO: 80/40

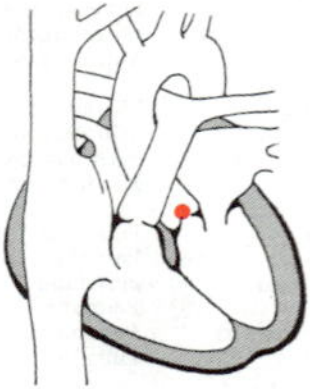

Ventrikelseptumdefekt

RV: 80%, 60/0/5
LV: 95%, 100/0/6
TP: 88% → 87%, 60/30
LA: m = 6

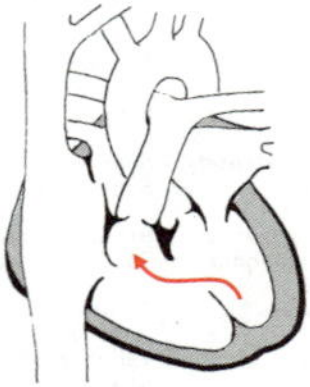

2

Persistierender Ductus arteriosus

RV:	50/0/5
TP:	78 %, 50/25
RPA/LPA:	84 %
LA:	m = 7
AO:	100/60

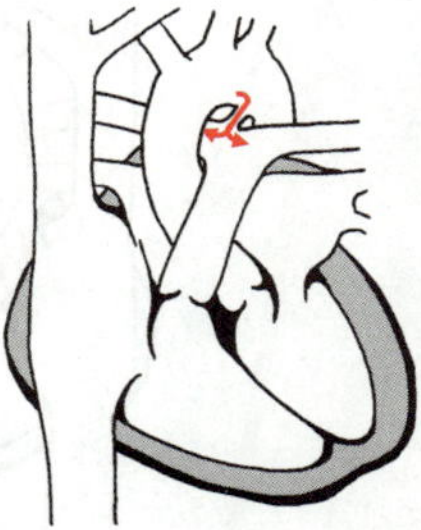

Aortenisthmusstenose (präduktal)

VCS:	47 %
VCI:	52 %
RA:	62 %, m = 6
RV:	65/0/5
TP:	62 %, 50/30
LA:	94 %, m = 11
PV:	95 %
RPA:	55/35

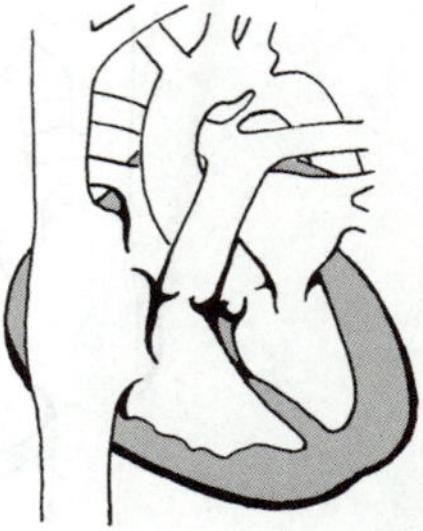

Valvuläre Pulmonalstenose

VCS:	60 %
VCI:	62 %
RA:	59 %, m = 7,5
RV:	58 %, 215/0/10
TP:	55 %, 13/9
LA:	95 %

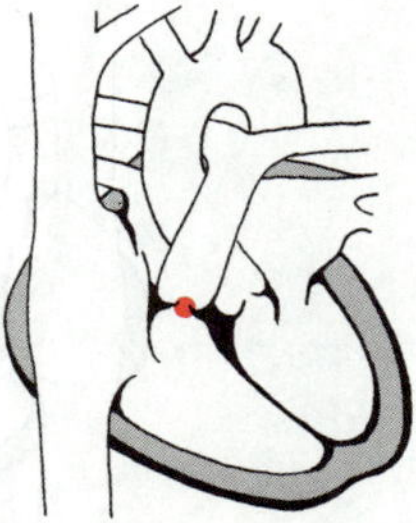

Vorhofseptumdefekt (Sekundum-Typ)

VCS: 68 %
VCI: 74 %
RA: 86 %, m = 3
RV: 86 %, 35/0/5
TP: 86 %, 24/12
LA: m = 4

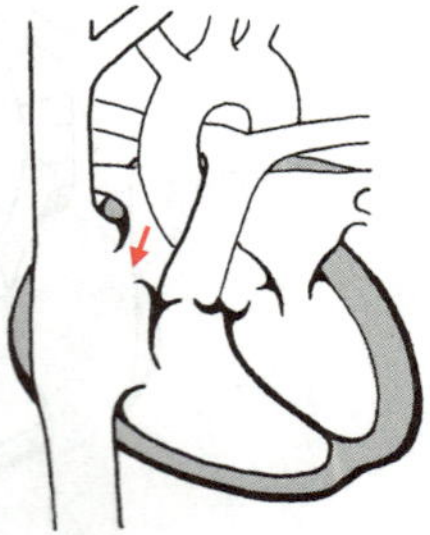

Kompletter AV-Kanal

VCS: 42 %
VCI: 66 %
RA: 71 %, m = 6
RV: 79 %, 75/0/5
TP: 76 %, 70/24
PV: 95 %
LA: 86 %, m = 7,5
LV: 89 %, 75/0/4

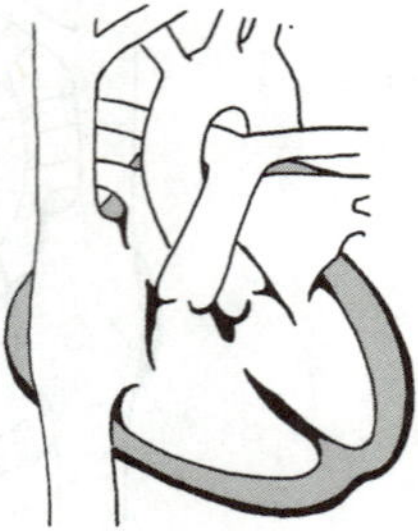

Fallot-Tetralogie

VCS: 48 %
VCI: 54 %
RA: 50 %, m = 7
RV: 51 %, 100/0/7
Infundibulum: 30/0
TP: 50 %, 15/8
AO: 70 %, 100/60
LA: 95 %, m = 5
LV: 90 %, 100/0/5

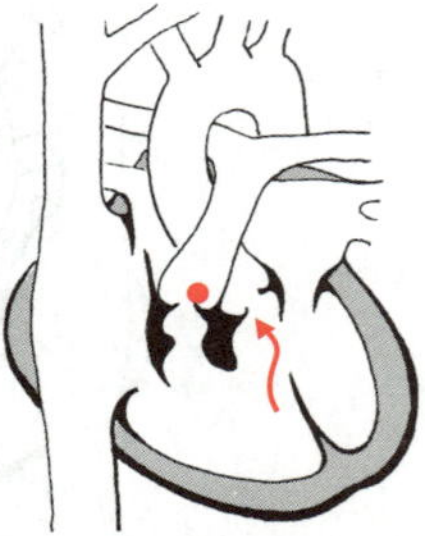

Transposition der großen Arterien (TGA)

VCS: 24 %
VCI: 31 %
RA: 28 %, m = 3
RV: 30 %, 65/0/3
AO[a]: 30 %, 55/40
LA: m = 5
LV: 95 %, 55/0/2,5

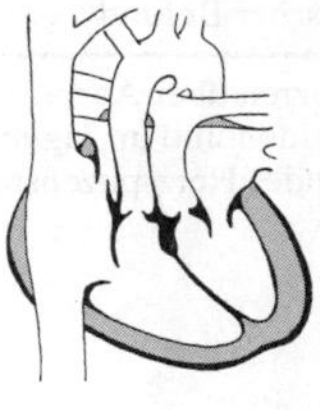

[a] Aorta ascendens

Vermutetes Wiederholungsrisiko (%) für kongenitale Vitien (Herz und große Gefäße)

[Nach Nora JJ (1989) Etiologic aspects of heart diseases. In: Adams FH, Emmanouilides GC, Riemenschneider TA (eds) Heart disease in infants, children, and adolescents. 4th Edition, Williams & Wilkins, Baltimore 15–23]

I Bedingung: Mutter oder Vater mit kongenitalem Vitium

Vitium	Mutter = Patient	Vater = Patient
AV-Septum-Defekt	14	1
Aortenstenose	13–18	3
Fallot-Tetralogie	6–10	1,5
Ventrikelseptumdefekt	6	2
Pulmonalstenose	4–6,5	2
Vorhofseptumdefekt	4–4,5	1,5
Aortenisthmusstenose	4	2
Ductus arteriosus persistens	3,5–4	2,5

II Bedingung: ein Geschwister hat ein kongenitales Vitium

Vitium	Wiederholungsrisiko (%)
Endokardfibroelastose	4
Ventrikelseptumdefekt	3
Ductus arteriosus persistens	3
Vorhofseptumdefekt	2,5
Fallot-Tetralogie	2,5
Pulmonalstenose	2
Aortenisthmusstenose	2
Aortenstenose	2
Atrioventrikulärer Septumdefekt	2
Hypoplastisches Linksherz	2
Transposition der großen Arterien	1,5
Truncus arteriosus communis	1
Pulmonalatresie	1
Trikuspidalatresie	1
Ebstein-Anomalie	1

Vitium	Klinischer Befund	
Aortenstenose	Schwirren über Aorta, Karotiden und im Jugulum; hebender Herzspitzenstoß	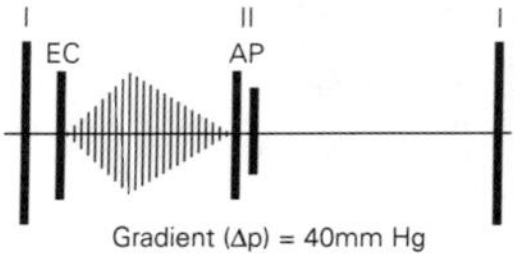
Aortenisthmusstenose	Pulsationen am Hals und im Jugulum; abgeschwächte Pulse oder Pulsdifferenz: fehlende Femoralis- oder Fußpulse; arterielle Hypertonie bei Blutdruckdifferenz zwischen oberer und unterer Körperhälfte	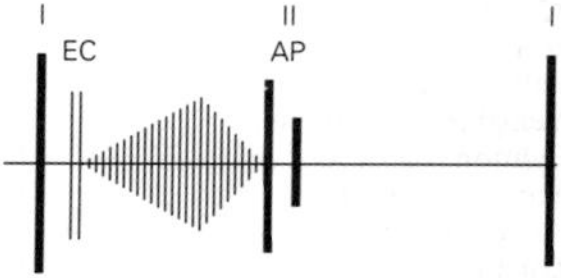

[1]e.c. = Ejektionsklick, [2]LVH = linksventrikuläre Hypertrophie, [3]RVH = rechtsventrikuläre Hypertrophie, [4]BVH = biventrikuläre Hypertrophie

Auskultation	EKG	Röntgen
Leicht- bis mäßiggradig:	Oft unauffällig;	Normal bis gering
1. HT und 2. HT o. B.: frühsystolischer e.c.[1].; rauhes spindelförmiges systolisches Herzgeräusch p.m. 2. ICR rechts → Karotiden, Jugulum, Herzspitze	P sinistrocardiale, LVH[2], Erregungsrückbildungsstörungen linkspräkordial	Vergrößerter Herzschatten, evtl. Erweiterung der Aorta
Höhergradig:		
Kein e.c., evtl. 3. und 4. HT Je höhergradiger die Stenose, desto später in der Systole liegt das Geräuschmaximum!	R-Zacken-Höhe und Herzgröße im Röntgenbild korrelieren nicht mit Schweregrad der Stenose!	
1. HT o. B., 2. HT evtl. betont; frühsystolischer Klick, mesosystolisches Crescendogeräusch mit spätsystolischem Amplitudenmaximum, p. m. dorsal zwischen den Schulterblättern	Normal oder LVH	Herzgröße oft normal; evtl. erweiterte Aorta ascend. im oberen Mediastinum; Rippenusuren meist erst ab dem Schulalter

2

Vitium	Klinischer Befund
Koarktationssyndrom (CoA + VSD + PDA)	Dys- und Tachypnoe; graublasses Hautkolorit, unterschiedlich ausgeprägte Zyanose; Femoralis- und Fußpulse abgeschwächt (aber keine Pulsdifferenz bei weit offenem PDA!); Pulsationen linksparasternal 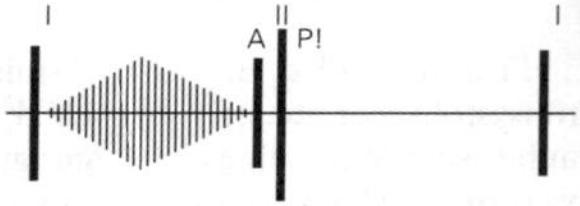
Aorteninsuffizienz	Pulsus celer et altus; vergrößerte RR-Amplitude 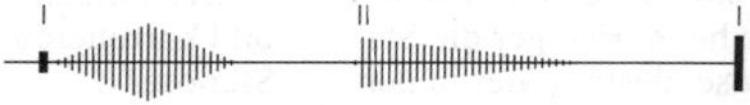

[1]e.c. = Ejektionsklick, [2]LVH = linksventrikuläre Hypertrophie, [3]RVH = rechtsventrikuläre Hypertrophie, [4]BVH = biventrikuläre Hypertrophie

Auskultation	EKG	Röntgen
In ca. 50 % kein Herzgeräusch, sonst rauhes, spindelförmiges systolisches Herzgeräusch Grad 2–3/6 p. m. 2.–4. ICR links → Rücken	Rechtslagetyp, RVH[3] oder BVH[4] P dextrocardiale, Erregungsrückbildungsstörungen	Kardiomegalie, prominentes Pulmonalissegment, LGZ vermehrt
1. HT o. B., 2. HT normal bis betont; frühdiastolisches Decresendogeräusch und leises frühsystolisches Geräusch p. m. 3. ICR links; besonders im Sitzen zu hören Höhergradige Insuffizienz: 1. und 2. HT abgeschwächt; früh- bis mesosystolisches Crescendo-/Decrescendogeräusch, früh- bis mitteldiastolisches Decrescendogeräusch, 3. + 4. HT	Nur bei höhergradiger Insuffizienz: Linkslagetyp, P sinistrocardiale, LVH, Erregungsrückbildungsstörungen links	Bei leichter Insuffizienz unauffällig; zunehmende Herzvergrößerung, Abrundung der Herzspitze, Aortenektasie

Vitium	Klinischer Befund
Mitralstenose	Dyspnoe, Tachypnoe, Stauungshusten 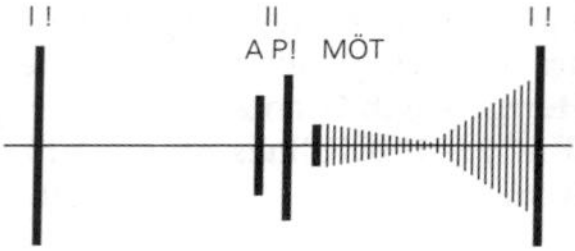
Pulmonalstenose	Dyspnoe und Zyanose je nach Schweregrad; bei leichter und mäßiggradiger Stenose systol. Schwirren über 2.–3. ICR links; Pulsationen im 3.–4. ICR linksparasternal 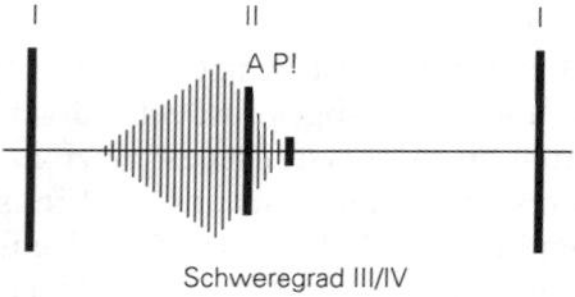

[5]MÖT = Mitralöffnungston, [6]RSB = Rechtsschenkelblock, [7]LGZ = Lungengefäßzeichnung

Auskultation	EKG	Röntgen
1. HT paukend, 2. HT o. B. bis betont, Mitralöffnungston; rumpelndes mesodiastolisches Decrescendogeräusch und telediastolisches Crescendogeräusch über 4. ICR links und Herzspitze, besonders in Linksseitenlage Je früher der MÖT[5] nach 2. HT folgt, desto höhergradiger die Stenose	Rechtstyp, P sinistro-, P dextrocardiale oder P biatriale, RVH, Erregungsrückbildungsstörungen rechts	Vergrößerter linker Vorhof bei normal großem linken Ventrikel; prominentes Pulmonalissegment; Zeichen der Lungenvenenobstruktion
Leicht bis mäßiggradig: 1. HT leise über Pulmonalisregion, frühsystolischer e.c., breit gespaltener 2. HT; rauhes, spindelförmiges, mittel- bis hochfrequentes systolisches Geräusch p. m. 2.–3. ICR links → Präkordium, Hals, Axilla links und Rücken Höhergradig: Späterer Beginn des systolischen Geräusches mit endsystolischem Amplitudenmaximum Je höhergradiger die Stenose, desto später in der Systole liegen Geräuschbeginn und Geräuschmaximum!	Leichtgradig: Häufig unauffällig; inkompletter RSB[6] Mäßig- bis hochgradig: Rechtslagetyp, P dextrocardiale, RVH, Erregungsrückbildungsstörungen rechtspräkordial	Meist normal großer oder nur gering vergrößerter Herzschatten; prominentes Pulmonalissegment; LGZ[7] normal oder vermindert

Vitium	Klinischer Befund	
Pulmonalinsuffizienz	Meist unauffällig; bei höhergradiger Insuffizienz evtl. Pulsationen über dem rechten Ventrikel und systolisches Schwirren über dem 2.–3. ICR links	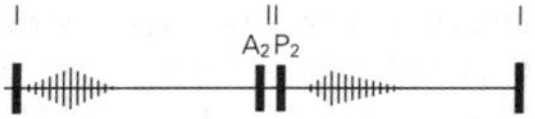
Fallot-Tetralogie	Generalisierte Zyanose, Trommelschlegelfinger, Uhrglasnägel, Gingivahyperplasie, vermehrte Gefäßinjektion von Schleimhäuten und Konjuktiven	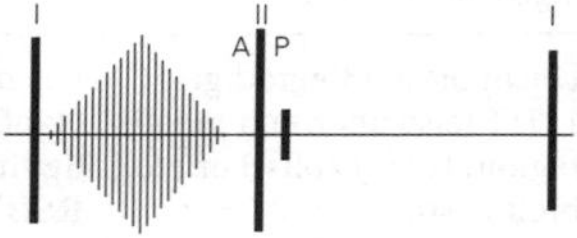

[5]MÖT = Mitralöffnungston, [6]RSB = Rechtsschenkelblock, [7]LGZ = Lungengefäßzeichnung

Auskultation	EKG	Röntgen
1. HT o. B.; Spaltung des 2. HT, leises früh- bis mittel-systolisches Crescendo-Decrescendo-Geräusch und früh- bis mitteldiastolisches Geräusch Je höher der Pulmonalarteriendruck, desto früher beginnt das diastolische Geräusch!	Inkompletter RSB	Vergrößerter Herzschatten, betonter Pulmonalisbogen
1. HT meist laut; evtl. früh-systolischer Klick; Aortenklappenschlußton betont; hochfreq. rauhes, spindelförmiges Systolikum 3.–4. ICR links parasternal	Rechtslagetyp; mäßige RVH; inkompl. RSB, Erregungsrückbildungsstörungen rechtspräkordial, P dextrocardiale	Herzschatten normal groß, angehobene Herzspitze; deutliche Herztaille; LGZ meist nur gering vermindert, typisch: „Holzschuhherz“

Vitium	Klinischer Befund	
Persistierender Ductus arteriosus Botalli	Bei großem Shunt: Tachy- und Dyspnoe im Säuglingsalter; Pulsus celer et altus; Pulsationen über dem linken Ventrikel bei linksverlagertem Spitzenstoß	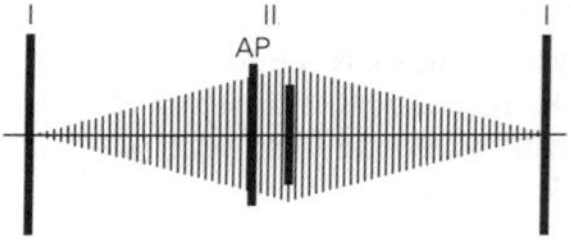
Truncus arteriosus communis	Starke Dys- und Tachypnoe bei Neugeborenen und Säuglingen; Zyanose bei verminderter Lungendurchblutung, Pulsus celer et altus, hebende Pulsationen über gesamtem Präkordium	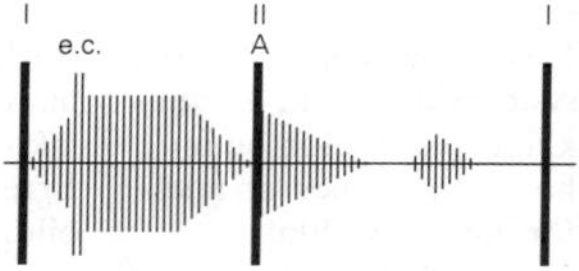

Auskultation	EKG	Röntgen
1. HT und 2. HT o. B., bei pulmonaler Hypertonie 2. HT betont; mittel- bis hochfrequentes, kontinuierliches systolisch-diastolisches Crescendo-Decrescendogeräusch (Maschinengeräusch) p. m. 2. ICR links → linke Schulter und Rücken	Meist Normalbefund; LVH (Volumenbelastung); bei pulmonaler Hypertonie RVH oder BVH	Bei großem Shunt: Kardiomegalie mit vergrößertem linken Vorhof und linken Ventrikel, prominentes Pulmonalissegment, LGZ vermehrt
1. HT o. B., frühsystolischer e.c.; 2. HT meist singulär und betont; Herzgeräusch kann fehlen; uncharakteristisches, rauhes, spindel- oder bandförmiges, holosystolisches Geräusch p. m. 3.–4. ICR links → Präkordium, evtl. frühdiastolisches Decrescendo (Trunkusklappeninsuffizienz), bei vermehrter Lungendurchblutung mesodiastolisches Geräusch	Meist Rechtslagetyp, P dextrocardiale, meistens BVH, oder auch RVH oder LVH	Herzschatten vergrößert, evtl. rechter Aortenbogen; LGZ meist vermehrt

2

Vitium	Klinischer Befund
Transposition der großen Arterien	Dyspnoe und Zyanose unterschiedlichen Schweregrades, hebende Pulsationen linksparasternal
Vorhofseptumdefekt	Bei großem Links-rechts-Shunt Belastungsdyspnoe, Herzbuckel, Pulsationen linksparasternal 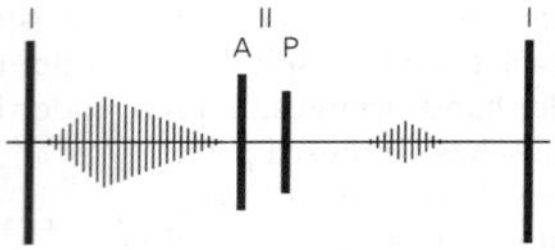

Auskultation	EKG	Röntgen
1. HT o. B., 2. HT singulär und betont, Herzgeräusch kann fehlen; uncharakteristisches Systolikum oder abhängig von Begleitfehlbildungen (VSD, PS, PDA)	Rechtslagetyp, P dextrocardiale, zunächst physiologische RVH, dann pathologische RVH mit Erregungsrückbildungsstörungen rechts bei VSD: BVH bei PS: LVH	Zunächst normal großes Herz, oft „eiförmig", dann Größenzunahme; LGZ normal bis gering vermehrt
1. HT o. B.; 2. HT bei großem Defekt breit und fixiert gespalten; niederfrequentes, meist rauhes, spindelförmiges früh- bis mittelsystolisches Geräusch p. m. 2.–3. ICR links parasternal Bei großem Defekt: mittel- bis tieffrequentes, mesodiastolisches, spindelförmiges Geräusch im 4. ICR linksparasternal	P dextrocardiale, Rechtslagetyp, inkompl., selten kompletter RSB; RVH	Vergrößerter Herzschatten, angehobene und vermehrt gerundete Herzspitze; prominentes Pulmonalissegment, LGZ erhöht

Vitium	Klinischer Befund
Ventrikel-septum-defekt	Bei großem Defekt: Dyspnoe im Säuglingsalter, Herzbuckel, hebende Pulsationen linksparasternal, Herzspitzenstoß nach links verlagert
	Bei mittelgroßem Defekt: systolisches Schwirren im 4.–5. ICR links parasternal;
	Zyanose nach Shuntumkehr

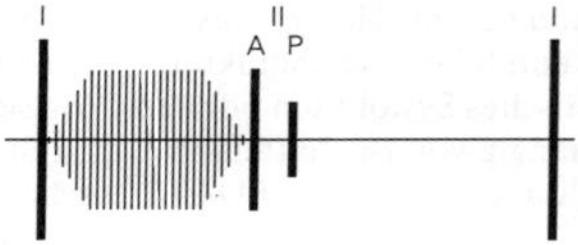

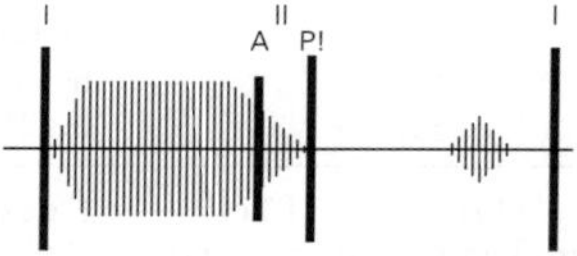

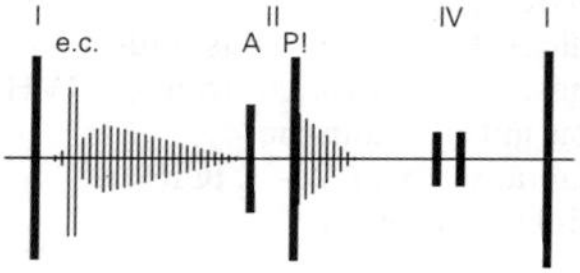

Auskultation	EKG	Röntgen
Kleiner Defekt: kurzes, scharfes, hochfrequentes proto- bis mesosystolisches Geräusch p. m. 3.–4. ICR linksparasternal, Grad 3–4/6	Kleiner Defekt: unauffällig	Kleiner Defekt: normal
Mittelgroßer und großer Defekt: 2. HT atemvariabel gespalten, betonter Pulmonalklappenschluß; lautes hochfrequentes, scharfes, holosystolisches Geräusch p. m. 3.–4. ICR linksparasternal, Grad 4–5/6; evtl. tieffrequentes spindelförmiges Meso- bis Telediastolikum über Herzspitze (Mitralströmungsgeräusch)	Mittelgroßer und großer Defekt: LVH oder BVH, P sinistocardiale	Mittelgroßer und großer Defekt: Herzschatten deutlich nach links vergrößert; große prominente Pulmonalarterie; deutlich vermehrte LGZ
Großer Defekt und pulmonale Hypertonie: 2. HT eng gespalten bzw. singulär; knallend; frühsystolischer Klick, IV. HT im 3.–4. ICR. Leises oder fehlendes Systolikum; weiches frühdiastolisches Decrescendo p. m. 2.–3. ICR linksparasternal (Pulmonalklappeninsuffizienz)	Großer Defekt + pulmonale Hypertonie: RVH oder BVH	Großer Defekt und pulmonale Hypertonie: Abnahme der Herzgröße; prominentes Pulmonalarteriensegment; Kaliber der Pulmonalarterien zur Peripherie hin abnehmend

Vitium	Klinischer Befund	
Atrioventrikulärer Septumdefekt	Dyspnoe und Tachypnoe, periphere Zyanose im Säuglingsalter; zentrale Zyanose bei pulmonaler Hypertonie; deutlicher Herzbuckel; systolisches Schwirren linksparasternal; hebende Pulsationen über beiden Ventrikeln	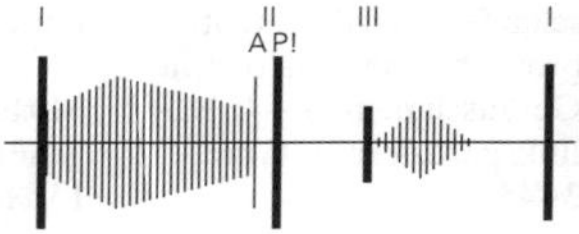
Totale Lungenvenenfehleinmündung	Dys- und Tachypnoe bei Neugeborenen, zunehmende periphere und zentrale Zyanose; hebende Pulsationen linksparasternal	

Auskultation	EKG	Röntgen
Bei partiellem AVSD (Ostium-primum-Defekt): 1. HT normal bis gering betont, 2. HT breit und fixiert gespalten; niederfrequentes, spindelförmiges Systolikum p. m. 2.–3. ICR linksparasternal	Meist überdrehter Linkstyp. AV-Überleitungsstörung, P dextrocardiale und/oder P sinistrocardiale; inkompletter, selten kompletter RSB	Vergrößerter Herzschatten, betonter Vorhofbogen, angehobene Herzspitze, prominentes Pulmonalissegment; LGZ vermehrt
Bei komplettem AVSD: 1. HT betont, 2. HT breit und fixiert gespalten, rauhes systolisches Geräusch p. m. linker unterer Sternalrand → Herzspitze und zum 2.–3. ICR linksparasternal; evtl. rauhes niederfrequentes, mesodiastolisches Geräusch nach 3. HT über 4. ICR links und Herzspitze	RVH oder BVH	
1. HT betont; e.c. bei fehlender Pulmonalvenenobstruktion; 2. HT breit und fixiert gespalten, Herzgeräusch kann bei Neugeborenen fehlen; uncharakteristisches spindelförmiges Systolikum, evtl. meso- bis telediastolisches Strömungsgeräusch (bei fehlender Pulmonalvenenobstruktion)	P dextrocardiale bei fehlender PVO[8] RVH, keine LVH	Ohne PVO: vergrößerter Herzschatten, angehobene Herzspitze, prominentes Pulmonalissegment, vermehrte LGZ Mit PVO: normal großer Herzschatten; vermehrte retikuläre Lungenzeichnung mit milchig-verwaschener Lungenvenenzeichnung, typische „Achter"- oder „Schneemannfigur" beim suprakardialen Typ mit Einmündung in die linke V. anonyma

[8]PVO = Pulmonalvenenobstruktion

Hämodynamischer Schweregrad angeborener Herzfehler (AHF)

Hämodynamischer Schweregrad	Bedeutungslos bis gering	Mäßiggradig	Schwer
AHF			
Aortenstenose	$\Delta p \leqq 30(-50)$ mm Hg	$\Delta p = 50 \rightarrow 80$ mm Hg	$\Delta p \geqq 80$ mm Hg
Aortenisthmusstenose	$\Delta p \leqq 20$ mm Hg	$\Delta p = 20 \rightarrow 50$ mm Hg	$\Delta p \geqq 50$ mm Hg
Pulmonalstenose	$\Delta p \leqq 50$ mm Hg	$\Delta p = 50 \rightarrow 80$ mm Hg	$\Delta p \geqq 80$ mm Hg
ASD	Qp:Qs < 1,5:1	Qp:Qs 1,5 → 2:1	Qp:Qs > 2:1, m PA (↑)
VSD, PDA	Qp:Qs < 1,5:1	Qp:Qs 1,5 → 2:1, m PA (↑)	Qp:Qs > 2:1, m PA ↑ Qp:Qs ↓→, Rp ↑ Qp:Qs < 1, Rp ↑ ↑ (> Rs)
cAVC	–	–	wie VSD
Zyanotische AHF			
–Qp ↓ Rp (↓)	–	$pO_2 > 35$, $SO_2 > 75$	$pO_2 < 35$, $SO_2 < 75$
–Qp ↓ Rp (n → (↑))	–	Qp:Qs < 2:1	Qp:Qs > 2:1
Qp ↓ Rp ↑ ↑	–	–	Qp < Qs, Rp > Rs
Klinik	Herzgeräusch, O	O → Belastbarkeit ↓	Ruhesymptome → HI, Zyanose
EKG	O	O → diskrete Belastungszeichen	pathologisch
Rö-Thorax	O	O → geringe Veränderungen	pathologisch
Echo	O	→ Diagnose + Veränderungen	pathologisch
Blutgasanalyse	O	O → pathologisch	pathologisch

Δp Druckgradienten; ASD Vorhofseptumdefekt; VSD Ventrikelseptumdefekt; PDA Ductus arteriosus Botalli; cAVC kompletter Atrioventrikularkanal; Qp(s), Rp(s) pulmonaler (systemischer) Durchfluß und Widerstand; HI Herzinsuffizienz; SO_2 arterielle Sauerstoffsättigung; pO_2 arterieller Sauerstoffpartialdruck; O nur Herzgeräusch, keine weiteren Symptome

[Singer H (1988) Das Kind mit angeborenem (operiertem oder nicht operiertem) Herzvitium. Anaesth Intensivmed 205:362]

Richtwerte für die hämodynamische Beurteilung des Operationserfolgs bei angeborenen Herzfehlern

[Singer H: Das Kind mit angeborenem (operiertem oder nicht operiertem) Herzvitium. Anästh Intensivmed 205:362 (1988)]

Bewertung/AHF	Sehr gut – gut	Befriedigend	Schlecht
Aortenstenose	$\Delta p \geqq 30$ mm Hg	$\Delta p = 31–50$ mm Hg geringe Aorteninsuffizienz	$\Delta p > 50$ mm Hg erhebliche Aorteninsuffizienz
Aortenisthmusstenose	$\Delta p \leqq 20$ mm Hg RR normal (↑)	$\Delta p > 20$ mm Hg RR ↑	$\Delta p > 30$ mm Hg RR ↑ ↑
Pulmonalstenose	$\Delta p \leqq 20$ mm Hg (± Pulmonalinsuffizienz)	$\Delta p = 21–50$ mm Hg ± Pulmonalinsuffizienz	$\Delta p > 50$ mm Hg ± Pulmonalinsuffizienz
ASD	Qp:Qs = 1:1 (< 1,5:1)	Qp:Qs = 2:1	Qp:Qs > 2:1
VSD	Qp:Qs = 1:1 (< 1,5:1) m PA, Rp normal	Qp:Qs = 2:1 m PA, Rp normal	Qp:Qs > 2:1 m PA ↑, RP ↑ → Rp ↑ ↑
cAVC	Qp:Qs = 1:1 (< 1,5:1)	Qp:Qs = 2:1 ± geringe Mitralinsuffizienz	Qp:Qs > 2:1 ± Mitralinsuffizienz, ± Mitralstenose
PDA	–	–	mPA ↑, Rp ↑ → RP ↑ ↑
Fallot-Tetralogie	Qp:Qs = 1:1 (< 1,5:1) $\Delta p \leqq 20$ mm Hg ± geringe Pulmonalinsuffizienz	Qp:Qs = 1,5:1–2:1 $\Delta p = 21–50$ mm Hg ± mäßige Pulmonalinsuffizienz	Qp:Qs > 2:1(< 1:1) $\Delta p > 50$ mm Hg ± Pulmonalinsuffizienz, Trikuspidalinsuffizienz, Aorteninsuffizienz

Δp Druckgradient; ASD Vorhofseptumdefekt; VSD Ventrikelseptumdefekt; PDA Ductus arteriosus Botalli; cAVC kompletter Atrioventrikularkanal; Qp (s), Rp (s) pulmonaler (systemischer) Durchfluß und Widerstand; mPA pulmonalarterieller Druck

Empfehlungen für die Teilnahme am Schulsport bei Herzerkrankungen

[Nach Jüngst B-K (1990) Beurteilung der körperlichen Belastbarkeit. In: Gutheil H (Hrsg) Herz-Kreislauf-Erkrankungen im Kindes- und Jugendalter. Thieme, Stuttgart]

Keine Teilnahme (Freistellung):

Aortenstenose
Kardiomyopathien mit Einschränkung der kardialen Funktion
Belastungsinduzierte Tachyarrhythmien (QT-Syndrom)
Entzündliche Herzerkrankungen
(bis zu 6 Monaten nach akutem Beginn)

Teilnahme ohne Benotung (Teilfreistellung, Eigenbestimmung):

Zyanotische Herzfehler (Palliativoperation)
Herzfehler mit Eisenmenger-Reaktion
AV-Block 3. Grades
Schrittmacherträger

Teilnahme ohne Belastung durch Spurt und Preßatmung (Teilfreistellung):

Links-rechts-Shunt mit erhöhtem Pulmonalarteriendruck
Pulmonalstenose (auch nach Operation)
Arterielle Hypertonie
Operierte zyanotische Vitien, u. a. Fallot-Tetralogie, Transposition der großen Arterien

Teilnahme ohne Einschränkung:

Komplikationslos operierter ASD, VSD, PDA
Nichtoperationsbedürftige Herzfehler mit Links-rechts-Shunt
Nichtoperationsbedürftige Pulmonalstenose

Shunt-abhängige kongenitale Herzfehler

[Modifiziert nach Singer, H. (1989) Herzerkrankungen im Kindes- und Jugendalter. perimed, Erlangen]

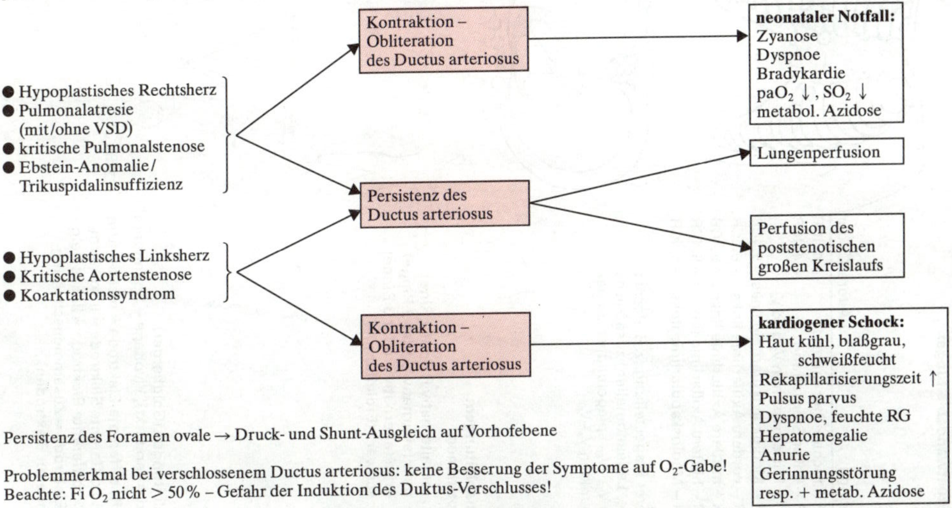

Persistenz des Foramen ovale → Druck- und Shunt-Ausgleich auf Vorhofebene

Problemmerkmal bei verschlossenem Ductus arteriosus: keine Besserung der Symptome auf O_2-Gabe!
Beachte: Fi O_2 nicht > 50 % – Gefahr der Induktion des Duktus-Verschlusses!

Therapeutische Duktus-Persistenz: Prostaglandin E_1 0,01–0,1 µg/kg pro min (Beginn mit 0,05–0,1 µg/kg pro min. Angepaßte Dosisreduktion auf Erhaltungsminimum, wenn pO_2, SO_2 und Diurese ↑. Respirationsbereitschaft/während Transport Beatmung)

Prostaglandinnebenwirkungen: Rhythmusstörungen, Hypotension, Erythem, Ödeme, Fieber, Krampfanfälle, Atemdepression, Hypoglykämie

Unipolare Brustwandableitungen
(Wilson)

Differente Elektrode	Säuglinge	Ältere Kinder
V_1	4. ICR – rechter Sternalrand	– 4. ICR
V_2	4. ICR – linker Sternalrand	– 4. ICR
V_3	Mitte zwischen V_2 und V_4	
V_4	4. ICR – Medioklavikularlinie links	– 5. ICR
V_5	4. ICR – vordere Axillarlinie links	– 5. ICR
V_6	4. ICR – mittlere Axillarlinie links	– 5. ICR
V_7	4. ICR – hintere Axillarlinie links	– 5. ICR
V_8	4. ICR – Medioskapularlinie links	– 5. ICR

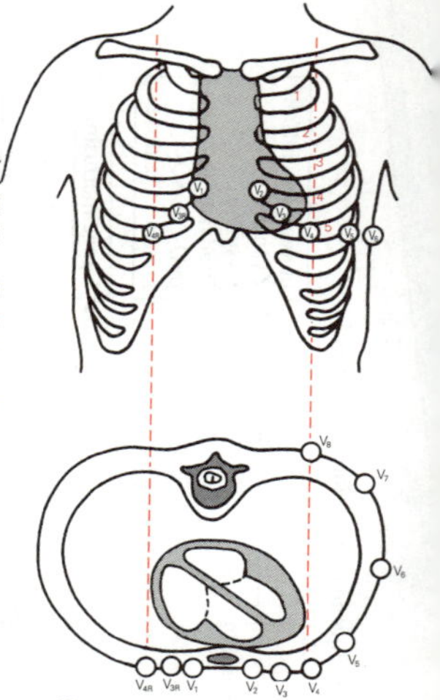

Bei besonderer Fragestellung (z. B. Rechtshypertrophie, Lageanomalien) zusätzliche Ableitungen V_{3R}–V_{8R} spiegelbildlich zu den Ableitungspunkten V_3–V_8.

Extremitätenableitungen:
Elektrodenpositionen:

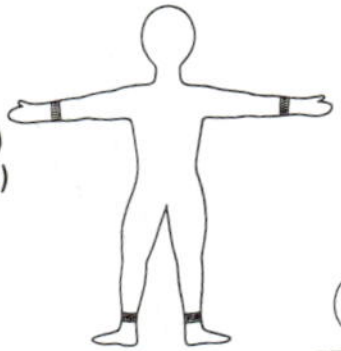

rechter Arm: rot (alternativ R oder 1 Ring)
linker Arm: gelb (alternativ L oder 2 Ringe)
linkes Bein: grün (alternativ F oder 3 Ringe)
rechtes Bein: schwarz (Erdleitung)

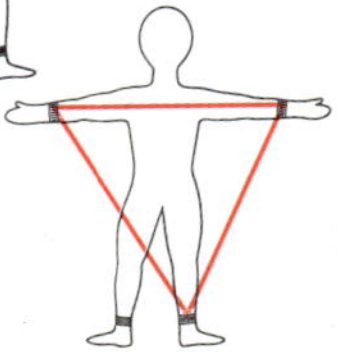

Unipolare Ableitungen (Goldberger)
[a(augmented = verstärkt), V(voltage = Spannung)]

Ableitung **aVR**: differente Elektrode = rechter Arm
Ableitung **aVL**: differente Elektrode = linker Arm
Ableitung **aVF**: differente Elektrode = linkes Bein
(indifferente Elektrode = Zusammenschaltung der beiden anderen Elektroden)

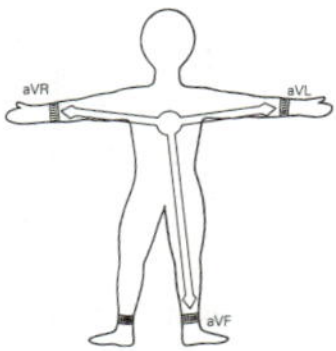

RS-Charakteristika der EKG-Lagetypen

[Nach Gutheil, H. (1989) Kinder-EKG. 4. Aufl. Thieme, Stuttgart]

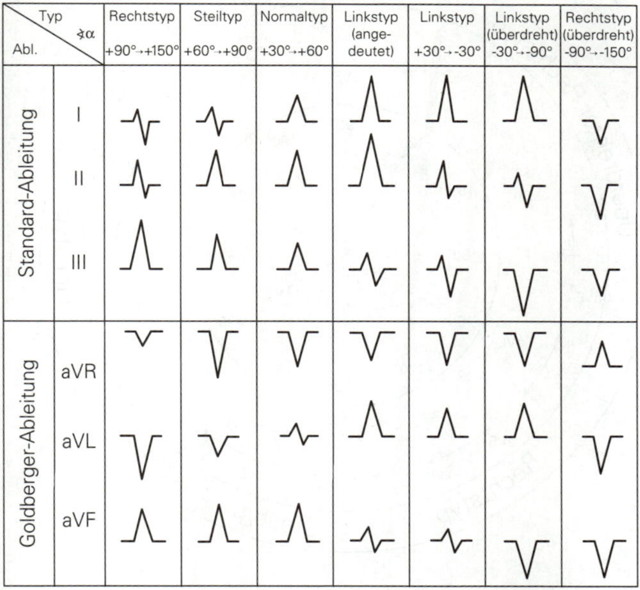

Regeln zur Amplitudenbezeichnung des Kammeranfangsteils (QRS)

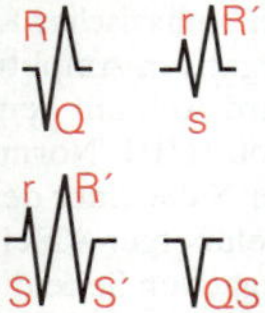

- Die Reihenfolge Q R S ändert sich nicht
- Hohe Amplituden werden mit großen Buchstaben, niedrige mit kleinen benannt
- Erster, nach oben gerichteter (positiver) Ausschlag = r oder R
- Erster nach unten gerichteter (negativer) Ausschlag = q/Q (kommt nur 1x vor)
- Eine 2. Amplitude nach oben = r′oder R′; ihr geht ein s/S voraus und kann ein s′/S′folgen
- 3. Amplitude nach oben = r″/R″, 4. nach unten = s″/S″
- Bei fehlender R-Zacke heißt nur ein negativer Ausschlag qs oder QS

Bestimmung des Lagetyps mit Hilfe des Cabrera-Kreises

Cabrera-Kreis: Parallelverschiebung der Standard- und Goldberger-Ableitungen bis zum gemeinsamen Schnittpunkt (Mittelpunkt des Kreises). Die elektrische Herzachse wird durch die Richtung des Hauptvektors der ventrikulären Erregungsausbreitung bestimmt. α Winkel zwischen dem Hauptvektor des QRS-Komplexes und der Horizontalen. α definiert den Lagetyp.

Cabrera-Kreis

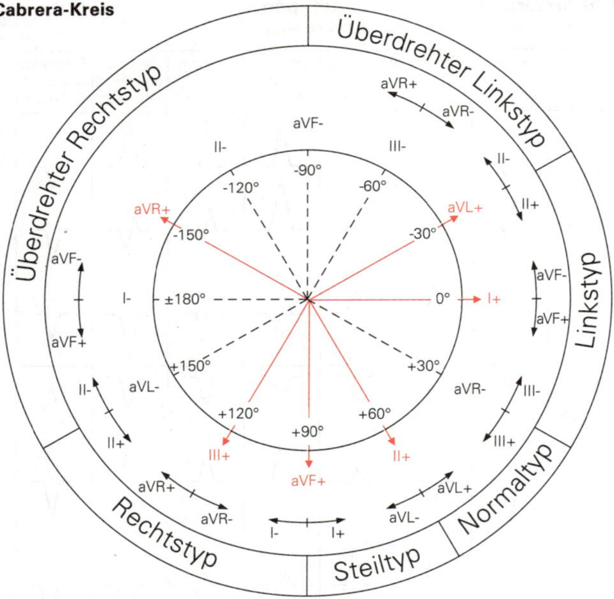

Anwendung: Man beurteile zunächst QRS in der Standard-Abl. I. Überwiegen die positiven Ausschläge, so wird der Hauptvektor rechts der 90°-Achse, bei biphasischer Konfiguration auf oder in der Nähe und bei dominierend negativen Amplituden links der 90°-Achse liegen. Dann suche man die Standard-Abl. mit dem größten positiven Ausschlag: Rechtstyp Abl. III, Steiltyp Abl. II/III, Normaltyp Abl. II, Linkstyp Abl. I. Der Vektor wird auf oder in der Nähe einer der gezeichneten Achsen (= parallelverschobene Standard-/Goldberger-Ableitungen) liegen. Jeder Achse sind auf der positiven und negativen Seite die korrespondierenden Ableitungen mit der Entscheidung „überwiegend positiv/negativ" zugeordnet (kurze Ringpfeile), die eine Zuweisung der elektrischen Achse (Hauptvektor QRS) ermöglichen.
Beispiel: In Abl. I QRS negativ, in Abl. III hoch positiv: siehe Vektor $\alpha = +120°$. Ist QRS in aVR mehr positiv, wird $\alpha > 120°$ sein, im entgegengesetzten Fall $\alpha < 120°$, jedoch $> 90°$.

Altersabhängiger Normbereich für verschiedene Zeitwerte im EKG

Alter	Herzfrequenz (1/min)	P-Dauer in Ableitung I–III	PQ-Intervall in Ableitung I–III	QRS-Dauer	QR-Zeit	
					in V_1	in V_6
0– 2 Mon.	100–180	0,05–0,07	0,08–0,12	0,04–0,08	0,01–0,03	0,01–0,03
2– 5 Mon.	100–180	0,06–0,07	0,08–0,12	0,04–0,08	0,01–0,03	0,02–0,03
6–12 Mon.	100–180	0,06–0,07	0,09–0,13	0,04–0,08	0,01–0,02	0,02–0,03
2– 3 Jahre	100–180	0,05–0,07	0,09–0,15	0,04–0,08	0,01–0,03	0,01–0,04
4– 6 Jahre	60–150	0,06–0,08	0,09–0,15	0,05–0,09	0,01–0,03	0,02–0,04
7–10 Jahre	60–130	0,06–0,08	0,10–0,18	0,05–0,09	0,01–0,03	0,02–0,04
11–16 Jahre	50–100	0,06–0,08	0,12–0,19	0,05–0,10	0,01–0,02	0,02–0,04

Quellen der Normalwerte:

Garson A, Gillette PC, McNamara DG (1980) A Guide to Cardiac Dysrhythmias in Children. Grune & Stratton, New York

Stoermer J, Heck W (1971) Pädiatrischer EKG-Atlas, 2. Aufl. Thieme, Stuttgart

Relative und frequenzkorrigierte QT-Dauer

[Beide Tabellen aus Heinecker R (1986) EKG in Praxis und Klinik, 12. Aufl. Thieme, Stuttgart]

Ermittlung der relativen QT-Dauer aus Periodendauer (R-R) bzw. Herzfrequenz und gemessener QT-Dauer (in s)

Normbereich der relativen QT-Dauer: 90 – ca. 115 %

Periodendauer (R-R- oder P-P-Abstand) (in s)	Frequenz	Relative QT-Dauer (in Prozent) 80 %	90 %	100 %	110 %	120 %	130 %	140 %
1,50	**40**	0,37	0,42	**0,47**	0,51	0,57	–	QT-Dauer
1,32	**45**	0,35	0,39	**0,44**	0,48	0,53	0,57	(in s)
1,20	**50**	0,33	0,37	**0,42**	0,46	0,50	0,54	–
1,10	**55**	0,32	0,36	**0,40**	0,44	0,48	0,52	0,56
1,00	**60**	0,31	0,35	**0,38**	0,42	0,46	0,50	0,53
0,92	**65**	0,30	0,33	**0,37**	0,41	0,44	0,48	0,52
0,86	**70**	0,29	0,32	**0,36**	0,39	0,43	0,47	0,50
0,80	**75**	0,27	0,31	**0,35**	0,38	0,41	0,45	0,48
0,75	**80**	0,27	0,30	**0,34**	0,37	0,40	0,44	0,47
0,71	**85**	0,26	0,29	**0,33**	0,36	0,39	0,43	0,46
0,67	**90**	0,25	0,29	**0,32**	0,35	0,38	0,42	0,45
0,63	**95**	0,25	0,28	**0,31**	0,34	0,37	0,41	0,43
0,60	**100**	0,24	0,27	**0,30**	0,33	0,36	0,39	0,42
0,55	**110**	0,23	0,26	**0,29**	0,32	0,35	0,38	0,41
0,50	**120**	0,22	0,25	**0,28**	0,30	0,33	0,36	0,39
0,46	**130**	0,21	0,24	**0,27**	0,29	0,32	0,34	0,37
0,43	**140**	0,21	0,23	**0,26**	0,28	0,31	0,33	0,36
0,40	**150**	0,20	0,22	**0,25**	0,27	0,30	0,32	0,35
0,38	**160**	–	0,22	**0,24**	0,26	0,29	0,31	0,34
0,33	**180**	–	0,20	**0,23**	0,25	0,27	0,30	0,32

Ermittlung der frequenzkorrigierten QTc-Dauer aus Periodendauer (R-R) bzw. Herzfrequenz und gemessener QT-Dauer (in s)

Normbereich der QTc-Dauer: 0,35–0,43

Berechnung nach der Formel von Bazett: $QTc = QT/\sqrt{60/f}$ bzw. $QT/\sqrt{R\text{-}R}$

R-R (s)	**f (/min)**	**Gemessene Qt-Dauer (s)** 0,20	0,25	0,30	0,35	0,40	0,45	0,50	0,55	0,60
1,50	40	0,16	0,20	0,25	0,29	0,33	0,37	0,41	0,45	0,49
1,32	45	0,17	0,22	0,26	0,31	0,35	0,39	0,44	0,48	0,52
1,20	50	0,18	0,23	0,27	0,32	0,37	0,41	0,46	0,50	0,55
1,10	55	0,19	0,24	0,29	0,33	0,38	0,43	0,48	0,52	0,57
1,00	60	0,20	0,25	0,30	0,35	0,40	0,45	0,50	0,55	0,60
0,92	65	0,21	0,26	0,31	0,37	0,42	0,47	0,52	0,57	0,63
0,86	70	0,22	0,27	0,32	0,38	0,43	0,49	0,54	0,59	0,65
0,80	75	0,22	0,28	0,34	0,39	0,45	0,50	0,56	0,62	0,67
0,75	80	0,23	0,29	0,35	0,40	0,46	0,52	0,58	0,64	0,69
0,71	85	0,24	0,30	0,36	0,42	0,47	0,53	0,59	0,65	0,71
0,67	90	0,24	0,31	0,37	0,43	0,49	0,55	0,61	0,67	0,73
0,63	95	0,25	0,32	0,38	0,44	0,50	0,57	0,63	0,69	0,76
0,60	100	0,26	0,32	0,39	0,45	0,52	0,58	0,65	0,71	0,78
0,55	110	0,27	0,34	0,41	0,47	0,54	0,61	0,67	0,74	0,81
0,50	120	0,28	0,35	0,42	0,50	0,57	0,64	0,71	0,78	0,85
0,46	130	0,30	0,37	0,44	0,52	0,59	0,66	0,74	0,81	0,89
0,43	140	0,31	0,38	0,46	0,53	0,61	0,69	0,76	0,84	0,92
0,40	150	0,32	0,40	0,47	0,55	0,63	0,71	0,79	0,87	0,95
0,38	160	0,32	0,41	0,49	0,57	0,65	0,73	0,81	0,89	0,97
0,33	180	0,35	0,44	0,52	0,61	0,70	0,78	0,87	0,96	1,05

Normalwerte für R:S-Verhältnis und R, S-Amplitude in V_1

	R:S-Verhältnis	Mittel	R-Amplitude	Mittel	S-Amplitude	Mittel
0– 1 Mon.	0,5–∞	1,5	4–25	15	0–20	10
2– 3 Mon.	0,3–10	1,5	2–20	11	1–18	7
4–12 Mon.	0,3–4	1,2	3–20	10	1–16	8
1– 3 Jahre	0,3–1,5	0,8	1–18	9	1–27	13
4– 8 Jahre	0,1–1,5	0,7	1–18	7	1–30	14
9–11 Jahre	0,1–1,0	0,5	1–16	6	1–26	16
12–16 Jahre	0 –1,0	0,3	1–16	5	1–23	14
> 16 Jahre	0 –1,0	0,3	1–14	3	1–23	10

Garson A, Gillette P, McNamara DG (1980) A Guide to Cardiac Dysrhythmias in Children. Grune & Stratton, New York.

Normalwerte für R:S-Verhältnis und R, S-Amplitude in V_6

	R:S-Verhältnis	Mittel	R-Amplitude	Mittel	S-Amplitude	Mittel
0– 1 Mon.	0,1–∞	2	1–21	6	0–12	4
2– 3 Mon.	1,5–∞	4	3–20	10	0– 6	2
4–12 Mon.	2,0–∞	6	6–20	13	0– 4	2
1– 3 Jahre	3,0–∞	20	3–24	12	0– 4	2
4– 8 Jahre	2,0–∞	20	4–24	13	0– 4	1
9–11 Jahre	4,0–∞	20	4–24	14	0– 4	1
12–16 Jahre	2,0–∞	9	4–22	14	0– 5	1
> 16 Jahre	2,0–∞	9	4–21	10	0– 6	1

Garson A, Gillette P, McNamara DG (1980) A Guide to Cardiac Dysrhythmias in Children. Grune & Stratton, New York.

EKG-Kriterien für rechtsventrikuläre Hypertrophie (RVH)

Rechtstyp/überdrehter Rechtstyp
R' in aVR erhöht
R-Amplitude in V_1, V_2 erhöht
rsR'-Form in V_{4r}, V_{3r} oder V_1
Verspätung des oberen Umschlagpunkts (oUP) in V_1 (> 0,04 s)
Q-Zacke in V_1 (qR oder qRs)
S-Amplitude in V_6 vertieft
R/S-Verhältnis zugunsten des rechten Ventrikels verschoben
Summe $RV_1 + SV_6 > 3$ mV (Sokolow-Index)
Summe $SV_1 + RV_6 < 5$ mV
Positive T-Welle nach dem 5. Lebenstag in V_{4r}, V_{3r} oder V_1
Diskordant negative T-Welle oder ST-Senkung in späterem Alter
Indirektes Zeichen: P dextrocardiale

EKG-Kriterien für linksventrikuläre Hypertrophie (LVH)

Linkstyp/überdrehter Linkstyp
Summe $R_I + S_{III} > 2,5$ mV
S-Amplitude in V_1, V_2 vertieft
R-Amplitude in V_5, V_6 erhöht
Verspätung des oberen Umschlagpunkts in V_6 > 0,04 s bei Säuglingen,
> 0,05 s im Kindesalter
Breite, tiefe Q-Zacken (> 0,04 mV) in V_6 (bei Volumenbelastung)
R in V_6 > R in V_5
R/S-Verhältnis zugunsten des linken Ventrikels verschoben
Verschiebung der Übergangszone nach rechts
Sokolow-Index: $RV_6 + SV_1 > 5,0$ mV
$RV_5 + SV_1 > 4,0$ mV bei Säuglingen,
> 6,0 mV im Kindesalter
Hohe, spitze T-Welle in V_6 (bei Volumenbelastung)
T-Welle in V_5, V_6 diskordant negativ mit gesenkter ST-Strecke (> 0,1 mV) bei positiver T-Welle in V_1, V_2
Indirektes Zeichen: P sinistrocardiale

EKG-Kriterien für biventrikuläre Hypertrophie

Sichere Zeichen sowohl der RVH als auch der LVH

Sichere Zeichen der RVH mit einzelnen LVH-Zeichen
Linkstyp
R in V_5, V_6 erhöht
R > S in V_1 bzw. S > R in V_6
Q in V_6 > 2 mm
oUP in V_6 normal oder verspätet
R- bzw. S-Amplitude gleich groß in V_2–V_4 (Katz-Wachtel-Phänomen)
R = S in mehr als der Hälfte der Extremitätenableitungen
Übergangszone stark nach rechts verschoben

Sichere Zeichen der LVH mit einzelnen RVH-Zeichen
Rechtstyp
Inkompletter Rechtsschenkelblock bzw. oUP verspätet in V_1
Differenz (oUP in V_6) – (oUP in V_1) = positiv
Übergangszone stark nach links verschoben

Rechtsvolumenbelastung im EKG

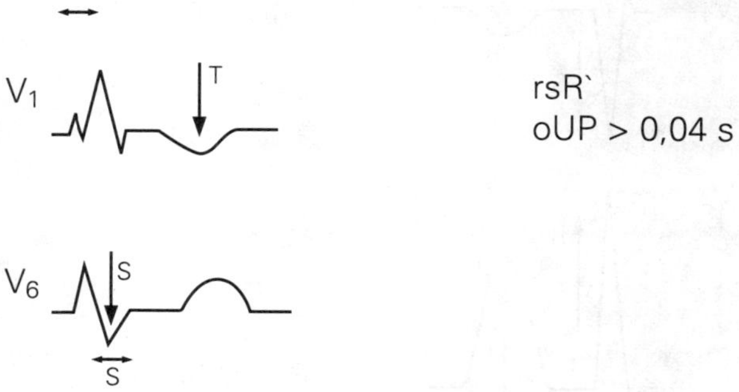

Rechtsdruckbelastung im EKG

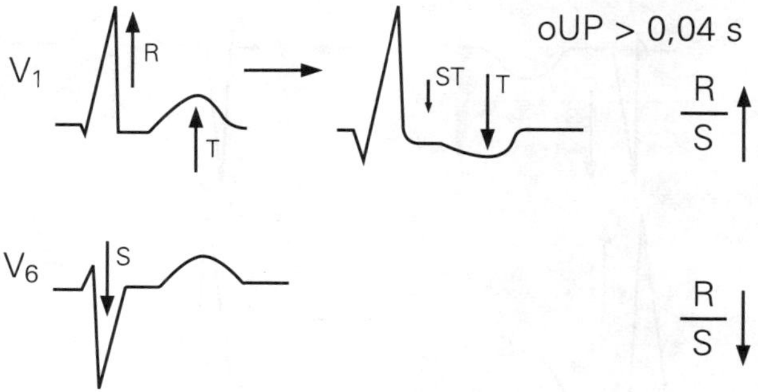

Linksvolumenbelastung

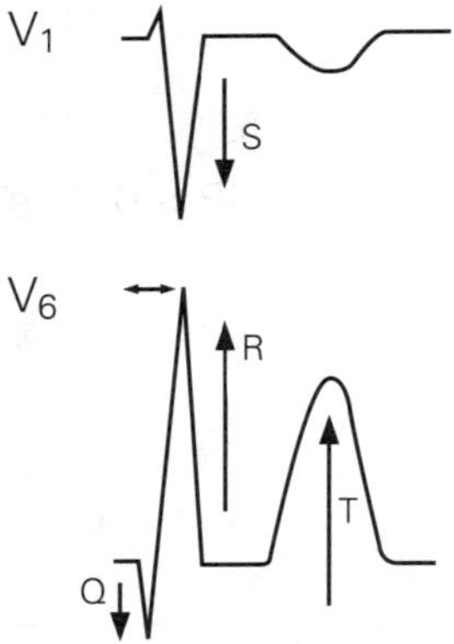

P sinistroatriale

oUP > 0,05 s

Q > 0,04 mV

Linksdruckbelastung im EKG

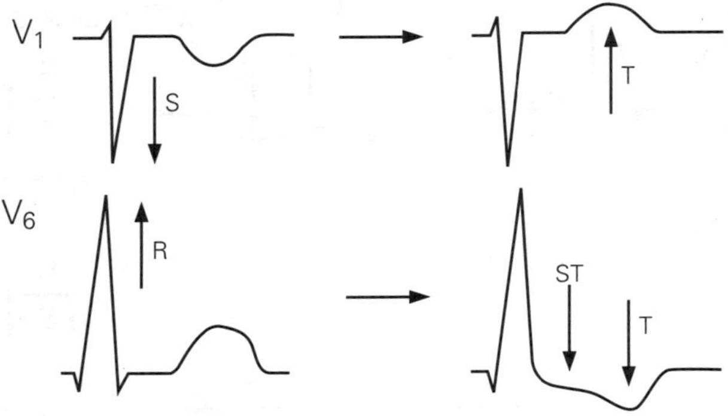

Kriterien der Vorhofhypertrophie

Hypertrophie der Vorhöfe führt im EKG zu Erhöhung von Amplitude und/oder Dauer der P-Welle

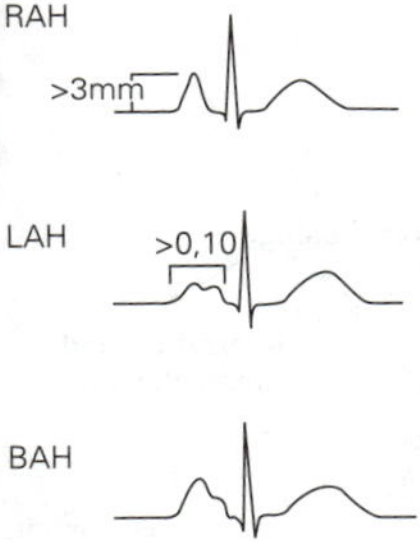

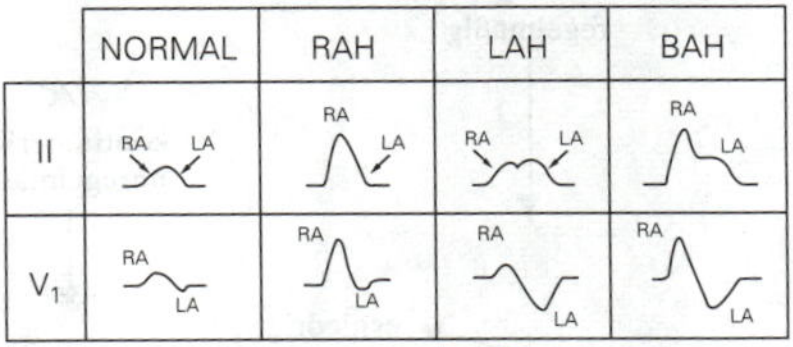

	RAH	LAH	BAH
Bezeichnung	P dextrocardiale	P sinistrocardiale	P cardiale
Vorkommen	Trikuspidalatresie, -stenose, -insuffizienz; Pulmonalstenose; Ebstein-Anomalie	Mitralstenose oder -insuffizienz; ausgeprägte Hypertrophie des linken Ventrikels; manchmal bei PDA oder VSD	kombinierter Mitralfehler; großer ASD
P-Amplitude	erhöht (> 0,3 mV) in II, III, aVF, rechtsbetont in V_1, V_2	normal linksbetont in V_1, V_2	erhöht in II, III, aVF deutlich biphasisch in V_1, V_2
P-Dauer	normal	verlängert (> 0,1 s) in I, II, aVL, V_5, V_6	verlängert (> 0,1 s) in I, aVL, V_5, V_6
PQ-Dauer	normal	verkürzt	verkürzt

RAH rechtsatriale Hypertrophie; LAH linksatriale Hypertrophie; BAH biatriale Hypertrophie

Schematisches Vorgehen zur Diagnostik von Herzrhythmusstörungen im EKG

[Nach Garson A, Gillette PC, McNamara DG (1980) A Guide to Cardiac Dysrhythmias in Children. Grune & Stratton, New York]

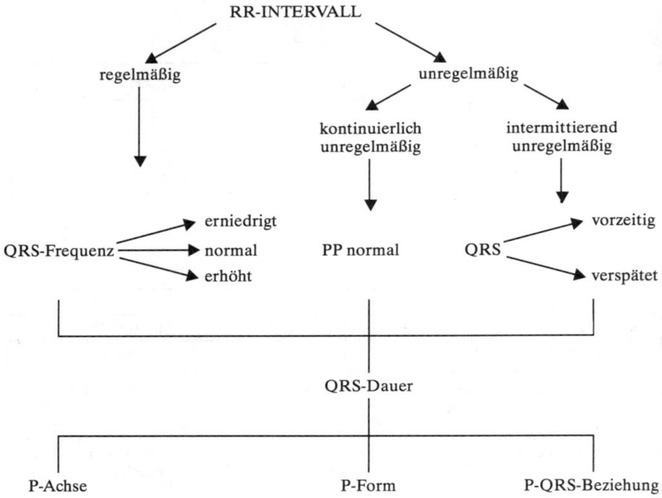

Rhythmusstörungen

Ursachen von Herzrhythmusstörungen

Kardial	Extrakardial
Herzfehler (prä-, postoperativ)	Intoxikationen
Infektionen (Myokarditis)	Elektrolytstörungen
Kardiomyopathien	Hypoxie/Azidose
Herztumoren	Endokrine Erkrankungen
Präexzitationssyndrome	Speicherkrankheiten
QT-Syndrom	Muskeldystrophie
Sehr häufig: „idiopathisch"	

Die Entstehung eines Notfalls durch Rhythmusstörungen wird begünstigt durch:

1. nichtkardiale Begleiterkrankungen
   - Elektrolytstörungen
   - Azidose
   - Hypoxie
   - Anämie
   - Hypovolämie
   - Pharmaka

2. kardiale Störungen um so mehr, je
   - schwerer die Grunderkrankung
   - schlechter die Herzfunktion (unabhängig von der Rhythmusstörung)
   - höher oder tiefer die Herzfrequenz
   - länger die Arrhythmie anhält

Erkrankungen, bei denen Rhythmusstörungen ein großes Notfallpotential haben

Herzklappenfehler, z. B. Mitralstenose, Aortenstenose
Obstruktive und dilatative Kardiomyopathie
Akute Myokarditis
Endokarditis
Hypokaliämie

Erkrankungen, bei denen Rhythmusstörungen ein relativ geringes Notfallpotential haben

WPW-Syndrom
Hyperthyreose
Mitralklappenprolaps

Supraventrikuläre Tachykardie (SVT)

Symptome: Hohe Pulsfrequenz; Unruhe; Blässe; Erbrechen; evtl. Herzinsuffizienzzeichen und Kreislaufzentralisation; ältere Kinder beschreiben Herzklopfen als unangenehm.

EKG: Frequenz 130–300/min;
Kammerkomplexe meist schlank (Ausnahme aberrierende Erregungsleitung)
P-Wellen oft nicht erkennbar; sonst feste Beziehung zum QRS-Komplex

Differentialdiagnose: Sinustachykardie; ventrikuläre Tachykardie; ektope atriale Tachykardie; Vorhofflattern

Therapie:
- Sofortmaßnahme:
  Vagusstimulation durch Valsalva-Manöver; Trinken von eiskaltem Sprudel oder beim Säugling Eisbeutel auf den Kopf (Eiswasserreflex)
- Klinikeinweisung, falls Anfall nach 30 min nicht sistiert!
- Maßnahmen in der Klinik:

beim Säugling:
- Kardioversion mit 2 – max. 4 Ws/kg (immer bei eingetretener Herzinsuffizienz!)
- Schnell-Digitalisierung in 24 h
- Propafenon 0,5–1 mg/kg i.v. in 5 min (max. 3 mg/kg im Anfall)

beim älteren Kind:
- Verapamil 0,1–0,2 mg/kg/ED i.v., maximal 5 mg (cave: Asystolie! Reanimationsbereitschaft!)
- Propafenon (s. o.)
- Ajmalin 0,5 mg/kg/ED i.v., maximal 8 mg/kg/24 h
- keine Digitalisierung bei WPW-Syndrom

Vorhofflattern, -flimmern

Symptome: Herzinsuffizienz bei hoher Kammerfrequenz

EKG:
Flattern: sehr schnelle, regelmäßige, sägezahnartig veränderte Vorhoferregungen mit einer Frequenz von 240 bis >400/min; Grad der AV-Blockierung für Kammerfrequenz entscheidend
Flimmern: sehr schnelle, ungeordnete Vorhoferregungen von kleiner Amplitude mit einer Frequenz von 350–700/min mit unregelmäßiger Überleitung auf die Kammern, absolute Arrhythmie

Differentialdiagnose: paroxysmale atriale Tachykardie mit Block

Therapie:
- Kardioversion, v.a. bei Herzinsuffizienz und hoher Kammerfrequenz
- Digitalisierung
- Verapamil

Ventrikuläre Tachykardie

Symptome: Herzinsuffizienz, Herzklopfen, Brustschmerzen, evtl. Bewußtseinsverlust

EKG: 3 oder mehr aufeinanderfolgende ventrikuläre Extrasystolen;
Frequenz 100–200/min;
Kammerkomplexe verbreitert und deformiert;
P-Welle ohne Verbindung zum QRS-Komplex

Differentialdiagnose: SVT mit aberrierender Erregungsleitung

Therapie:
- falls erforderlich Reanimation mit Herzdruckmassage
- Kardioversion (1–2 Ws/kg)
- Lidocain 1 mg/kg/ED i.v., anschließende Infusion mit 0,5–1,5 mg/kg/h
- Propafenon
- Ajmalin

Kammerflattern, -flimmern

Symptome: klinisch Zeichen des Kreislaufstillstands

EKG: völlig unkoordinierte fibrilläre Zuckungen des Myokards; Frequenz 250–400/min

Therapie:
- sofortige Reanimation mit Beatmung und äußerer Herzmassage
- Defibrillation
- Lidocain mit anschließender Dauerinfusion

Bradyarrhythmien

Symptome: niedrige Pulsfrequenz, Herzinsuffizienz, Adams-Stokes-Anfälle mit Zyanose und Bewußtlosigkeit

EKG: AV-Block 2. und 3. Grades; sinuatrialer Block 3. Grades bzw. Sinusstillstand; Sinusknoten-Syndrom

Therapie:
- Reanimation bei lebensbedrohlichen Zuständen
- Orciprenalin oder Atropin nur zur Zeitüberbrückung
- temporärer transvenöser Schrittmacher (absolut indiziert bei Adams-Stokes-Anfall oder Herzinsuffizienz)

(kritische Kammerfrequenz bei Neugeborenen und Säuglingen <60/min, bei älteren Kindern <40/min)

Sympathomimetika

		Epinephrin (WHO): Adrenalin	Norepinephrin (WHO): Noradrenalin	Dopamin: Niedrige Dosis bis ca. 3 µg/kg/min	Dopamin: Mittlere Dosis ca. 2–7,5 (10) µg/kg/min	Dopamin: Hohe Dosis ca. ab 7,5 (10) µg/kg/min	Dobutamin	Isoprenalin (WHO): Isoproterenol
Hauptwirkung auf adrenerge Rezeptoren		α-+β-Stimulator; Kleine Dosen β_2, in großen Dosen überwiegt α	Überwiegend α-Stimulator	α- + β-Stimulator: Dopaminerg	α- + β-Stimulator: β_1	α- + β-Stimulator: α-Stimulation überwiegt	(reiner) β_1-Stimulator	(reiner) $\beta_{(1+2)}$-Stimulator
Kardial β_1	Positiv inotrop (Kontraktilität ↑)	↑ ↑ ↑	↑ (↑)	+/–	↑ ↑	↑ ↑ ↑	↑ ↑ ↑	↑ ↑ ↑
	Positiv chronotrop	↑ ↑ ↑	↑	+/–	↑	↑ ↑	+/–	↑ ↑ ↑
	Positiv dromotrop (AV-Überleitungszeit ↓)	↑ ↑ ↑	↑	+/–	↑	↑ ↑	+/–	↑ ↑ ↑
Peripher α	**Vasokonstriktion** (periph. Arteriolen, Venen, renal, gering auch koronar)	Große Dosen ↑ ↑ ↑	↑ ↑ ↑	+/–	↑	↑ ↑ ↑	Unter ca. 7,5 µg/kg/min ↑	+/–
β_2	**Vasodilatation** Bronchodilatation	Kleine Dosen ↑	+/–	+/–	+/–	+/–	Ab ca. 7,5 µg/kg/min ↑	(Muskelgefäße) ↑ ↑ ↑
Dopaminerg	Vasodilatation in Niere (Durchblutung ↑, Na-Ausscheidung ↑), Splanchnikusgebiet	↓	↓	↑ ↑	↑	↓	+/–	+/–
Cardiac output		↑ ↑	+/–	+/–	↑	↑ ↑	↑ ↑ ↑	↑ ↑ ↑
Herzfrequenz		↑ ↑	+/– bis ↑	+/– bis ↑	↑	↑ (↑)	+/–	↑ ↑ ↑
Heterotope Erregungsbildung (Rhythmusstörung)		↑ ↑	↑	+/–	↑	↑ (↑)	+/–; ab 10 µg/kg/min ↑	↑ ↑ ↑

Blutdruck	Systolisch	↑ ↑	↑ ↑ ↑	+/−	↑ ↑	↑ ↑ ↑	+/− bis ↑	+/−
	Diastolisch	Kleine Dosen ↓ Große Dosen ↑	↑ ↑	↓	↓ bis +/−	↑	+/− bis ↓	↓
	Mitteldruck	Kleine Dosen ↓ Große Dosen ↑	↑ ↑	+/−	+/−	↑ ↑	+/− bis ↓	↓
Linksventrikulärer enddiastolischer Druck		+/−	+/−	+/−	+/− bis ↑	↑	↓	↓
Peripherer Gesamtwiderstand		Kleine Dosen ↓ Große Dosen ↑	↑ ↑ ↑ ab 0,3 µg/kg/min	↓	+/− bis ↑	↑ ↑	↑ (auch hohe Dosen)	↓
Gesamtwiderstand Lungenkreislauf		Große Dosen ↑	↑ ↑ ab 0,3 µg/kg/min	↓	+/− bis ↑	↑ ↑	↓	↓ (↓)
Myokardialer O_2-Verbrauch		↑ ↑	↑	+/−	↑	↑ ↑	↓	↑ ↑ ↑
Koronarperfusion		↑	↑	+/−	+/−	↑	↑ (↑)	↓ bis +/−
Bevorzugt eingesetzt bei		Reanimation, Kammerstillstand, anaphylaktischer Schock	Low output mit sehr niedrigem Blutdruck (peripherer Widerstand ↓)	Verbesserung Nierenfunktion im Schock			Am meisten Kardioselektivität, auch in hohen Dosen wenig periph. Effekt. Mittel der Wahl: kardiogener Schock evtl. mit Dopamin bzw. Vasodilatanzien (Nitroprussidnatrium) sinnvoll zu kombinieren	(Bradykarde Rhythmusstörung, rechtsventrikuläre Funktionseinschränkung) Bronchospasmus
Empfohlene Dosierung **Initialdosis**		0,01–0,1 mg/kg (= 0,1–1,0 ml/kg einer 1:10000 Lösung) i.v. oder endotracheal	0,05–1,0 µg/kg/min	1–30 µg/kg/min			2,5–20 µg/kg/min	
Erhaltungsdosis		0,1–0,2 µg/kg/min	0,1–(0,2) µg/kg/min	2–5 (–10) µg/kg/min			2,5–7,5 (-10) µg/kg/min	0,5–2,5 (-5) µg/kg/min

Antiarrhythmika – Indikationen und Dosierungen

Präparategruppe	Beispiele	Indikationen	Dosis oral	i.v. Einzeldosis	DTI
Klasse I (Lokalanästhetika)	Chinidin	Vorhofflimmern/-flattern, SVT[1] (VES[2], VT[3])	15–60 mg/kg tägl. in 4 Dosen	–	–
Ia (Refraktärzeit erhöht)	Ajmalin (oral: Prajmaliumbitartrat)	SVT (VES)	1. Tag 1,5 mg/kg, dann 1 mg/kg tägl.	0,5–1–2 mg/kg	1 mg/kg pro h (max. 2000 mg/24 h)
	Disopyramid	SVT, Vorhofflimmern/-flattern, VES, VT	1–3 mg/kg pro ED[4] alle 6 h	0,5 mg/kg über 5 min max. 4mal (mindestens 5 min Zwischenraum)	sofort (max. 30 min nach der Bolusgabe) 1 mg/kg pro h, nach 3 h auf 0,4 mg/kg pro h reduzieren
Ib (Refraktärzeit erniedrigt)	Lidocain	VES, VT	–	1 mg/kg über 5 min	20–50 µg/kg pro min, nach 24 h Dosis halbieren
	Mexiletin	VES, VT	2,9–5 mg/kg pro ED alle 8 h	3 mg/kg über 15 min	0,5 mg/kg pro h, max. 12 h
	Phenytoin	VES, VT Digitalisintoxikation	1. Tag 16 mg/kg tägl. in 4 Dosen, dann 5–6 mg/kg tägl. in 2 Dosen	15 mg/kg über 1 h (alle 5 min 1/12 der Dosis)	10–12 mg/kg über 12–24 h
Ic (Refraktärzeit unverändert)	Flecainid	VES, VT, Tachykardie bei WPW, AV-Knoten-Tachykardie, atriale ektope Tachykardie	100–225 mg/m² KO tägl. in 2–3 Dosen	1 mg/kg langsam i.v. evtl. nach 15–20 min 0,5 mg/kg nachgeben 1–2 mg/kg alle 8–12 h langsam i.v.	4 mg/kg tägl.
	Propafenon	Tachykardie bei WPW, VES, VT AV-Knoten-Tachykardie	3 Tage 15–18, dann 10–12 mg/kg tägl. in 3–4 Dosen	0,5–1 mg/kg „Stottertherapie“: 0,2 mg/kg alle 10 min (max. 2 mg/kg)	4–7 µg/kg pro min

Klasse II (Betarezeptorenblocker)	Propranolol	SVT, VT, Long-QT-Syndrom, Sinustachykardie bei Hyperthyreose	1–5 mg/kg tägl. in 4 Dosen	0,05–0,1 (–0,15) mg/kg langsam i.v.	–
Klasse III (primäre Verlängerung der Refraktärzeit)	Amiodarone	therapierefraktäre lebensbedrohliche SVES[5], SVT, VES, VT. 1. Wahl bei angeborener AV-Knoten-Tachykardie	für 10 Tage 10 mg/kg tägl. in 2 Dosen, dann 5 mg/kg tägl. in 1 Dosis, dann möglichst weiter reduzieren	1 mg/kg alle 10 min 10mal wiederholen, nach 12 h evtl. wiederholen	–
	Sotalol (auch Klasse II – Wirkung)	WPW[6], VES, Vorhofflimmern	90–200 mg/m² KO tägl. in 2 Dosen	0,25–1–max. 1,5 mg/kg über 5–15 min	–
Klasse IV (Kalzium-antagonisten)	Verapamil	SVT (nach 1. Lebensjahr, nicht zusammen mit β-Blockern)	2–7 mg/kg tägl. in 3–4 Dosen	0,1–0,15 mg/kg über 3 min, evtl. 1mal wiederholen nach 5 min	0,005 mg/kg pro min
Klasse V (Digitalisglykoside)	Digoxin	SVT (nicht WPW), Tachyarrhythmia absoluta	Gesamt-loading-dose: oral Frühgeborene 20 µg/kg Neugeborene bis 6 Mon. 30 µg/kg >6 Mon. 50 µg/kg davon 50 %, nach 8 h je 1/4, Erhaltungsdosis: 5–10 µg/kg tägl.	3/4 der oralen Dosis	–

Angaben nach: Gillette PC, Garson A (1990) Pediatric Arrhythmias: Elektrophysiology and Pacing. Saunders, Philadelphia-London. Gutheil H, Singer H (1982) Herzrhythmusstörungen im Kindesalter. Thieme, Stuttgart-New York.

[1]SVT supraventrikuläre Tachykardie
[2]VES ventrikuläre Extrasystole
[3]VT ventrikuläre Tachykardie
[4]ED Einzeldosis
[5]SVES supraventrikuläre Extrasystole
[6]WPW Wolff-Parkinson-White-Syndrom

Digitalistherapie

Früh- und Neugeborene erhalten wegen ihrer geringen Toleranz gegenüber Digitalis eine tägliche Dosis von 0,02–0,03 mg/kg KG Methyldigoxin. Nach der 4. Lebenswoche bis etwa zum 12. Lebensjahr beträgt die Vollsättigungsdosis 1,0 mg/m^2 KO. Danach entspricht die Vollsättigungsdosis der bei Erwachsenen (1,0–1,5 mg). Je 50 % der Vollsättigungsdosis werden als 2 Einzeldosen an den ersten beiden Tagen gegeben; 30 % am 3. Tag und 20 % ab dem 4. Tag (vgl. Tabelle). Bei älteren Kindern kann die angegebene Dosis eher etwas unterschritten werden.
Bei oraler Gabe von Digoxin (Lanicor®) oder Azetyldigoxin (Novodigal®) muß die jeweilige Dosis um 20 % gesteigert werden.

Angestrebter Digoxinserumspiegel:

bei Neugeborenen und Säuglingen:	3 (–4) mg/ml	(3,8–5,1 mmol/l)
bei älteren Kindern:	1–2 mg/ml	(1,3–2,6 mmol/l)

Eine erhöhte Digitalisempfindlichkeit besteht bei:
- Früh- und Neugeborenen
- Myokarditis, Kardiomyopathie
- gleichzeitiger Gabe von Kortikosteroiden
- Hypoxie
- Hyperkalzämie
- Hypokalzämie
- eingeschränkter Leber- und Nierenfunktion

Orale Dosierungstabelle für Lanitop. (Ermittelt in den kardiologischen Abteilungen der Universitäts-Kinderkliniken Erlangen, Hamburg, Würzburg und Aachen)

Alter in Jahren	Gewicht in kg	Vollsättigungsdosis in mg	Vollsättigung 1. und 2. Tag je 50 %		3. Tag 30 %		Erhaltung ab 4. Tag 20 %	
			Tropfen pro Tag	Tabl. pro Tag	Tropfen pro Tag	Tabl. pro Tag	Tropfen pro Tag	Tabl. pro Tag
Früh- u.	1	0,02–0,03	1		1		1	
Neuge-	2	0,04–0,06	2		1		1	
borene	3	0,09	3		2		1	
1.–4. Woche	4	0,12	4		3		1	
	3	0,2	7		4		3	
	4	0,23	8		5		3	
	5	0,26	9		5		3	
	6	0,30	11		6		4	
	7	0,34	12		7		5	
	8	0,37	13		8		5	
	9	0,40	15		9		6	
	10	0,43	16		9		6	
1	10,5	0,45	16		10		6	
	11	0,48	18		10		7	
	12	0,5	18		11		7	
2	13	0,55	20		12		8	
	14	0,58	21		13		8	
3	15	0,6	22		13		9	
	16	0,65	24		14		9	
4	17	0,7	26	3	15	2	10	1
	18	0,73	27		16		10	
5	19	0,75	28		16		11	
	20	0,8	30	4	18	2	12	1–2
6	21	0,83	31		18		12	
	22	0,85	31		19		12	
7	23	0,88	33		19		13	
	24	0,9	33		20		13	
8	25	0,95	35		21		14	
	26	0,98	36		22		14	
9	27	1,0	37	5	22	3	15	2
	28	1,05	39		23		15	
10	30	1,1						
	31	1,13						
11	32	1,15						
	34	1,18		6		4		2–3
12	36	1,2						
	38	1,25						
13	40	1,3						
	42	1,32						
14	45	1,4						

1 Tropfen Lanitop = 0,013 mg Metildigoxin
15 Tropfen Lanitop = 0,2 mg Metildigoxin
45 Tropfen Lanitop = 1 ml Liquidum Metildigoxin
1 Tablette Lanitop = 0,1 mg Metildigoxin

Parenterale Dosierungstabelle für Kinder (i.v. und i.m.) für Lanitop.

Alter in Jahren	Gewicht in kg	Vollsättigungsdosis in mg	Vollsättigung 1. und 2. Tag je 50 % ml pro Tag	Vollsättigung 3. Tag 30 % ml pro Tag	Erhaltung ab 4. Tag 20 % ml pro Tag
Früh- u. Neugeborene 1.–4. Woche	1	0,02–0,03	0,1	0,1	0,1
	2	0,04–0,06	0,3	0,1	0,1
	3	0,09	0,4	0,2	0,1
	4	0,12	0,6	0,4	0,2
	3	0,2	1,0	0,6	0,4
	4	0,23	1,1	0,6	0,4
	5	0,26	1,3	0,7	0,5
	6	0,30	1,5	0,9	0,6
	7	0,34	1,7	1,0	0,6
	8	0,37	1,8	1,1	0,7
	9	0,40	2,0	1,2	0,8
	10	0,43	2,1	1,2	0,8
1	10,5	0,45	2,2	1,3	0,9
	11	0,48	2,4	1,4	0,9
	12	0,5	2,5	1,5	1,0
2	13	0,55	2,7	1,6	1,1
	14	0,58	2,9	1,7	1,1
3	15	0,6	3,0	1,8	1,2
	16	0,65	3,2	1,9	1,3
4	17	0,7	3,5	2,1	1,4
	18	0,73	3,6	2,2	1,4
5	19	0,75	3,7	2,2	1,5
	20	0,8	4,0	2,4	1,6
6	21	0,83	4,1	2,4	1,6
	22	0,85	4,2	2,5	1,7
7	23	0,88	4,4	2,6	1,7
	24	0,9	4,5	2,7	1,8
8	25	0,95	4,7	2,8	1,9
	26	0,98	4,9	2,9	1,9
9	27	1,0	5,0	3,0	2,0
	28	1,05	5,2	3,1	2,1
10	30	1,1	5,5	3,3	2,2
	31	1,13	5,6	3,3	2,2
11	32	1,15	5,7	3,4	2,3
	34	1,18	5,9	3,5	2,3
12	36	1,2	6,0	3,6	2,4
	38	1,25	6,2	3,7	2,5
13	40	1,3	6,5	3,9	2,6
	42	1,32	6,7	4,0	2,7
14	45	1,4	7,0	4,2	2,8

1 Ampulle Lanitop zu 2 ml = 0,2 mg Metildigoxin

Die Höhe des Glykosidspiegels ist als alleiniges Kriterium für das Vorliegen einer Intoxikation nicht geeignet, da es schon im therapeutischen Bereich zu toxischen Symptomen kommen kann.

Symptome der Überdosierung bzw. Intoxikation:

gastrointestinal	Übelkeit, Erbrechen, Durchfälle, Bauchschmerzen, Appetitlosigkeit
zerebral	Sehstörungen (Farbensehen, Doppelbilder, Blindheit, Lichtempfindlichkeit); Schwindel, Halluzinationen, Koma, Krampfanfälle, Kopfschmerzen, Neuralgie
kardial	tachykarde und bradykarde Rhythmusstörungen: ventrikuläre Extrasystolen und Tachykardien, Kammerflattern und -flimmern; atriale Tachykardie mit und ohne Blockierung, Vorhofflattern und -flimmern, AV-Blockierung Grad I–III, Knotenersatzrhythmus, Knotentachykardie. *Typisch ist der rasche Wechsel der Rhythmusstörungen!*
Diagnostik:	Blutbild, BZ, BGA, Serumelektrolyte, Harnstoff, Kreatinin. Digitalisspiegel. EKG.

Digitalisinduzierte EKG-Veränderungen:

ektope Reizbildung →
- atriale Extrasystolen
- Vorhoftachykardie
- einfache AV-Dissoziation
- schnelle AV-Knotenrhythmen
- ventrikuläre Extrasystolen (mono-, polytop)
- extrasystolische Salven → Kammerflattern, -flimmern

gehemmte Reizleitung →
- PQ-Zeit-Verlängerung (AV-Block 1. Grades)
- Wenckebach-Periodik (AV-Block 2. Grades)
- totaler AV-Block (3. Grades)

beschleunigte Repolarisation →
- Verkürzung der QT-Zeit (frequenzkorrigiert)
- Abflachung der T-Welle
- Überhöhung der U-Welle (kann mit T verschmelzen)
- diskordante ST-Senkung in I, V_5, V_6, aVL ST-Hebungen in II, V_1–V_3, aVF

Therapie bei Digitalisüberdosierung bzw. -intoxikation:

1. symptomatisch

bei Überdosierung: Digitalis absetzen oder Dosisreduktion;
bei akuter Intoxikation:

- Magenspülung;
- exakte Bilanzierung des Elektrolyt- und Wasserhaushalts;
- Therapie der Rhythmusstörungen:
  - Bradykardie → Atropin; Schrittmacher
  - ventrikuläre Extrasystolie/Tachykardie → Lidocain 2 mg/kg i.v., Phenytoin 5 mg/kg langsam i.v.
  - Kammerflimmern, -flattern → Defibrillation

2. kausal

Digitalis-Antidot (FAB) BM
80 mg Antidot (= 1 Amp.) binden 1 mg Digoxin/Digitoxin
1 Amp. wird in 20 ml NaCl 0,9 % aufgelöst

Wirkung:	Bindung des freien Glykosids
Indikation:	– schwere therapierefraktäre Rhythmusstörung; – Aufnahme einer großen Digitalismenge;
Kontraindikation:	Schafglobulin-Allergie
Nebenwirkungen:	– allergische Reaktion – Sensibilisierung

Dosierung:
Die Dosis richtet sich nach der aufgenommenen Menge! (nicht nach Alter, Körpergewicht, Körperoberfläche etc.)

Erforderliche Antidotmenge in Abhängigkeit von der aufgenommenen Lanitop®-Menge

Lanitop® Tbl.	Tropfen ml	Digoxin-Menge mg	Digitalis-Menge mg	Antidot Amp.
4	0,7	0,4	32	0,4
6	1,0	0,6	48	0,6
8	1,3	0,8	64	0,8
10	1,7	1,0	80	1
14	2,3	1,4	112	1,4
18	3,0	1,8	144	1,8
20	3,3	2,0	160	2
30	5,0	3,0	240	3
40	6,6	4,0	320	4
50	8,3	5,0	400	5

Berechnung bei bekanntem Serumspiegel:

aufgenommene Menge (mg) = (Serumspiegel µg/l): 1000 · Verteilungsvolumen (l/kg) · Körpergewicht (kg)
[Verteilungsvolumen ist abhängig vom verwendeten Glykosid und zeigt außerdem erhebliche interindividuelle Schwankungen. V_D für Digoxin = 5,1–17,1; für Digitoxin 0,46–1,1 l/kg]

Durchführung:

a) Vortestung

intrakutan: 0,1 ml der verd. FAB-Lösung + 0,4 ml NaCl 0,9 %, davon 0,1 ml intrakutan injizieren (Unterarminnenseite)

konjunktival: 1 Tropfen der verd. Lösung in Konjunktivalsack.

b) Infusion

errechnete Menge als Kurzinfusion in ca. 1/2 h infundieren;
(auch bei Rückbildung der Symptome gesamte Menge infundieren).
Bei Infusionsbeginn auf Schocksymptome achten!

c) Elektrolytkontrollen

Durch Glykosidintoxikation erhöhte Serumkaliumwerte werden durch Antidotgabe gesenkt, so daß eine Hypokaliämie eintreten kann, weshalb regelmäßige Kaliumkontrollen erforderlich sind.

d) Wegen möglicher Sensibilisierung gegen Schafglobuline muß die Gabe von Digitalis-Antidot in den Impfpaß eingetragen werden.

e) Therapieerfolg

Die Rhythmusstörungen bilden sich im allgemeinen 1–3 h nach Therapiebeginn zurück.

EKG-Veränderungen durch Elektrolytstörungen

Normales EKG	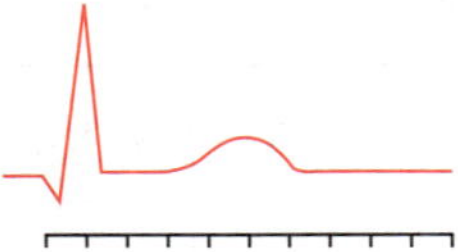	
Hyperkaliämie	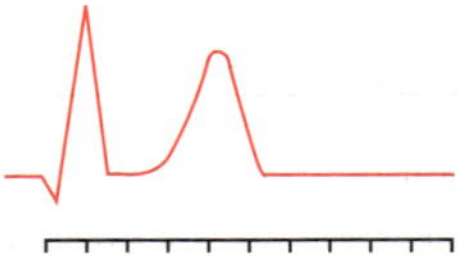	K > 6 mmol/l → schmalbasige Überhöhung der T-Welle K > 7 mmol/l → P-Abflachung, PR-Verlängerung, QRS-Verbreiterung K > 8,5 mmol/l → P verschwindet QRS wird biphasisch bis sinusoidal
Hypokaliämie	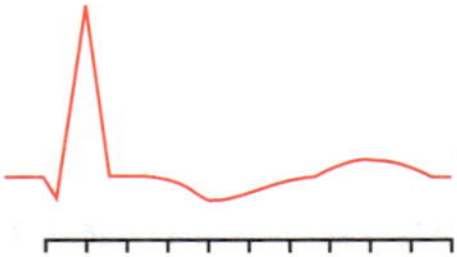	Abflachung bis Negativierung der T-, Betonung der U-Welle, T → U-Verschmelzung
Hyperkalzämie	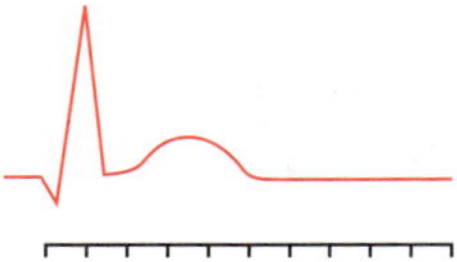	Verkürzung der ST-Strecke und der QT-Zeit
Hypokalzämie	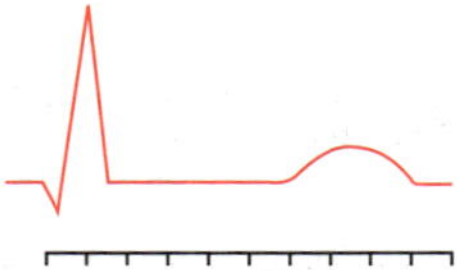	Verlängerung der ST-Strecke und QT-Dauer (T beginnt verspätet)

1. Primäre Kardiomyopathien
Primäre Kardiomyopathien sind Herzmuskelerkrankungen unbekannter Ursache. Nach der WHO-Definition (1980) wird eine Einteilung in eine dilatative Kardiomyopathie (DCM), eine hypertrophe Kardiomyopathie mit und ohne Obstruktion (HOCM, HCM) sowie in eine restriktive Kardiomyopathie (RCM) vorgenommen.

2. Sekundäre Kardiomyopathien
Bei den sekundären Formen handelt es sich um spezifische Herzmuskelerkrankungen verschiedener Ätiologie.
(Vgl. Tabellen nach Lindinger A., in: Gutheil H., Herz-Kreislauf-Erkrankungen im Kindes- und Jugendalter, Thieme, Stuttgart 1990)

Ursachen der sekundären Kardiomyopathien

Hypertrophe Formen

Auftreten im Neugeborenen- und Säuglingsalter:
- mütterlicher Diabetes während der Schwangerschaft (reversibel)
- Frühgeborene nach hohen Katecholamingaben
- Säuglinge nach Langzeitbeatmung mit bronchopulmonaler Dysplasie und pulmonaler Hypertonie
- ACTH-Therapie bei BNS-Krämpfen (reversibel)

Stoffwechselerkrankungen
- Glykogenosen Typ II, III und VIII
- subakute nekrotisierende Enzephalopathie Leigh
- Nesidioblastosen
- α-Galaktosidase-A-Mangel (Morbus Fabry)
- Zytochrom-C-Oxidase-Mangel
- hereditäre mitochondriale Myopathie mit HCM, Katarakt und Laktatazidose

endokrine Erkrankungen
- Akromegalie

neurologische Erkrankungen
- Friedrich-Ataxie

Assoziation mit Syndromen
- LEOPARD-Syndrom (Lentigines-Syndrom)
- Noonan- und Turner-Syndrom

Dilatative Formen

abgelaufene Virusmyokarditis (Enteroviren, Coxsackie B, Mumps, Mycoplasma pneumoniae u.a.)
Bland-White-Garland-Syndrom
Endokardfibroelastose
Noxen (Adriablastin >400 mg/m^2 KO)
Stoffwechselerkrankungen
- Carnitinmangel
- Hämochromatosen (β-Thalassaemia major)
- Mukopolysaccharidosen (M. Hurler)
- lysosomale oder mitochondriale Erkrankungen

Muskeldystrophien
Autoimmunerkrankungen (juvenile chronische Polyarthritis, LE)
arrhythmogenic right ventricular dysplasia (Morbus Uhl)

Synopsis der idiopathischen Formen des Kindes- und Jugendalters

Hypertrophe Form	Hypertrophe, obstruktive Form (HOCM)	Dilatative Form
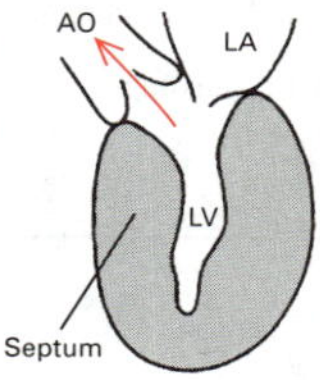	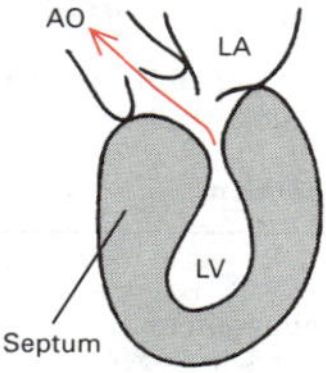	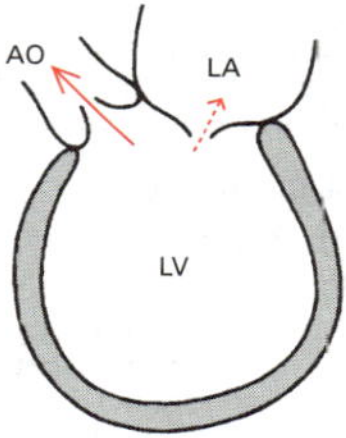
Definition: myokardiale Hypertrophie des linken Ventrikels	idiopathische hypertrophe Subaortenstenose (IHSS) funktionell labil	Dilatation von linkem + rechtem Ventrikel + linkem Vorhof
Histologie: Bizarr gestaltete, hypertrophierte Myokardzellen bilden ungeordnete Gewebestruktur. Kleine Äste der Koronararterien mit verdickter Wand und eingeengtem Lumen. Fibröse Narben im Myokard		
Pathophysiologie: Auswurffraktion ↑ Ventrikelvolumen ↔ ↓ Füllungsdruck ↑ ↑ ↑ Ventrikelpumpleistung ↔		↓ ↓ ↓ ↑ ↑ ↑ ↑ ↓ ↓ ↓
Symptome: (im Kindesalter selten) Säuglinge: Trinkschwäche, Dystrophie; ältere Kinder: verminderte Belastbarkeit, Dyspnoe, Pectangina, bei Rhythmusstörungen		alle Zeichen der Herzinsuffizienz: Trinkschwäche, Dystrophie, Abgeschlagenheit, Tachypnoe, periphere Zyanose, Ödeme
Klinische Zeichen: hebender Spitzenstoß, Systolikum bis 3/6 links parasternal (↑ bei Aufrichten oder Valsalva), häufig III. Herzton		Hepato(spleno)megalie, Systolikum, betonter III. Herzton, feuchte Rasselgeräusche
EKG: Linkshypertrophie / Doppelhypertrophie, pathologische ST-Strecke mit negativer T-Welle, tiefe Q-Amplitude, Schenkelblockbild selten, Rhythmusstörungen (supraventrikuläre / ventrikuläre Extrasystolen, ventrikuläre Tachykardie, Vorhofflattern / -flimmern		Linkshypertrophie, Erregungsrückbildungsstörungen
Echokardiographie: (M-Mode-, 2 D-, Doppler-) Hypertrophie des Ventrikelseptums > linksventrikuläre Hinterwand, schmales Ventrikelkavum, systolische Annäherung des vorderen Mitralsegels an das Ventrikelseptum (proportional zur Obstruktion)		Dilatation des linken Herzens Verkürzungsfraktion (SF) < 25 %
Differentialdiagnose: valvuläre Pulmonal-/Aortenstenose, fibromuskuläre subvalvuläre Aortenstenose		→ Tabelle sekundäre Kardiomyopathien (S. 147)
Therapie: Propranolol 2–5 mg/kg tägl. Verapamil 5–7 mg/kg tägl. Obstruktion + Symptome: septale Myotomie / Myektomie		Digitalis, Diuretika, Vasodilatanzien Sympathomimetika, evtl. Antikoagulanzien, Antiarrhythmika

Altersbezogene Orientierungswerte für Gummimanschetten

Altersstufe	Maße des aufblasbaren Manschettenteils (cm)			
	Arm		Bein	
	Breite	Länge	Breite	Länge
Neugeborene	2,5– 4	5– 9		
Säuglinge	4– 6	10–13	8– 9	20
Kleinkinder	6– 9	13–18	12–14	25
Kinder bis 8 J.	7–10	17–20	14–16	28
Kinder bis 12 J.	10–12	20–24	16–18	30
Jugendliche	12–14	22–26	18–20	32–38

Anmerkungen:
1. Breite des Manschettenteils = 3/4, minimal 2/3 der Oberarmlänge; Länge des Manschettenteils nicht größer als Oberarmumfang.
2. Bei Grenzmaßen die nächstgrößere Manschette wählen.
3. Manschettengröße nicht dem Alter, sondern den Extremitäten anpassen.

Phasen der Blutdruckmessung – Wandel des Korotkow-Geräuschs:

Phase	Geräuschqualität	
K 1	plötzlicher Beginn des klopfenden Geräuschs	→ systolischer Druck
K 2	Klopfgeräusch mit Strömungsgeräusch	
K 3	Intensität der Geräusche ↑	
K 4	Geräusch gedämpft, nicht mehr klopfend	→ diastolischer Druck
K 5	Geräusch verschwindet	→ diastolischer Druck

Anmerkung: Druckablaßgeschwindigkeit 2–3 mm Hg (0,266–0,399 kPa)/s. Wenn K 5 nicht definiert werden kann, gilt der Druck in Phase K 4 als diastolischer Druck (jüngere Kinder).

Definition der Hypertension

[Second Task Force on Blood Pressure Control in Children (1987)]

Normaler Blutdruck → systolische und diastolische Drucke <90. Perzentile, bezogen auf Alter und Geschlecht

Hoch normaler Blutdruck → durchschnittlicher systolischer und/oder diastolischer Druck zwischen 90. und 95. Perzentile bezüglich Alter und Geschlecht

Hypertension → durchschnittliche systolische und/oder diastolische Drucke ≥95. Perzentile, bezogen auf Alter und Geschlecht. Messungen zu wenigstens 3 verschiedenen Gelegenheiten

Blutdruckperzentilen. [Nach Second Task Force on Blood Control in Children (1987)]

Blutdruckperzentilen (mm Hg) männlich

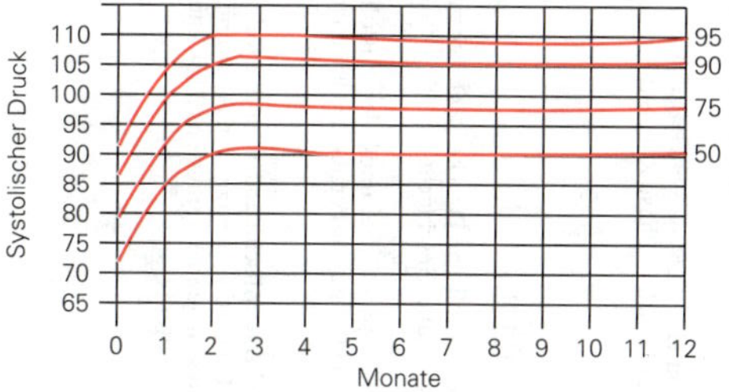

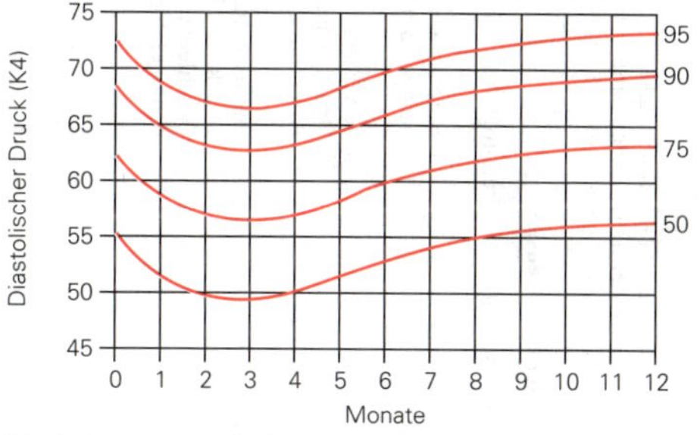

Werte der 90. Perzentile und Körpermaße (cm, kg)

systolisch	87	101	106	106	106	105	105	105	105	105	105	105	105
diastolisch	68	65	63	63	63	65	66	67	68	68	69	69	69
Länge	51	59	63	66	68	70	72	73	74	76	77	78	80
Gewicht	4	4	5	5	6	7	8	9	9	10	10	11	11

Blutdruckperzentilen (mm Hg) weiblich

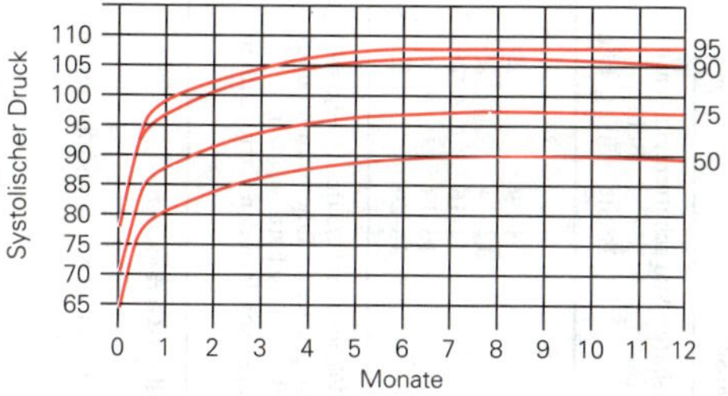

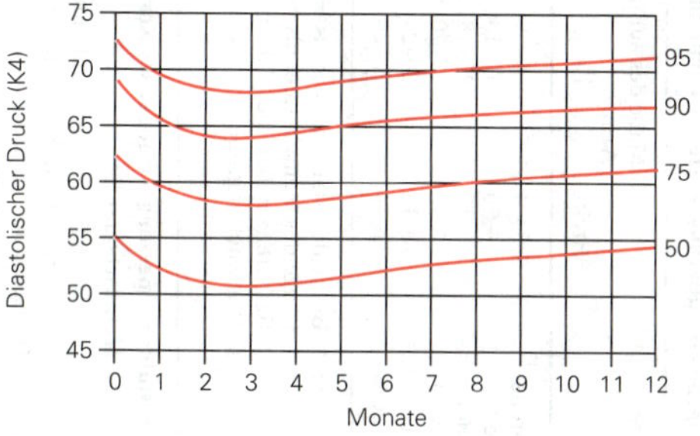

Werte der 90. Perzentile und Körpermaße (cm, kg)

systolisch	76	98	101	104	105	106	106	106	106	106	106	105	105
diastolisch	68	65	64	64	65	66	66	66	67	67	67	67	67
Länge	54	55	56	58	61	63	66	68	70	72	74	75	77
Gewicht	4	4	4	5	5	6	7	8	9	9	10	10	11

Blutdruckperzentilen. [Nach Second Task Force on Blood Control in Children (1987)]

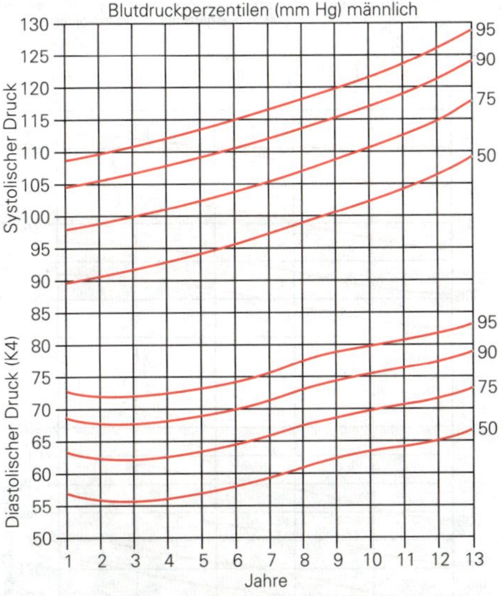

Werte der 90. Perzentile und Körpermaße (cm, kg)

systolisch	105	106	107	108	109	111	112	114	115	117	119	121	124
diastolisch	69	68	68	69	69	70	71	73	74	75	76	77	79
Länge	80	91	100	108	115	122	129	136	141	147	153	159	165
Gewicht	11	14	16	18	22	25	29	34	39	44	50	55	62

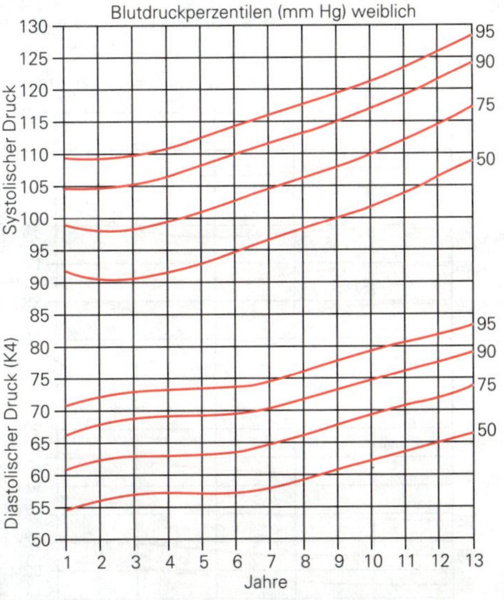

Werte der 90. Perzentile und Körpermaße (cm, kg)

systolisch	105	105	106	107	109	111	112	114	115	117	119	122	124
diastolisch	67	69	69	69	69	70	71	72	74	75	77	78	80
Länge	77	89	98	107	115	122	129	135	142	148	154	160	165
Gewicht	11	13	15	18	22	25	30	35	40	45	51	58	63

Blutdruckperzentilen. [Nach Second Task Force on Blood Control in Children (1987)]

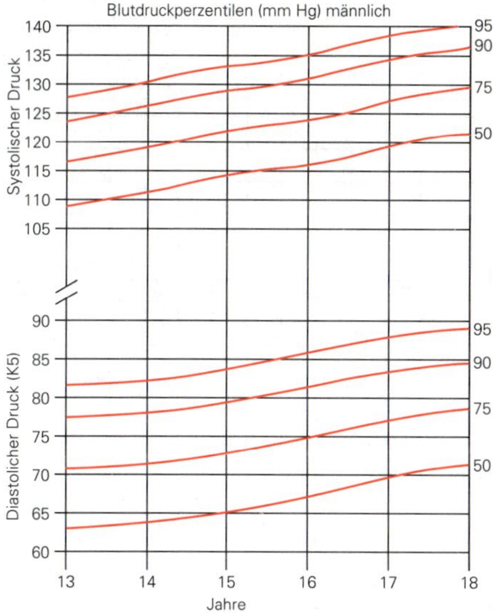

Werte der 90. Perzentile und Körpermaße (cm, kg)

systolisch	124	126	129	131	134	136
diastolisch	77	78	79	81	83	84
Länge	165	172	178	182	184	184
Gewicht	62	68	74	80	84	86

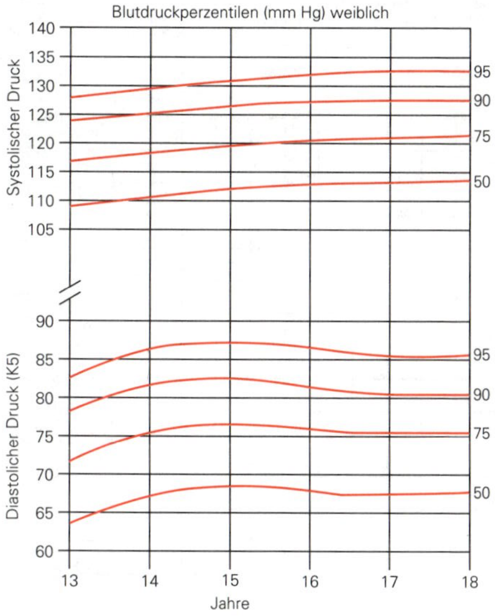

Werte der 90. Perzentile und Körpermaße (cm, kg)

systolisch	124	125	126	127	127	127
diastolisch	78	81	82	81	80	80
Länge	165	168	169	170	170	170
Gewicht	63	67	70	72	73	74

Altersbezogene Klassifikation der Hypertension
[Second Task Force on Blood Pressure Control in Children. Pediatrics 79, 1–25 (1987)]

Alter	**Signifikante Hypertension** systolisch/diastolisch (mm Hg)	**Schwere Hypertension** systolisch/diastolisch (mm Hg)
7 Tage	systolisch ≥ 96	systolisch ≥ 106
8–30 Tage	systolisch ≥ 104	systolisch ≥ 110
> 2 Jahre	≥ 112 / ≥ 74	≥ 118 / ≥ 82
3–5 Jahre	≥ 116 / ≥ 76	≥ 124 / ≥ 84
6–9 Jahre	≥ 122 / ≥ 78	≥ 130 / ≥ 86
10–12 Jahre	≥ 126 / ≥ 82	≥ 134 / ≥ 90
13–15 Jahre	≥ 136 / ≥ 86	≥ 144 / ≥ 92
16–18 Jahre	≥ 142 / ≥ 92	≥ 150 / ≥ 98

Algorithmus für die Diagnostik der Hypertension im Kindes- und Jugendalter
[Mod. nach Second Task Force on Blood Pressure Control in Children (1978)]

Beachte: Für die Zuordnung zu den Perzentilen soll der Mittelwert aus mindestens 2 Messungen benutzt werden.

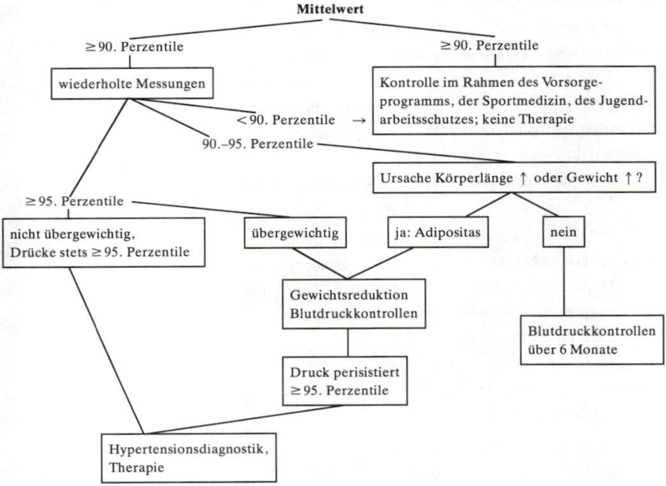

Checkliste der Grundkrankheiten bei Hypertension

① Renale Ursachen

Parenchymschäden:

obstruktive Uropathien
Refluxnephropathien
chronische Pyelonephritis
Glomerulonephritis
Autoimmunkrankheiten
chronische Niereninsuffizienz
Abstoßung einer Transplantatniere
hämolytisch-urämisches Syndrom
Nephrosklerose
Tubulopathien
Nephrolithiasis
Tumoren (Wilms-Tumor, Tuberöse Sklerose, Lymphom, Leukämie)
Nierentrauma (+ perirenales Hämatom)
Nierenhypoplasie
Nierendysplasie (uni-, bilateral)
polyzystische Nephropathien
juvenile Nephronophthise

Gefäßschäden:

Nierenarterienstenosen (Hypoplasie, Tumorkompression, fibromuskuläre Dysplasie)
arteriovenöse Fistel
Thrombose (Arterien, Venen)
Strahlenschädigung

② Kardiovaskuläre Ursachen

Aortenisthmusstenose
generalisierte Aortenhypoplasie
Aortenklappeninsuffizienz
arteriovenöse Fistel
persistierender Ductus arteriosus

③ Endokrine Ursachen

Neuroblastom
Phäochromozytom
Hyperparathyreoidismus
primärer Aldosteronismus
adrenogenitales Syndrom (11β- und 17-Hydroxylase-Mangel)
Cushing-Syndrom
Hyperthyreose
adrenales Karzinom
Renin produzierende Tumoren

④ Neurogene Ursachen

ZNS-Schädigungen jeder Art
Polyneuropathien
Polyradikuloneuritis
familiäre Dysautonomie (Riley-Day)

⑤ Andere Ursachen

Verbrennung
Immobilisation
Hypernatriämie
Hyperkalzämie
Porphyrie

Medikamente

Steroide
Kontrazeptiva
Symphathomimetika

Intoxikationen

Lakritze
Blei
Quecksilber

Diagnostik bei Hypertension

Unspezifische, verdächtige Symptome

Epistaxis	Reizbarkeit	Erbrechen	Wachstumsretardierung	Leichte
Kephalalgie	Schlafstörungen	Dystrophie	Thoraxschmerzen	Ermüdbarkeit

2

Richtungsweisende Symptome und Befunde

① Renal ② Kardiovaskulär ③ Endokrin ④ Neurogen ⑤ Andere

①③⑤	②	③①④⑤	④③⑤	⑤①③④
Fieber	Wadenschmerzen	Opsoklonus	Bewußtseins-störung	Tachypnoe
Blässe	Zyanose (Neugeb.)	Schweißausbruch		Tachykardie
Polyurie	Dyspnoe (Neugeb.)	Stammfettsucht	Krampfanfälle	Pruritus
Polydipsie	Pulsus celer et altus (Arme)	Striae	Paresen	Erythem
Enuresis		Intersexuelles Genitale ♀	Hypotonie	Kolik
Foetor uraemicus	Pulsus parvus et tardus (Beine)		Parästhesien	Psychose
Ödeme		Virilisierung		
Urolithiasis		Längenwachstum ↑		
Abdomineller Tumor		Tetanie (Neugeb.)		
Gelenkschmerzen		Spontanfraktur		
Gelenkschwellung				
Café-au-lait-Flecken				
Adenoma sebaceum				

Basisdiagnostik

Blut: Vollständiges Blutbild, BKS, pH, Bikarbonat, Basenüberschuß (±)

Serum: Elektrolyte, Kalzium, Phosphat, Kreatinin, Harnstoff, Harnsäure, C-reaktives Protein

Harn: Kompletter Status, Vanillinmandelsäure

Plasmarenin

Sonographie: Abdomen
Dopplersonographie: Fluß in Aorta, Nierengefäßen
EKG, Rö.: Thorax und / alternativ **Echokardiographie**
Statische Nierenszintigraphie (^{99}Tc-Dimercaptosuccinat [DMSA])
Fundoskopie
Elektroenzephalographie

Gezielte Zusatzdiagnostik

① i.v. Ausscheidungsurographie,
dynamische Nierenszintigraphie (^{99}Tc-Diäthylentriaminopentaacetat [DTPA] oder (^{123}J-Hippuran),
glomeruläre Filtrationsrate,
Miktionszystourethrographie,
Computertomographie,
Nierenangiographie,
gezielte Reninmessung (Vena cava inf., Venae renales),
Nierenbiopsie

② Angiographie

③ Vanillinmandelsäure normal, Klinik suspekt: andere Metaboliten (Methoxytyramin, Normetanephrin),
Vanillinmandelsäure ↑ : ^{123}J-Meta-Iodo-Benzyl-Guanidin [MIBG]-Szintigraphie, gezielte Katecholaminmessung in der V. cava inf.;
Plasmaaldosteron ↑ :
- Quantifizierung der Mineralkortikoide (24-h-Harn),
- Dexamethasonsuppressionstest,
- Nebennierenszintigraphie (stets nach Sonographie und CT);

Plasmaaldosteron ↓ :
- Quantifizierung der Mineralkortikoide (24-h-Harn),
- Quantifizierung der anderen Plasmamineralkortikoide (Kortikosteron, Desoxykortikosteron und Glukokortikoide),
- Messung von Plasmakortisol nach ACTH-Stimulation oder Dexamethasonsuppression

④ Elektroenzephalographie, ZNS-Kernspintomographie

3-Stufen-Schema der antihypertensiven Therapie

[Nach Empfehlungen des Second Task Force on Blood Pressure in Children und der Deutschen Liga zur Bekämpfung des hohen Blutdrucks]

Stufe 1 **Monotherapie:** β-Rezeptoren-Blocker
oder
Diuretikum
oder
Kalziumantagonist
oder
ACE-Hemmer

Stufe 2 **Zweierkombination:**

β-Rezeptoren-Blocker **oder** Kalziumantagonist **oder** ACE-Hemmer **oder** α1-Rezeptoren-Blocker **plus** Diuretikum

alternativ: Kalziumantagonist **plus** β-Rezeptoren-Blocker **oder** ACE-Hemmer

Stufe 3 **Dreierkombination:**

Diuretikum **plus** β-Rezeptoren-Blocker **plus** Vasodilatator

alternativ: Diuretikum **plus** Kalziumantagonist **plus** ACE-Hemmer

alternativ: Diuretikum **plus** Vasodilatator **plus** α2-Sympathomimetikum

Medikamente zur Therapie der hypertensiven Krise

Medikament	Anfangs- → Höchstdosis mg/kg	Applikations-art	Wirkungs-beginn (min)	Wirkungs-dauer (h)	Effekte (direkte, indirekte)
Nifedipin	0,5–3	sublingual	15	2–5	Vasodilatation, Tachykardie, Ödeme, Flush
Diazoxid	2–6	i.v. (schnell)	1–2	4–12	Vasodilatation, Retention (H_2O, Natrium), Hyperglykämie
Natriumnitro-prussid	0,5–8 µg/min (in 5 % Glukose)	i.v. Infusionsrate anpassen	sofort	nur während Infusion	Vasodilatation, Tachykardie, Cyanid-, Rhodanid-intoxikation
Dihydralazin	0,2–0,4	i.v.	5–10	3–6	Vasodilatation, Tachykardie
Clonidin	2–6 µg	i.v., s.c., i.m.	5–10	8–12	Antisympatho-tonikum, Sedierung, Bradykardie

Antihypertensive Medikamente für die Langzeitbehandlung

Freiname	Tagesdosis (mg/kg)	Einzeldosis pro Tag	Wirkungen	Nebenwirkungen	Indikation bei Niereninsuffizienz
Diuretika:					
Hydrochlorothiazid	0,5–2	2	Blutvolumen ↓, Vasodilatation	Hypokaliämie, Hyperurikämie	–
Furosemid	0,5–5	2–3	Blutvolumen ↓, Vasodilatation	Hypokaliämie	+
Spironolacton	1–5	2–3	Blutvolumen ↓	Hyperkaliämie	–
β-Rezeptorenblocker:					
Propranolol	1–5	2–3	Herz-Zeit-Vol. ↓, zentral sympathische Hemmung, Vasodilatation	Bradykardie, Sedierung, Bronchospasmus	(+)
α1-Rezeptorenblocker:					
Prazosin	0,05–0,5	2	Vasodilatation	Tachykardie, orthostat. Kollaps	–
Antisympathotonika:					
Clonidin	0,005–0,03	2–3	zentrale Erregung des Baroreflexes	Sedierung	+
Methyldopa	10–40	3	wie Clonidin	Sedierung	–
Kalziumantagonist:					
Nifedipin	0,5–3	2–3	Kalziumkanalblockade, Vasodilatation	Tachykardie, Ödeme, Flush	+
Vasodilatatoren:					
Dihydralazin	1–5	3	Vasodilatation	Tachykardie, Schlagvolumen ↑, Allergie	+
Minoxidil	0,1–0,5	2	Vasodilatation	Salz-, Wasserretention, sympathische Gegenregulation, Hypertrichose	+
ACE-Hemmer:					
Captopril	Säuglinge <6 Mon.: 0,05–0,5 Kinder >6 Mon.: 0,5–2	3 3	Inhibition des Angiotensin-Converting-Enzyms: Vasodilatation	Leukozytopenie, Nierenversagen nach zuvor eingeschränkter Funktion	(+)

Aktiver Orthostasetest

Obere Normgrenzen der prozentualen Abweichung vom Ruhewert
[Nach Klimt F, Rutenfranz J (1976) Standardisierung von Tests zur Prüfung der orthostatischen Regulationen im Kindes- und Jugendalter. Cardiology 61, Suppl 1, 199–212 Ä

Lebensalter	3–5 Jahre	6–9 Jahre
Pulsfrequenz ↑	40 %	50 %
$p_{syst.}$ ↓	10 %	10 %
$p_{diast.}$ ↑	–5→ +35 %	–5→ +35 %
P-Amplitude ↓	40 %	50 %

Aktiver Orthostasetest

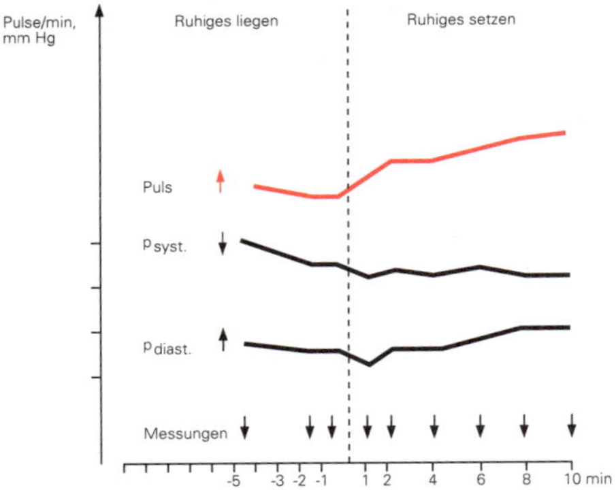

Schellong-Test (normale Reaktion)

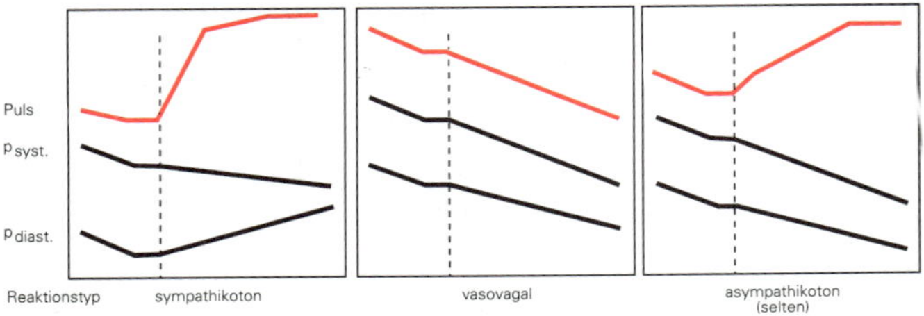

Indikation zur Endokarditisprophylaxe nach Risikograd

[Nach Empfehlungen der AG „Endokarditis", Paul-Ehrlich-Gesellschaft für Chemotherapie und Schumacher, G., Schreiber, R., Niebel, J., Genz, T., Adam, D.: Aktuelle Empfehlungen zur Endokarditis-Prophylaxe bei Kindern mit Herz- und Gefäßfehlern. pädiat. prax. 39(1989/90) 641–646]

Minimales Risiko: ● ASD (Sekundumtyp) ● Mitralklappenprolaps ohne Klappeninsuffizienz ● nach Verschluß eines VSD ohne Patch-Material ● nach Ligatur eines Ductus arteriosus ● nach Herzschrittmacherimplantation ● nach aortokoronarem Bypass	**Keine Prophylaxe**
Risiko: ● alle angeborenen Herzfehler (ohne ASD, Sekundumtyp) ● alle erworbenen Klappenfehler ● Mitralklappenprolaps mit Insuffizienz (Systolikum apikal) ● hypertrophe obstruktive Kardiomyopathie	● **Standardprophylaxe**
● nach palliativen / korrigierenden Operationen (Ausnahme: Op. mit minimalem Risiko): a) mit Restbefund (Shunt/Stenose)	● Standardprophylaxe lebenslang
b) ohne Restbefund	● Standardprophylaxe nur im 1. postoperativen Jahr
Besonders hohes Risiko: ● Klappenprothesen, Homografts, klappenlose aorto-pulmonale und ventrikulo-pulmonale Conduits ● operierte Aortenklappenstenose ● nach bakterieller Endokarditis	● **Hochrisikoprophylaxe**

Schema der Endokarditisprophylaxe

Standardprophylaxe: Einmal-Dosis
- oral 60 min vor dem Eingriff
- intravenös 30 min vor dem Eingriff
- intravenös zu Beginn der Operation in Narkose

Hochrisikoprophylaxe:

1. Dosis	intravenös	30 min vor dem Eingriff zu Beginn der Operation in Narkose
2. Dosis	intravenös	nach 8 h (Vancomycin nach 10–12 h)
3. Dosis	intravenös	nach 16 h

Ergänzungen:
- Vor Herzoperationen sollte eine Zahnsanierung erfolgen
- Bei nachgewiesener bakterieller Infektion Antibiotikatherapie 8–12 Tage (einschließlich superinfizierter viraler Bronchitiden / Pneumonien)

Antibiotikadosierungen für die Endokarditisprophylaxe

Indikationsgruppe 1

Bemerkung	Antibiotikum	Dosis/kg	maximale Tagesdosis
Standardprophylaxe	Penicillin V/Propicillin oder Amoxicillin	50000 IE 50 mg oral 25 mg i.v.	2 Mill. IE 3 g 2 g
Penizillinunverträglichkeit	Clindamycin	15 mg	600 mg
Hochrisikoprophylaxe	Penicillin V Propicillin Penicillin G oder Amoxicillin	{ 50000 IE nach 8, 16 h je 15000 IE 25 mg i.v. nach 8, 16 h je 25 mg	3 Mill. IE 4 g
Penizillinunverträglichkeit	Clindamycin	15 mg i.v. nach 8, 16 h je 10 mg i.v.	1,2 g
(Infusion stets über 1 h)	oder Vancomycin	20 mg i.v. 1 h vor und 10–12 h nach dem Eingriff	1 g

Indikationsgruppe 2

Standardrisiko	Amoxicillin oder Ampicillin	50 mg oral 25 mg i.v. 50 mg i.v.	3 g 2 g 2 g
Penizillinunverträglichkeit	Vancomycin	20 mg i.v.	1 g
Hochrisikoprophylaxe	Amoxicillin oder Ampicillin	25 mg i.v. 50 mg i.v. für beide: gleiche Dosis nach 8, 16 h	2 g 2 g
Penizillinunverträglichkeit	Vancomycin	20 mg gleiche Dosis nach 10–12 h	1 g

Indikationsgruppe 3

Bemerkung	Antibiotikum	Dosis/kg	maximale Tagesdosis
Standardrisiko	Flucloxacillin	30 mg oral oder i.v.	2 g
Penizillinunverträglichkeit	Clindamycin	15 mg oral	600 mg
Hochrisikoprophylaxe	Vancomycin	20 mg i.v. gleiche Dosis nach 10–12 h	1 g
Anmerkung für jede Hochrisikoprophylaxe: Eine Potenzierung von Penicillinen und Clindamycin kann mit	Gentamicin	2 mg i.v. plus 1 mg nach 8, 16 h	erreicht werden

2

Endokarditisprophylaxe

Häufigste Endokarditis-Erreger:

Erreger	Invasions-region	Risikobehaftete Diagnostik/ Therapie
Strepto-kokken (Viridans-Gruppe)	Mundhöhle, Pharynx, obere Luftwege	**Indikationsgruppe 1** Zahn- und Kieferchirurgie, Wurzelbehandlung, Zahnsteinentfernung, Tonsillektomie, Adenotomie, Myringotomie, Bronchoskopie (starres Rohr), chirurgische Therapie in den Atemwegen Intubation, Bronchoskopie mit flexiblem Endoskop, Gastroskopie, Ösophagusbougierung
Entero-kokken	Gastro-intestinal-, Urogenital-trakt	**Indikationsgruppe 2** Alle chirurgischen Maßnahmen einschließlich Bougierungen, Blasenkatheterisierung, Zystoskopie, Rektokoloskopie, Einläufe, Lithotripsie (Infektsteine)
Staphylo-kokken	Haut	**Indikationsgruppe 3** Abszeßinzision

Behandlungsgrundsätze der Herzinsuffizienz

Therapieziel	Maßnahmen und Pharmakotherapie	Bemerkungen
zusätzliche Herzarbeit ↓	Bettruhe, Sedierung, Sonden-/ parenterale Ernährung, Wärmeschutz	
O_2-Transport ↑	Ausgleich einer Anämie, O_2-Zufuhr	ggf. Beatmung (PEEP)
Beseitigung der Azidose	Basendefizit · 0,3 · kg Körpergew. = mmol benötigtes Natriumbikarbonat	1 mmol = 1 ml der 8,4 %igen $NaHCO_3$-Lösg. Säure-Basen-Ausgleich ist Vorbedingung für die Wirksamkeit der Pharmakotherapie
Myokardkontraktilität ↑	Digoxin (Dosierung s. S. 145)	
	Digitoxin	bei chronischer Niereninsuffizienz
	Sympathomimetika bei akuter Herzinsuffizienz:	Applikation durch zentralen Venenkatheter;
	Dopamin 2–10 µg/kg pro min	zusätzlicher Effekt: Vasodilatation (Niere), Vasokonstriktion peripher
	Dobutamin 3–10 µg/kg pro min günstige Kombination: Dopamin 1,5–3 µg/kg pro min + Dobutamin 5–10 µg/kg pro min	
	Adrenalin 0,05–0,5 µg/kg pro min	nur zur Verstärkung von Dopamin oder Dobutamin, evtl. mit Dilatator kombinieren
Vorlast ↓	Lagerung (Oberkörper ↑, Beine ↓)	
Vorlast ↓ = Diurese ↑	Furosemid 0,5–1 mg/kg	
	Spironolacton 5–2 mg/kg tägl.	speziell bei Hyperaldosteronismus
Vorlast ↓ + Nachlast ↓ (preload ↓ + afterload ↓) = venöse und/oder arterioläre Vasodilatation	ACE-Hemmer: Captopril 0,2–0,3 mg/kg tägl. Alpharezeptorenblocker: Prazosin 0,03–0,4 mg/kg tägl.	intravasalen Volumenmangel vorher ausgleichen, Kontrolle des zentralen Venendrucks Beginn mit niedrigster Dosis, Dosisanpassung

Hypoxämischer Anfall – Pathophysiologie und Therapie

(rote Pfeile therapeutische Korrektur)

Vorkommen bei zyanotischen Vitien, meist Fallot-Tetralogie

Symptomatik: Zunahme der Zyanose, Bewußtlosigkeit, Krampfanfall, Systolikum 2.ICR links wird leiser

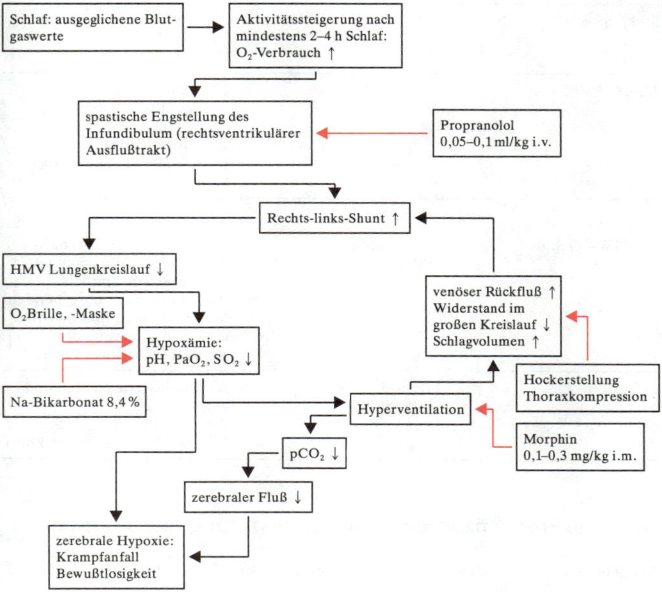

Anmerkung: 50 % der Propranololdosis als Bolus langsam, den Rest über ca. 5 min i.v.
Morphin wirkt erst nach Beseitigung des Basendefizits.
Auf Atemstillstand einstellen.

Morphologie

Schwangerschafts-woche	Phase	Kennzeichen
4.–7. SSW	frühembryonale	Haupt-, Lappen- und Segmentbronchien Lungenarterien, -venen
5.–17. SSW	pseudoglanduläre	Bronchialbaum bis zu den Bronchioli terminales, Knorpelspangen
13.–26. SSW	kanalikuläre	Bronchiolus terminalis Acinus (10 dichotome Aufteilungen): spätere Gasaustauschfläche Bronchialbaum endet mit Sacculi alveolares
	alveoläre	
23. SSW – Geburt	I. pränatale Periode	Ausbuchtung des Epithels zu Alveolen, Abflachung des kubischen Epithels. Ausdünnung des umgebenden Mesenchyms zu Interalveolar-septen, Anlagerung des Kapillarnetzes an Alveolen
Geburt – 8. Lj.	II. postnatale Periode	stark reduzierte Neubildung von Alveolen, Alveolenwachstum und Bildung ihrer definitiven Form

Normale Frequenzbereiche der Ruheatmung (pro Minute)

Neugeborene	Säuglinge	Kleinkinder	Schulkinder
30–60	20–40	15–30	15–20

Näherungsformel für die normale Ruheatemfrequenz (AF):

AF = 31 – 0,8 · Lebensjahre (gilt für 6–20jährige)

Differentialdiagnose der rhythmischen Atmung

Typ	Muster	Vorkommen
Normal-	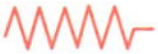	
Biot-	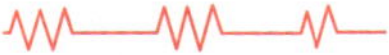	Hirnschädigung
Kußmaul-	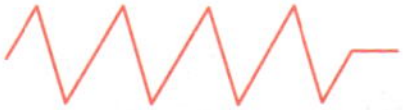	Acidose: Coma diabeticum acetonäm. Erbrechen tubuläre Insuffizienz Atemnotsyndrom Säuglingstoxikose
Cheyne- Stokes-	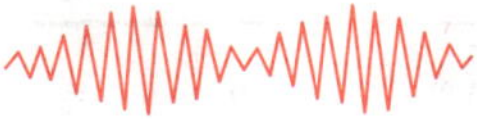	Prämaturität akute ZNS-Schädigung Herzinsuffizienz Niereninsuffizienz
Schnappatmung	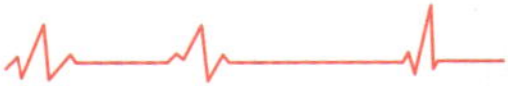	präfinale Atmung

Änderungsfaktoren der Oxyhämoglobinbindung

O_2-Affinität für Hämoglobin

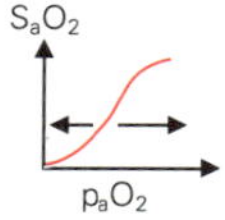

erhöht

= Linksverschiebung der O_2-Dissoziationskurve

HbF
Alkaliämie (pH↑)
Hypothermie
Hypokarbie
2,3-Diphosphoglycerat↓

vermindert

= Rechtsverschiebung der O_2-Dissoziationskurve

HbA
Acidämie (pH↓)
Hyperthermie
Hyperkarbie
2,3-Diphosphoglycerat↑

Normales Partialdruckprofil der Atmung

p mm Hg (kPa)	Inspirationsluft	Alveole	Arterie	Vene	Exspirationsgasgemisch
pO_2	158 (21,0)	103 (13,7)	90–110 (11,0–14,6)	37–42 (4,9–5,6)	116 (15,4)
pCO_2	0,3 (0,04)	40 (5,3)	34–46 (4,5–6,1)	40–52 (5,3–6,9)	28 (3,7)
pH_2O	5 (0,7)	47 (6,3)	–	–	47 (6,3)
pN_2	596 (79,3)	570 (75,8)	574 (76,3)	574 (76,3)	569 (75,7)

Differentialdiagnostik der Zyanose

4–5 g/dl reduziertes Hb → Zyanose
1,5 g/dl Methämoglobin → Zyanose

Zyanose

Blutbild (Hb, Hämatokrit)

Blutgase

- p_aO_2 ↓, S_aO_2 ↓ – Hyperoxietest – Besserung
  - ja → **respiratorisch**
  - nein → **kardiopulmonal**
- p_aO_2 n, S_aO_2 n
  - **peripher**
  - **gestörter O_2-Transport**

respiratorisch

Hypoventilation:

ZNS-Schädigung (Traumen, Infektionen, Pharmaka)
Poliomyelitis
spinale Muskelatrophie
Myasthenia gravis
Schmerzreflex: Rippenfraktur, Klavikulafraktur (Neugeborene)

Intrathorakale Raumforderung:

Pneumothorax
Pleuraerguß
Zwerchfellhernie
Tumoren
bronchogene Zyste
Mißbildungen

Atemwegsobstruktion:

Asthma bronchiale
sekretorische Bronchusobstruktion
Fremdkörperaspiration
Lungenemphysem

Eingeschränkte Gasdiffusion (Fläche, Strecke):

Hypoplasie einer Lunge
Pneumonie
IRDS, ARDS
bronchopulmonale Dysplasie
Lungenfibrose

kardiopulmonal

Vitien mit Rechts-links-Shunt (Beispiele):

Truncus arteriosus communis
Transposition der großen Arterien (d-TGA)
Fallot-Tetralogie
singulärer Ventrikel
double outlet right ventricle
Pulmonalatresie
Pulmonalstenose + VSD
Trikuspidalatresie
Ebstein-Anomalie
pulmonale AV-Fistel
Lungenvenenfehleinmündung

funktioneller intrapulmonaler Shunt
persistierende fetale Zirkulation

peripher

Polyglobulie (+ Dehydratation)
verminderte periphere Zirkulation
- Hypothermie
- Schock
- Herzinsuffizienz

vermehrter O_2-Verbrauch bei Sepsis

gestörter O_2-Transport

Methämoglobin
Carboxyhämoglobin
Sulfhämoglobin
Änderungen der Oxy-Hb-Bindung
- pulmonal ↓, peripher ↑

Segmentbronchien rechts

1 apikal 2 posterior 3 anterior	Ober- lappen
4 lateral 5 medial	Mittel- lappen
6 superior (apikal) 7 mediobasal 8 anterobasal 9 laterobasal 10 posterobasal	Unter- lappen

Bronchialbaum

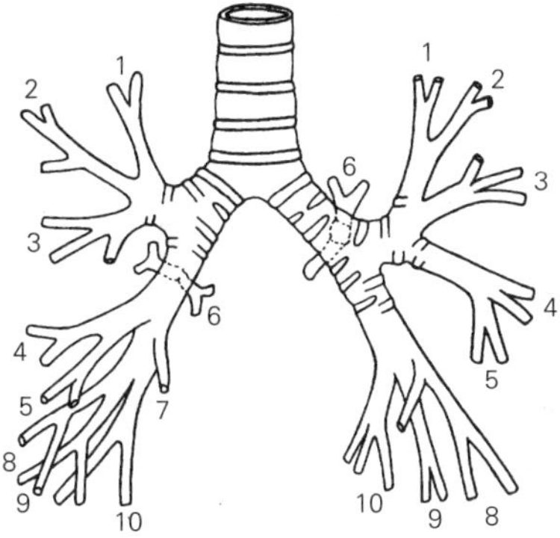

Segmentbronchien links

Ober- lappen		1+2 apikoposterior 3 anterior
	Lingula	4 superior 5 inferior
Unter- lappen		6 superior (apikal) 7 fehlt meist 8 anterobasal 9 laterobasal 10 posterobasal

Schema der Lungensegmente nach Cocchi

Bronchopulmonale Segmente im Röntgenbild
Verschattungen der Lungensegmente im Röntgenbild

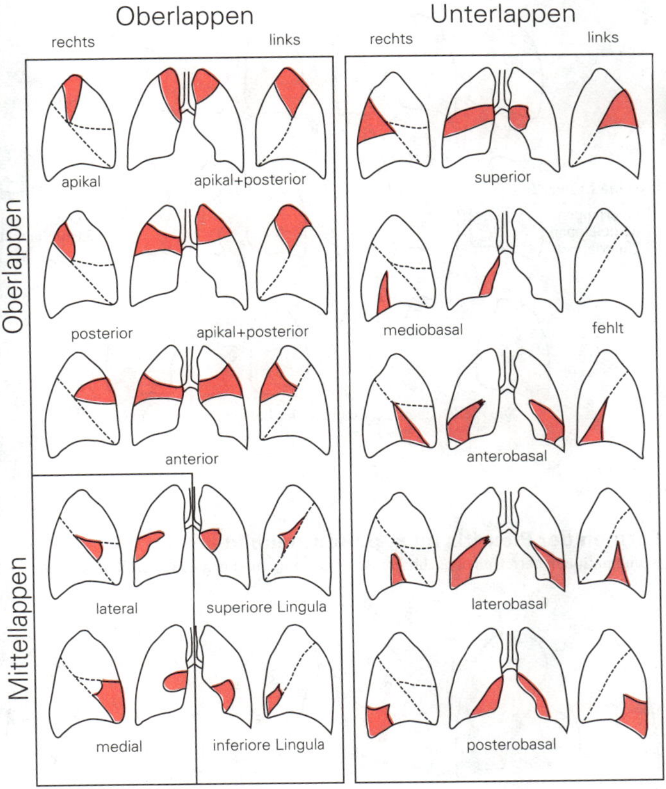

Schematische Darstellung der Lappenatelektasen im Röntgenbild

Rechte Lunge
1 Oberlappen
2 Mittellappen
3 Unterlappen

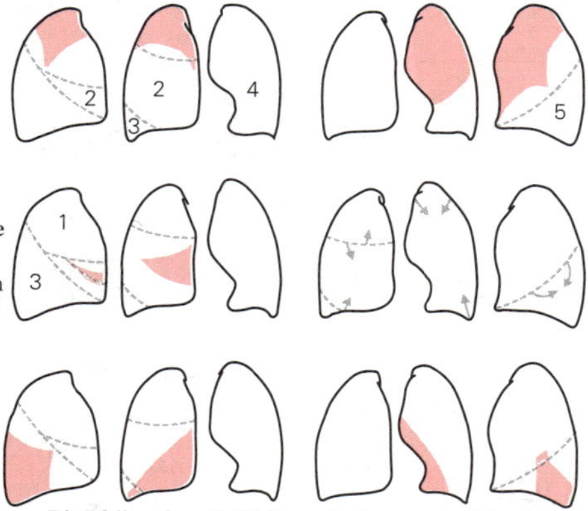

Linke Lunge
4 Oberlappen
5 Unterlappen

Die Pfeile geben die Richtung der Lappenretraktion an.

Formen der Pleuritis im a.-p. Röntgenbild

Kombinationen betreffen benachbarte Regionen einschließlich der Interlobärspalten.

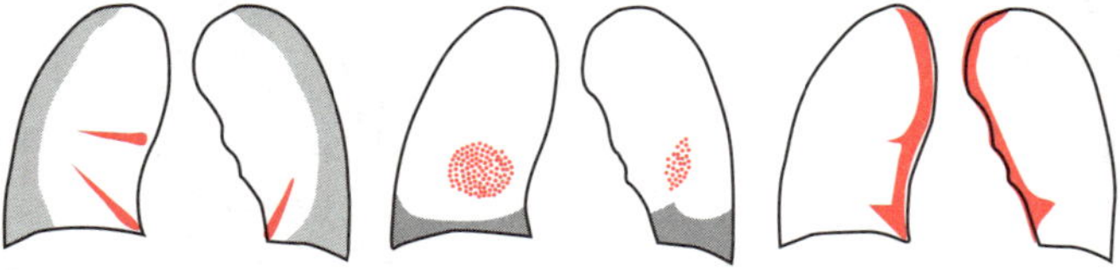

Pleuritis marginalis
Pleuritis interlobaris

Pleuritis diaphragmatica

Pleuritis mediastinalis

Lungengefäßzeichnung im Röntgenbild

[Aus Schuhmacher G, Bühlmeyer K (1989) Diagnostik angeborener Herzfehler. In: Zölch KA (Hrsg) Beiträge zur Kardiologie, 2. Aufl., Bd 13, perimed, Erlangen. Mit Genehmigung der Autoren und des Verlags]

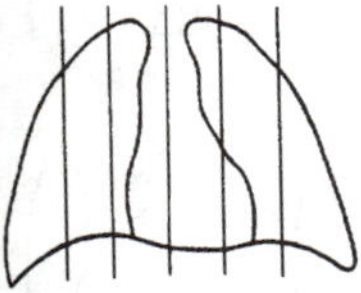

Dreiteilung der Lungenfelder
zur Beurteilung der Lungengefäßzeichnung

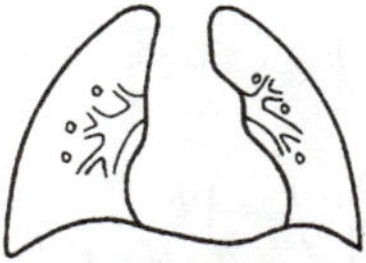

Vermehrte Lungengefäßzeichnung
(Rezirkulation, aktive Hyperämie)
Erweiterte Lungenarterien, scharf begrenzte Gefäßkonturen und -querschnitte

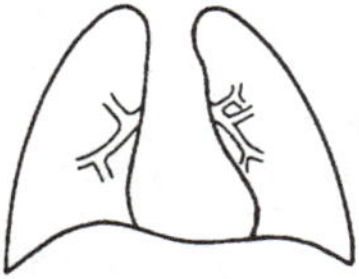

Normale Lungengefäßzeichnung

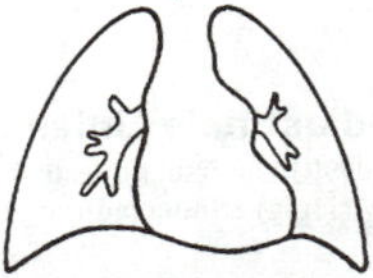

Pulmonale Hypertonie
(Eisenmenger-Reaktion)
Zentral erweiterte Lungenarterien, Gefäßabbrüche in der Peripherie. Helle Lungenperipherie

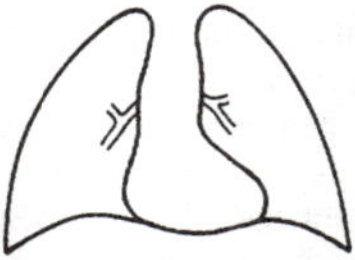

Verminderte Lungengefäßzeichnung
Zentral und peripher schmächtige Lungenarterien und -venen

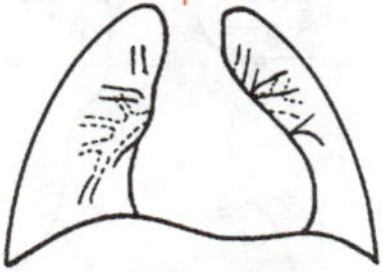

Lungenvenenstauung
(passive Hyperämie)
Zentral erweiterte Lungenvenen, unscharfe Gefäßkonturen und -querschnitte, vorwiegend in den Oberfeldern

Formen der Thymushyperplasie im Röntgenbild

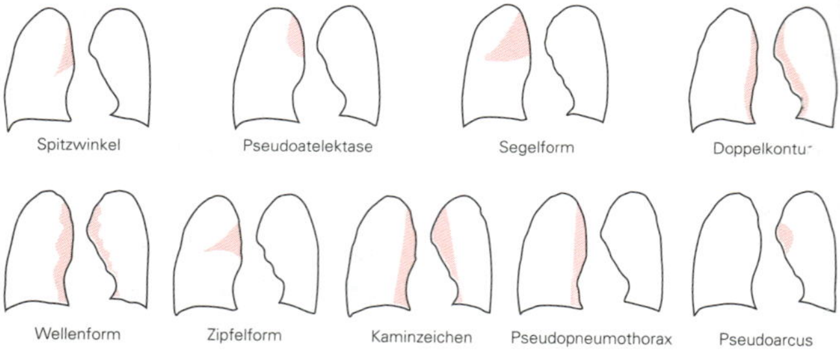

Pleuromediastinale Linien im a.-p. Strahlengang

[Nach Ball F (1990) Untersuchungstechnik und Röntgenanatomie der Thoraxorgane. In: Schuster W (Hrsg) Kinderradiologie 2. Springer, New York Berlin Heidelberg]

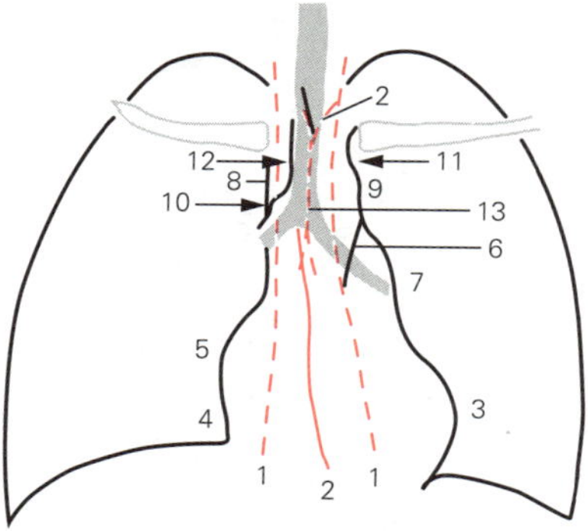

1 Paravertebrale Linien
2 Dorsale Pleurakontaktlinie
3 Linker Ventrikel
4 Kavalinie
5 Rechter Vorhof
6 Aortenlinie
7 Pulmonalisbogen
8 V. cava superior
9 Aortenbogen
10 Azygosbogen
11 Subklavialinie
12 Paratracheale Linie
13 Vordere Pleurakontaktlinie

Differentialdiagnostik des Stridors

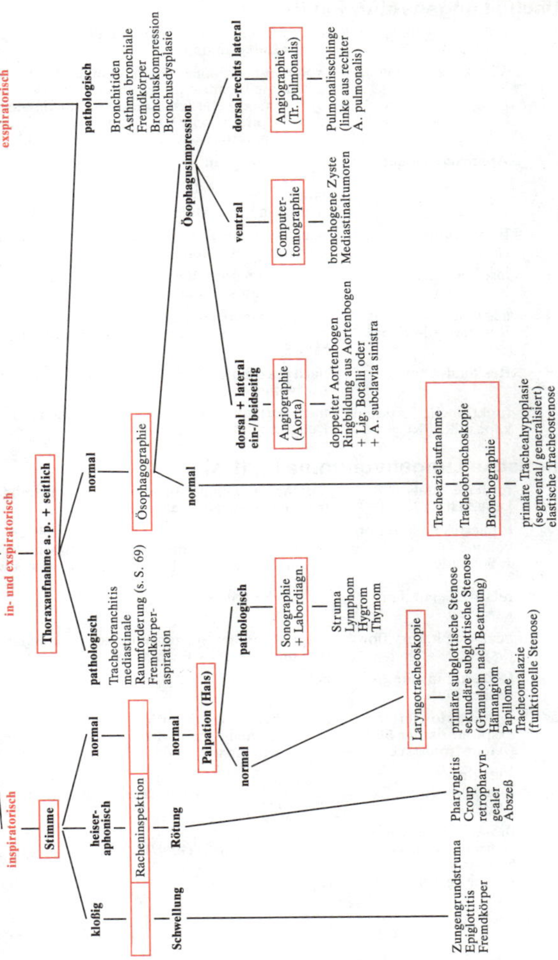

3

Statische Lungenvolumina (l):

TLK	totale Lungenkapazität (TK, TC)	nach maximaler Inspiration in der Lunge vorhandenes Luftvolumen
VK	Vitalkapazität (VC)	Volumenmessung a) Von maximaler Inspiration bis maximale Exspiration: exspiratorische VK. b) Von maximaler Exspiration bis maximale Inspiration: inspiratorische VK. Werte in erster Linie von der Körpergröße abhängig. b 5–10 % > a
AZV	Atemzugvolumen	pro Atemzug ein- und ausgeatmetes Volumen. Messung mit Glockenspirometer oder Pneumotachograph Synonyme: AV Atemvolumen, TV tidal volume
IK	Inspirationskapazität (IC)	nach normaler Exspiration (Atemruhelage) maximal einatembares Volumen
IRV	inspiratorisches Reservevolumen	nach einem normalen Atemzug zusätzlich maximal einatembares Volumen
ERV	exspiratorisches Rerservevolumen	von der Atemruhelage zusätzlich ausatembares Volumen. Atemruhelage entspricht der normalen Exspiration
RV	Residualvolumen	nach maximaler Exspiration in der Lunge bleibendes Luftvolumen
FRK	funktionelle Residualkapazität (FRC)	nach normaler Exspiration (Atemruhelage) in der Lunge noch vorhandenes Volumen

Dynamische Lungenvolumina (l), (l/s):

FVK	forderte Vitalkapazität (l)	das nach maximaler Inspiration schnellstmöglich und maximal ausgeatmete Volumen
FEV1	forciertes Exspirationsvolumen (l) der 1. Sekunde	(absolute Sekundenkapazität, Atemstoßwert, Tiffeneau-Test) Luftvolumen, das nach maximaler Inspiration forciert in der 1. Sekunde ausgeatmet wird
FEV %	relative Sekundenkapazität	$= \frac{\text{FEV1}}{\text{VK}} \cdot 100\,\%$
PEF	peak exspiratory flow (l/s)	exspiratorischer Spitzenfluß nach maximaler Inspiration und forcierter Exspiration
FIF 50	forcierter inspiratorischer Fluß	bei 50 % der VK
FEF 25–75	mittlerer forcierter exspiratorischer Fluß (Atemstromstärke)	angegeben als mittlerer forcierter exspiratorischer Fluß zwischen 25 % und 75 % der FVK = MEF 25–75 % [auch maximal mid-exspiratory flow (MMEF)]
MEF 75 MEF 50 MEF25	maximaler exspiratorischer Fluß	wenn {75 % / 50 % / 25 %} der FVK noch auszuatmen sind {FEF 25 / FEF 50 / FEF 75}
TGV	thorakales Gasvolumen	
R	zentraler Atemwegswiderstand	(airway resistance) (kPa/l/s)
G	Atemwegsconductance	$(kp_s \cdot l \cdot s)$

Orientierungswerte der statischen und dynamischen Lungenvolumina für Mädchen und Jungen (Mittelwerte)

[Nach Zapletal A, Samanek P, Paul T (1987) Lung function in children and adolescents. Progress in respiration research, Vol 22. Karger, Basel]

Körpergröße (cm)	VK (l)	TLK (l)	RV (l)	FRK (l)	IK (l)	IRK (IRV) (l)	ERV (l)	AZV (ml)	PEF (l/s)	FEV_1 (l)	FVK (l)	MEF_{50} (l/s)	R $\frac{kPa}{l \cdot s}$
115	1,37	1,91	0,52	0,94	0,97	0,67	0,44	280	2,85	1,12	1,37	1,86	0,55
120	1,53	2,13	0,57	1,05	1,08	0,75	0,49	300	3,15	1,27	1,52	2,04	0,50
130	1,89	2,62	0,67	1,30	1,33	0,93	0,62	350	3,80	1,58	1,92	2,43	0,40
140	2,29	3,18	0,79	1,59	1,60	1,14	0,77	400	4,52	1,95	2,38	2,85	0,34
150	2,75	3,80	0,92	1,91	1,91	1,38	0,94	460	5,30	2,37	2,92	3,31	0,29
160	3,26	4,48	1,05	2,26	2,26	1,64	1,13	520	6,18	2,84	3,53	3,81	0,24
170	3,83	5,25	1,20	2,66	2,63	1,94	1,34	580	7,13	3,36	4,22	4,35	0,21
180	4,45	6,08	1,35	3,09	3,05	2,26	1,58	640	8,15	3,95	5,00	4,93	0,18

Sauerstofftherapie

$$F_iO_2 = \frac{O_2\text{-Fluß} + (0{,}21 \cdot \text{Luftfluß})}{\text{Fluß des Gasgemisches}} = O_2\text{-Anteil im Einatmungsgasgemisch}$$

(Angaben bezogen auf 1 oder 100 %)

F_iO_2 der Luft = 0,21 (21 %)

O_2-Zumischung zur Atemluft – erreichbarer inspiratorischer O_2-Anteil

[Nach Chatburn R L, Lough M D (1990) Handbook of respiratory care, 2nd ed. Year Book Med Publ, Chicago, p. 143]

Bedingungen: Atemzugvolumen und Atemfrequenz normal

O_2-Flußrate (l/min)	Näherungswerte der erreichbaren F_iO_2 (%) bei Verwendung einer Nasenkanüle	Sauerstoffmaske	O_2-Maske mit Ambubeutel
1	24		
2	28		
3	32		
4	36		
5	40		
5–6		40	
6	44		60
6–7		50	70
7–8		60	80
9			90
10			~100

Lungenvolumina

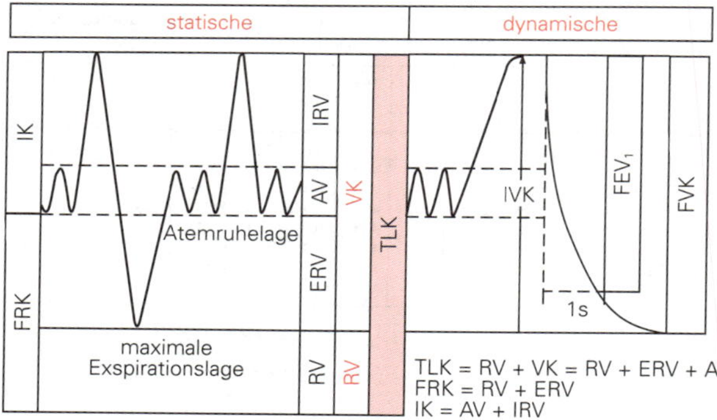

TLK = RV + VK = RV + ERV + AV + IRV
FRK = RV + ERV
IK = AV + IRV

Fluß-Volumen-Kurve

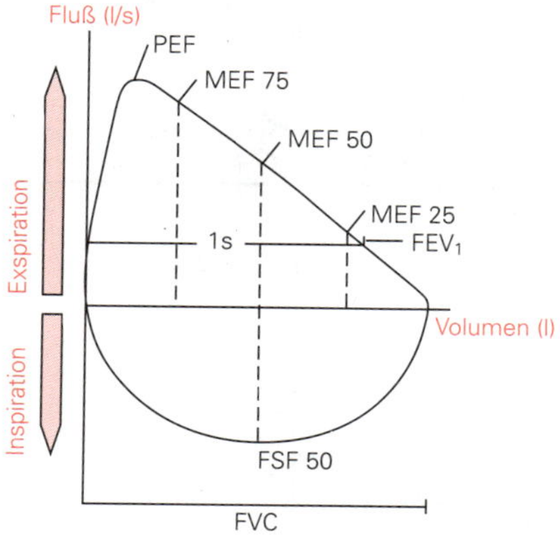

Formen der Ventilationsstörung

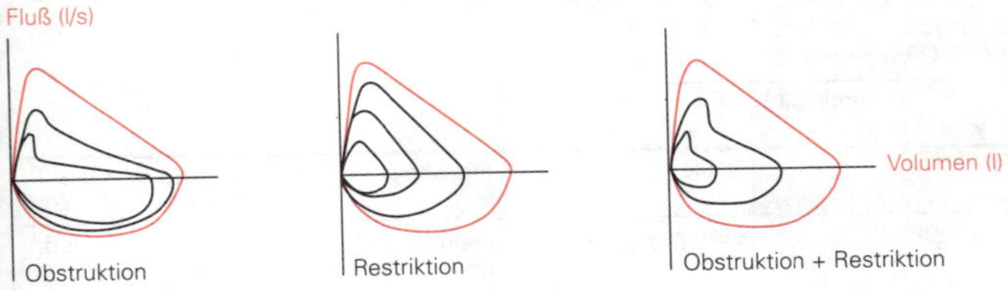

Differentialdiagnostische Bedeutung verschiedener Atemmuster

Hyperventilation: → Kompensation einer metabolischen Acidose (Diabetes, Laktacidose, Urämie, Medikamentenintoxikation)
→ primär respiratorische Alkalose (Salizylatvergiftung, Leberkoma, Lungenerkrankung, psychogen)

Hypoventilation: → Kompensation einer metabolischen Alkalose
→ respiratorische Azidose (Lungenerkrankung, neuromuskuläre Erkrankung, zentrale Atemregulationsstörung)

Hyper- und Hypoventilation finden sich häufig bei Komaformen mit metabolischer Ursache.

Cheyne-Stokes: periodische Hyperventilation; Crescendo-Decrescendo-Form, gefolgt von Apnoe
→ Störung beider Hemisphären mit intakter Hirnstammfunktion

Zentrale Hyperventilation: anhaltende, regelmäßige, tiefe und schnelle Atmung
→ Störung im Mittelhirn

Schnappatmung: unregelmäßige, sporadische Atemzüge mit wechselnder Amplitude
→ Störung im Bereich von Medulla und Pons

Symptomenscore zur Beurteilung des Schweregrades eines Asthmaanfalls

[Nach Von der Hardt H (1989) Asthma bronchiale. In: Bachmann KD, Ewerbeck H, Kleihauer E, Rossi E, Stalder G (Hrsg) Pädiatrie in Praxis und Klinik, 2. Aufl, Bd 1, S 637. G Fischer-G Thieme, Stuttgart]

Punktzahl / Symptom	0	1	2
Zyanose	keine	diskrete (Lippen)	deutlich (Lippen, Finger)
Dyspnoe	gering angestrengte Atmung	jugulare und und interkostale Einziehungen	Einziehungen und Atmung mit Atemhilfsmuskulatur
Tachypnoe (Atemfrequenz)	< 25/min	25–40/min	> 40/min
Giemen	diskret über allen Lungenlappen	ohne Stethoskop hörbar	auch mit Stethoskop nicht mehr hörbar (stille Obstruktion)
Bewußtseinsstörung	keine	beginnend (schließt Augen, noch ansprechbar, orientiert)	bewußtseinsgetrübt bis bewußtlos

Beurteilung	0–3 Punkte	leichter Asthmaanfall
	4–5 Punkte	schwerer Asthmaanfall
	≥ 6 Punkte	Gefahr der respiratorischen Insuffizienz

Graduierung des Asthma bronchiale

[Nach Reinhardt D, Berdel D (1990) Asthma bronchiale und obstruktive Bronchitis, in: Reinhardt D, von Harnack G-A (Hrsg) Therapie der Krankheiten des Kindesalters, 4. Aufl., S 523. Springer, Berlin Heidelberg New York]

Grad 1	Beginnendes Asthma:	gelegentliche Atembeklemmungen/Husten (allergische Bronchitis/Tracheobronchitis)
Grad 2	Leichtgradiges Asthma:	gelegentliche Anfälle von Atemnot mit (unregelmäßigem) Bedarf an Bronchodilatatoren
Grad 3	Mäßiggradiges Asthma:	variable Anfallsdyspnoe mit regelmäßigem Bedarf an Antiasthmatika + topischen Glukokortikoiden
Grad 4	Schwere Asthma:	häufige, anhaltende Anfallsdyspnoe bis zum schwersten Asthmaanfall oder ständiger Glukokortikoidbedarf

Pharmakotherapie

[Modifiziert nach Warner J O, Götz M, Landau L I, Levison H, Milner A D, Pedersen S, Silverman M (1989) Management of asthma: a consensus statement. Arch Dis Childh 64:1065–1079, und Reinhardt D (1991) Therapie des Asthma bronchiale im Kindesalter. Kinderarzt 22:959]

Symptome	Geringgradig, intermittierend	Mittelgradig, intermittierend	Schwer, intermittierend	Mittelgradig, persistierend	Schwer, persistierend
Therapie Alter (Jahre)	A	B (I bei nicht ausreichender Wirkung nächster Therapieschritt)	C	D	
≤ 1	Keine (evtl. Mukolyse)	1. Orale β_2-Sympathikomimetika oder Theophyllin I 2. Inhalative β_2-Sympathikomimetika I Ipratropiumbromid allein oder kombiniert mit 2.	B + Glukokortikoide oral in der Phase der Verschlechterung	DNCG allein oder kombiniert mit B	B + DNCG + inhalative Glukokortikoide I B + DNCG + orale Glukokortikoide (alternierende Gabe)
1–3	Orale β_2-Sympathikomimetika und/oder Theophyllin	Inhalative β_2-Sympathikomimetika oder mit Ipratropiumbromid	B + orale Glukokortikoide (3–7 Tage)	DNCG allein oder kombiniert mit B	B + DNCG + inhalative Glukokortikoide I B + DNCG + orale Glukokortikoide (alternierend)
3–5	Inhalative (Dosieraerosol mit Inhalationshilfe) oder orale β_2-Sympathikomimetika	DNCG oder Ketotifen intermittierend, ergänzt mit A und/oder Ipratropiumbromid (Inhalation)	A + orale Glukokortikoide (3–7 Tage)	B I B + inhalative β_2-Sympathikomimetika oder B + Theophyllin oder B + inhalative Glukokortikoide	B + inhalative β_2-Sympathikomimetika + inhalative Glukokortikoide I + β_2-Sympathikomimetika in Retardform I + Orale Glukokortikoide (alternierend) in niedrigster Wirkdosis
5–18	Inhalative β_2-Sympathikomimetika	DCNG allein oder + A	A + orale Glukokortikoide	B I B + inhalative β_2-Sympathikomimetika oder Theophyllin oder B + inhalative Glukokortikoide	B + Retardform von β_2-Sympathikomimetika/Theophyllin I + Ipratropiumbromid I + hochdosiert inhalative Glukokortikoide I + orale Glukokortikoide (alternierend)

[DNCG Dinatriumcromoglicicum]

Beachte: Anpassung des Therapieschemas entsprechend der individuellen Pathogenese

Antiasthmatikadosierungen

Medikament	Handelsname (Auswahl)	Applikationsform TR Tropfen S Saft T Tabletten LS Lösungsspender DS Dosieraerosol*	Einzeldosis	Frequenz pro Tag	Bemerkungen
Inhibitoren der Mastzelldegranulation					
Dinatrium cromoglicicum (DNCG)	DNCG Inhibin	Dosierbehälter	20 mg	4	
	Intal	Pulver	20 mg	4	
DNCG + β_2-Sympathiko-mimetikum	Aarane	Suspension +	2 Sprühstöße	4	
"	Allergospasmin	Treibmittel	2 Sprühstöße	4	Vorschulkinder 4 mal 1
"	Ditec				
Ketotifen	Zaditen	1 Kapsel = 5 ml Sirup = 1 mg	bis 3 Lj. 0,5 mg ab 3 Lj. 1 mg	2 2	
Nedocromil-Na	Tilade	Suspension + Treibmittel	2 Sprühstöße	4	ab 6. Lj.
Bronchospasmolytika					
β_2-Sympathikomimetika:					
Clenbuterol	Spiropent	TR, S, T (+ mite)	0,4–0,5 μg/kg	2–3	lange Eliminationshalbwertszeit
Fenoterol	Berotec	T, S, LS Inhalette = 0,2 mg	1–2,5 mg 2–3 mal 5 Hübe	3 3	
	Berotec 100	DS = 0,1 mg	1–2 Sprühstöße	4	
Orciprenalin	Alupent	T, TR DS = 0,75 mg	5–10 mg 0,75–1,5 mg	4 3	(Antidot bei Überdosierung von β-Rezeptoren-Blockern
Reproterol	Bronchospasmin	T DS = 0,5 mg	10 mg 0,5–1 mg	3 3	Wiederholung nach 3 h

Salbutamol	Sultanol	Lösung	1–2 TR/Lj., max. 8 TR	3–4	zur Inhalation
		Fertiginhalat-Amp.	1 mg	2	
		T retard (1 mg)	0,1 mg	1	Akuttherapie
		DS 0,1 mg	0,1 mg	3–4	Prophylaxe
Terbutalin	Bricanyl	Lösung	4–10 TR (2–5 mg)	1	Inhalation
		Elixier (1 ml = 0,3 mg)	2,5–5–10 ml	2–3	
		T (2,5 mg)	1,25–2,5 mg	2	
Tolobuterol	Brelomax	T (2 mg)	0,25–1–1,5 mg	2	lange Eliminationshalbwertszeit
		Sirup (Pipette = 0,5 mg)			
Xanthinderivat					
Theophyllin	Bronchoretard	Kapseln	100–200–350 mg	2	Wirkspiegel (Serum) = 8–20 µg/ml 1 mg/kg → Spiegel um 1,7–3,5 µg/ml ↑ bei Idealgewicht
	Euphyllin	Kapseln, T, Supp., Amp.			
	PulmiDur	T, retard		1	
Parasympathikolytikum					
Ipratropriumbromid	Atrovent	LS	0,025 mg	2–4	
Glukokortikoide					
Prednisolon	Decortin H	T			Initialdosis im Anfall
	Solu-Decortin H	Amp.	2–8 mg/kg	1	
	Scherisolon	T	2 mg/kg	4	
	Ultracorten H	Amp.			
Beclometason	Sanasthmyl	DS 0,05 mg	0,05–0,15 mg	3	
	Sanasthmax	DS 0,25 mg	0,25 mg	1–2	
Budesonid	Pulmicort	DS 0,2 mg	0,2 mg	2	

* DS = Dosierungen für 1 Sprühstoß

Näherungswerte der normalen Harnproduktion (ml/kg pro h):	Fetus	10
	Neugeborenes	1,5 (0–12 h) 2 (12–36 h) 3 (> 36 h)

Osmolalität (Osmol/kg H_2O) = Menge der osmotisch wirksamen Bestandteile pro Masse (kg) des Lösungsmittels

Osmolarität (Osmol/l H_2O) = osmotisch wirksame Stoffmenge pro Volumen (l) des Lösungsmittels

Näherungsformel zur Berechnung der Plasmaosmolalität:

$$\text{mosm/kg } H_2O = 2 \cdot \text{Na (mmol/l)} + \frac{\text{Glukose (mg/dl)}}{18} + \frac{\text{Harnstoff-N (mg/dl)}}{2{,}8}$$

Osmolalitätslücke (osmolar gap) = gemessene Osmolalität – berechnete Osmolalität
Normal: mosm/kg $H_2O < 10$
Bei Werten > 10 sind zusätzliche osmotisch wirksame Substanzen vorhanden. Mannit geht als Summand mit $\frac{\text{mg/dl}}{18}$ in die obige Formel ein.

Normalwerte der Osmolalität (mosm /kgH_2O):	Serum	275– 295
	Urin	50– 650 Neugeborene 50–1250 Säuglinge 50–1450 ältere Kinder > 850 nach 12 h Flüssigkeitskarenz

Relation Urin : Serum = 1 bis 3, nach 12 h Durst > 3

Schätzung der Urinosmolalität:

$$\text{mosm/kg}H_2O = 2 \cdot (\text{Na} + \text{K} + \text{NH}_4[\text{mmol/l}]) + \text{Harnstoff}$$

NH_4: 20–40 mmol/l
Harnstoff = Eiweißzufuhr (g/d) · 5

Glomeruläre Filtration

Berechnungsprinzip der Clearance: $C_x = \frac{U_x}{P_x} \cdot V \text{ (ml/min)}$

- x beliebige filtrierte Substanz
- P Plasmakonzentration
- U Urinkonzentration
- V Urinfluß

$$\text{Osmotische Clearance: } C_{Osm} \text{ (ml/min)} = \frac{\text{Urinosmolalität}}{\text{Plasmaosmolalität}} \cdot V$$

$$\text{Clearance des freien Wassers: } C_{H_2O} = V \cdot \left(1 - \frac{\text{Urinosmolalität}}{\text{Plasmaosmolalität}}\right) = V - C_{Osm}$$

Kreatinin-Clearance pro Körperoberfläche (KO):

$$C_{cr} \text{ (ml/min pro 1,73 m}^2) = \frac{U \cdot V}{P_{cr}} \cdot \frac{1{,}73}{m^2KO} = \frac{U_{cr} \text{ (mg/dl)} \cdot V \text{ (ml)} \cdot 1{,}73}{P_{cr} \text{ (mg/dl)} \cdot 1440 \cdot m^2KO}$$

Umrechnung (aus 24-h-Urin): $24 \cdot 60 =$ 1440 min

Näherungsrechnung der glomerulären Filtrationsrate (GFR):

$$GFR\ (ml/min\ pro\ 1{,}73\ m^2) = \frac{k \cdot Körperlänge\ (cm)}{P_{cr}\ (mg/dl)}$$

k = 0,33 Säuglinge (niedriges Geburtsgew.)
k = 0,45 reife Säuglinge
k = 0,55 Kinder 2–12 Jahre
k = 0,70 ♂ 13–21 Jahre
k = 0,57 ♀ 13–21 Jahre

$$GFR\ (ml/min/1{,}73\ m^2) = 1{,}1 \cdot Körperlänge\ (cm)\ \text{für reife Neugeborene}$$

GFR – Normalwerte

Alter	GFR ml/min pro 1,73 m²
Frühgeborene:	
27 SSW	2– 10
32 SSW	4– 12
36 SSW	6– 40
40 SSW	8– 42
Neugeborene:	
1 Woche	20– 53
4 Wochen	30– 90
Säuglinge:	
2 Monate	42– 90
4 Monate	56–120
6 Monate	90–145
12 Monate	63–150
ältere Kinder:	
> 2 Jahre	100–185

Serumkreatinin-Normalgrenzwerte: [mg/dl (μmol/l)]

Alter (Jahre)	Mädchen	Jungen
Nabelschnurblut	1,2 (106)	
Neugeborene	1,0 (88)	
Säuglinge	0,4 (35)	
1	0,4 (35)	0,5 (44)
2	0,5 (44)	
3– 6	0,6 (53)	
7–10	0,7 (62)	0,8 (70)
11–14	0,7 (62)	0,9 (80)
15–16	0,8 (70)	0,9 (80)
17–20	0,9 (80)	1,1 (97)

Approximative Kreatininberechnung (gesunde Kinder):

Serum:
0,37 + (0,018 · Lebensjahre) = mg/dl ♀
0,35 + (0,025 · Lebensjahre) = mg/dl ♂
Urin:
15 + (0,5 · Lebensjahre) ± 3 = mg/kg tägl.

Proximale Tubulusfunktionen

Fraktionelle Ausscheidung (fractional excretion, FE) = ausgeschiedene Menge als Teil des Filtrats

$$FE_x\ (\%) = \frac{U_x \cdot V}{P_x \cdot C_{cr}} = \frac{U_x \cdot P_{cr}}{U_{cr} \cdot P_x} \cdot 100$$

X z. B. Na, HCO_3, Phosphat
C_{cr} Creatinin-Clearance
P Plasma (Serumkonzentrationen)
V Urinfluß (ml/min)

Tubuläre Rückresorption: TR (%) = $(1-FE_x) \cdot 100$

Fraktionelle tubuläre Rückresorption (T_x) =

$$\frac{\text{Filtrat – ausgeschiedene Menge}}{\text{glomeruläre Filtrationsrate } (C_{cr})} = \frac{C_{cr} \cdot P_x - U_x \cdot V}{C_{cr}}$$

Distale Tubulusfunktion

Harnkonzentrierung: Testung nur erforderlich, wenn spezifisches Gewicht im spontanen Morgenurin < 1,024.

Durstversuch: 1. Säuglinge mit doppelt konzentrierter Nahrung füttern (= halbe Flüssigkeitsmenge).
2. Älteren Kindern ab Mittag nur trockene Nahrung geben. Ab 19–20 Uhr Urin alle 4 h oder morgens sammeln.

Gewicht vor und nach Versuch, Temperatur während des Versuchs messen.

Säureausscheidung: Belastungstest nur, wenn Morgenurin-pH > 5,4

1. **Nettosäureausscheidung** = (titrierbare Acidität + NH_4–HCO_3) · Urinfluß (V) = mmol/min pro 1,73 m^2
   Messung bei spontaner metabolischer Acidose und Bikarbonat < 17 mmol/l (< 1 Jahr), < 20 mmol/l (ältere Kinder).

Urinanionenlücke = $Na_u + K_u - Cl_u$
Urin-Cl = indirektes Maß für die NH_4-Menge im Urin. Bei prärenaler Acidose wird die Urinanionenlücke negativ.

2. **Ammoniumchloridtest:**
   Urin für Messung der Nettosäureausscheidung abnehmen
   a) NH_4Cl 75–100 mmol/m^2 in 1 h oral geben
   b) NH_4Cl 100 mg/kg tägl. über 3 Tage oral
   c) $CaCl_2$ 2 mg/kg statt Ammoniumchlorid bei Leberstörung
   Ergebnis: Plasmabikarbonat < 15 mmol/l, Urin-pH < 5,5

Synopsis der renalen tubulären Acidose (RTA)

[Nach Chan JCM (1983) Renal tubular acidosis. J Pediatr 102:327–340]

Merkmal	RTA Typ I	RTA Typ II	RTA Typ III	RTA Typ IV
Tubulärer Defektort	distal	proximal	unscharf	distal
Gedeihstörung/ Kleinwuchs	+	+	+	+
Nephrokalzinose	häufig	selten	+/–	selten
Niereninsuffizienz	–	–	–	+
Blut-pH	↓	↓	↓	↓
Serum-Cl^-	↑	↑	↑	↑
Serum-K^+	niedrig	niedrig	niedrig	Hyperkaliämie
Urin-K^+	↑	n/↑	↑	n/↓
FE_{HCO_3} bei normaler Plasmakonzentration	< 5%	> 15%	5–15%	< 15%
Urin-: Plasma-pCO_2 (mm Hg)	< 15	> 20	< 15	> 20
Nettosäureausscheidung nach NH_4-Belastung	↓	normal	↓	↓
Regulative Harnsäuerung bei Acidose Urin-pH	> 5,5	< 5,5	> 5,5	variabel
Urinanionenlücke	positiv	normal	+/–	positiv
Zitraturie	↓	↑	(↑)	(↑)
Therapie: $NaHCO_3$ (mmol/kg/d)	2–4	2–14	2–14	2–3
täglicher K-Bedarf	↓ mit der Acidosekorrektur	↑ mit der Acidosekorrektur	+/–	+/–

RENALE TUBULÄRE ACIDOSE: DIAGNOSTIK

Diagnostischer Plan

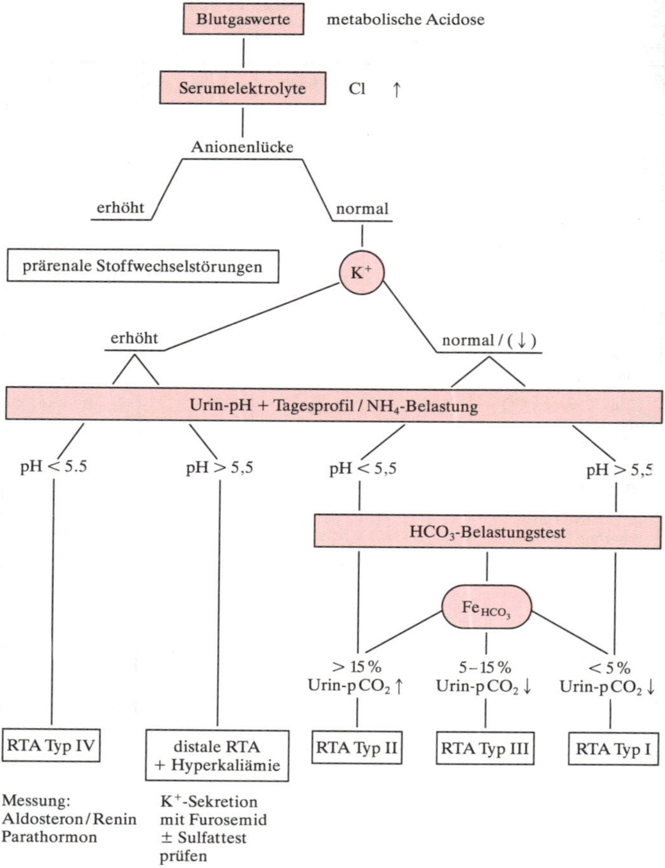

Weiteres Diagnostikziel: Klärung der Ursachen der RTA

Ursachen

Primäre Acidose: (familiär, sporadisch)

Sekundäre Acidose:

Niere
- Harnwegsobstruktion
- Medullär zystische Nephropathie
- Transplantatabstoßung
- Nephrotisches Syndrom
- Nephrokalzinose
- Autoimmunkrankheiten
- Nierenvenenthrombose
- Herzinsuffizienz

Stoffwechsel
- Zystinose
- Glaktosämie
- Glykogenose
- Fruktoseintoleranz
- Lowe-Syndrom
- Morbus Wilson
- Morbus Fabry
- Metachromatische Leukodystrophie
- Carboanhydrasemangel
- Pyruvatkarboxylasemangel
- Vitamin-D-resistente Rachitis

Andere Ursachen
- Leberzirrhose
- Dysproteinämie
- Intoxikation
  - Blei
  - Kadmium
  - Quecksilber
  - Amphothericin B
  - Gentamicin
  - Vitamin D
- Ehlers-Danlos-Syndrom
- Marfan-Syndrom

Primäre Tubulopathien:

(Störungen der Rückresorption)

(renale Glukosurie) Glukose

(RTA) HCO_3^-

(Posphatdiabetes) (Pseudohypoparathyreoidismus Typ I, II) Phosphat

Aminosäuren

Hartnup-Krankheit
Dicarboxylaminoacidurie
dibasische Aminoacidurie
Hyperhistidinurie
Iminoglyzinurie
Zystinurie

multiple Substanzen (De-Toni-Debré-Fanconi-Syndrom)

(renale Hyperurikämie) Harnsäure

(Pseudohypoaldosteronismus) Na^+

(Bartter-Syndrom) Cl^-

(RTA) H^+

(Diabetes insipidus) H_2O

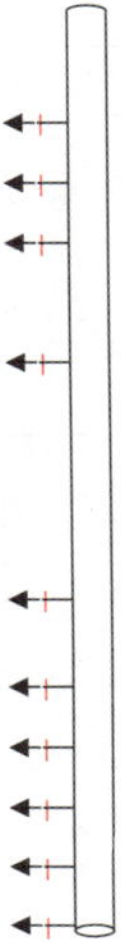

Sekundäre Tubulopathien:

überwiegend kombinierte Resorptions-Sekretions-Störungen als Symptome von:

angeborenen Stoffwechseldefekten,
Nierenerkrankungen,

Intoxikationen (s. S. 485)

Pathoanatomische Klassifikation zystischer Nierenerkrankungen nach Potter

[Osathanondh V, Potter E L (1964) Pathogenesis of polycystic kidneys. Arch Pathol 77:459–512]

Typ	Pathogenese	Morphologischer Befund makroskopisch	Morphologischer Befund mikroskopisch
Potter I	Hyperplasie und Dilatation des interstitiellen Bereichs der Sammelrohre (Bereich zwischen den dichotomen Teilungsstellen)	Nieren bei Geburt symmetrisch vergrößert, fetale Lappung erhalten. An der Oberfläche unzählige kleine Zysten bis 2 mm groß. Im Schnittbild sind sie in Rinde und Mark als dilatierte Sammelrohre erkennbar. Papillen, Kelche, Pyelon und Ureter normal	Sammelrohre dilatiert, sakkuliert und elongiert. Einschichtiges, kubisches Epithel, keine Atresien, intraluminaler Druck normal
Potter II	Störung im ampullären Teil der wachsenden Sammelrohre: Teilungen unterbleiben, Ampulle wächst zystisch aus und induziert keine Nephronbildung. Es können eine, beide oder nur ein Teil einer Niere verändert sein	Die Gestalt der Nieren wird von Zysten geprägt. Die Nieren können vergrößert oder hypoplastisch sein. Papillen fehlen, Pyelon durch Zysten deformiert, Ureter im proximalen Teil atretisch, hypoplastisch oder dilatiert. Zysteninhalt stammt vom kuboidalen Epithel, ist kein Primärharn	Zahlreiche dickwandige, ovale oder runde Zysten; Nephronenzahl stark reduziert. Bindegewebe z. T. fehldifferenziert (Knorpel), Gefäße dysplastisch
Potter III	Entwicklungsstörung eines Teils der Sammelrohre im ampullären oder interstitiellen Bereich. Im Gegensatz zum normalen Teilungsplan der Tochtergenerationen der Ureterknospe sind die Sammelrohre der älteren Generation stark verlängert. Die jüngeren Generationen teilen sich vermehrt	Meist beide Nieren betroffen. Organvergrößerung. Bei Geburt Niere überwiegend mikrozystisch. Zysten wachsen weiter. Papillen fehlen meist, Kelche deformiert, Pyelon tubulär, Ureter, Blase und Urethra normal	Zysten unterschiedlicher Größe können in jedem Bereich eines Nephrons oder Sammelrohres entstehen. Sammelrohre oft dilatiert. Dysplasie von Bindegewebe und Gefäßen
Potter IV	Funktionsstörung der Ampulle der Sammelrohrknospen infolge erhöhten Druckes bei frühen Urethrastenosen	Nieren normal oder vergrößert. Blasenwand hypertrophiert, Ureter dilatiert und/oder elongiert	Sammelrohre können dilatiert sein. Kleine Zysten entwickeln sich in der Rinde (dilatierte Glomeruli)

Charakteristika zystischer Nierenerkrankungen

Krankheit	Pathoanatomie	Erbmodus	Diagnostische Kriterien	Prognose
Polyzystische Nephropathie (infantiler Typ)	Nierengestalt erhalten, Volumen ↑, Potter Typ I	autosomal-rezessiv	Sonographie: Echogenität ↑, Nierenbiopsie, Leberbiopsie: obligat kongenitale cholangiodysplastische Fibrose. Primäre Anurie/ Niereninsuffizienz	90 % sterben in Neonatalperiode, bei 10 % variable Progression (Nieren schnell – Leber langsam und umgekehrt)
Polyzystische Nephropathie (adulter Typ)	Potter Typ III	autosomal-dominant	Sonographie: im Jugendalter Organvolumen ↑, beiderseits fast gleiche Zahl unterschiedlich großer Zysten. Zysten in anderen Organen (Leber, Milz, Pankreas). Niereninsuffizienz. Molekulargenetische Koppelungsanalyse in betroffenen Familien	Niereninsuffizienz chronisch, Finalstadium wird meist erst im Erwachsenenalter erreicht
Juvenile Nephronophthise	Organvolumen ↓, Zysten in Mark und Rinde (Divertikel des distalen Tubuluskonvoluts), Tubulusatrophie, Glomerulussklerose, periglomeruläre und interstitielle Sklerose. Zusätzliche Symptome: tapetoretinale Dysplasie, Kolobom, Ataxie, mentale Retardierung	autosomal-rezessiv	Sonographie: Echogenität ↑, kortikomedulläre Differenzierung geht verloren. Biopsie: Atrophie, chronische Entzündung, Sklerose. Hyposthenurie, Salzverlust	chronische Niereninsuffizienz
Medullär-zystische Nephropathie	wie Nephronophthise Zysten auch an den Sammelrohren. Keine extrarenalen Störungen	autosomal-dominant	wie Nephronophthise	Beginn im Erwachsenenalter, chronische Niereninsuffizienz

Charakteristika zystischer Nierenerkrankungen (Forts.)

Krankheit	Pathoanatomie	Erbmodus	Diagnostische Kriterien	Prognose
Dysonto-genetische Zysten	2 Formen: 1. retroperitoneale Zysten aus meta-nephrogenem Gewebe anstelle einer Niere; 2. zystische Teratome innerhalb der Fascia renalis, die die Niere verdrängen oder die in einer Niere verdrängend wachsen	–	Sonographie: Zysten ohne Nierendarstellung (1.) oder zystischer Tumor in einer Niere. Defekt im Ausscheidungsurogramm. Histologie	Maligne Entartung fraglich
Pyelogene Zysten	Pyelondivertikel nach rezidivierender Pyelonephritis oder angeborener Kelchstenose	–	Sonographie: zystische Ektasie des Mittelechos oder Zyste am Mittelecho. Ausscheidungsurogramm: umschriebene Pyelondeformität	Kann die Ursache einer chronischen Pyelonephritis werden
Nierenpseudo-zysten („Urinome")	Perirenale Pseudozysten nach traumatischer Nierenruptur oder spontaner Ruptur zystisch dilatierter Nephrone. Harnansammlung in perirenaler Faszie, keine Epithelabgrenzung	–	Sonographie: perirenale Zyste unterschiedlicher Größe	Abhängig von der traumatischen Nierenschädigung

Definition
normal: 10 E/µl
Mikrohämaturie: 11–2500 E/µl
Makrohämaturie: ⩾2500 E/µl

Diagnostik
familiäre Nierenerkrankung?
Nephrolithiasis?
Hämophilie?
Hypertension?
Trauma?
Schwerhörigkeit? (Alport-Syndrom)
Hämaturie transitorisch-rezidivierend-persistierend?

Befunde

Makrohämaturie
Mikrohämaturie

Blutdruck ↑
Systolikum
Blutzucker ↑

Sonographie

Hydronephrose
+ Harnwegspathologie
renale Dysplasie
zystische Nierenerkrankungen
Nephrokalzinose
Nephrolithiasis
tuberöse Sklerose
Nierengefäßthrombose
Kontusion
Tumor

Harnstatus:
Sediment*: Erythrozyten dysmorph — **glomeruläre Herkunft**
Erythrozytenzylinder — **glomeruläre Herkunft**
Erythrozytengestalt normal
Teststreifen: Leukozyturie — **Harnwegsinfekt**
Proteinurie

Komplement C_3/C_4

normal
Alport-S. (Audiogramm)
benigne familiäre Hämaturie
IgA-Nephropathie

erniedrigt
primäre/sekundäre
Glomerulonephritiden

Definitionen

Proteinurie	Physiologisch	Pathologisch
	O-Spur (Teststreifen) < 100 mg/l < 170 mg/g Kreatinin Obergrenze – Frühgeborene: mal 5 – Neugeborene: mal 3,5 – Säuglinge: mal 2	geringgradige: 150–500 mg/1,73 m^2 tägl. mittelgradige: 500–1700 mg/1,73 m^2 tägl. hochgradige (große) 1700 mg/1,73 m^2 tägl. (ca. 1 g/m^2 tägl.)
Albuminurie	< 20 mg/1,73 m^2 tägl. < 6 mg/l < 35 mg/g Kreatinin	Mikroalbuminurie: 20–300 mg/1,73 m^2 tägl.

Klassifikation nach Ursachen

[Nach Ehrich JHH et al. (1993) Proteinurie und Enzymurie als Leitsymptom renaler und extrarenaler Erkrankungen im Kindesalter. Monatsschr Kinderheilkd 141:59–69]

Glomeruläre Filtration von Plasmaproteinen:

Glomerulonephritiden
„minimal change" nephrotisches Syndrom
diabetische Nephropathie
orthostatische Proteinurie
Belastungsproteinurie

Überlaufproteinurie von plasmafremden Proteinen:

Hämoglobinurie (Hämolyse)
Myoglobinurie (Rhabdomyolyse)
Amylase (Pankreatitis)
Lysozymurie (Leukämie)
Bence-Jones-Proteinurie

Mischformen:
Fieberproteinurie
chronische Niereninsuffizienz

Tubuläre Reabsorption:
kongenitale Tubulopathien (z.B. Fanconi-Syndrom, Lowe-Syndrom)
familiäre tubuläre Proteinurie
tubulointerstitielle Nephritis
nephrotoxische Medikamente

Tubuläre Proteinsekretion:
akutes Nierenversagen

Transplantatabstoßung

Weitere Diagnostik bei persistierender Hämaturie und Proteinurie

Blut: Blutbild, CRP, pH, Bikarbonat, Gerinnungsstatus

Serum: Albumin, antinukleäre Antikörper (ANA), antinukleäre zytoplasmatische Antikörper (ANCA), Elektrolyte, Kalzium, Phosphat, Elektrophorese, Gesamteiweiß, Cholesterin, Triglyzeride, Harnstoff, Kreatinin, Immunglobuline, Gamma-GT, GOT, GPT

Serologie: Antistreptolysintiter, Hepatitis B

24-h-Urin: Gesamtprotein, Kalzium, Kreatinin, Kreatinin-Clearance

Bakteriologische Kultur: (Harn, Rachenabstrich), Mantoux-Test

Bildgebende Verfahren je nach Sonogramm

Perkutane Nierenbiopsie

Indikationen zur Nierenbiopsie

persistierende Proteinurie

nephrotisches Syndrom (steroidabhängig, steroidresistent)

schnell progrediente Glomerulonephritis

Verdacht auf akute tubulointerstitielle Nephritis

ätiologisch / pathogenetisch unklare Glomerulonephritis

rezidivierende Hämaturie

Nierenbeteiligung an Autoimmunkrankheiten

ursächlich unklare akute / chronische Niereninsuffizienz

Verdacht auf chronische Transplantatabstoßung

funktionell nicht mögliche Therapiekontrolle

Verdacht auf hereditäre Nephropathien

Kontraindikationen zur perkutanen Nierenbiopsie

solitäre Niere

anomale Gefäßversorgung

hämorrhagische Diathese

Nierentumor

Morphologische Deskription

[Modifiziert nach Thoenes W (1979) Aktuelle Pathologie der Glomerulonephritis. Klin Wochenschr 57:799–814]

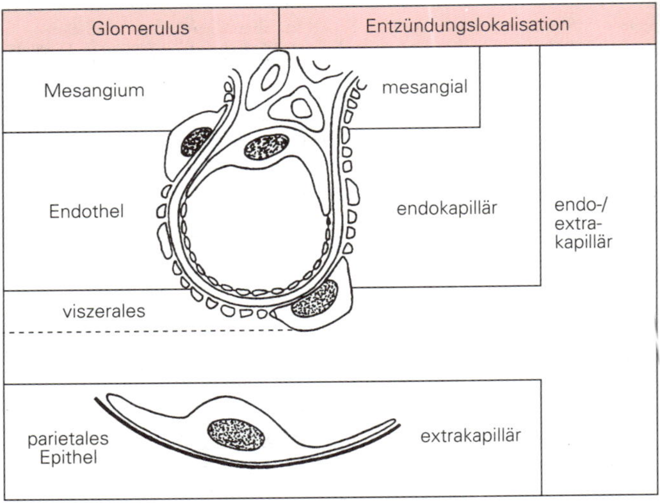

Glomerulonephritis im mikroskopischen Bild

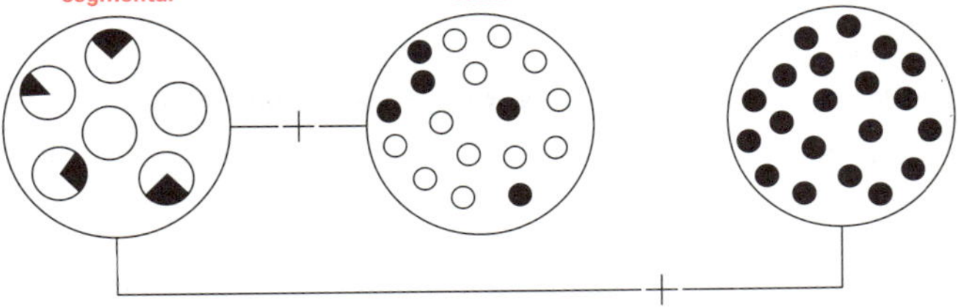

Synonyme morphologische Klassifikation

[Nach WHO (1982) und Thoenes W (1983) Synoptische Pathologie glomerulärer Erkrankungen im Kindesalter. Monatsschr Kinderheilkd 131:343–350]

WHO-Einteilung	Deutsche Klassifikation
Diffuse GN:	
Endokapilläre proliferative GN	Exsudativ proliferative GN
Mesangial proliferative GN	Mesangial proliferative GN
Intra-/extrakapilläre proliferative GN	Rasch progrediente, halbmondbildende (crescentic) GN
Membranoproliferative GN	Membranoproliferative GN
Membranöse GN	Peri-/membranöse GN
Geringe glomeruläre Veränderungen (inklusive „minimal change“ nephrotisches Syndrom)	Minimalveränderungen, Minimal-glomerulitis
Fokal-segmental akzentuierte GN	
Fokale GN	Fokal-segmental proliferative GN
Fokal-segmentale Glomerulosklerose	Fokal-segmental sklerosierende GN/ Glomerulopathie

Definitionen (nach Arbeitsgemeinschaft für Pädiatrische Nephrologie APN)

Nephrotisches Syndrom (ca. 1 g/m² tägl.)	Schwere selektive Proteinurie ≥ 40 mg/m² pro h Entwicklung der Hypoalbuminämie innerhalb 1–2 Wochen (Serumalbumin ≤ 25 g/l)
Vollremission	Proteinurie ≤ 4 mg/m² pro h (ca. 100 mg/m² tägl.) Serumalbumin ≥ 35 g/l
Teilremission	Proteinurie ≥ 4 mg/m² tägl. Serumalbumin 25–35 g/l
Urinremission	Proteinurie ≤ 4 mg/m² pro h (ca. 100 mg/m² tägl.) an 3 aufeinanderfolgenden Tagen unter Prednison
Drohendes Rezidiv (imminent relapse)	Proteinurie > 4 mg/m² pro h (ca. 100 mg/m² tägl.) an 3 Tagen innerhalb 1 Woche bei begleitendem Infekt anderer Genese
Beginnendes Rezidiv (incipient relapse)	Kein begleitender Infekt. Proteinurie > 4 mg/m² pro h an 3 Tagen in 1 Woche
Schnelles Rezidiv (fast relapse)	Rezidiv während oder 2 Wochen nach alternierender Prednisongabe
Häufige Rezidive (frequent relapses)	> 2 Rezidive innerhalb 6 Monaten/4 Rezidive innerhalb 1 Jahr nach erfolgreicher Standardrezidivtherapie
Seltene Rezidive (infrequent relapses)	≤ 2 Rezidive innerhalb von 6 Monaten
Häufige Rezidive ohne Steroidabhängigkeit	Gutes Ansprechen auf die Standardrezidivtherapie, aber 2 weitere Rezidive innerhalb von 6 Monaten oder 4 innerhalb von 1 Jahr danach.
Steroidsensibilität	Vollremission nach Prednisoninitialtherapie
Späte Steroidsensibilität	Vollremission nach Verlängerung der Prednisoninitialtherapie
Steroidabhängigkeit	2 aufeinanderfolgende Rezidive während der Standardrezidivtherapie oder innerhalb 2 Wochen danach, oder 2 von 4 Rezidiven innerhalb von 6 Monaten als Schnellrezidive
Primäre Steroidresistenz	Keine Vollremission unter Prednisoninitialtherapie
Späte Steroidresistenz	Zunächst Steroidsensibilität, danach Steroidresistenz während eines Rezidivs

Checkliste der Ursachen des nephrotischen Syndroms

Alport-Syndrom

Kongenitales nephrotisches Syndrom, finnischer Typ

Nägel-Patella-Syndrom

$Alpha_1$-Antitrypsin-Mangel

Sichelzellenanämie

Primäre Glomeruluserkrankungen:

„Minimal change" nephrotisches Syndrom

Chronische Glomerulonephritiden

Sekundär bei systemischen Erkrankungen:

Purpura Schoenlein-Henoch

Systemischer Lupus erythematodes

Bakterielle Infektionen

Virusinfektionen: Hepatitis B, CM, EBV-Inf., Varizellen, AIDS

Protozoen: Malaria

Chronische Entzündungen

Mittelmeerfieber

Amyloidose

Kryoglobulinämie

Allergische Reaktionen

Medikamente (organische Goldverbindungen, Penicillamin, Quecksilber, Captopril, Heroin)

Neoplasien (Leukämie, Lymphome)

Varianten der Standardinitialtherapie

[Nach Arbeitsgemeinschaft für Pädiatrische Nephrologie, APN (1993) Eur J Pediatr 152:357–361]

Variante I	Variante II
60 mg/m^2 Prednison tägl., verteilt auf 3 Einzeldosen 4 Wochen lang danach: 40 mg/m^2 Prednison alle 48 h = 1 Morgendosis jeden 2. Tag 4 Wochen lang	wie Variante I Behandlungsdauer in beiden Phasen nicht 4, sondern **6 Wochen**
Gesamtdauer: 8 Wochen	Gesamtdauer: 12 Wochen

Ende der Behandlung

Fazit: Rezidive treten nach Variante II seltener auf.

Prednison-Standardrezidivtherapie

60 mg/m^2 Prednison tägl., verteilt auf 3 Einzeldosen, bis die Proteinurie an 3 Tagen < 4 mg/m^2 pro h (ca. 100 mg/m^2 tägl.)

danach:
40 mg/m^2 Prednison alle 48 h als 1 Morgendosis jèden 2. Tag

Zusätzliche Therapieempfehlungen bei minimal change nephrotic syndrome:

[Nach Brodehl J (1991) The treatment of minimal change nephrotic syndrome. Eur J Pediatr 150:380–387]

Krankheitsverlauf	Therapie
seltene Rezidive	Standardrezidivtherapie (Prednison)
häufige Rezidive ohne Steroidabhängigkeit + Steroidtoxizität	Cyclophosphamid 2 mg/kg tägl. + Prednison jeden 2. Tag in absteigender Dosierung (z. B. 60–40–30–10–0) Dauer: 8 Wochen (Leukozyten nicht < 1000/µl)
häufige Rezidive mit Steroidabhängigkeit + Steroidtoxizität	Cyclophosphamid 2 mg/kg tägl. + Prednison jeden 2. Tag in absteigender Dosierung (z. B. erste 4 Wochen 60, letzte 4 Wochen 10 mg/m² alle 48 h) Dauer: 12 Wochen (Leukozyten nicht < 1000/µl)
häufige Rezidive mit Steroidabhängigkeit + Rezidiv nach Cyclophosphamid + Steroidtoxizität	Standardrezidivtherapie ↓ Ciclosporin A: 100–150 mg/m² tägl. initial in 2 Tagesdosen p. o., tägliche Dosisanpassung auf Vollbluttalspiegel von 80–160 ng/ml (monoklonale AK) Zusätzlich: Prednison 40 mg/m² alle 48 h in den ersten 4 Wochen (Serumkreatininkontrolle)

Grade des vesikoureteralen Refluxes

[International system of radiographic grading of vesicoureteric reflux. Pediatr Radiol (1985) 15:105–109]

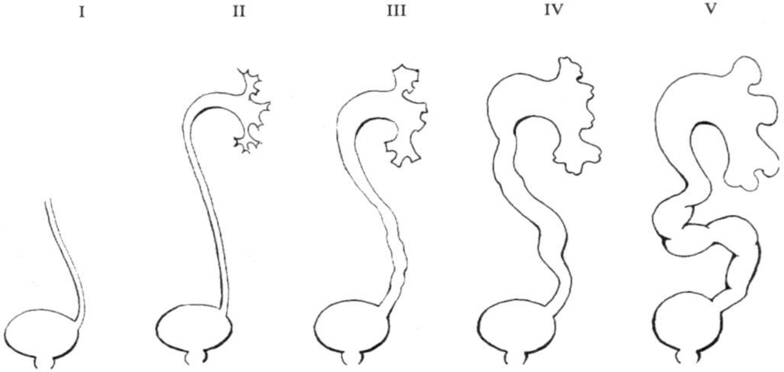

I	II	III	IV	V
Normale Ureterdarstellung. Reflux nur in den normal dargestellten Ureter	Normale Darstellung von Ureter; Pyelon und Fornices der Kelche	Ureter gering bis mittelgradig dilatiert und/oder geschlängelt. Pyelon und Kelche gering bis mittelgradig dilatiert. Keine oder höchstens angedeutete Abstumpfung der Fornices	Ureter: mittelgradige Dilatation und/oder Schlängelung. Pyelon, Kelche: mittelgradige Dilatation. Fornices verschwunden. Papillenimpression noch erhalten	Ureter hochgradig dilatiert und geschlängelt. Pyelon und Kelche hochgradig dilatiert. Verlust der Papillenimpression (Mehrzahl der Kelche)

Flußschema der Diagnostik

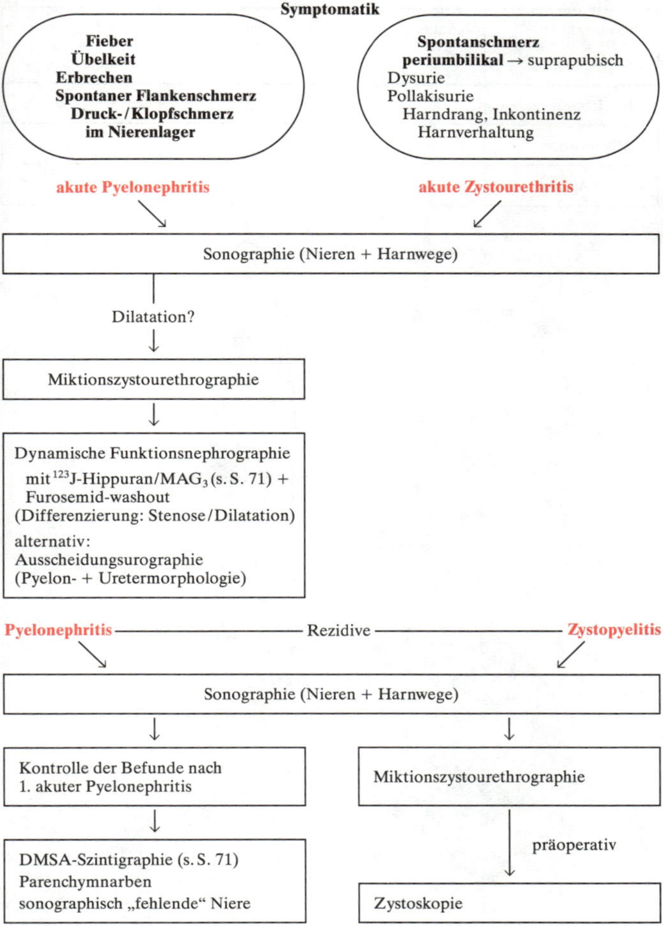

Beurteilung der Keimzahl

Probenart	Kontamination	Infektionsverdacht (Kontrolle)	Infektion (Erreger-differenzierung)
Mittelstrahlurin	$\leqslant 10^3$	$10^4 - 10^5$	$\geqslant 10^5$
Katheterurin		$\leqslant 10^3$	$\geqslant 10^4$
Blasenpunktat			$\geqslant 1$

Schema der Blasenfunktion

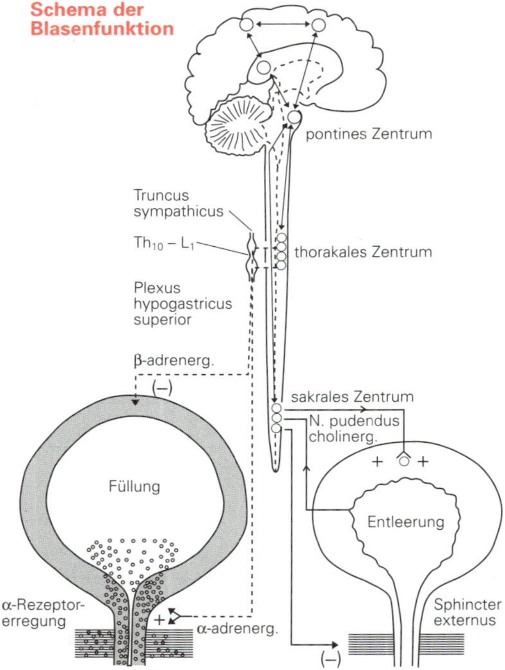

Pharmakogene Modulation der Blasenfunktion

Problem	Lösungsprinzip	Medikament	Handelsname (Beispiele)	Tagesdosis [mg]	Frequenz
zu geringe Blasenfüllung durch:					
Blasenmuskeltonus erhöht	Relaxans der glatten Muskulatur	Trospiumchlorid	Spasmex	5–15	3
	Anticholinergikum	Oxybutynin	Dridase	5–10–20	2
Sphincter-internus-Tonus	β-Sympathikomimetikum	Ephedrin	Noxenur	0,015–0,15	3
zu große Blasenfüllung (Entleerungsstörung):					
Sphincter-internus-Tonus erhöht	α-Rezeptoren-Blocker	Phenoxybenzamin	Dibenzyran	0,2–0,4/kg	3–4
Sphincter-externus-Tonus (Spastik)	Muskelrelaxans	Baclofen	Lioresal	10–60	3
Blasenmuskeltonus ↓	β-Sympathikolytikum	keine Anwendung, zu starke Effekte auf den Kreislauf			

4

Einteilung neurogener Miktionsstörungen

[Nach Bors E, Comarr AE (1971) Neurological urology. Karger, Basel]

Schädigungstyp			
proximaler (upper motor neuron bladder)	distaler (lower motor neuron bladder)	gemischter (mixed motor neuron bladder) A	B
Leitungsunterbrechung oberhalb S_2 peripherer Reflexbogen erhalten	Läsion S_2-S_4 autonome Blase	Läsion im Bereich S_2-S_4 Tonus des Sphincter externus erhalten (N. pudendus)	Läsion im Bereich S_2-S_4 Detrusorfunktion erhalten (N. pelvicus)
Reflex-Blase	Auslaufblase	Überlaufblase	Auslaufblase

Näherungsformel zur Bestimmung der Blasenkapazität:

Blasenkapazität (ml) = 32 · Lebensalter (Jahre) + 73

Nach dem 9. Lebensjahr Tendenz zu höheren Werten

Normale Miktionsfrequenz:

Säuglinge	≤ 6 Monate	20/d
	6–12 Monate	16/d
Kinder	≤ 2 Jahre	12/d
	2–4 Jahre	9/d
	≥ 5 Jahre	4–6/d

Steinart	Ursachen	Urinbefund	Therapie (Steinentfernung +)	Prävention
Infektionssteine:	Anatomische Harnwegsanomalie	Bakteriurie Leukozyturie	Antibiose	Uroflow ↑
Ammoniumurat	Neurogene Blase			Harnvolumen ↑
Phosphatsteine: Struvit, Karbonatapatit	Reflux Ureasepositive Erreger		Harnwegskorrektur	Harn-pH ↓ (Acimethin, Extin)
Kalziumoxalat:	**Hyperkalzurie:**			Harnvolumen ↑
Mono- / Dihydrat	(= > 7 mmol Ca pro mmol Krea)			
	absorptiv: Vit. D	Ca ↑		Diät
	Hypophosphatämie		Natriumzellulose-phosphat (Austausch-harz) Magnesium, Lithurex	
	renal	Ca ↑	Thiazide	
	resorptiv Primärer Hyper-parathyreoidismus	Ca ↑ cAMP ↑	Adenomentfernung	
	Immobilisation			
	Hyperoxalurie			
	primär: Oxalose Typ I (Alaninglyoxylat-Transaminase-Mangel)	Oxalsäure ↑ Glyoxylsäure ↑ Glykolsäure ↑	Lebertransplantation	Vitamin B_6 Diät Harnvolumen ↑
	Oxalose Typ II (D-Glycerinsäure-Dehydrogenase-Mangel)	Oxalsäure ↑ Glycerinsäure ↑		
	sekundär (absorptiv):	Oxalsäure ↑	Magnesium	Diät
	Pankreasinsuffizienz		Kalzium oral	
	Chronische Enteritiden		Orthophosphat	
	Hyperalimentation		Allopurinol	
Phosphat: Kalziumhydrogen-phosphat	Renale tubuläre Acidose (distaler Typ I)	pH > 5,8	Uralyt U	Diät
Karbonatapatit Struvit (Urease + Bakterien)		Ca ↑ Zitrat ↑		

Steinart	Ursachen	Urinbefund	Therapie (Steinentfernung +)	Prävention
Harnsäure	Hypoxanthinphosphoribosyltransferase-Mangel (Lesch-Nyhan)	Harnsäure ↑	Allopurinol Uralyt U	Purinarme Diät
Xanthin	Xanthinoxidase-Mangel, Allopurinoltherapie der Lesch-Nyhan-Krankheit	Xanthin ↑		Harnvolumen ↑ Diät
2,8-Dihydroxyadenin	Adeninphosphoribosyltransferase-Mangel	Adenin ↑ Hypoxanthin ↑ 2,8 Dihydroxyadenin ↑	Allopurinol	Harnvolumen ↑ Diät
Zystin	Zystinurie	Zystin ↑ Ca ↑ Oxalsäure ↑ Harnsäure ↑	Captimer	Harnvolumen ↑ Diät (methioninarm)

Ureasepositive, harnwegspathogene Bakterien:

Proteus, Providencia, Morganella, Klebsiella, Staphylococcus saprophyticus, Enterobacter, Citrobacter, Pseudomonas.

Reaktion: $H_2N\text{-}C\text{-}NH2 + H_2O \xrightarrow{\text{Urease}} 2NH_3 + CO_2 \xrightarrow{+2H_2O} 2\,(NH_4^+\ OH^-)$

Harnsteindiagnostik

Röntgen:	Schatten + + +	Schatten +	Schatten O
	Kalziumhydrogenphosphat (Brushit)	Cystein	Ammoniumhydrogenurat
	Kalziumoxalat (Whewellit, Weddelit)		Urat (Uricit)
	Kalziumphosphat (Karbonatapatit)		2,8-Dihydroxyadenin
			Xanthin
	Magnesium-Ammoniumphosphat (Struvit)		

Sonographie: alle Steine ab 2–3 mm Durchmesser

Physikochemisch: Infrarotspektroskopie oder Röntgendiffraktion

Kalziumbelastungstest

[Nach Pak CYC, Nicar M, Northcutt C (1982) The definition of the mechanism of hypercalciuria is necessary for the treatment of recurrent stone formers. Contr Nephrol 33:136–151]

Vorbereitung: 1 Woche Ca-Aufnahme < 400 mg/d und Na < 100 mmol/d
Vorabend: letzte Mahlzeit 18.00 Uhr

Test:

Uhrzeit	Probe	Messung von:
7–9	Sammelurin (nüchtern!)	Ca, Kreatinin (Crea), cAMP
9	Venenblut	Ca, Phosphat, PTH
9^{10}	Frühstück + Belastung mit 1 g	Ca/1,73 m^2
9–13	Sammelurin	Ca, Kreatinin, cAMP
13	Venenblut	Ca, Phosphat, PTH

Beurteilung:

Parameter	Hyperkalzurie		
	resorptive	renale	absorptive
vor Belastung:			
mgCa/mg Crea	> 0,25	> 0,15	⩾ 0,10
cAMP/Crea (Urin)	↑	↓	n, ↓
nach Belastung:			
mgCa/mg Crea	> 0,25	> 0,25	> 0,10
cAMP/Crea (Urin)	↑	↓	↓

Elektrolytstörungen

$$\text{Neuromuskuläre Erregbarkeit} = \frac{(K^+) \cdot (HCO_3^-) \cdot (HPO_4^{--})}{(Ca^{++}) \cdot (Mg^{++}) \cdot (H^+)} \quad \text{(nach Szent-Györgyi)}$$

Verkleinerungen des Nenners erhöhen die neuromuskuläre Erregbarkeit

Berechnung der Elektrolytsubstitution:

erforderliche Elektrolytmenge (mmol/l) = (Sollwert – Istwert) · Idealgewicht* · Verteilungsfaktor

Verteilungsfaktoren:	Na	0,6–0,7
	K	0,2
	Cl	0,2 –0,3
	HCO_3	0,4–0,5

* bezogen auf die Körperlänge

Hyperkaliämie (K > 6 mmol/l):

Symptome:
Bradykardie/Arrhythmie/EKG: QRS-Dauer ↑, T ↑
Muskelhypotonie
Blutdruck ↓ ↓

Ursachen:
erhöhte Aufnahme (Substitution)
verminderte renale Exkretion:
- akute/chronische Niereninsuffizienz
- adrenogenitales Syndrom
- Hypoaldosteronismus
- M. Addison

transzelluläre Verteilungsstörung:
- metabolische/respiratorische Acidose
- Insulinmangel
- Hämolyse (intravaskuläre)
- Rhabdomyolyse
- alte Blutkonserve

Pseudohyperkaliämie:
- In-vitro-Hämolyse

Therapie:
1. Acidoseausgleich
2. Glukose i.v. 5 g/kg etwa alle 4 h + 1 E Normalinsulin/3 g Glukose
3. Resonium A 0,5–1 g/kg oral/rektal
4. Peritoneal-/Hämodialyse

Hypokaliämie (K < 3,5 mmol/l)

Symptome: Tachykardie/Arrhythmie/EKG: ST ↓, T ↓ (s. S. 146)
Ileus
Metabolische Alkalose

Ursachen: **Verlust über Gastrointestinaltrakt:**
Erbrechen, Diarrhö
Ureterosigmoidostomie
Laxanzien

Verlust über Haut: Verbrennungen
Renaler Verlust: Schleifendiuretika
Thiazide
osmotische Diurese
Karboanhydrasehemmer
primärer Hyperaldosteronismus
diabetische Ketoacidose
tubuläre Acidose
Bartter-Syndrom

Intrazellulärtransport (Insulin)
Alimentärer Kaliummangel

Therapie: Oral: Kalinor, Rekawan
Parenterale Substitution

Blutgas – Normalwerte (arterielles Blut, Bereich 1 SD)

[Nach Koch G, Wendel H (1968) Adjustment of arterial blood gases and acid-base balance in the normal infant during the first week of life. Biol Neonate 12: 136. Pagtakhan RD, Pasterkamp H (1990) Intensive care for respiratory disorders. In: Chernick V (ed) Disorders of the respiratory tract in children, 5th ed, 207. Saunders, Philadelphia]

Alter \ art. Blutwerte	pO_2 mm Hg	pH	pCO_2 mm Hg	Standardbikarbonat mmol/l
Geburt (Nabelarterie)	12,1–19,7	7,18–7,30	43,3–54,9	16,9–20,5
(Nabelvene)	21,7–33,1	7,26–7,37	32,2–43,4	18,6–21,4
5–10 min	39,7–59,5	7,15–7,25	39,1–53,1	15,1–18,3
30 min	42,6–65,6	7,25–7,33	32,0–43,4	16,7–19,7
60 min	52,0–74,6	7,30–7,36	31,9–40,3	18,0–20,4
24 h	63,2–82,2	7,33–7,39	33,3–36,5	18,9–21,5
7 d	63,4–82,8	7,35–7,40	32,8–39,0	20,5–23,1
2 a	80 –100	7,35–7,40	32 –39	20 –22
> 2 a	80 –100	7,35–7,45	35 –45	22 –24

Normalwert Basenabweichung (base excess): –2,5 → +2,5 mmol/l (alle Altersstufen)

Therapiegrundsätze:

1. pH-Bereich 7,15 ← 7,35 → 7,65
   * Behandlung der Grundkrankheit
   * bei nicht wirkungsvoller Kompensation $NaHCO_3$-Pufferung (möglichst oral)
2. pH-Bereich ≤ 7,15 erst $NaHCO_3$-Pufferung verdünnt, langsam i.v., dann Behandlung der Grundkrankheit

   pH-Bereich ≥ 7,65 erst L-Arginin-HCl i.v. über Stunden Hypokaliämie ausgleichen

Berechnung der Pufferlösungsmengen:

ml $NaHCO_3$ (8,4 %)

= Basendefizit (neg. base excess) · kg KG · 0,3 (alle Kinder)
= Basendefizit · kg KG · 0,5 (Neugeborene)
= Basendefizit · kg KG · 0,6 (Frühgeborene)
} KG · Faktor entspricht Extrazellularvolumen

Beachte: Osmolarität der 8,4 %igen $NaHCO_3$-Lösung = 1500 mosmol/l! Mit 4 Teilen Aq. dest. verdünnen (300 mosmol/l) und in der Gesamtvolumenzufuhr berücksichtigen.

ml 21 %ige L-Arginin-HCl-Lösung oder ml 18,2 %ige Lysin-HCl-Lösung } = Basenüberschuß (base excess) · kg KG · 0,3

Säure-Basen-Gleichgewicht

Definitionen:

Hypokarbie = $[HCO_3^-] < 21$ mmol/l Hypokapnie = $pCO_2 < 35$ mm Hg (< 4,67 kPa)

Hyperkarbie = $[HCO_3^-] > 28$ mmol/l Hyperkapnie = $pCO_2 > 45$ mm Hg (> 6,0 kPa)

Standardbikarbonatkonzentration = $[HCO_3^-]$ bei stets normalem pCO_2 (40 mm Hg) gemessen

Aktuelle Bikarbonatkonzentration = $[HCO_3^-]$ bei aktuellem pCO_2 gemessen

$$pH = 6{,}1 + \log \frac{[HCO_3^-]}{0{,}03 \cdot pCO_2} \rightarrow pH \sim \frac{\text{Nierenarbeit}}{\text{Lungenarbeit}}$$

Umrechnung: pCO_2 mmol/l = $0{,}03 \cdot pCO_2$ mm Hg

Störungen und Kompensationen

Störung	Primäre Ursache	Kompensationsvorgang	pH	Befunde des Gas-Checks pCO_2	$[HCO_3^-]$ (Standard-/aktuelle)	Relation $\frac{[HCO_3^-]}{pCO_2}$
Respiratorische Acidose kompensiert nicht kompensiert	pCO_2 ↑	 $[HCO_3^-]$ ↑ $[HCO_3^-]$ ↗	↓ ↘ ↓	↑ ↑ ↑	n ↑ n	< 20:1 20:1 < 20:1
Respiratorische Alkalose kompensiert nicht kompensiert	pCO_2 ↓	 $[HCO_3^-]$ ↓ $[HCO_3^-]$ ↘	↑ ↗ ↑	↓ ↓ ↓	n ↓ n	> 20:1 20:1 > 20:1
Metabolische Acidose kompensiert nicht kompensiert	$[HCO_3^-]$ ↓	 pCO_2 ↓ pCO_2 ↘	↓ ↘ ↓	n ↓ n	↓ ↓ ↓	< 20:1 20:1 < 20:1
Metabolische Alkalose kompensiert nicht kompensiert	$[HCO_3^-]$ ↑	 pCO_2 ↑ pCO_2 ↗	↑ ↗ ↑	n ↑ n	↑ ↑ ↑	> 20:1 20:1 > 20:1

Kombinationen (primäre + aufgepfropfte Störung)

Respiratorisch-metabolische Acidose: bei hohen pCO_2-Werten pH im Normbereich

Respiratorisch-metabolische Alkalose: pH-Werte höher als bei Einzelkomponenten

Metabolisch-respiratorische Acidose: Gas-Check wie bei metabolischer Acidose, jedoch höhere pCO_2-Werte

Metabolisch-respiratorische Alkalose: pCO_2-Werte höher als bei Einzelkomponenten

---

Normal 20:1 (mmol/l), n Werte im Normbereich, ↗ normal oder gering erhöht, ↘ normal oder gering vermindert.

Regeln für die zu erwartende Kompensation von Säure-Basen-Störungen (normale Lungen- und Nierenfunktion vorausgesetzt)

Störung	Ursache	Kompensation	Größe der zu erwartenden Kompensation
Respiratorische Acidose akute	pCO_2 ↑ ↑	$[HCO_3^-]$ ↑	* $[HCO_3^-]$ steigt um 0,1 mmol/l je 1 mm Hg pCO_2-Abweichung vom Normalwert
chronische	pCO_2 ↑ ↑	$[HCO_3^-]$ ↑	* $[HCO_3^-]$ steigt um 0,35 mmol/l je 1 mm Hg pCO_2-Abweichung vom Normalwert
Respiratorische Alkalose akute	pCO_2 ↓ ↓	$[HCO_3^-]$ ↓	* $[HCO_3^-]$ fällt um 0,2 mmol/l je 1 mm Hg pCO_2-Abweichung vom Normalwert
chronische	pCO_2 ↓ ↓	$[HCO_3^-]$ ↓	* $[HCO_3^-]$ fällt um 0,5 mmol/l je 1 mm Hg pCO_2-Abweichung vom Normalwert
Metabolische Acidose	$[HCO_3^-]$ ↓ ↓	pCO_2 ↓	* pCO_2 fällt um 1–1,3 mm Hg je 1 mmol/l Abfall der $[HCO_3^-]$ * $pCO_2 = 1{,}5 \cdot [HCO_3^-] + 8 \pm 2$ * pCO_2 = erste beiden Ziffern hinter dem Komma des pH-Wertes (z. B. pH = 7,25; pCO_2 = 25) * $[HCO_3^-]$ + 15 = Ziffern hinter dem Komma des pH-Wertes (z. B. $[HCO_3^-]$ = 10; pH = 7,25)
Metabolische Alkalose	$[HCO_3^-]$ ↑	pCO_2 ↑	* pCO_2 steigt um 6 mm Hg je 10 mmol/l Anstieg der $[HCO_3^-]$ * $[HCO_3^-]$ + 15 = erste zwei Ziffern hinter dem Komma des pH-Wertes (z. B. $[HCO_3^-]$ = 40; pH = 7,55)

Ursachen der Störungen im Säure-Basen-Haushalt

Respiratorische Acidose

ZNS-Schädigungen
Sedativa + Neuroleptika
Narkotika
Opiate
Paresen der Atemmuskulatur
Fremdkörperaspiration
Croup
Mukoviszidose
Asthma bronchiale
Bronchiolitis
Pneumothorax
Pleuraerguß
Pneumonie
Lungenödem
Thoraxfehlbildungen

Respiratorische Alkalose

Hyperventilation, psychogen / maschinell
ZNS-Schädigungen aller Art
Hypoxämie

Metabolische Alkalose

Überpufferung mit Bikarbonat
Milchalkalisyndrom (exzessiver Milchgenuß)
} Additionsalkalose

Erbrechen (anhaltend)
Laxanzienabusus (Kaliopenie)
Hyperaldosteronismus
} Subtraktionsalkalose

Metabolische Acidose

Laktacidosen: Hypoxie
Hypothermie
Methämoglobinämie
CO-/CN-Intoxikation
Diabetes mellitus
Glykogenose Typ I
Enzymdefekte (s. S. 218)
Ketoacidosen: Diabetes mellitus
Hunger, Fasten
Ahornsirupkrankheit
Isovalerianacidämie
Formiatacidose: Methanolintoxikation
} Additionsacidose
= Zugabe von Protonen in den Extrazellularraum

Primär renale Acidose
Fanconi-Syndrom
Diarrhöe
Ileus
Pankreasfistel
} Subtraktionsacidose
= Protonenverlust

Tubuläre Acidosen
Niereninsuffizienz
Akutes Nierenversagen
Intoxikationen (Vit. D, Hg, Pb)
Hyperparathyreoidismus
Morbus Addison
} Retentionsacidose
= mangelnde renal-tubuläre Protonensekretion

Anionenlücke (anion gap)

Vergleich der Ionenladungen mmol/l:

Kationen			Anionen	
Na^+	142	gemessene Ionen	Cl^-	103
K^+	4	gemessene Ionen / nicht gemessene Ionen	HCO_3^-	27
Ca^{++}	5	nicht gemessene Ionen	HPO_4^{--}	2
Mg^{++}	2	nicht gemessene Ionen	SO_4^{--}	1
andere	1	nicht gemessene Ionen	organ. Anionen	5
		nicht gemessene Ionen	Proteine	16
	154 –	Gesetz der Elektroneutralität	–	154

Berechnung:

Variante 1: $(Na^+ + K^+) - (Cl^- + HCO_3^-)$ Normalwert = 16 (Bereich 12–20) mmol/l

Variante 2: $Na^+ - (Cl^- + HCO_3^-)$ Normalwert = 12 (Bereich 8–16) mmol/l

Wegen des Gesetzes der Elektroneutralität reflektieren die gemessenen Ionenmengen quantitative Änderungen der nicht gemessenen Kationen und Anionen.

Befundinterpretation:

Anionenlücke

vermindert

nicht gemessene Anionen ↓

Hämodilution

Hypalbuminämie
Hypophosphatämie
Hypergammaglobulinämie

nicht gemessene Kationen ↑
Ca^{++}, Mg^{++}

vergrößert

nicht gemessene Anionen ↑

Dehydratation

Laktacidose
Ketoacidose
akutes Nierenversagen
Hyperphosphatämie

ungemessene Kationen ↓
Ca^{++}, Mg^{++}

Kongenitale Laktacidose

Primäre Hyperlaktacidämie bei:

Glykogenose Typ 0, III, VI
Enzymdefekte der Glukoneogenese und im Pyruvatstoffwechsel
Enzymdefekte des Zitratzyklus
Atmungskettendefekte

Sekundäre Hyperlaktacidämie bei:

Organacidurien
Citrullinämie
Enzymdefekte der Fettsäurenoxidation

Hypolaktacidämie

Defekte der Muskelglykogenolyse und -glykolyse (kein Laktatanstieg nach Muskelarbeit)

Metabolische Acidose

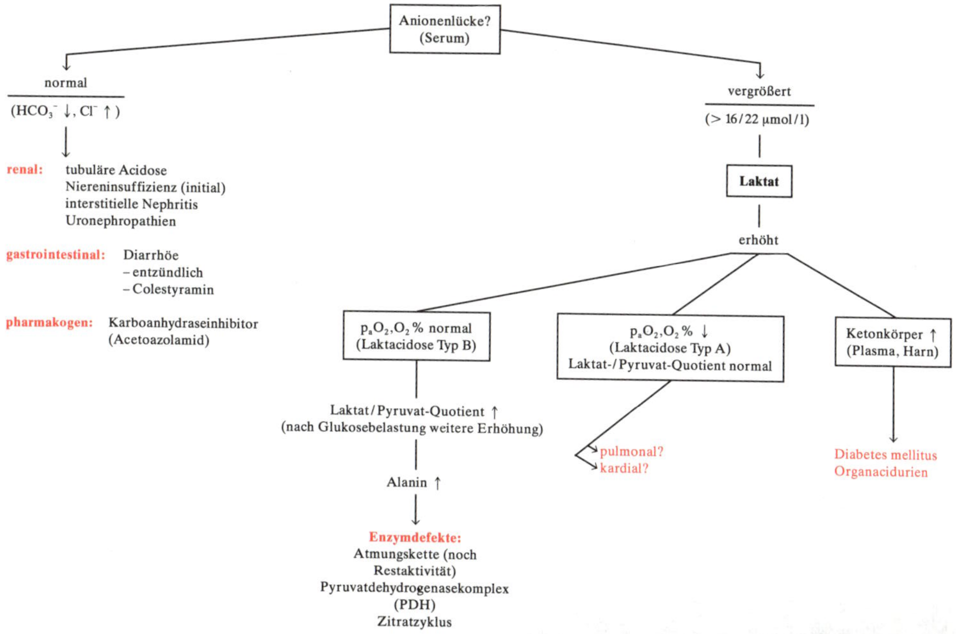

Diagnostik bei Ketoacidose

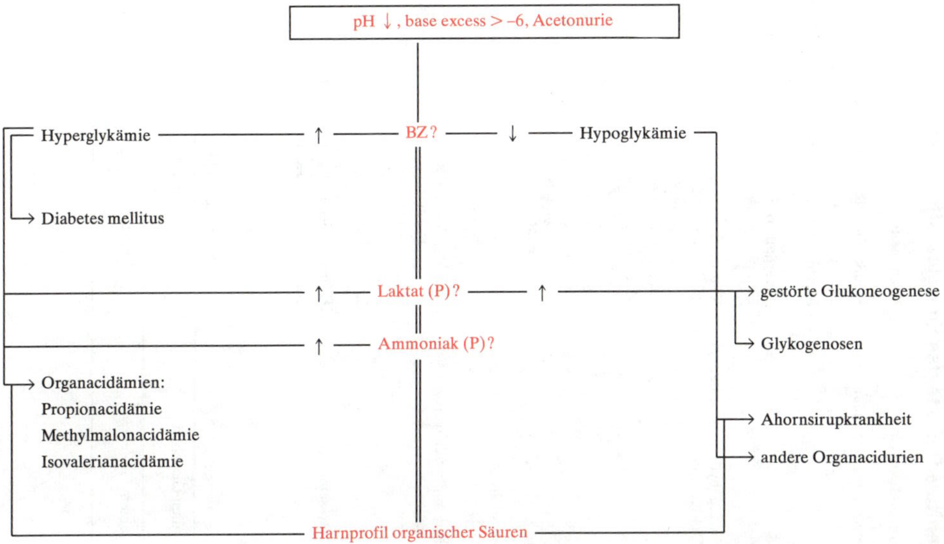

Kongenitale Defekte des Energiestoffwechsels

	Enzymdefekte	Krankheitsbild
①	Pyruvatkarboxylasemangel	Klinik: Gedeihstörung, zerebrale Krampfanfälle Labor: Laktacidose, + Ketoacidose Morphologie: Migrationsstörung im ZNS und Degenerationen 2. Verlaufsform als subakute nekrotisierende Enzephalopathie (Leigh)
②	Pyruvatdehydrogenasemangel (PDH-Komplex)	Klinik: generalisierte Hypotonie, zerebrale Krampfanfälle, zentrale Atemstörung, Gedeihstörung Labor: Laktacidose Morphologie: spongiforme Degeneration im ZNS Weitere Verlaufsformen als subakute nekrotisierende Enzephalopathie (Leigh), progressive infantile Poliodystrophie (Alpers), Ataxie (ältere Kinder)
③	Laktatdehydrogenasemangel (LDH)	Klinik: Muskelkrämpfe, Myoglobinurie, Muskelschwäche
④	Dihydrolipolyldehydrogenasemangel	Klinik: generalisierte Hypotonie, zerebrale Krampfanfälle, Gedeihstörung, Mikrozephalie, Wechsel von Hyperexzitabilität und Lethargie Labor: Laktacidose
⑤	Fumarasemangel	Klinisches Bild: wie ④ + Erbrechen Labor: Laktacidose, Fumaracidurie

Regel:

Enzymdefekt in:	Krankheitsbild:
allen Geweben	Ausprägung ↑↑↑, Beginn früh, Verlauf kurz
einem Gewebe	Ausprägung ↑, Beginn spät, Verlauf langsam progredient

Stoffwechselschema

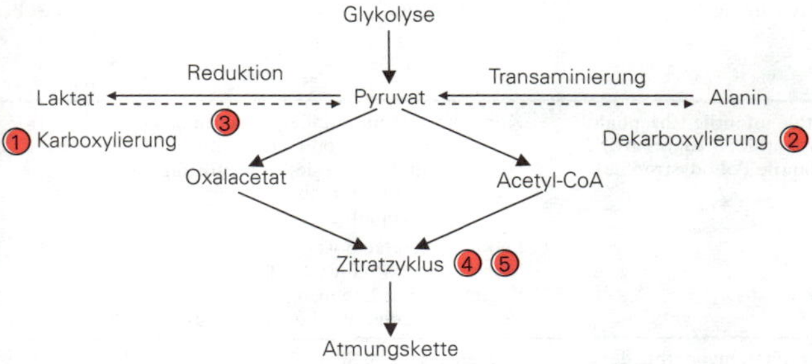

Schema der Enyzmkomplexe der mitochondrialen Atmungskette

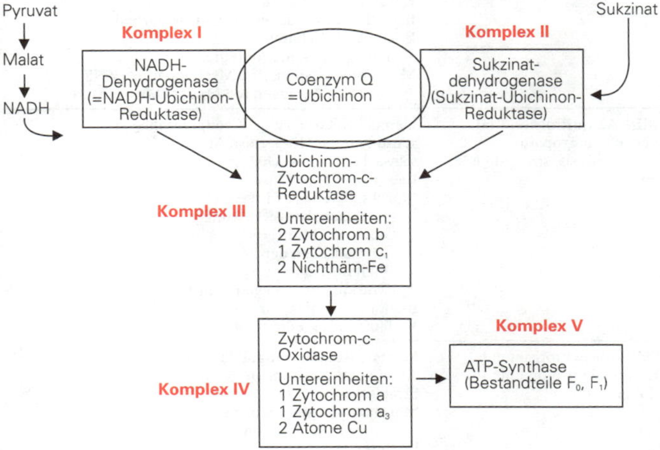

Krankheitsbilder der Atmungskettendefekte

Bezeichnung	Krankheitsbild	Komplex der Atmungskette (Defektort)
Fetale infantile Enzephalomyopathie: (progressive) infantile Poliodystrophie)	Klinisch: Krampfanfälle, Hypotonie, Wechsel von Exzitabilität und Lethargie, Atemstörung + Tubulopathie, + Kardiomyopathie Labor: Laktacidose Morphologie: Poliodystrophie (ZNS) Beginn: erste Lebenswochen Verlauf: wenige Wochen bis Exitus	I oder III oder IV
Enzephalomyopathie der Kindheit und des Erwachsenenalters (Kearns-Sayre-Syndrom)	Demenz, Ataxie, Spastik, externe Ophthalmoplegie, tapetoretinale Degeneration, Optikusatrophie, sensoneurale Schwerhörigkeit, Aktionsmuskelschmerzen, Muskelschwäche, Kardiomyopathie Labor: Laktacidose nach Muskelarbeit Beginn: Schulalter Verlauf: langsam progredient Morphologie: spongiöse Myelinopathie (ZNS) „ragged red fibers“ (Muskeln)	I oder III
MELAS (mitrochondrial encephalomyopathy, lactic acidosis, stroke-like episodes)	mentale Retardierung, Krampfanfälle, sensoneuraler Hörverlust, Muskelschwäche, Kleinwuchs Labor: Laktacidose Morphologie: ZNS-Infarkte, Basalganglienverkalkungen, abnorme Mitochondrien in Muskelzellen der Gefäß-Media. Muskulatur: „ragged red fibers“ Beginn: Adoleszenz Verlauf: progredient	I
Subakute nekrotisierende Enzephalomyelopathie (Leigh)	Mentale Retardierung, Krampfanfälle, Ataxie, Atemstörungen, Nystagmus, Strabismus Morphologie: spongiforme ZNS-Degeneration Beginn: erste 2 Lebensjahre, selten später Verlauf: schnell progredient	IV

Krankheitsbilder der Atmungskettendefekte (Forts.)

Bezeichnung	Krankheitsbild	Komplex der Atmungs-kette (Defektort)
Trichopoliodystrophie (Menkes) („kinky hair disease") (Kupfermalabsorption)	Mentale Retardierung, Spastik, myoklonische Anfälle, Hypomimie, Hypothermie, Kleinwuchs, Ossifikationsstörungen, Haardysplasie Labor: Serum-Cu, Coeruloplasmin ↓ Morphologie: ZNS-Degeneration Beginn: 1. Lebensjahr Verlauf: Überlebenszeit 3–14 J.	IV
MERRF (myoclonus epilepsy with „ragged red fibers") (Fukuhara-Syndrom)	Myoklonien, Krampfanfälle, Ataxie, Hörverlust, Muskelschwäche Labor: Laktacidose	IV
Benigne reversible infantile, mitochondriale Myopathie	Muskelschwäche Labor: Laktacidose Beginn: Geburt Verlauf: Normalisierung bis 2.–3. Lj.	IV
Myopathie	Muskelaktionsschmerzen, Muskelschwäche Beginn: Kindheit bis Erwachsenenalter Verlauf: langsam progredient	I oder V
Kardiomyopathie (histiocytoid cardiomyopathy of infancy)	Tachyarrhythmie Morphologie: fokale Myokarddegeneration Beginn: ab Geburt Verlauf: variable Progredienz, meist nur Monate	III

Diagnostischer Plan

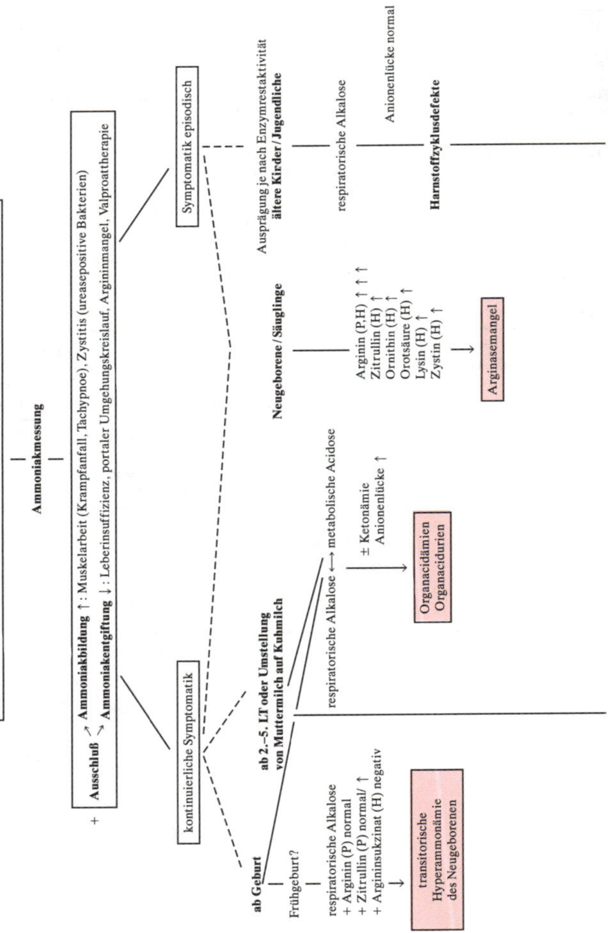

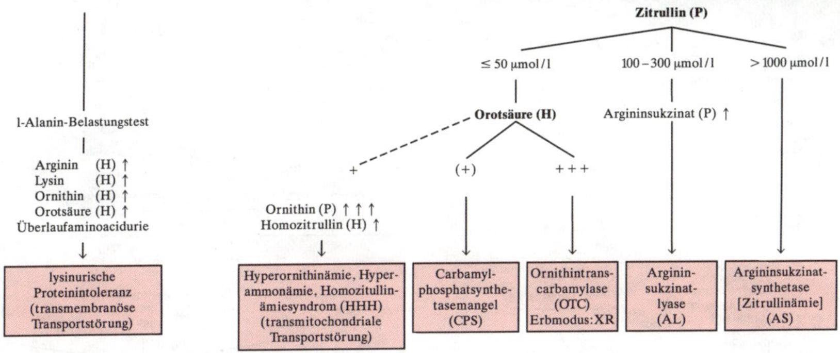

Hyperammonämie

Notfall: Ammoniak ≥250 nmol/l + Bewußtseinsstörung

Akuttherapie [Nach Bachmann C (1987) Hyperammonämie: Überlegungen zum diagnostischen und therapeutischen Vorgehen. In: Böhles HJ (Hrsg) Stoffwechselerkrankungen im Kindesalter. perimed, Erlangen]:

Proteinzufuhr stoppen

Anionenlücke + Laktat messen (s. S. 219)

Glukose i.v. 6–8 mg/kg/min, wenn kein Enzymdefekt des PDH-Komplexes (s. S. 218)

nach 2 h:

initial 1 mmol/kg/h Arginin-HCl, danach 2 mmol/kg/d

l-Carnitin 150 mg/kg/d

Na-Benzoat (3%ige Lösung i.v.) 250 mg/kg in ersten 2 h, danach 250–500 mg/kg/d. Maximale Wirkung erst nach Tagen

Benzoatserumspiegel kontrollieren (Grenze 2 mmol/l)

Zusätzliche Peritoneal- oder Hämodialyse

5

Hypoglykämie

Definition: Blutzucker (BZ) ≤ 40 mg / dl (2,22 mmol / l)

Differentialdiagnose

[Modifiziert nach Böhles H (1991) Differentialdiagnose der Hypoglykämien im Kindesalter. pädiat prax 42: 255–270]

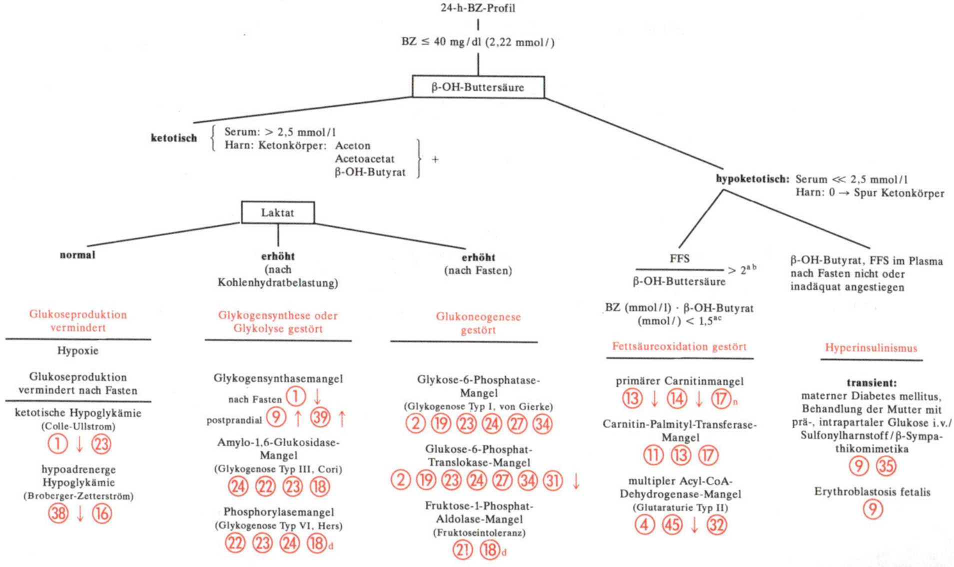

kongenitaler Glukagonmangel
(23)

Cortisolmangel
(Glukokortikoide, AGS)
(1) ↓ (15) ↓

kongenitaler Hypopituitarismus
(53) ↓ (23)

Phosphorylase-b-Kinase-Mangel
(Glykogenose Typ VIII, Fernandes)
(22) (23) (24) (18)[a,b]

Galaktose-1-Phosphat-Uridyltransferase-Mangel
(50) (18)[b]

Fruktose-1,6-Diphosphatase-Mangel
(2) (1) ↑ (49) ↑ (21)

Phosphoenolpyruvat-karboxykinasemangel
(1) (2) (21) (23) (18)[d]

Pyruvatkarboxylasemangel, multipler Karboxylasemangel
(45) ↓ (5) ↑ (39) ↑ (43) ↑

Methylmalonyl-CoA-Apomutase-Mangel
(Methylmalonacidämie)
(45) ↓ (5) ↑ (41) ↑ (47) ↑ (31)

2-Oxosäuren-Dehydrogenase-Mangel
(Ahornsirupkrankheit)
(5) ↑ (1) ↓ (3) ↑ (44) ↑

Glutaryl-CoA-Dehydrogenase-Mangel
(Glutaraturie Typ I)
(4) (30) ↑ (5) ↑ (45) ↓ (18)[a,c,d]

Äthanolintoxikation
(9) (6) ↑

mittelkettige Acyl-CoA-Dehydrogenase-Mangel
(45) ↓ (33)

Hydroxymethylglutaryl-CoA-Lyase-Mangel
(45) ↓ (42)

Beckwith-Wiedemann-Syndrom
(9)

persistierend:

Nesidioblastose / Insulinom
(9) (36) ↑ (23) (26) (52)
(3) ↓

leuzinsensitive Hypoglykämie
(40)

ohne eindeutige pathogenetische Zuordnung:

Hepatitis
(9)

Reye-Syndrom
(1) ↑ (5) ↑ (29) ↑
(39) ↑ (48) ↑ (49) ↑

Sonderform:

Autoimmunhypoglykämie
(45) (37)

Salizylatintoxikation
(9) (51) ↑

[a] Messung am Ende der Fastenperiode [b] Normalwert < 1 [c] Normalwert 9–14

Diagnostische Zielsubstanzen und Tests

1. Alanin P S
2. Alaninbelastung (oral)
3. Aminosäuren, verzweigtkettige (Leuzin, Isoleuzin, Valin) P S
4. Aminosäure, Glutarat P S
5. Ammoniak P
6. Äthanolkonzentration B
7. BZ nüchtern
8. BZ-Tagesprofil
9. BZ-Monitoring
10. Blutzellen
11. β-Hydroxybuttersäure (β-OH-Butyrat) P
12. β-OH-Butyrat nach MCT-Mahlzeit P
13. Carnitin, freies P
14. Carnitinester P
15. Cortisol P
16. 2-Desoxyglukose-Test (i.v.)
17. Dikarbonsäuren P
18. Enzymaktivitätsmessung:
    a Fibroblasten
    b Erythrozyten
    c Leukozyten
    d Leber
    e Muskel
19. Fastentest
20. Freie Fettsäuren (FFS) P
21. Fruktosetoleranztest (i.v.)
22. Galaktosebelastung (oral)
23. Glukagontest
24. Glukosetoleranztest (oral)
25. Glukosetoleranztest (i.v.)
26. Glukosebedarf
27. Glyzerinbelastung (oral)
28. Glyzerinbelastung (i.v.)

(B Blut, H Harn, P Plasma, S Serum)

29. γ-Glutamyltranspeptidase S
30. Glutarat P H
31. Granulozytenfunktionstest B
32. Harnmetaboliten
    (Hexanoylglycin,
    Phenylpropionylglycin,
    Octanoylglycin)
33. Harnmetaboliten:
    Dikarbonsäuren
    Glutarat,
    Isobutyrylglycin,
    Isovalerylglycin,
    α-Methylbutyrylglycin
34. Harnsäure S
35. HbA_{1c} (maternes) B
36. Insulin/C-Peptid P
37. Insulinantikörper
38. Katecholamine P
39. Laktat P
40. Leuzinbelastung
41. Methylmalonat P H
42. 3-Methylglutarylcarnitin H
43. Organische Säuren P H
44. 2-Oxosäuren H
45. pH B
46. Phosphat S
47. Propionat P H
48. Prothrombinzeit B
49. Pyruvat P
50. Reduzierende Substanzen H
51. Salizylatkonzentration S
52. Somatostatinsuppression B
53. Somatotropes Hormon P

Glykogenstoffwechseldefekte

Typ	Name der Krankheit	Enzymdefekt (Mangel)	Erbgang	Organbeteiligung	Hauptsymptome	Enzymassay
0	(Lewis)	Glykogen-synthetase	AR?	Leber	Hypoglykämie	Leber
Ia	von Gierke	Glukose-6-Phosphatase	AR	Leber, Niere	Hypoglykämie Hyperurikämie Hyperlipidämie	Leber
Ib	–	Glukose-6-Phosphat-Translokase	AR	Leber, Niere	wie Ia + Infektionen	Leber
II	Pompe	α-1,4-Glukosidase (saure Maltase)	AR	alle Gewebe, besonders Herz, Muskeln, ZNS, Leber, Granulozyten	Kardiomegalie Muskelschwäche	Muskel
III	Cori	Amylo-1,6-Glukosidase (debrancher enzyme)	AR	alle Gewebe, besonders Leber, Muskeln, Blutzellen	Hypoglykämie Hepatosplenomegalie Muskelschwäche	E, L, Muskel Leber Fibroblasten Chorionzotten
IV	Anderson	α-Glukan-6-Glukosyltransferase (brancher enzyme)	AR	alle Gewebe, besonders Leber	Hepatosplenomegalie später Zirrhose	Leber
V	McArdle	Phosphorylase	AR	Muskulatur	Muskelschmerzen Myoglobinurie	Muskel
VI	Hers	Phosphorylase	AR	Leber	Hepatomegalie Hypoglykämie	Leber
VII	Tarui	Phosphofruktokinase	AR	Muskulatur, Erythrozyten	Muskelschmerzen Retikulozytose	E, Muskel
VIII	Fernandes	Phosporylase	XR	Leber, ZNS, Leukozyten	Hepatomegalie	E, L

E Erythrozyten L Leukozyten

Hormonregulation:	Insulin	Glukagon, Adrenalin, Kortisol, Wachstumshormon
Glukoseutilisation	↑	↓
Glykolyse / Glukoneogenese	↓	↑
Lipolyse / Ketogenese	↓	↑

Insulinabhängiger Diabetes mellitus Typ I: insulin-dependent diabetes mellitus IDDM

Nicht insulinabhängiger D. m. Typ II: non insulin-dependent diabetes mellitus NIDDM

MODY-Typ: maturity onset diabetes of the young (Typ-II-Erkrankung im Jugendalter)

Gestationsdiabetes: gestational diabetes mellitus GDM (Erstmanifestation in der Gravidität)

Latenter Diabetes: previous abnormality of glucose tolerance Prev AGT
Gestörte Glukosetoleranz: impaired glucose·tolerance IGT
Prädiabetes: potential abnormality of glucose tolerance Pot AGT

White-Klassifikation des Diabetes mellitus in der Schwangerschaft

Gruppe A	Glukoseintoleranz – diätetische Behandlung – altersunabhängig
Gruppe B	IDDM-Manifestation nach 20. Lebensjahr – Dauer < 10 Jahre
Gruppe C	IDDM-Manifestation 10.–19. Lebensjahr – Dauer 10–19 Jahre
Gruppe D	IDDM-Manifestation < 10. Lebensjahr – Dauer > 20 Jahre
Gruppe R	wie Gruppe D + Retinopathie
Gruppe F	diabetische Nephropathie
Gruppe RF	R + F

Diagnostik

1. Diagnose möglich bei Kriterien:
   Polydipsie + Polyurie + Gewicht ↓ + Acetonurie + BZ > 200 mg/dl, unabhängig von zeitlicher Beziehung zu einer Mahlzeit
2. Sicherung der Diagnose: oraler Glukosetoleranztest OGTT (Durchführung s. S. 236)

Interpretation

Blutprobe	Glukosetoleranz (BZ mg/dl [mmol/l]) normal	gestört	Diabetes
Nüchternwert:			
Kapillarblut/Venenblut	< 115 [6,4]	< 120 [6,7]	≥ 120 [6,7]
Plasma, venös	< 130 [7,2]	< 140 [7,8]	≥ 140 [7,8]
Wert nach 120 min:	**(+ ein Wert nach 30, 60, 90 min):**		
Kapillarblut	< 140 [8,7]	> 140 [7,8] < 200	≥ 200 [11,1]
Venenblut	< 120 [6,7]	> 120 [6,7] < 180	≥ 180 [10,0]
Plasma, venös	< 140 [7,8]	> 140 [7,8] < 200	≥ 200 [11,1]

Ursachen und Begleiterkrankungen der gestörten Glukosetoleranz:

Dystrophe Neugeborene [verzögerte B-Zell-Reifung (?)]
Merkmal: selten, bereits intrauterine Dystrophie, osmotische Diurese,
Therapie: Insulin, Besserung nach Wochen bis Monaten
Adipositas, meist Besserung mit Gewichtsreduktion
Syndrome mit Adipositas (Prader-Labhart-Willi-S., Laurence-Moon-Bardet-Biedl-S.)
Chromosomenaberration: Trisomie 21, Turner-S., Klinefelter-S.
Isolierter Wachstumshormonmangel
Mukoviszidose
Friedreich-Ataxie
Optikusatrophie
generalisierte Lipodystrophie

Insuline:
U-40-Insuline = 40 Einheiten/ml
U-100-Insuline = 100 Einheiten/ml
Normalinsulin = Altinsulin
Basalinsulin = Verzögerungsinsulin: verzögerte Freisetzung durch NPH (neutrales Protamin Hagedorn)
NPH-Insuline mit Normalinsulin frei mischbar

Therapiegrundsätze:

Insulinbedarf individuell ermitteln
Richtwerte
- Behandlungsbeginn 1,2–1,5 IE/kg/die
- passagere Erholungsphase 0,5–0,1 IE/kg/die
- 1 Jahr nach Manifestation 0,6–0,8 IE/kg/die
- 2 Jahre nach Manifestation 0,8–1,2 IE/kg/die

Intensivierte Insulintherapie: = Grundbedarf + Korrekturbedarf
Grundbedarf an Normalinsulin ← BZ bleibt bei unveränderten BE vor und 2 h nach Injektion gleich
Korrekturanteil → aktuellen BZ 2 h nach der Injektion messen, Ziel: 100–120 mg/dl
Abschätzung des Grundbedarfs: Differenz der BZ-Werte vor und 2 h nach der Injektion
von X IE Normalinsulin = y (mg/dl). Vergleiche y mit folgenden BZ-Richtzahlen [nach Heinze E, Holl R (1991) Diabetes mellitus. In: Reinhardt D, Von Harnack G-A (Hrsg) Therapie der Krankheiten des Kindesalters, 4. Aufl. Springer, Berlin Heidelberg New York]:
1 IE Insulin senkt BZ um mg/dl:

Kinder:	20–30 kg	1 IE um 100 mg/dl
	40–50 kg	1 IE um 50 mg/dl
Erwachsene:		1 IE um 30 mg/dl

Wie oft ist die BZ-Richtzahl in y enthalten? Ziehe das Ergebnis als IE Insulin von den injizierten X IE ab = Grundbedarf

Verteilung der Insulinmenge bei 2 Injektionen/die: ~ 2/3 morgens
Verteilung des Grundbedarfs nach dem Ernährungsplan:
Insulineinheiten pro Broteinheiten: morgens ~ 2 IE/BE
mittags ~ 1 IE/BE
abends ~ 1,5 IE/BE

Insuline

[Zusammenstellung nach Ausschuß Insulin, Deutsche Diabetes Gesellschaft und nach Herstellerangaben]

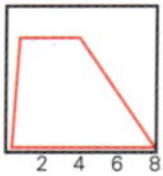

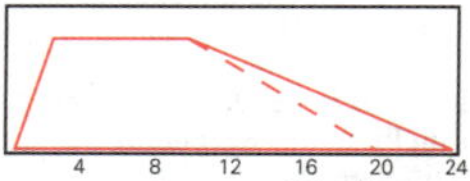

Insulinpräparat	Spezies	Normal-insulin-anteil [%]	Spritz-Eß-Abstand [min]	Wir-kungs-eintritt [min]	Wirk-dauer [h]	Hersteller
		Normalinsuline				
		U-40-Insuline = 40 I.E./ml				
		U-100-Insuline = 100 I.E./ml				
Huminsulin Normal	BH	100	10–15	10–15	6–8	Lilly
Insulin Velasulin Nordisk	S	100	15–30	30	bis 8	Novo Nordisk
Insulin Velasulin Human	SH	100	15–30	30	bis 8	Novo Nordisk
Insulin Actrapid HM (ge)	BH	100	15–30	30	bis 8	Novo Nordisk
Insulin S Hoechst	S	100	20–30	30	5–8	Hoechst
H-Insulin Hoechst	SH	100	15–20	30	5–8	Hoechst
Huminsulin Normal für Pen	BH	100	10–15	10–15	6–8	Lilly
H-Insulin 100 Hoechst für OptiPen	SH	100	15–20	30	5–8	Hoechst
Insulin Actrapid HM Penfill 100	BH	100	15–30	30	bis 8	Novo Nordisk
Insulin Velasulin (PP) 100	S	100	15–30	30	bis 8	Novo Nordisk
Insulin Velasulin Human (PP) 100	SH	100	15–30	30	bis 8	Novo Nordisk
Huminsulin Normal	BH	100	10–15	10–15	6–8	Lilly
		Basalinsuline				
		U-40-Insuline = 40 I.E./ml				
		U-100-Insuline = 100 I.E./ml				
		(Verzögerung mit Protamin/Protaminsulfat)				
Huminsulin Basal	BH	–	30–45	30–30	18–20	Lilly
Insulin Insulatard	S	–	45	90	bis 24	Novo Nordisk
Insulin Insulatard Human	SH	–	45	90	bis 24	Novo Nordisk
Insulin Protaphan HM (ge)	BH	–	45	90	bis 24	Novo Nordisk
Basal-H-Insulin Hoechst	SH	–	45–60	60	11–20	Hoechst
Huminsulin Basal	BH	–	30–45	30–60	18–20	Lilly
Huminsulin Basal für Pen	BH	–	30–45	30–60	18–20	Lilly
Basal-H-Insulin Hoechst	SH	–	45–60	60	11–20	Hoechst
Basal-H-Insulin 100 Hoechst für OptiPen	SH	–	45–60	60	11–20	Hoechst
Insulin Protaphan HM Penfill 100 (ge)	BH	–	30–45	90	bis 24	Novo Nordisk
Insulin Insulatard Human X 100	SH	–	45–60	90	bis 24	Novo Nordisk

Insuline (Forts.)

[Zusammenstellung nach Ausschuß Insulin, Deutsche Diabetes Gesellschaft und nach Herstellerangaben]

Kombinationsinsuline

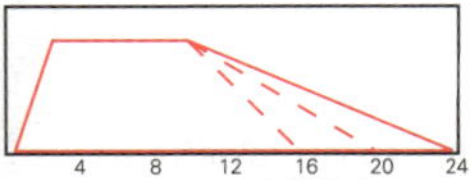

(Verzögerung mit Protamin / Protaminsulfat)

U-40-Insuline = 40 I.E. / ml

U-100-Insuline = 100 I.E. / ml

Insulinpräparat	Spezies	Normal-insulin-anteil [%]	Spritz-Eß-Abstand [min]	Wir-kungs-eintritt [min]	Wirk-dauer [h]	Hersteller
Depot-H15-Insulin Hoechst	SH	15	30–45	30–45	11–20	Hoechst
Depot-H-Insulin Hoechst	SH	25	30–45	30	12–18	Hoechst
Komb-H-Insulin Hoechst	SH	50	20–30	30	10–16	Hoechst
Huminsulin Profil I (10/90)	BH	10			–18	Lilly
Huminsulin Profil II (20/80)	BH	20	30–45	30	–16	Lilly
Huminsulin Profil III (30/70)	BH	30			–15	Lilly
Huminsulin Profil IV (40/60)	BH	40			–15	Lilly
Insulin Mixtard 30/70	SH	30	30		–24	Novo Nordisk
Insulin Mixtard 50/50 (Initard)	SH	50	30	30	–24	Novo Nordisk
Insulin Actraphane HM 30/70 (ge)	BH	30	15–30		–24	Novo Nordisk
Depot-H15-Insulin 100 Hoechst für OptiPen	SH	15	30–45	30–45	11–20	Hoechst
Depot-H-Insulin Hoechst für OptiPen	SH	25	30–45	30–45	12–18	Hoechst
Komb-H-Insulin Hoechst für OptiPen	SH	50	20–30	30	10–16	Hoechst
Huminsulin Profil I ebenso	BH	10			–18	Lilly
Huminsulin Profil II für	BH	20	30–45	30	–16	Lilly
Huminsulin Profil III Pen	BH	30			–15	Lilly
Huminsulin Profil IV	BH	40			–15	Lilly
Insulin Mixtard 30/70 Human X	SH	30	30	30	–24	Novo Nordisk
Insulin Actraphane HM 30/70 Penfill 100	BH	30	15–30	30	–24	Novo Nordisk

Täglicher Energiebedarf: Richtwert → individuelle Modifikation

Richtwerte (Deutsche Gesellschaft für Ernährung):

1– 3 Jahre	1200 (kcal)/5000 (kJ)
4– 6 Jahre	1600 (kcal)/6700 (kJ)
7– 9 Jahre	2000 (kcal)/8400 (kJ)
10–14 Jahre	2250 (kcal)/9400 (kJ) ♀
	2550 (kcal)/10700 (kJ) ♂

Richtwerte für die Zusammensetzung: 50–55% Kohlenhydrate
30–35% Fett
15% Eiweiß

Regulationsphänomene:

Dawn-Phänomen: relative Insulinresistenz morgens 4–8 Uhr → hoher Nüchtern-BZ (Wachstumshormoneffekt?)

Somogyi-Effekt: nach Hypoglykämien Gegenregulation (Glukagon, Adrenalin, Cortisol, Wachstumshormon) Hyperglykämie (Kopfschmerzen)

Hypoglykämie-Funktionsdiagnostik

(2) Alaninbelastung (oral)

Prinzip: Prüfung der Glukoneogenese aus glukoplastischen Aminosäuren
Nüchternwerte von Alanin, BZ, Laktat
0,5 g/kg Alanin oral
Kontrolle von Alanin, BZ, Laktat nach 15, 30, 45, 60, 90 min
Ergebnis: normal: nach nächtlicher Nahrungspause BZ-Anstieg
pathologisch: bei Fruktose-1,6-Diphosphatase-Mangel kein signifikanter Glukoseanstieg, Laktacidose

Alaninbelastung (i.v.)

Im Anschluß an den Fastentest
Ausgangswerte für Alanin, Glukose, Laktat
0,3 g/kg Alanin i.v. innerhalb von 2–3 min
Kontrolle von Alanin, Glukose, Laktat nach 5, 15, 30, 60, 90 min
Ergebnis: Gesunde: Anstieg von Glukose und Laktat
pathologisch: kein Anstieg der Parameter bei Defekt der Fruktose-1,6-Diphosphatase, Glukose-6-Phosphatase, Phosphoenolpyruvatkarboxykinase, Pyruvatkarboxylase

(16) 2-Desoxyglukose-Test

Prinzip: die Substanz löst eine hypothalamische adrenerge Gegenregulation gegen das Absinken der intrazellulären Glukose aus. Effekt: BZ-Anstieg
BZ 30 min und unmittelbar vor Infusion messen
Wenn BZ > 60 mg/dl (3,33 mmol/l), 2-Desoxyglukose geben
2-Desoxyglukose in 0,9%iger NaCl als 20%ige Lösung über 30 min i.v. infundieren. Dosis: 50 mg/kg
BZ alle 30 min über insgesamt 3 h nach Infusion messen
Gleichzeitig Puls und RR messen, auf sympathikotone Zeichen achten
Ergebnis: normal: BZ-Anstieg um ≥ 35 mg/dl (1,94 mmol/l)
pathologisch: BZ-Anstieg < 35 mg/dl (hypoadrenerge Hypoglykämie)

⑲ Fastentest

Zu den Ausgangswerten im Blut Ketonkörper im Harn messen
Während der Testphase keine Nahrung außer Wasser
Alle 2 h BZ, ggf. Insulin/C-Peptid, β-OH-Butyrat, FFS kontrollieren.
Säure-Basen-Status überwachen.
Testdauer: – bis Hypoglykämie (BZ ≤ 30 mg/dl) auftritt
– oder BZ ≤ 40 mg/dl + Hypoglykämiesymptome
– oder konstant niedriger BZ + starke Acetonurie
Fastendauer in der Regel bei Neugeborenen und Säuglingen 4–10 h, bei älteren Kindern 12–24 h. Der Test provoziert in einer Dauer bis 24 h gleich häufig wie der 2-Desoxyglukose-Test.
Spezielle Indikationen: Verdacht auf Hyperinsulinismus oder Störungen der Glukoneogenese.

㉑ Fruktosetoleranztest (intravenös)

Ausgangswerte für Fruktose, Glukose, Phosphor, Harnsäure, Magnesium, Laktat, Alanin im Plasma/Serum
Fruktose (200 mg/kg) innerhalb von 4 min i.v.
Kontrollmessungen nach 5, 10, 20, 30, 40, 60, 90, 120 min
Ergebnis: bei Fruktose-1-Phosphat-Aldolase-Mangel fallen die Konzentrationen von Fruktose, Glukose, Phosphor 30 min nach der Injektion, während Alanin, Laktat, Harnsäure und Magnesium ansteigen. Bei fortgesetzter Elimination der Fruktose steigen die Werte für Glukose und Phosphor wieder an bzw. fallen die Konzentrationen von Harnsäure und Magnesium ab. Beim Fruktose-1,6-Diphosphatase-Mangel gleicher Konzentrationsverlauf. Hierbei steigt Laktat initial stärker an, so auch bei Enzymdefekten im Pyruvatdehydrogenasekomplex.
Schwere Hypoglykämie (BZ ≤ 20 mg/dl) mit Glukose i.v. behandeln. Glukagon wirkt nicht ausreichend!

㉒ Galaktosebelastung (oral)

Nicht bei Galaktosämie einsetzen!
24 h milchfreie Ernährung
Messung der Konzentration von Galaktose und Laktat im Blut
Morgens nüchtern Galaktose (10%ige Lösung) geben

Dosierung:	Kleinkinder	1,75 g/kg	maximal 40 g
	Vorschulkinder	1,5 g/kg	
	Schulkinder	1,0 g/kg	

Kontrolle der Galaktose- und Laktatwerte nach 30, 60, 90, 120 min
Ergebnis: normal: nach 30–60 min Anstieg der Galaktose um 20–40 mg/dl
Rückkehr zum Ausgangswert innerhalb 2 h
parallel dazu vorübergehender Laktatanstieg
pathologisch: starker Anstieg von Galaktose und Laktat bei Glykogenose III, VI, VIII

(23) Glukagontest

Fastenperiode 4–10 h (Neugeborene, Säuglinge), 10–24 h (ältere Kinder)
BZ, danach Glukagon (0,1 mg/kg i.m. oder 0,03 mg/kg i.v.)
BZ-Kontrollen nach 5, 15, 30, 45, 60, 90, 120 min
Ergebnis:

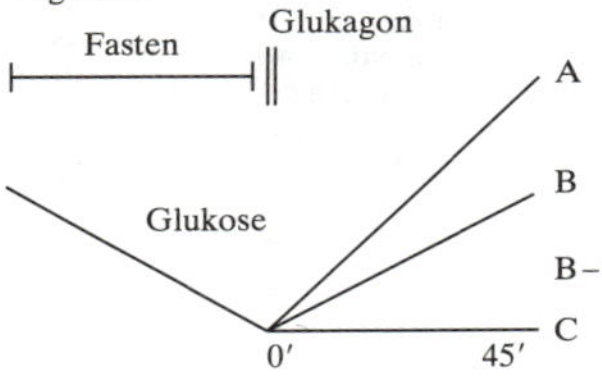

A Hyperinsulinismus
B normal (BZ-Anstieg um 50 % des Nüchternwerts)
B–C Glykogenose III
C ketotische Hypoglykämien (Glykogenose I, VI)

Glukagontest postprandial: normaler BZ-Anstieg bei Glykogenose Typ III
geringer BZ-Anstieg bei Phosphorylasemangel

Glukosebelastungstest (i.v.)

0-Werte von BZ und Laktat
0,5 g Glukose/kg i.v. innerhalb von 2–3 min
Kontrollen von Glukose und Laktat nach 5, 15, 30, 60, 90 min
Ergebnis: Gesunde: Laktatanstieg bis zur oberen Normgrenze
Defekte im Pyruvatdehydrogenasekomplex: Laktat ↑ ↑
Cave Laktacidose!

(24) Glukosetoleranztest (oral) [OGTT]

Vorbedingung: keine Infektion, keine Resorptionsstörung, mindestens 50 g Kohlenhydrate/Tag an 3 Tagen vor dem Test, Bettruhe während des Tests
Nächtliche Fastenperiode vor dem Test 12–14 h
Morgens nüchtern 1,75 g/kg oder 50 g/m^2 (Maximaldosis 100 g) Glukose oder als Oligosaccharidgemisch, z. B. als Lösung (maximal 25 %ig) innerhalb von 2–5 min trinken lassen. Als Körpergewicht das Idealgewicht in der Berechnung verwenden
BZ-Kontrollen nach 30, 60, 90, 120 min, (3, 4, 5, 6 h)
Mit BZ gleichzeitig Insulin/C-Peptid messen
Ergebnis: normal: BZ nach 60 und 120 min im Normbereich;
pathologisch: – BZ nach 60 min und länger erhöht (s. S. 230 Diabetes mellitus)
– BZ nach 4–6 h unter Norm, gleichzeitig Insulin ↑
= Hyperinsulinismus

㉕ Glukosetoleranztest (intravenös)

Nächtliche Fastenperiode, Bettruhe während des Tests
Nüchtern-BZ
25%ige Dextroselösung über 2–4 min i.v., Dosis: 0,33 g/kg.
Bei höherer Dosierung Gefahr der Glukosurie, die eine bessere Glukosetoleranz vortäuscht (erhöhter KG-Wert)
BZ alle 10 min bis zu 1 h über eine Verweilkanüle aus separater Vene messen
Auf Glukosurie achten. Wenn diese ausbleibt, Berechnung der Assimilationskonstante für Glukose (KG)
Berechnung:

$$KG = \frac{0{,}693}{t/2\ (h)}$$

Ermittlung von t/2: Darstellung im halblogarithmischen Raster (Ordinate = logarithmische Glukosewerte, Abszisse = arithmetische Zeit). Wähle auf der Geraden einen Punkt, halbiere dessen Ordinate und suche auf der Geraden den 2. Punkt mit dieser halben Ordinate. Die Differenz der Abszissen beider Punkte entspricht t/2. Bei Glukosurie muß der Glukosetransfer [Dost FH (1968) Klin Wschr 46,503–505] berücksichtigt werden. Berechnung in diesem Fall:

$$\text{Glukosedistributionskoeffizient } \Delta' = \frac{\text{verabreichte Glukose (mg)}}{(C_0 - C)\ \text{Körpergewicht (g)}}$$

C = BZ-Nüchternwert (mg/ml) C_0 = graphisch extrapolierter BZ (mg/ml) zur „Nullzeit“

Glukosepool Pl = $\Delta' \cdot C$ (mg/g)
Glukosetransfer Tf' = Pl · KG

Tf = Tf' – QH
QH = im Harn ausgeschiedene Glukosemenge pro h

Keine Glukosurie: Tf = Tf' bzw KG = k

$$\text{Korrigierter Glukoseassimilationskoeffizient } k = \frac{Tf}{Pl}$$

Normwerte Gesunder

Alter	C mg/ml	t 1/2 h	k h^{-1}	Δ' mg/ml	Pl mg/g	Tf mg/g/h
1 d	0,43	0,82	0,85	0,44	0,19	0,16
2 d	0,35	0,96	0,72	0,43	0,15	0,11
3 d	0,39	0,87	0,80	0,39	0,15	0,12
4 d	0,29	0,53	1,30	0,42	0,12	0,16
5 d	0,48	0,54	1,29	0,36	0,18	0,23
6–10 d	0,60	0,38	1,81	0,33	0,20	0,36
11–20 d	0,62	0,38	1,83	0,45	0,28	0,51
21–30 d	0,66	0,28	2,47	0,32	0,21	0,52
31–90 d	0,64	0,23	3,01	0,29	0,19	0,56
4–12 Mon	0,77	0,16	4,40	0,23	0,18	0,78
1– 6 a	0,72	0,32	2,32	0,24	0,17	0,38
7–14 a	0,81	0,34	2,22	0,19	0,15	0,32
>14 a	0,81	0,41	1,70	0,19	0,15	0,26

(26) Glukosebedarf

Zielgröße: annähernde Konstanz des BZ bei 80 mg/dl (4,44 mmol/l)
Intravenöse Glukosezufuhr in möglichst niedriger Konzentration (Venenverträglichkeit)
Bedarf: normal ≤ 6 mg/kg/min
Hyperinsulinismus > 10 mg/kg/min

(27) Glyzerinbelastung (oral)

Prinzip: Prüfung der Glukoneogenese
Nüchternwerte (morgens) für BZ, Phosphor, Laktat, Bikarbonat im Blut/Serum; wenn möglich auch pH/Bikarbonat im Harn
Glyzerin (1 g/kg) als 20 % ige Lösung oral
Kontrollzeiten: 15, 30, 45, 60, 90, 120 min (Blutwerte)
60, 120 min (Harnwerte)
Ergebnis: normal: geringer Glukoseanstieg, keine Laktacidose;
pathologisch: Abfall von Glukose, Bikarbonat, Phosphor und Anstieg von Laktat im Blut. Bikarbonatausscheidung im Harn (Mangel an Fruktose-1-Phosphat-Aldolase oder Fruktose-1,6-Diphosphatase)

(28) Glyzerinbelastung (i.v.)

0,09 g/kg als 10 % ige Lösung in 0,9 % iger NaCl-Lösung über 4 min i.v. geben.
Testbedingungen wie bei oraler Belastung

(40) Leuzinbelastung

Nüchtern-BZ
Glukagon (0,015 mg/kg i.v.) bereithalten!
L-Leuzin (150 mg/kg) in gesüßtem Tee (nur Süßstoff verwenden!)
BZ-Kontrollen + Insulinmessungen nach 15, 30, 45, 60, 90 min
Ergebnis: normal: kein Abfall von Glukose und Insulinanstieg;
pathologisch: zwischen 15 und 45 min Abfall der Glukose um mehr als 50 % des Ausgangswerts und Insulinanstieg = leuzinsensible Hypoglykämie (Glukagon injizieren!)

Mukopolysaccharidosen

C Chondroitinsulfat
D Dermatansulfat
H Heparansulfat
K Keratansulfat

F Fibroblasten
L Leukozyten
P Plasma/Serum

Dm Dysostosis, multiple
HS Hepatosplenomegalie
E mentale Entwicklung

Morbus (Typ)	Lysosomaler Enzymdefekt	Erbgang	Hauptmerkmale	Diagnostik: Harnausscheidungsprodukt (24-h-Harn)	Diagnostik: Enzymassay
Pfaundler-Hurler (I-H)	α-L-Iduronidase	AR	Dysmorphie +++, Kleinwuchs, E ↓, Korneatrübung, HS, Dm, Beginn 1. Lj.	D, H	F, L
Scheie (I-S)	α-L-Iduronidase	AR	Korneatrübung, Dm +, HS, Herzklappenfehler, Beginn Schulalter	D	F, L
Hunter (II)	Sulfoiduronatsulfatase	XR	Typ II A wie I-H, Korneatrübung selten, Dm ++ grobes Hautmuster Typ II B geringere Ausprägung Dm ++	D, H	F, L, P
Sanfilippo (III A)	Sulfamatsulfatase	AR	Dysmorphie +, Dm +, E ↓↓↓, Schwerhörigkeit	H	F, L
(III B)	α-N-Acetylglukosaminidase	AR			
(III C)	Acetyl-CoA-α-Glukosaminid-N-Acetyltransferase	AR			
(III D)	Glukosamin-6-Sulfat-Sulfatase	AR			
Morquio (IV A)	Galaktosamin-G-Sulfat-Sulfatase	AR	Skelettdysplasie +++, Kleinwuchs		F
(IV B)	spezifische β-Galaktosidase	AR	geringer als IV A	K, C	F, L
Maroteaux-Lamy (VI)	Galaktosamin-4-Sulfat-Sulfatase	AR	VI A: Dm +++, Kleinwuchs, Korneatrübung VI B: geringe Ausprägung	D	F, L
Sly (VII)	β-Glukuronidase	AR	Dm ++, Kleinwuchs, E ↓	D, H	F, L, P

Typ V noch offen

Lipidspeicherkrankheiten

Grundsubstanz:

Sphingosin $CH_3-(CH_2)_1 \cdots\cdots (CH_2)_{12}-CH=CH-CH(OH)-CH(NH)-CH_2O$ ← **R**

\+

Fettsäure $CH_3-(CH_2)_{22} \cdots\cdots (CH_2)_1-C=O$

Ceramidase (blocked bond between NH and C=O)

Ceramid + **R** = Speicherprodukt

—— blockierter Abbau

① Ceramid — H

② Ceramid + Phosphocholin

③ Ceramid + Glu

④ Ceramid + Gal

⑤ Ceramid + Gal-SO_3^-

⑥ Ceramid — Glu — Gal + Gal

⑦ Ceramid — Glu — Gal(NS-NS) + Gal-NAc

⑧ Ceramid — Glu — Gal — Gal + Gal-NAc

⑨ Ceramid — Glu — Gal(NS-NS) — Gal(NAc) + Gal

Glu Glukose; Gal Galaktose; NAc N-Acetyl-; NS Neuraminsäure

Synopsis der Lipidspeicherkrankheiten

Krankheit	Enzymdefekt	Speichersubstanz	Manifestationsalter HS, D, KM	Hauptbefunde	Diagnostik Enzymassay
Farber- (= Lipogranulomatose)	Ceramidase	Ceramid (R = H) ①	Säugling Kleinkind	Lipogranulome, HS Lipogranulome, ZNS-D	F, L, A
Niemann-Pick-	Sphingomyelinase	Typ I: Sphingomyelin (R = Phosphocholin Typ II: Typ I + Cholesterin ②	Säugling Kleinkind, akuter und subakuter Typ I und II	HS, ZNS-D	F, L
Gaucher-	Glucocerebrosid-β-Glucosidase	Glucocerebrosid (R-Glucose) ③	variabel: Typ 1 chronisch Säugling: Typ 2 akut variabel: Typ 3 subakut	Typ 1: HS, KM Typ 2: HS, ZNS-D Typ 3: Typ 1 + 2	F, L, A
Krabbe- (Globoidzell-Leukodystrophie)	Galactocerebrosid-β-Galactosidase	Galactocerebrosid (R-Galaktose) ④	variabel	ZNS-D	F, L
Metachromatische Leukodystrophie	Arylsulfatase A	Galactosyl-3-Sulfat ceramid (R = Galactosyl-3-Sulfat) ⑤	variabel	ZNS-D	F, L
Fabry-	Galactosidase	Ceramidtrihexosid (R-Glu-Gal-Gal) ⑥	Kindheit	Kornea-, Linsentrübung Akroparästhesien, Vasopathien, ZNS, Nieren, Cor	L, Plasma
GM1-Gangliosidose	β-Galactosidase	GM1-Gangliosid ⑦	Säugling Jugendliche	ZNS-D, HS	F, L, A
Tay-Sachs-	β-Hexosaminidase A	GM2-Gangliosid ⑧	Säugling Jugendliche	ZNS-D	F, Plasma
Sandhoff-	β-Hexosaminidase B	Asialo-GM2-Gangliosid Globoside ⑨	Säugling	ZNS-D	F, Plasma

HS Hepatosplenomegalie D Degeneration KM Knochenmarkbefall
A Amnionzellen F Fibroblasten L Leukozyten

Serumlipoproteine
Eigenschaften

Dichteklasse	Chylomikronen	VLDL (very low density lipoproteins)	LDL (low density lipoproteins)	HDL (high density lipoproteins)
Dichte g/ml	0,95	0,95 – 1,006	1,019 – 1,063	1,063 – 1,21
Form	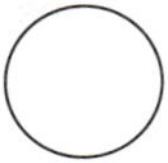			
Durchmesser (mm)	100 – 1000	30 – 70	15 – 25	7,5 · 10
Lipoprotein-Elektrophorese (Serum)	Start 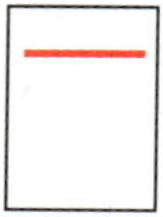	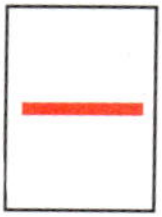	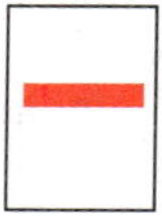	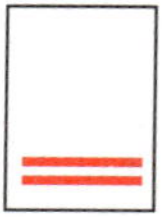
Position (= Serumfraktion)	Mobilität	Prä-β-Fraktion	β-Globuline	α_2-Globuline
Lipid-Protein-Verhältnis	99 : 1	90 : 10	78 : 22	50 : 50
Apolipoproteine	A I, A IV, C I bis C III, E, B 48	C I bis C III, E, B 100	B 100	A I, A II, C I bis C III, E
Syntheseort	Mukosazellen Duodenum	Leber (Duodenum)	Endothel intra-vaskulär	Leber

Funktion der Apoproteine:

Lipoproteinbindung

Lipoproteintransport

Erkennen spezifischer Zellmembranrezeptoren für die Lipoproteinaufnahme

Enzymaktivierung (Lipoproteinlipase, Lezithin-Cholesterin-Acyltransferase)

Prinzipielle Struktur der Lipoproteine:

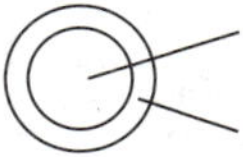

Kern: Triglyczeride, Cholesterinester

Hülle: Phospholipide, Cholesterin, Apolipoproteine

Diagnostik und Screening nach anamnestischen Hinweisen

[Nach Empfehlungen der American Academy of Pediatrics (1992) Statement on cholesterol. Pediatrics 90: 469–473]

Risiko für Koronarkrankheit	Screening
Jugendlicher raucht Hypertension Adipositas körperliche Inaktivität Diabetes mellitus	Gesamtcholesterin (Serum)
Eltern, Elternteil haben Gesamtcholesterinwerte ≥ 240 mg/dl	Gesamtcholesterin (Serum) (keine Nüchternwerte)
positive Familienanamnese (Eltern, Großeltern) für eine koronare oder periphere Gefäßerkrankung vor dem 55. Lj.	vollständige Lipoproteinanalyse nach 12-h-Fasten

Gesamtcholesterin (mg/dl) Serum

- < 170
  - Kontrolle innerhalb 5 Jahren
  - Ernährungsberatung
  - Risikoaufklärung
- 170–199 (Grenzbereich)
  - Messung wiederholen
  - Bilde Mittelwert bisheriger Messungen
    - < 170 → Kontrolle innerhalb 5 Jahren, Ernährungsberatung, Risikoaufklärung
    - ≥ 170 → Lipoproteinanalyse
- > 200 (erhöht)
  - Lipoproteinanalyse

5

Lipoproteinanalyse

12-h-Fasten, Messungen: Gesamtcholesterin, Triglyceride, HDL-, LDL-Cholesterin
LDL-Cholesterin: Gesamtcholesterin – HDL-Cholesterin – (Triglyzeride : 5)

LDL-Cholesterin-Mittelwerte aus 2 Messungen

110 mg/dl (akzeptabel)

Wiederholung innerhalb 5 Jahren

Beratung

Aufklärung

110 – 129 mg/dl (grenzwertig)

Risikofaktoren ermitteln und elimi1nieren

Diät

Messung nach 1 Jahr wiederholen

130 mg/dl (erhöht)

gründliche Ursachensuche:

familiäre Erkrankung?

sekundäre Hyperlipoproteinämie?

Diät

Therapieziel: 130 – 110 mg/dl

Perzentilen der normalen Lipid- und Lipoproteinwerte (mg/dl)

[Nach Lipid Research Clinics Program (1980) NIH publication no 80 – 1527 National Institute of Health, Bethesda, MD, USA]

Alter (Jahre)	Cholesterin 5.[a]	50.[a]	95.[a]	Triglyzeride 5.	50.	95.	LDL-Cholesterin 5.	50.	95.	HDL-Cholesterin 5.	50.	95.
0 – 4	112	156	200	34	59	112						
	114	151	203	29	51	99						
5 – 9	126	163	205	32	55	105	68	98	140	36	52	73
	121	159	203	30	51	101	63	90	129	38	54	74
10 – 14	124	158	201	37	70	131	68	94	136	37	52	70
	119	155	202	32	59	125	64	94	132	37	55	74
15 – 19	120	155	203	39	68	132	59	93	137	35	51	74
	113	146	197	37	69	148	62	93	130	30	46	63

[a] Perzentile

Familiäre Hyperlipoproteinämie

Bezeichnung	Typ	Ursache Defekt	Lipid-, Lipoproteinbefunde	Assoziierte Befunde	Erbmodus
Lipoproteinlipase (LPL)-Mangel	I a	extrahepatische LPL	C ↑, TG ↑, Chylomikronen ↑ ↑ ↑, Apo-B_{48} ↑, LDL n, HDL ↓	Pankreatitis Xanthome	AR
Apo-C-II-Mangel	I b	LPL-Kofaktor C-II	C ↑, TG ↑, Chylomikronen ↑ ↑, LDL n, HDL ↓	wie I a	AR
Hypercholesterinämie homozygote Form	II a	LDL-Rezeptor	C ↑ ↑ ↑, LDL ↑ ↑ ↑, HDL ↓	Xanthome CA 20 J.	AD
heterozygote Form			C ↑ ↑ ↑, LDL ↑ ↑	Xanthome CA 60 J.	
Hypercholesterinämie	II b	Apo-B-100	C ↑ ↑, TG ↑, LDL ↑ ↑, VLDL ↑, HDL n (↓)	Xanthome CA 60 J.	
Dysbetalipoproteinämie	III	Apo-E-2	C ↑, TG ↑, IDL ↑ ↑, VLDL ↑ ↑, HDL n	Xanthome CA, PA	AR
Hypertriglyzeridämie	IV	Überproduktion Apo-B-100, VLDL	C ↑, TG ↑-↑ ↑, VLDL ↑ ↑, LDL n, HDL n (↓)	CA	AD
Hypertriglyzeridämie	V	VLDL-Abbau ↓	C ↑, TG ↑, Chylomikronen ↑, VLDL ↑ ↑, LDL n, HDL ↓	Pankreatitis CA	AR
Hyperalphalipoproteinämie	–		C n, TG n, LDL n, HDL ↓, Apo-A I ↑	–	

C Cholesterin TG Triglyzeride
VLDL VLDL-Cholesterin
IDL intermediate density lipoproteins

CA Koronararterienerkrankung
PA periphere Arterienerkrankung
n normal

Familiäre Hypolipoproteinämien

Bezeichnung	Lipide		Lipoproteine		Apolipo-proteine	Assoziierte Befunde	Erbgang
	Chole-sterin	Trigly zeride	HDL-Chole-sterin	LDL-Chole-sterin			
A-α-Lipoproteinämie	n	n	∅	n	A I ↓ ↓, A II ↓	CA	AD
Hypo-α-Lipoproteinämie	n (↕)	n (↑)	↓ ↓	n (↑)	A I ↓, A II ↓	CA	
Tangier-Disease	↓	n (↑)	↓ ↓ ↓	↓	A I ↓, A II ↓	Korneatrübung, Hepato-splenomegalie, periphere Neuropathie, Cholesterinspeicherung im RES	AR
A-β-Lipoproteinämie (Apolipoprotein-B-Mangel, Bassen-Kornzweig)	↓ ↓	↓	n	∅	B 100 ↓ ↓	Retinitis pigmentosa, Ataxie	AR
Hypo-β-Lipoproteinämie	↓ - ↓ ↓	n	n	↓	B 100 ↓	homozygot: wie A-β-Lipoproteinämie heterozygot: symptomlos	AD

Funktionen der Peroxisomen

① β-Oxidation überlangkettige Fettsäuren
② Plasmalogenbiosynthese
③ β-Oxidation der Gallensäurenbiosynthese
④ l-Pipecolsäure-Abbau (= Bypass im l-Lysin-Abbau)
⑤ Glyoxylatstoffwechsel
⑥ Phytansäureoxidation
⑦ H_2O_2-Spaltung (Katalase)

Defekt aller Funktionen ① – ⑦:

- Zellweger-Syndrom (ZS)
- neonatale Adrenoleukodystrophie (NALD)
- infantile Refsum-Krankheit (IR)

Multiple Enzymdefekte:

- rhizomele Chondrodysplasia punctata (RCDP) ② ⑥
- „Zellweger-like syndrome" (ZS-like) ① ②

Einzelne Enzymdefekte:

- Adrenoleukodystrophie (ALD) ①
- Pseudo-Zellweger-Syndrom (Pseudo-ZS) ① ④
- pseudoneonatale Adrenoleukodystrophie (Pseudo-NADL) ①
- Hyperpipecolacidämie (HPA) ④

Synopsis der peroxisomalen Krankheiten

[Nach Schutgens RBH, Heymann HSA, Wanders RJA, v d Bosch H, Tager JM (1986) Peroxisomal disorders: a newly recognized group of genetic diseases. Eur J Pediatr 144: 430–440]

Symptome	ZS	NALD	IR	HPA	RCDP	ALD	Pseudo-ZS	Pseudo-NALD
Beginn ab Geburt	+	+	1–6 Mon.	+	+	Kindheit	+	+
kraniofaziale Dysmorphie								
– hohe Stirn	+++	++	+	+	+++	–	+++	–
– Epikanthus	+++	++	++	+	+++	–	+++	–
– hoher Gaumen	+++	++	+	++		–	+++	–
– Ohrdysmorphien	+++	++	+	++	++	–	+++	–
okuläre								
– Katarakt	+++	+	–		+++	–	+++	–
– abnorme Retinapigmentation	+++	+++	+++	+++		–	+++	+++
– Optikushypoplasie, -atrophie	+++	+++	+	+++		++	+++	+++
neurologische								
– Hypotonie	+++	++	+	++	–	–	+++	+++
– Hyporeflexie	+++	++	+	+	–	–	+++	–
– Krampfanfälle	+++	++	+	++	–	++	+++	+++
– Nystagmus	+++	++	+	++		+	++	+++
– Hörstörungen	+++	+++	+++	++	+++	+	+++	+++
andere								
Hepatomegalie	+++	++	+	++		–	+++	+
Nierenzysten	+++	–	–	–		–	+	–
Nebennierenrindenatrophie	+	+++		–		+++	+	
extraepiphysäre Verkalkungen	++	–	–	–	+++	–		–
Erbgang	AR	AR	AR	AR	AR	XR		AR

– fehlend + vorkommend ++ häufig vorhanden +++ fast stets vorhanden

Hormonregulation

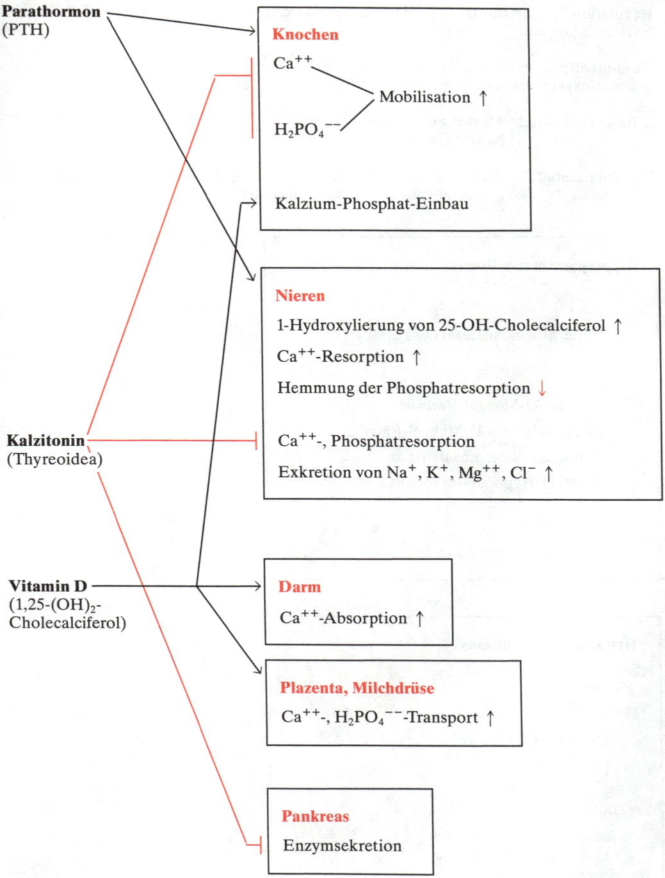

↑ Stimulation ↓ ⊣ Inhibition

Fakten:

Regulation der Parathormon(PTH)-Sekretion durch Kalziumionenkonzentration im Extrazellularraum.

Gesamtkalzium im Blut = ionisiertes Ca (~ 50 %) + proteingebundenes Ca (~ 40 %) + komplexgebundenes Ca (~ 10 %).

Klinische Chemie:	Messung des Gesamtkalziums. Normbereich: 2,1–2,6 mmol/l
Proteinbindung:	Änderung des Serumalbumins um 1 g/dl bewirkt gleichsinnige Änderung des Gesamtkalziums um 0,17 mmol/l

Hyperparathyreoidismus

primär:

Hyperplasie / Adenom der Parathyreoidea

sekundär:

Vitamin-D-Mangel-Rachitis
Pseudo-Vitamin-D-Mangel-Rachitis
chronische Niereninsuffizienz
materner Hypoparathyreoidismus

tertiär:

chronische Hypokalzämie

Hypoparathyreoidismus

primär:

familiärer
Di-George-Syndrom
postoperativ

sekundär:

neonataler bei maternem Hyperparathyreoidismus

Vitamin-D-Stoffwechsel und rachitogene Störungen

Synthese	Ort	Störung
7-Dehydrocholesterol ↓ + UV-Licht	Haut	Hyperpigmentierung Sonnenlichtmangel
Cholecalciferol (Calciol-Vitamin-D_3) ↓	Darm	Mangelnahrung Malabsorption Dünndarmresektion
25-OH-Cholecalciferol ↓	Leber	Hepatopathien Antikonvulsiva
1,25-$(OH)_2$-Cholecalciferol (Calcitriol) ↓	Niere	Hypoparathyreoidismus hereditäre Pseudomangelrachitis Typ 1 (1-Hydroxylasemangel = Vit.-D-abhängige Rachitis) tubuläre Acidose chronische (Glomerulo-) Nephritis Nephrektomie
Funktion	Endorgan	Pseudomangelrachitis Typ 2 (Rezeptorstörung = Endorganresistenz)

Differentialdiagnostik der Laborwerte

Krankheit	Typische Befunde					
	Serum				Harn	
	Ca^{2+}	$H_2PO_4^{2-}$	alkal. Phosphatase	PTH	Ca^{2+}	$H_2PO_4^{2-}$
Hyperparathyreoidismus (primär)	↑	↓	N, ↑	↑	↑	↑
Hypoparathyreoidismus	↓	↑	N	↓	↓	↓
Pseudohypoparathyreoidismus	↓	↑	N	↑	↓	↓
Vitamin-D-Mangel-Rachitis	N, ↓	↓	↑	↑	↓	↑
Pseudomangelrachitis Typ 1	↓	N,(↓↑)	↑	↑	↓	N,(↓↑)
Vitamin-D-Intoxikation	↑	N,(↓↑)	N	↓	↑	↑
renale Osteodystrophie	↓,N	↑	↑	↑	↓	↓
renale tubuläre Acidose (+ Fanconi-Sequenz)	N, ↓	↓	↑	N, ↑	↑	↑
Hypophosphatasie	N, ↑	N	↓↓	N,(↓↑)	N	N
hereditäre hypophosphatämische Rachitis	N	↓	↑	↓,N	↑	↑
familiäre hypophospatämische Rachitis (Phosphatdiabetes)	N	↓	↑	N	↓	↑
onkogene Osteomalazie	N	↓	↑	N, ↑	↓	↑
fibröse Dysplasie	N	N	↑	N	N	N
Osteopetrosis	N	N	N		↓	N

Mindergröße	=	Körpergröße < 3. Perzentile (Wachstumskurve)
Minderwuchs	=	Wachstumsgeschwindigkeit < 10. Perzentile (Kurve der Wachstumsgeschwindigkeit)
Übergröße	=	> 97. Perzentile (Wachstumskurve)
Hochwuchs	=	> 97. Perzentile
Aufholwachstum	=	Catch-up growth. Erhöhte Wachstumsgeschwindigkeit nach Beseitigung der Ursache eines Minderwuchses bei noch vorhandenen Wachstumsfugen.
Catch-down growth	=	Verminderung der Wachstumsgeschwindigkeit nach Beendigung der Hormonsubstitution.

Bei Wachstum außerhalb des Perzentilenbereichs Umrechnung in den Standarddeviation-Score (SDS):

$$\text{SDS} = \frac{\text{Meßwert des Probanden} - \text{altersentsprechenden Mittelwert}}{\text{Standardabweichung des Mittelwerts}}$$

Mittlere Zielgröße (nach Tanner):

$$\textbf{Knaben} = \frac{\text{Größe (Vater)} + \text{Größe (Mutter)} + 13}{2} \pm 8{,}5 \text{ (2 SD)}$$

$$\textbf{Mädchen} = \frac{\text{Summe der Elterngröße} - 13}{2} \pm 8{,}5 \text{ (2 SD)}$$

Zielgrößenbereich: Knaben = Größe der Mutter + 13 cm bis Größe des Vaters

Mädchen = Größe der Mutter bis Größe des Vaters – 13 cm

Bestimmung des Knochenalters (Methode nach Greulich und Pyle):

Vergleich der Röntgenaufnahme der linken Hand mit altersgenormten Standardaufnahmen

Beurteilung:
- nach dem Vorhandensein von Handwurzelknochen- und Epiphysenkernen (Ulna + Radius distal, Phalangen)
- nach dem Grad der Fusion von Epiphysen und Schaft
- nach dem Entwicklungsstand von Form und Gestalt der Knochenkerne

Wichtige anamnestische Daten bei Kleinwuchs/Wachstumsverzögerung

Familie:

Endgröße der Geschwister, Eltern- und Großelterngeneration
Zielgröße des Kindes oder Jugendlichen
Pubertätsentwicklung der Eltern

Kind (Patient):

Schwangerschafts-, Geburtsverlauf
Länge, Gewicht, Kopfumfang bei Geburt

Somatische Entwicklung
Daten des Vorsorgeprogramms (U_1–U_9)

Mentale Entwicklung
Bedingungen der sozialen Entwicklung
Frühere und derzeitige Krankheiten
Medikamente

Untersuchung bei Kleinwuchs/Wachstumsverzögerung

Allgemeine Untersuchung
Körperproportionen:
Ober-/Unterlänge, Rumpf-Extremitäten-Verhältnis
Größe, Gewicht, Kopfumfang
Berechnung der Zielgröße
Pubertätsentwicklung
Stimmbruch?
Dysmorphiezeichen (Facies, Ohren)
Struma?
Neurologischer Status
Röntgenuntersuchung:
Schädelaufnahme a.-p., seitlich
linkes Handskelett
+ je nach Befunden

Hormonstatus:

Screening: HGH, Somatomedin C, Schlafpulse des HGH

Provokationstest: Insulintest

Röntgenbild der Hand: Bestimmung des Knochenalters anhand der postnatalen Ossifikationszentren

[Nach Schmid F (1973) Pädiatrische Radiologie, Bd I, S 22. Springer, Berlin Heidelberg New York]

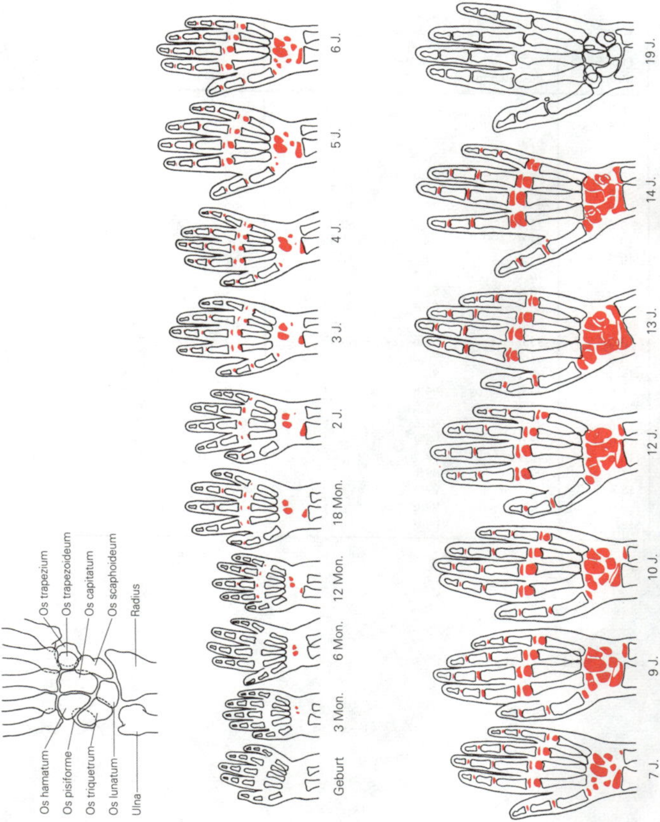

Berechnung der voraussichtlichen Endgröße aus dem erreichten Skelettalter und der aktuellen Körpergröße [Nach Bayley N, Pinneau S (1952) Tables for predicting adult height from sceletal age: revised for use with the Greulich-Pyle hand standards. J Pediat 40: 423–441]

$$\text{Endgröße} = \frac{\text{aktuelle Körpergröße (cm) 100}}{\text{Skelettreife, \% der Endgröße}}$$

Knochenalter (Jahre, Monate)	% der Endgröße					
	Knaben Skelettalter			Mädchen Skelettalter		
	beschleunigt	normal	verzögert	beschleunigt	normal	verzögert
6,0			68,0		72,0	73,3
6,6			70,0		73,8	75,1
7,0	67,0	69,5	71,8	71,2	75,7	77,0
7,6	68,5	70,9	73,8	73,2	77,2	78,8
8,0	69,6	72,3	75,6	75,0	79,0	80,4
8,6	70,9	73,9	77,3	77,1	81,0	82,3
9,0	72,0	75,2	78,6	79,0	82,7	84,1
9,6	73,4	76,9	80,0	80,9	84,4	85,8
10,0	74,7	78,4	81,2	82,8	86,2	87,4
10,6	75,8	79,5	81,9	85,6	88,4	89,6
11,0	76,7	80,4	82,3	88,3	90,6	91,8
11,6	78,6	81,8	83,2	89,1	91,4	92,6
12,0	80,9	83,4	84,5	90,1	92,2	93,2
12,6	82,8	85,3	86,0	92,4	94,1	94,9
13,0	85,0	87,6	88,0	94,5	95,8	96,4
13,6	87,5	90,2		96,2	97,4	97,7
14,0	90,5	92,7		97,2	98,0	98,3
14,6	93,0	94,8		98,0	98,6	98,9
15,0	95,8	96,8		98,6	99,0	99,4
15,6	97,1	97,6		99,0	99,3	99,6
16,0	98,0	98,2		99,3	99,6	99,8
16,6	98,5	98,7		99,5	99,7	99,9
17,0	99,0	99,1		99,8	99,9	100,0
17,6		99,4		99,95	99,95	
18,0		99,6			100,00	
18,6		100,0				

Wachstums- und Gewichtskurven in Perzentilen (Mädchen 0–18 Jahre)

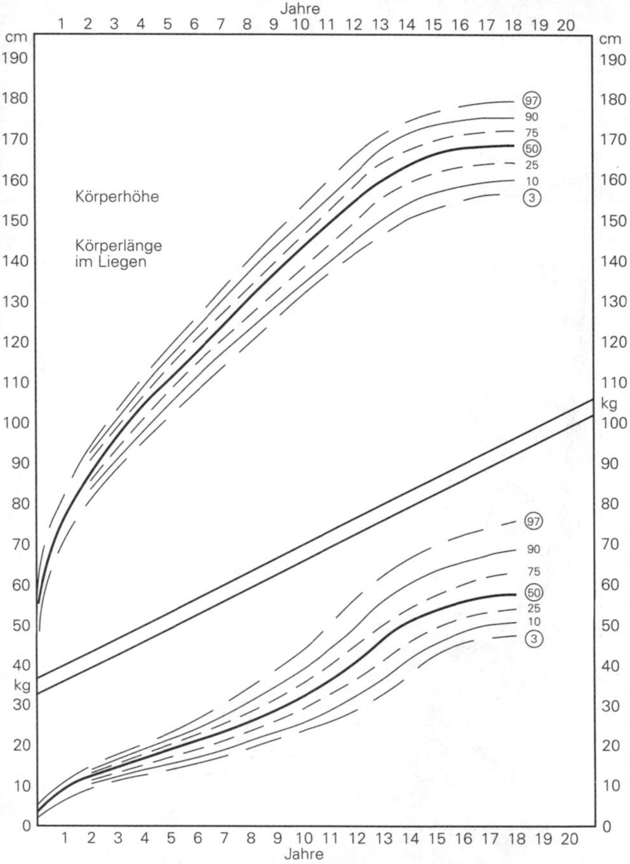

Lothar Reinken et al.: Klin. pädiat. **192**, 25–33 (1980) und neue unveröffentlichte Daten. Ingeborg Brandt: Der Kinderarzt **11**, 43–51 (1980). Ingeborg Brandt: Human Growth. A Comprehensive Treatise. 2. Ed. Vol. 1. Hrsg. F. Falkner und J. M. Tanner, Plenum Press. New York 1986. Ingeborg Brandt und Lothar Reinken: Klin. pädiat. **200**, 451–456 (1988).

[Mit freundlicher Genehmigung der Kabi Pharmacia GmbH, 91054 Erlangen]

Kurven für Wachstumsgeschwindigkeit in Perzentilen (Mädchen 0–18 Jahre)

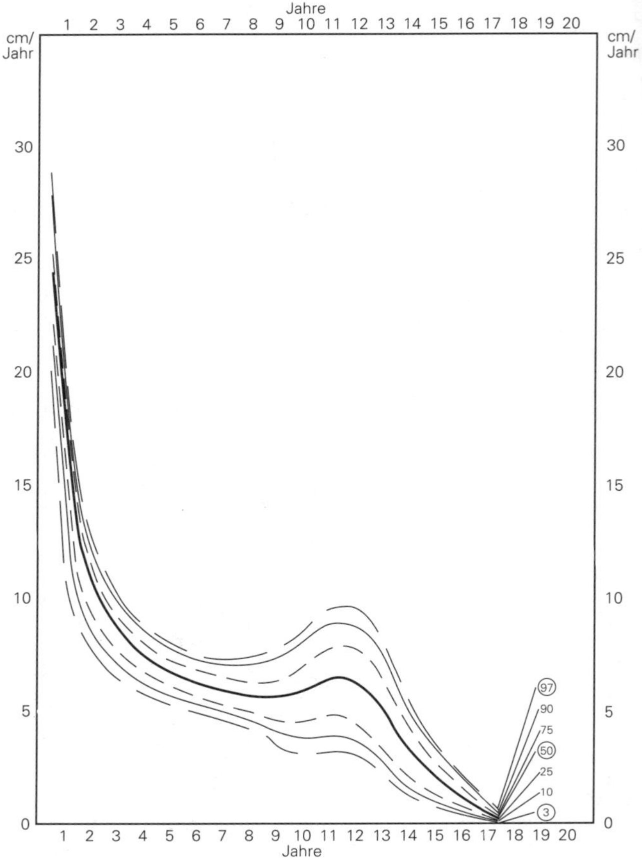

[Mit freundlicher Genehmigung der Kabi Pharmacia GmbH, 91054 Erlangen]

Wachstums- und Gewichtskurven in Perzentilen (Jungen 0–18 Jahre)

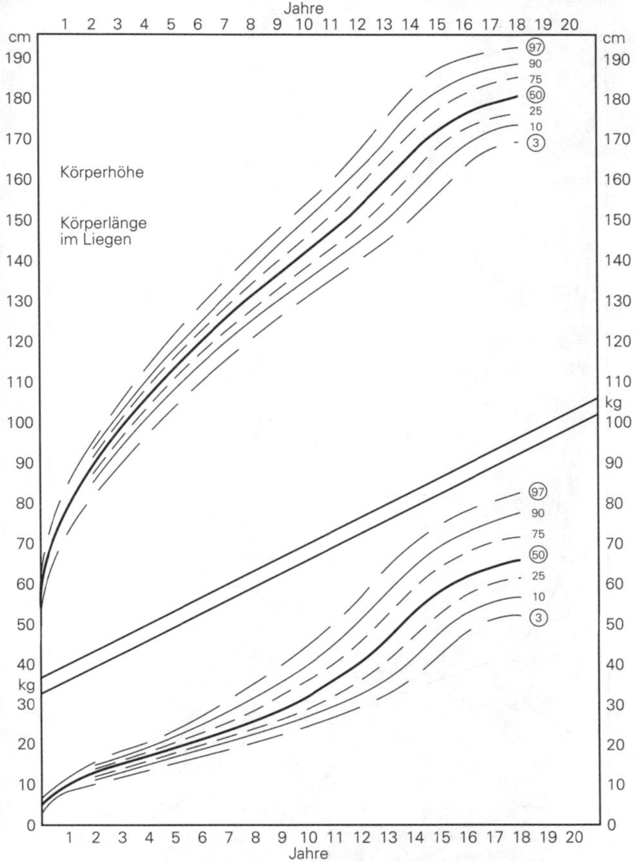

Lothar Reinken et al.: Klin. Pädiatr. **192**, 25–33 (1980). Ingeborg Brandt: Der Kinderarzt **11**, 43–51 (1980). Ingeborg Brandt: Human Growth. A Comprehensive Treatise. 2. Ed. Vol. 1. Hrsg. F. Falkner und J. M. Tanner, Plenum Press. New York 1986. Ingeborg Brandt und Lothar Reinken: Klin. Pädiatr. **200**, 451–456 (1988). Lothar Reinken und Gerta v. Oost: Klin. Pädiatr. **204**, 129–133 (1992).

[Mit freundlicher Genehmigung der Kabi Pharmacia GmbH, 91054 Erlangen]

Kurven für Wachstumsgeschwindigkeit in Perzentilen (Jungen 0–18 Jahre)

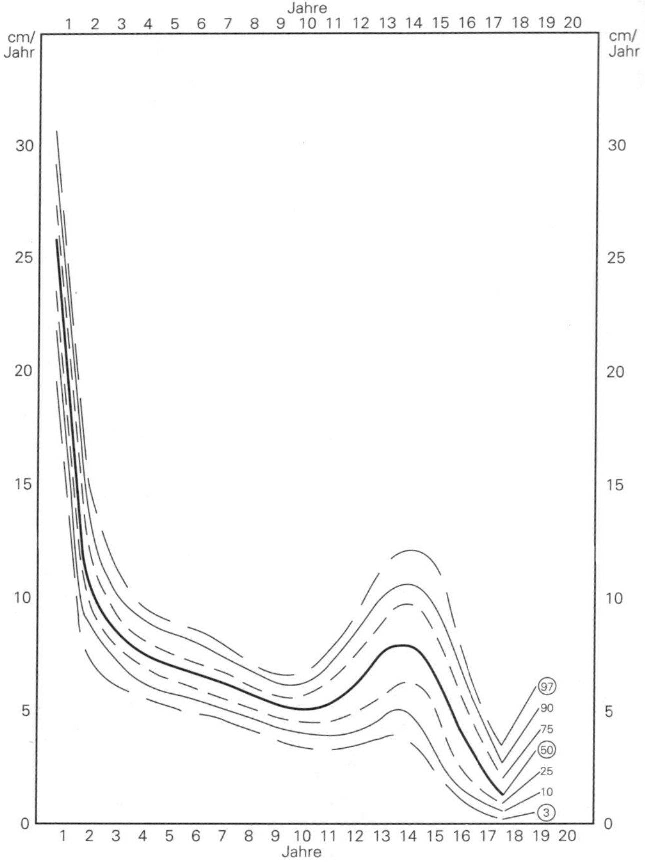

[Mit freundlicher Genehmigung der Kabi Pharmacia GmbH, 91054 Erlangen]

TYPISCHE WACHSTUMSKURVEN

Turner-Syndrom

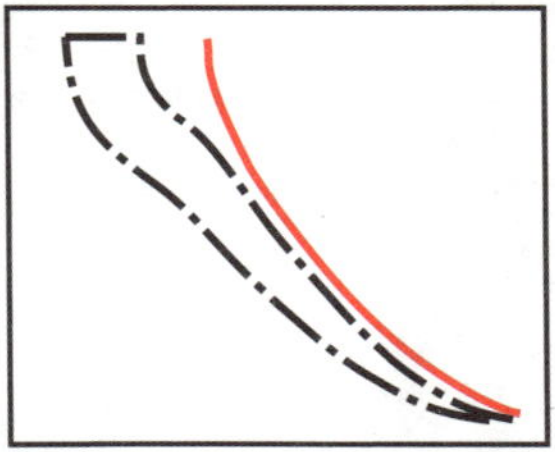

Aufholwachstum

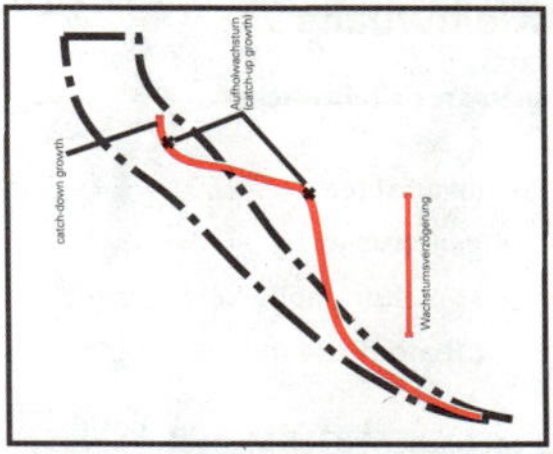

Wachstumshormonmangel

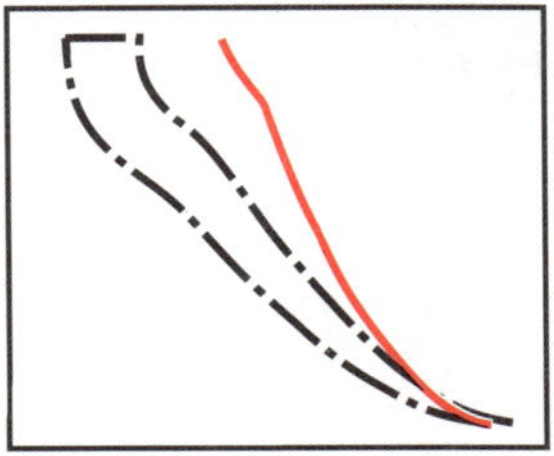

Adrenogenitales Syndrom

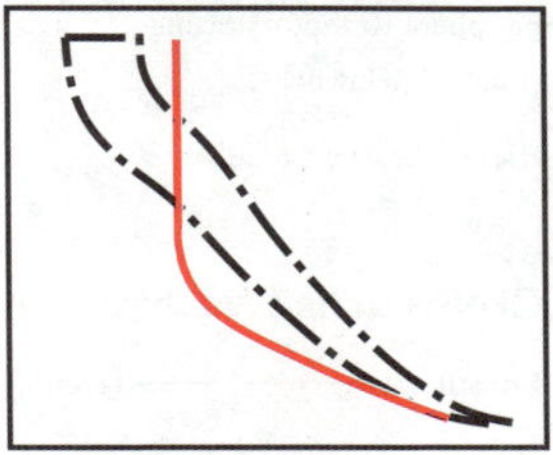

Intrauteriner Kleinwuchs

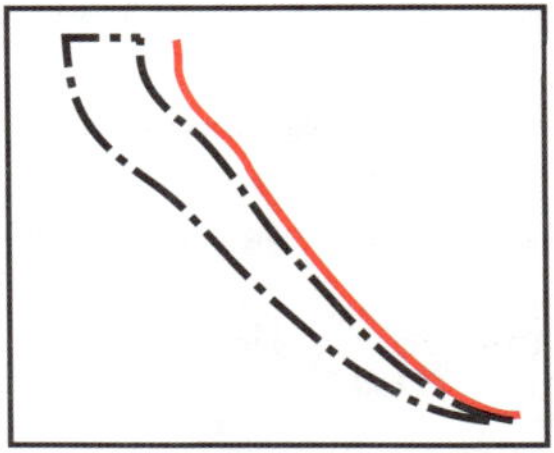

Zerebraler Gigantismus

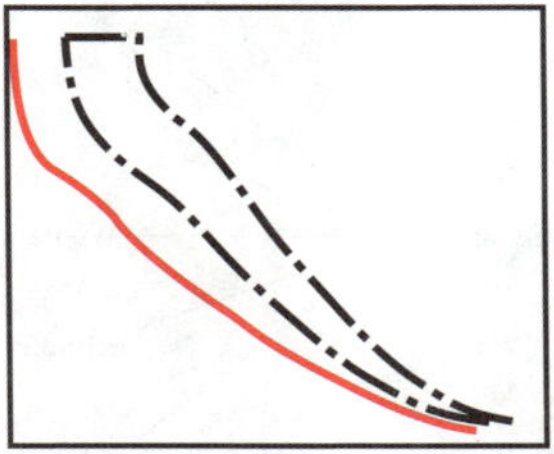

Konstitutioneller Kleinwuchs

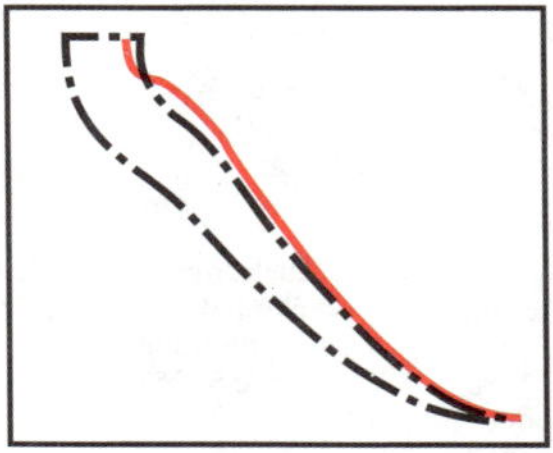

Konstitutioneller Großwuchs

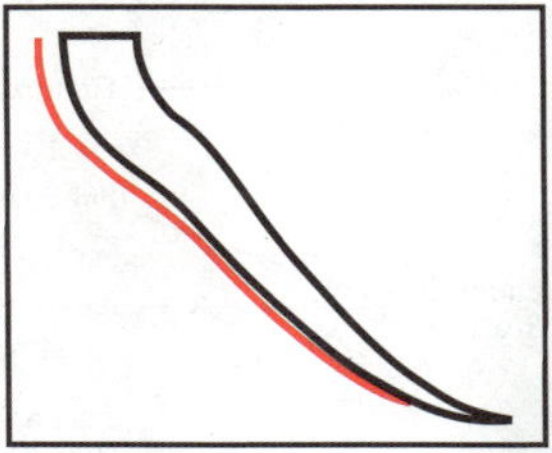

Kleinwuchs

Ursachen

primärer Kleinwuchs

Normvarianten:
- genetischer
- konstitutionelle Verzögerung (Tempovariante)

genetischer HGH-Mangel

periphere Rezeptorstörung (Laron-Kleinwuchs)

Kleinwuchssyndrome

sekundärer Kleinwuchs

hormonal

zerebral

metabolisch

alle chronischen Krankheiten

Skelettdysplasien

Großwuchs (Wachstum oberhalb der 97. Perzentile)

Konstitution — (Familienanamnese, s. S. 254)

Syndrome:
- Sotos-S. (Makrozephalie, Gigantismus) Kurve S. 261
- Marfan-S. (Arachnodaktylie, Bindegewebsschwäche)
- Wiedemann-Beckwith-S. (Omphalozele, Makroglossie)
- Klinefelter-S. (XXY-Trisomie, Intelligenz ↓)
- XYY-S. (Trisomie, Intelligenz ↓)

Stoffwechsel — Homozystinurie (Zystathioninsynthetase-Mangel)

endokrine Störung:
- Pubertas praecox
- adrenogenitale Syndrome
- eosinophiles Adenom des Hypophysenvorderlappens

Wachstum ↑ → vorzeitiger Schluß der Epiphysenfuge → Endgröße ↓ Kurve S. 261

Entwicklungsstadien der sekundären Geschlechtsentwicklung

[Nach Tanner JM (1962) Growth at Adolescence, 2nd ed. Blackwell, Oxford]

Brustentwicklung ♀

B1 Keine Drüse palpabel. Entwicklungsstand bis Pubertätsbeginn.

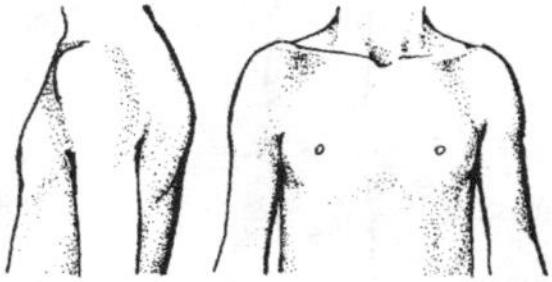

B2 Beginn der Brustentwicklung: Areola vergrößert, Drüse im Bereich der Areola vorgewölbt (Brustknospe).

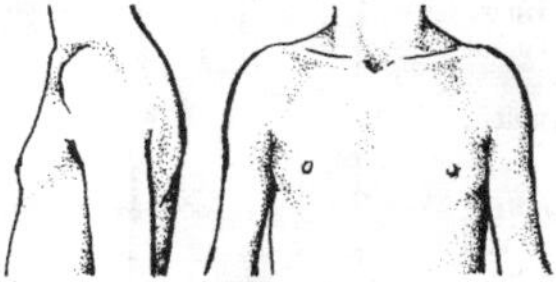

B3 Drüse größer als die Areola. Gleichmäßig runde Kontur der Drüse.

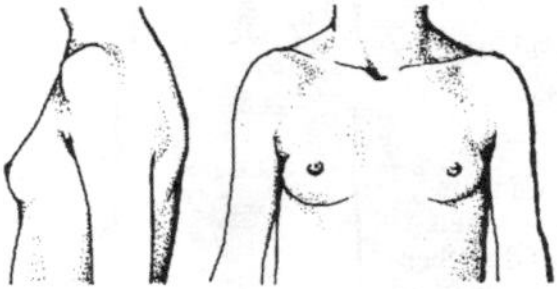

B4 Weiteres Wachstum der Drüse. Im Bereich der Areola bildet sich über dem Drüsenkörper eine zweite kleine Prominenz (Knospenbrust).

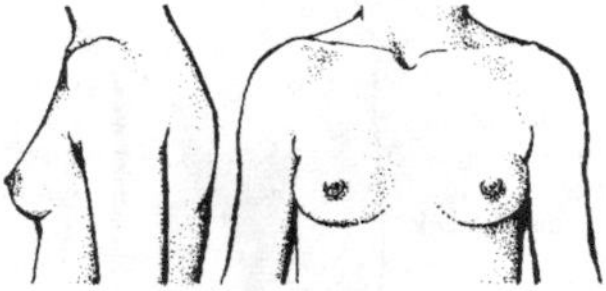

B5 Reife Brust: die sekundäre kleine Vorwölbung im Bereich der Areola verschwindet im Profil der Brust.

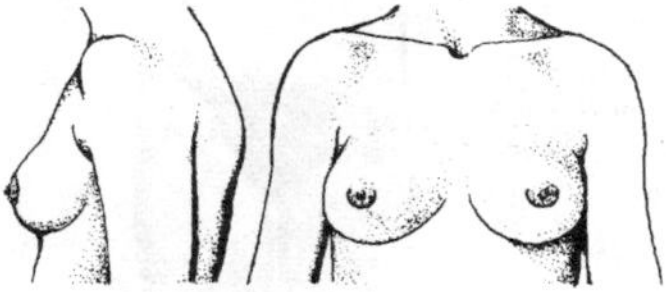

PUBERTÄTSENTWICKLUNG II

Pubesbehaarung ♀, ♂

PH 1
Keine von der übrigen Bauchhaut abgehobene Behaarung

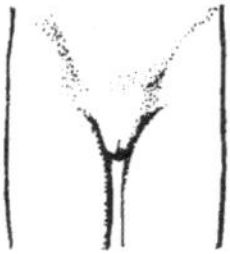

G 1
Von früher Kindheit bis Pubertätsbeginn geringes Wachstum von Testes, Skrotum und Penis

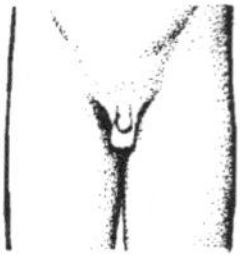

PH 2
Spärliches Wachstum langer, etwas pigmentierter, gerader oder gering gekräuselter Haare an der Peniswurzel oder entlang der großen Labien.

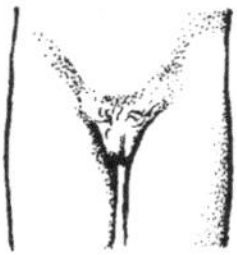

G 2
Skrotum und Testes vergrößert, Skrotalhaut mehr gerötet und Struktur etwas gröber. Penis unverändert.

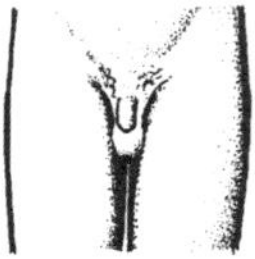

PH 3
Haare beträchtlich dunkler, dicher und mehr gekräuselt. Ausdehnung bis über die Symphysenregion.

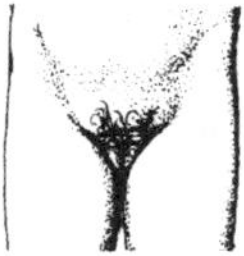

G 3
Skrotum weiter gewachsen. Penis mehr in der Länge als in der Breite vergößert.

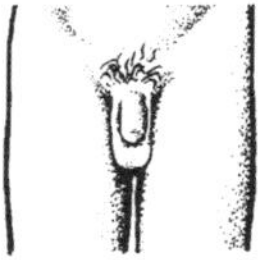

PH 4
Haare wie bei Erwachsenen, aber geringere Ausdehnung. Greifen noch nicht auf die Oberschenkelinnenseite über.

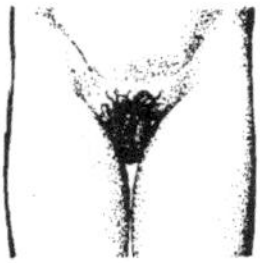

G 4
Skrotum größer und dunkler als in G 3. Penis in Länge und Breite weiter gewachsen. Entwicklung der Glans.

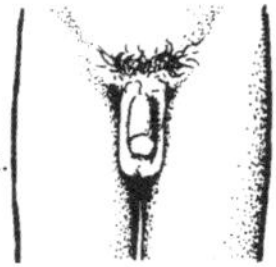

PH 5
Behaarung greift auf die Innenseite der Oberschenkel über und bildet ein umgekehrtes Dreieck.

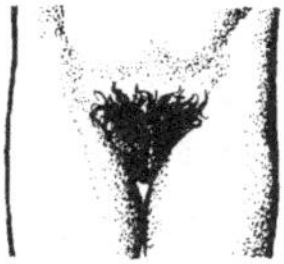

G 5
Das Genitale hat die Erwachsenenform und -größe erreicht.

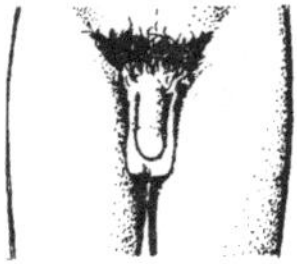

PH 6
Zusätzliche Ausbreitung über die Linca alba Richtung Nabel.

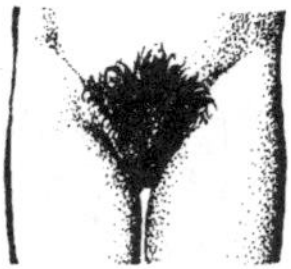

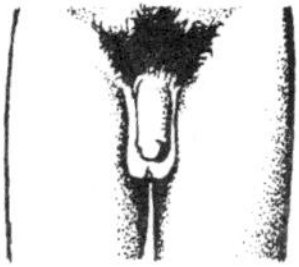

Pubertätsentwicklung und zeitliche Streuung des Stadienbeginns

[Nach Largo RH, Prader A (1983) Pubertal development in Swiss boys and girls. Helv Paediatr Acta 38:211 und 229]

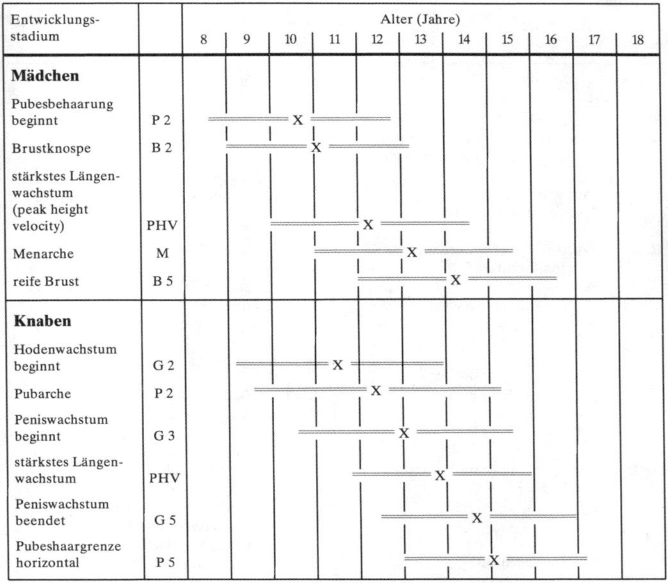

Phänotypischer Pubertätsverlauf

[Nach Prader A (1986) Growth and development. In: Labhart A (ed) Clinical Endocrinology. 2nd ed, 1013–1059]

Mädchen

Alter (Jahre)	Merkmale
< 8	keine
10–11	Thelarche B 2 Wachstumsgeschwindigkeit Reifung der Vaginalmukosa
11	Pubarche P 2 1. Daumensesambein
11–12	Wachstum des äußeren und inneren Genitales ↑
12–13	stärkstes Längenwachstum B 3 P 3
13	Menarche Axillarbehaarung B 4 P 4
14–15	ovulatorische Menses regelmäßig B 5 P 5
16–17	Epiphysenschluß (Wachstumsende)

Knaben

Alter (Jahre)	Merkmale
< 10	keine
11–12	Beginn des Hodenwachstums
12–13	Pubarche P 2 Längenwachstum ↑ Peniswachstum ↑
13–14	Geringe Brustdrüsenschwellung P 3 starkes Wachstum von Hoden und Penis 1. Daumensesambein
14	stärkstes Längenwachstum
14–15	Beginn Oberlippenbehaarung Axillarbehaarung P 4
15–16	Stimmbruch P 5 Hoden (Spermien) + Penis reif Rückgang der Brustdrüsenschwellung
17–19	Zunahme der Gesichts- und Körperbehaarung maskuline Stirn-Haar-Grenze P 6 Epiphysenschluß (Wachstumsende)

Pubertätsbeginn

Normaler Beginn	Mädchen	Knaben
chronologisches Alter	8–13 Jahre	9½–15 Jahre
Knochenalter	⩾ 11 Jahre	⩾ 13 Jahre

Varianten	Vorzeitig	Rechtzeitig	Hormonstatus
prämature Pubarche	Sexualbehaarung	alle anderen Merkmale	vorzeitige Adrenarche = DHA (P) ↑, 17-Ketosteroide (H) ↑ LH, FSHn, 17-Hydroxypro-gesteron (P) n
prämature Thelarche	Brustdrüsen-entwicklung	alle anderen Merkmale	LH, FSH, Östradiol (P) n, ↑

Ursachen der Pubertas tarda

+ Kleinwuchs	Normal- / Großwuchs
Ullrich-Turner-Syndrom	isolierter Gonadotropinmangel
jede chronische Krankheit	Anorchie
Unterernährung	reine Gonadendysgenesie
Störungen des hypothalamo-hypophysären Systems	
Konstitution	

Synopsis der Pubertas praecox

Ursachen	Äußere Genitalentwicklung		Hormonstatus in Relation zur Altersnorm			
	Mädchen	Knaben	DHA	FSH, LH	17-Ketosteroide (H)	Östrogene
Konstitution	↑	(↑), n	n	↑	↑	↑
hypothalamisch-hypophysäre Störung (Tumoren, Hydrozephalus, Mißbildungen, Hypothyreose, NNR-Insuffizienz)	↑	↑	n, (↕)	↑	↑	↑
Chorionepitheliom Teratom	↑	n, (↑)	n	↑↑↑	↑↑	↑↑
Nebennierenrindenhyperplasie (Pseudopubertas praecox)	↑ heterosexuell	↑ isosexuell	↑↑	n	↑↑	↑
Ovarialtumoren	↑		n	n	↑	↑↑
Testistumor (Leydig-Zell-T.)		↑ (einseitig)	n	n	↑↑	n

Normale Geschlechtsentwicklung

Geschlecht

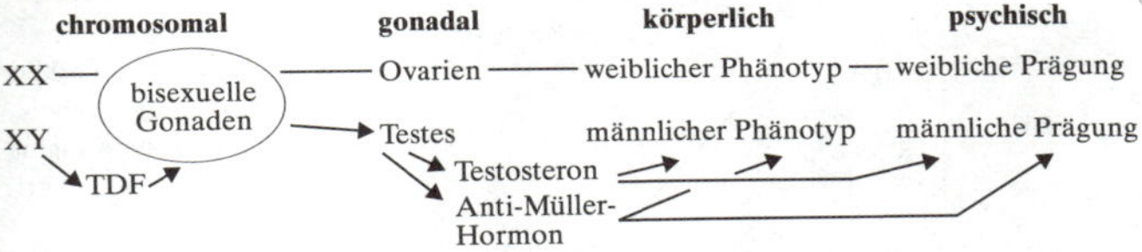

Krankheitsbilder	Karyotyp	Gonaden T Testes O Ovarien	Genitale m maskulin f feminin
Hermaphroditismus verus	XX, XX/XY	T + O	Intersex Typ III–IV
Pseudohermaphroditismus femininus	XX	O	m/Intersex Typ II–V
Pseudohermaphroditismus masculinus	XY	T	f/Intersex Typ I–V

↓ Maskulinisierung des männlichen Genitales ↑ Virilisierung des weiblichen Genitales

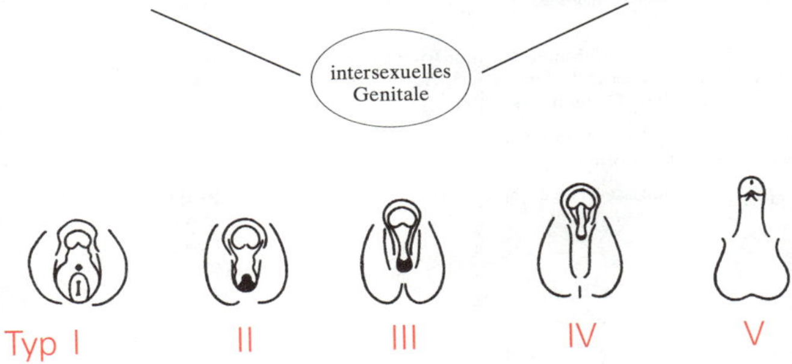

6

Maskuline Differenzierungs- und Entwicklungsstörungen

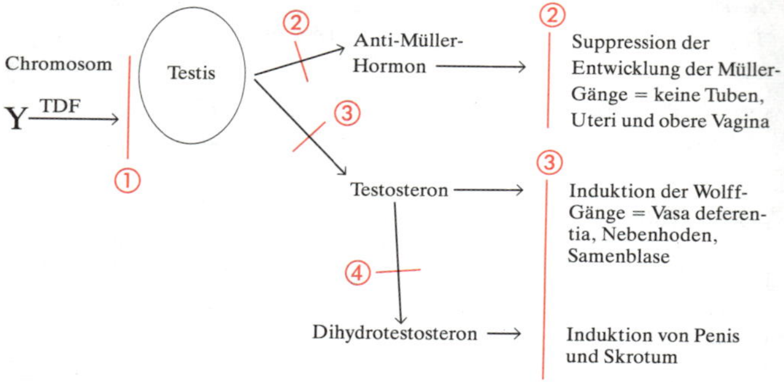

Ursachen:	Folgen:
① Spermiogenese des Vaters: Austausch des TDF(Testis determinierender Faktor)-Gens oder Translokation Y → X oder Y → Autosom	Hermaphroditismus verus XX-Knaben
② Mangel an Anti-Müller-Hormon/-Rezeptorresistenz ein- oder bilaterale Persistenz des Müller-Gangs (hereditäre Oviduktpersistenz)	Pseudohermaphroditismus masculinus internus
③ Störung der Testosteronsynthese Androgenresistenz	Pseudohermaphroditismus masculinus
④ 5α-Reduktase-Mangel (hereditär)	Pseudohermaphroditismus masculinus

Kongenitale Störungen in der Steroidbiosynthese

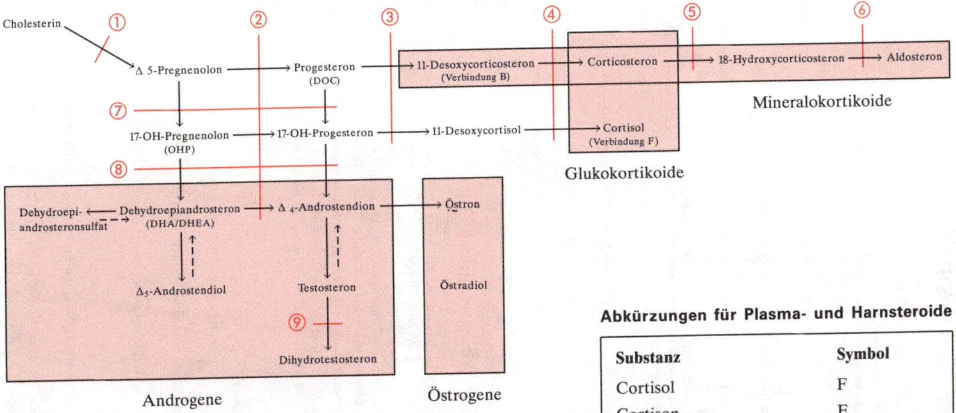

Abkürzungen für Plasma- und Harnsteroide

Substanz	Symbol
Cortisol	F
Cortison	E
11-Desoxycortisol (11-Deoxycortisol)	S
Corticosteron	B
11-Dehydrocorticosteron	A
11-Desoxycorticosteron	DOC
Dehydroepiandrosteron	DHA
Tetrahydro..........	TH-..........

Adrenogenitales Syndrom (AGS)

Ursachen: 21-Hydroxylase-Mangel (~4/5 der Patienten)
11β-Hydroxylase-Mangel (~1/5 der Patienten)

Kindliches Risiko für einen 21-Hydroxylase-Defekt:

Familie mit Indexfall (krankes Geschwister, biochemisch gesicherte Diagnose)
ein Elternteil homozygot (AGS), der andere heterozygot
Heterozygotie der Eltern, kein Indexfall in der Familie
neue Partnerschaft eines Elternteils mit einem kranken Kind (Indexfall)

Diagnostik

[Nach Arbeitsgemeinschaft für pädiatrische Endokrinologie (1992)]
nach Geburt eines Indexkindes:

HLA-Typisierung (Bw47, B14, B35, B51, Bw60) } Probanden sind: Kind, Geschwister, Eltern
DNA-Analyse }

biochemischer Nachweis der möglichen Heterozygotie an den Eltern:
ACTH-Kurztest (Anstieg des 17-Hydroxyprogesteron [OHP] > 260 ng/dl und des Quotients OHP/DOC [11-Desoxycorticosteron] > 12)

in der Schwangerschaft:

9.–10. SSW	Chorinzottenbiopsie	→ zytogenetische Geschlechtsbestimmung → DNA-Analyse
13.–16. SSW	Amniozentese	→ zytogenetische Geschlechtsbestimmung → HLA-Typisierung (aus Amnionzellen) → Steroidanalyse (OHP, Androstendion) aus Fruchtwasserüberstand, wenn vom Indexfall keine HLA- oder DNA-Analyse vorliegt. Dexamethason für 5 Tage vorher absetzen

Therapie

pränatale Therapie: Beginn mit Diagnose der Schwangerschaft
Dexamethason, 20–25 μg/kg/d in 3 Dosen alle 8 h
Behandlungsdauer: 1. bis zur Geburt, wenn der Fetus weiblich und homozygot
2. in allen anderen Fällen Reduktion der Dexamethasondosis jeden 2. Tag um 0,5 mg

postnatale Behandlung der Mutter: Dosis alle 2 Tage um 0,5 mg reduzieren und absetzen
postnatale Behandlung des Kindes: Hydrocortison (12–15 mg/m²) plus Astonin bei Salzverlust

Nebenwirkungen in der Mutter: Gewichtzunahme ↑, Ödeme ↑, RR ↑, vermehrte Körperbehaarung

postnatales Prozedere: Nabelschnurblut zur HLA- und DNA-Analyse
am 5. Tag vom Kind 2 ml EDTA-Plasma zur Bestimmung von OHP und Renin

Speziallaboradressen

Steroidanalytik (Plasma/Fruchtwasser):

Universitätsklinik für Kinder und Jugendliche, Endokrinologisches Labor, Loschgestraße 15, 91054 Erlangen, Tel. (09131) 853732/3745

Universitäts-Kinderklinik, Endokrinologisches Labor, Schwanenweg 20, 24105 Kiel, Tel. 0431/597–1693 oder 1690

Dr. von Haunersches Kinderspital, Endokrinologisches Labor, Lindwurmstraße 4, 80337 München, Tel. (089) 5160–5149

DNA- und HLA-Analytik:

Institut für Klinische Biochemie der Universität, Sigmund-Freud-Str. 25, 53127 Bonn, Tel. (0228) 280–2110

Institut für Immunologie, Virchowstr. 171, 45147 Essen, Tel. (0201) 723–4208

Labor für Immungenetik, Pettenkoferstr. 8a, 80336 München, Tel. (089) 5160–3713

STEROIDBIOSYNTHESE: ENZYMDEFEKTE

Enzymdefekt	Äußeres Genitale: Karyotyp XX (f feminin, m maskulin)	Äußeres Genitale: Karyotyp XY (i intersexuell)	Nebennieren: Cortisol-synthese	Nebennieren: Rinden-hyperplasie	Klinik: Salzverlust	Klinik: Hyper-tension	Klinik: Virilisierung	Diagnostische Leitsteroide (S Serum, H Harn)
① kongenitale Lipoidhyperplasie der NNR: 20-Hydroxylase 22-Hydroxylase 20, 22-Desmolase	f	i	↓	+	+	–	–	NNR-Insuffizienz, alle Steroide (S, H) ↓
② 3β-Hydroxysteroid-dehydrogenase-/Isomerasemangel	f,i	i	↓	+	±	–	+	S: Pregnenolon ↑, 17-OH-Pregnenolon, Dehydroepiandrosteron ↑ H: Δ 5-Pregnentriol ↑
③ (AGS): 21-Hydroxylase-Mangel – ohne Salzverlust – mit Salzverlust	i	m	↓	+	– – +	–	+	S: 17-OH-Progesteron ↑ H: Pregnantriol ↑
④ 11β-Hydroxylase-Mangel	i	m	↓	+	(+)	+	+	S: 11-Desoxycorticosteron ↑, 11-Desoxycortisol ↑, H: Tetrahydrodesoxycorticosteron, Tetrahydro-11-Desoxycortisol
Hypoaldosteronismus: ⑤ Coricosteronmethyl-oxidase Typ I ⑥ Corticosteronmethyl-oxidase Typ II	f	m	n	–	–	–	–	S: Aldosteron ↓, Renin ↑
⑦ 17-Hydroxylase-Mangel	f	i	↓	+	–	+	–	S: 11-Desoxycorticosteron ↑, Corticosteron ↑ H: Tetrahydrodesoxycorticosteron, Tetrahydrocorticosteron
⑧ 17, 20-Desmolase-Mangel	f	f,i	n	–	–	–	–	H: Pregnantriolon ↑
⑨ 17-Ketosteroid-reduktase-Mangel	f	i	n	–	–	–	–	PHm

AGS adrenogenitales Syndrom: ① ② ④ ⑦, am häufigsten ③

PHm Pseudohermaphroditismus masculinus

6

Therapie des Hodenhochstands

[Nach Arbeitsgemeinschaft für Pädiatrische Endokrinologie (1991)]

Definition	Erläuterung	Behandlungsindikation
Pendelhoden (Testis retractilis)	Testes zufällig im Skrotum oder inguinal. Nachkontrollen notwendig, da sekundärer Hochstand möglich	keine (Normvariante)
Gleithoden	nie spontan im Skrotum zu finden. Präskrotale Testes lassen sich unter Zug am Funiculus in das Skrotum drängen, gleiten jedoch stets sofort in die Ausgangslage zurück	immer gegeben
Leistenhoden (Retentio testis inguinalis)	liegen inguinal, nur gering mobilisierbar, lassen sich in das Skrotum drängen. Klinisch keine Abgrenzung einer epifaszialen Ektopie möglich	stets gegeben
Kryptorchismus	ein- oder beidseitig, Testes nicht palpabel. Ursachen: Retentio testis abdominalis Anorchie: bei beidseitiger Anorchie Diagnose durch HCG-Test (s. S. 282)	 stets gegeben keine, wenn Anorchie bilateral

Therapie

Hormontherapie:

HCG (humanes Choriongonadotropin)

1. Lebensjahr: 500 I.E./Woche, insgesamt 5mal i.m.
2.–6. Lebensjahr: 1000 I.E./Woche, insgesamt 5mal i.m.
$>$ 6. Lebensjahr: 2000 I.E./Woche, insgesamt 5mal i.m.

Nebenwirkungen: HCG stimuliert Leydig-Zellen zur Testosteronsekretion → Vergrößerung des Genitales, vermehrte Erektionen, erhöhte Aggressivität

Erfolgsquote in den ersten Lebensjahren gering

GnRH (Gonadotropin-releasing-Hormon):

3mal 2 Sprühstöße (Einzeldosis 0,2 mg) täglich intranasal über 4 Wochen

Keine Nebenwirkungen wie durch HCG

Kombinierte GnRH-HCG-Behandlung:

GnRH wie oben + anschließend 1 Injektion 1500 I.E. HCG/Woche, insgesamt 3mal

Rezidive der Behandlung häufig. Nachuntersuchungen!

Behandlungsalter: Frühtherapie am Ende des 1. Lebensjahrs

Chirurgische Therapie: Indikationen:
- erfolglose Hormontherapie
- Hodenektopie
- Maldescensus testis mit Begleithernie
- Hodenhochstand in der Pubertät
- Hodenhochstand nach inguinaler Voroperation

Ursachen der Hypothyreose

Ursache	Funktionsstörung	Diagnostik
Primäre Hypothyreosen:	für alle primären Formen und als Grunddiagnostik bei pathologischem TSH-Screening: Struma? (Sonographie) + TSH, T3, T4, freies T4 (FT4), Thyreoglobulin (Tgb) im Serum	
Dysgenesie: Athyreose, Ektopie	kein / zu wenig Hormon	Tgb fehlt
Synthesedefekte (autosomal-rezessiv)		
Jodination –	Jodpumpe in der Zelle	
Jodisation –	Jodeinbau in Tyrosin: Mono- / Dijodthyronin	+ Perchlorattest
Koppelung –	T2 + T2 $\rightarrow$ T4	
Proteasemangel	Trennung von T4 aus Tgb	
Dejodasemangel	Jodgewinnung aus Mono-, Dijodthyronin „innerer Jodmangel"	
Thyreoglobulin –		
Synthesestörungen (erworbene): Jodmangel (alimentär)	pränatal: Mutter $\rightarrow$ Kind	T4 normal, T3 $\uparrow$ oder T4 $\downarrow$, T3 normal Jodausscheidung im Harn $\downarrow$
Jodüberlagerung	Wolff-Chaikoff-Effekt: mit zunehmender Plasmajodidkonzentration nimmt die Schilddrüse weniger Jod auf bis zur Blockade!	Anamnese, Jodausscheidung im Harn $\uparrow$, TSH $\uparrow$, T4 $\downarrow$
Thyreostatika im engeren und weiteren Sinn	Jodination, Jodisation, Thyroxinfreisetzung	} Anamnese
Hashimoto-Thyreoiditis	Autoimmunerkrankung	Schilddrüsenantikörper
Strumektomie		
Sekundäre (hypophysäre) Hypothyreose	TSH-Mangel	Grunddiagnostik + TRH-Test (+ Hypophysenfunktionstests)
Tertiäre (hypothalamische) Hypothyreose	TRH-Mangel	ZNS-Diagnostik nach Ausschluß einer primären oder sekundären Hypothyreose
Periphere Hormonrezeptorstörung	Thyroxinresistenz	TSH n/ $\uparrow$, FT4 $\uparrow$, T3 $\uparrow$
Hormonverlust	Proteinverlustsyndrom	z. B. exsudative Enteropathie

Strumigene Substanzen

Medikamente: Antidiabetika (Sulfonylharnstoffe)
Resorcin
Paraaminosalicylsäure (PAS)
Phenytoin
Aminoglutethimid
Lithium
Fluor, Brom

Nahrungsmittel: Mais
Hirse
Blumenkohl
Kohl
Rüben (einige Arten)

Konsequenzen des TSH-Screenings

Testergebnis →	**Maßnahme**
TSH < 10 μU/ml	normal
TSH 10–20 μU/ml	Kontrolle (z. B. Testkarte) Behandlung bis zum Ergebnis reife Neugeborene 25 μg/d Frühgeborene 10 μg/kg tägl.
TSH 20–100 μU/ml	Verdacht auf transiente/permanente Hypothyreose: vollständige Basisdiagnostik s. S. 277 → Therapie
TSH > 100 μU/ml	Verdacht permanente Hypothyreose: vollständige Basisdiagnostik → Therapie

Therapie: stets mit Levothyroxin-Natrium
Erhaltungsdosis nach T4- und TSH-Serumwerten individuell ermitteln
bei Überdosierungssymptomen Dosis zunächst um 25 % senken

Richtwerte:

Frühgeborene	25 μg/Tag
Reifgeborene	50 μg/Tag
Säuglinge bis 6. Mon.	10 μg/kg tägl.
Säuglinge ab 7. Mon.	8 μg/kg tägl.
Kinder ab 1 Jahr	100–150 μg/m^2 tägl.

Empfehlungen zur oralen Jodzufuhr
[Nach Deutsche Gesellschaft für Ernährung e. V. (1991)]

Alter (Jahre)	Jodid (μg/d)	Alter (Jahre)	Jodid (μg/d)
0 – 4/12	50	10–13	180
4/12 – 1	80	13–18	200
1 – 4	100	Schwangere	230
4 – 7	120	Stillende	260
7 – 10	140		

Nachsorgeprogramm bei angeborener Hypothyreose

Wichtige Daten der Mutter: TSH, T4, T3, antithyreoidale Antikörper, mikrosomale Antikörper

Laborprogramm	Untersuchungszeiten	Entwicklungsdaten
Hormone (TSH, T3, T4, FT4), Thyreoglobulin, Jodausscheidung	Erstuntersuchung bei Behandlungsbeginn	Körpermaße (Größe, Gewicht, Kopfumfang) Röntgenaufnahme von linkem Knie + Fuß motorische Entwicklung (E.)
Hormone, Thyreoglobulin	2 Wochen nach Beginn der Therapie	Körpermaße Hör-Screening (AEP)
Hormone	3., 6., 9. Monat	Körpermaße, psychomotorische E.
Hormone	12. Monat	Körpermaße, Rö. linke Hand, psychomotorische E., objektive Hörprüfung
Hormone	18. Monat	Körpermaße, psychomotorische E.
Hormone	2. Lebensjahr	Körpermaße, psychomotorische E., Zahnstatus (Z.)
Einschub: Ätiologische Diagnostik Vorbereitung: 3 Wochen vorher auf T3 umsetzen (20 – 40 $\mu g/m^2$), anschließend Therapie 1 Woche aussetzen und Diagnostik durchführen. Szintigraphie mit ^{123}J. Fortsetzung der Therapie mit Thyroxin.		
Hormone	2½ und im jährlichen Abstand bis 5½ J.	Körpermaße, psychomotorische E., Z.
Hormone	3. und im jährlichen Abstand bis zum 18. Lebensjahr	Körpermaße, Z., psychomotorische E. Im Vorschulalter mindestens 1 gründliche Intelligenztestung

Die Körpergröße soll die 25. Perzentile nicht unterschreiten! Röntgenologische Diagnostik (linkes Handskelett) der Knochenreifung nur, wenn Hormonsubstitution, Serumhormonwerte und/oder Wachstum nicht normal.

Skelettveränderungen bei primärer Hypothyreose (keine oder unzureichende Behandlung):

retardierte Skelettreifung
Keilwirbelbildung (ventrale Abflachung)
Dysplasie der Epiphysenkerne, im Femurkopf Perthes-ähnlich aber seitengleich
Schädel: Basis klein, Sella relativ groß, verzögerte Pneumatisation, Fontanellenschluß verzögert

6

Strumastadien

0	Keine Struma. Schilddrüsenlappen ≃ Daumenendglied
1 a	Struma bei normaler Kopfhaltung nicht sichtbar, aber zu tasten
1 b	Struma bei maximal dorsalflektiertem Hals sichtbar, unabhängig von Strumagröße
2	Struma bei normaler Kopfhaltung sichtbar
3	Sehr große Struma, aus größerer Entfernung sichtbar

Sonographische obere Normgrenze des Schilddrüsenvolumens

Alter (Jahre)	**me**
6	–4
13	–8
15–18	–15

Testdiagnostik

[Teilweise nach Girard J (1990) Endokrine Labordiagnostik. In: Bachmann K-D, Ewerbeck H, Kleihauer E, Rossi E, Stalder G (Hrsg) Pädiatrie in Praxis und Klinik. Bd III, 2. Aufl, Fischer-Thieme, Stuttgart S. 495–502]

Untersuchung der Wachstumshormonsekretion
[human growth hormone (HGH)]

Hypoglykämietest (insulininduziert)

Prinzip: Insulin → Hypoglykämie = Streß → Sekretion von Wachstumshormon und ACTH → Cortisol ↑

Messung: HGH (P), ACTH (P), Cortisol (P), Blutzucker (BZ)
Blutmenge: ca. 5 ml je Kontrollprobe
BZ am Bett mit entsprechendem Gerät (geeicht) messen
(z. B. Diatek Glukose oder ähnliche)

Durchführung:
morgens, nach nächtlicher Fastenpause
Verweilkanüle legen
Glukose (20 %) und 1 Amp. Glukagon bereitlegen!
Blutentnahmen: 30 min und unmittelbar vor Injektion (0 min)
Insulininjektion streng intravenös. Paravasate können späte Hypoglykämien nach bis zu 6 h verursachen!

Insulin: 0,1 I.E./kg Normalinsulin
0,05–0,075 I.E./kg bei Verdacht auf gestörte Gegenregulation (betrifft Glukagon, Cortisol und Adrenalin)
0,15–0,175 I.E./kg bei Verdacht auf „Insulinresistenz" (Cushing-S., Diabetes mellitus, Adipositas) diese Menge besser als Infusion geben
Verdünnung des Insulins mit 0,9 % igem NaCl

Kontroll-zeiten:

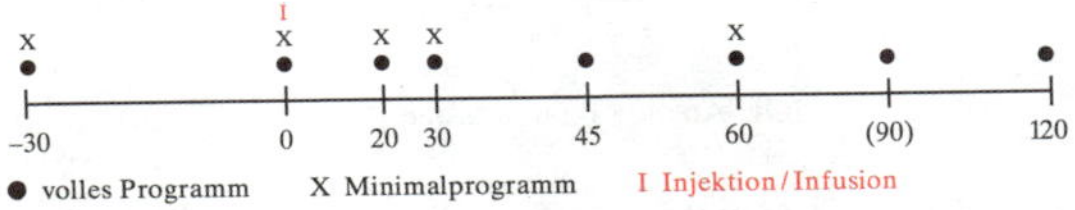

Beachte: der 20-min-BZ dient der Testkontrolle.
BZ muß < 40 mg/dl (< 2,2 mmol/l) sein. Wenn nicht, nach 10 min nochmals kontrollieren.
Falls BZ > 40 mg/dl und Hypoglykämiesymptome (Schwitzen, Blässe, Zittrigkeit, Hungergefühl) fehlen, Insulin nachinjizieren = neuer Testbeginn!

Insulinnachinjektion: 0,05 I.E./kg.
Patient bis 6 h auf Hypoglykämie überwachen.

Normal:
HGH: steigt nach 30–60 min auf mindestens 10 µg/l an.
Cortisol: steigt minimal um 10 µg/dl (280 nmol/l). Maximalwert mindestens 20 µg/dl nach 60 min.
ACTH: Anstieg auf ≥ 200 pg/ml nach 45 min.
Glukose: eventuell Abfall von -30- auf 0-Wert = Streß der Venenpunktion.

HGH-Sekretionsprofil im Schlaf

Prinzip: HGH wird physiologisch auf dem Weg in den nächtlichen Tiefschlaf (EEG-Schlafstadien III–IV) in mehreren Pulsen sezerniert

Durchführung: Verweilkanüle legen

Kontrollzeiten: ab Beginn des Einschlafens alle 30 min; insgesamt minimal 6 h

Ergebnis:

normal:

1. mehrere Pulse
2. Amplituden > 10 μg/l

Argininbelastungstest (i.v.)

Prinzip: Arginin stimuliert Sekretion von HGH, Insulin, Glukagon

Durchführung: Verweilkanüle 30 min vor Injektion legen

Argininmenge: 0,5 g/kg, Infusionsdauer 20 min

Lösungen:

L-Arginin-Hydrochlorid (21,07 % = einmolare Lösung).
1 ml der Lösung = 1 mmol/l = 0,21 g Arginin-HCl
0,5 g Arginin ≙ 2,9 ml

Maximaldosis 30 g

Kontrollzeiten:

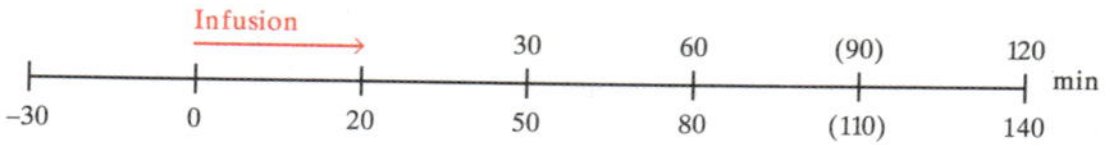

Ergebnis:

normal: HGH-Anstieg auf mindestens 10 μg/l (= ng/ml)

Clonidintest (oral)

Prinzip: α_2-Rezeptor-Stimulation steigert die HGH-Sekretion.
Clonidin = zentral wirksamer α_2-Adrenozeptor-Agonist (z.B. Catapresan)

Durchführung:

A 0-Wert
25 μg Clonidin oral
Kontrolle nach 90 min

B falls keine eindeutige Steigerung der HGH-Konzentration:
Testwiederholung mit 75–150 μg/m².
Auf Blutdruckabfall und Asthmaanfall achten

Ergebnis:

normal: ansteigende HGH-Sekretion

Suppressionstest der HGH-Sekretion

Prinzip: erhöhte Glukosekonzentration im Blut unterdrückt HGH-Sekretion.

Durchführung: A siehe orale Glukosebelastung S. 236 oder
B siehe Glukosetoleranztest S. 236
Cortisol als Streßhormon mitmessen.

Ergebnis: HGH-Halbwertszeit im Plasma ~ 20 min.
normal: HGH fällt auf nicht meßbare Werte ab.
auffällig: fehlende Suppression (Gigantismus), unzureichende Suppression im Streß.

TRH-Test (TSH-releasing hormone)

Prinzip: synthetisches TRH stimuliert Hypophyse zur Sekretion von TSH und Prolaktin

Durchführung: unabhängig von der Tageszeit, > 2 h postprandial
5 ml Blut für 0-Werte von TSH, T3, T4 (Prolaktin bei Adenomverdacht)
TRH-Injektion langsam i.v.
Säuglinge 100 μg TRH
ältere Kinder 200 μg TRH
Kontrolle des TSH nach 30 (60) min

Ergebnis:
normal: TSH-Anstieg auf 5–20 m.E./l
auffällig: Anstieg bleibt aus → Hyperthyreose, sekundäre Hypothyreose.
Bei HGH-Therapie, Steroidbehandlung, Adipositas verminderter Anstieg; hierbei sind T3, T4 normal
Anstieg überschießend → primäre Hypothyreose
Anstieg verspätet → hypophysäre (sekundäre) oder hypothalamische (tertiäre) Hypothyreose

6

LHRH-Test (luteinizing hormone releasing hormone)

Prinzip: synthetisches LHRH stimuliert Hypophyse zur Sekretion von LH und FSH

Durchführung: unabhängig von Tageszeit, > 2 h postprandial
Verweilkanüle legen
5 ml Blut für Ausgangswerte LH, FSH
Injektion 100 µg LHRH über 1 min
LHRH-Ampulle mit 5 ml NaCl (0,9 %) verdünnen
Kontrollen:

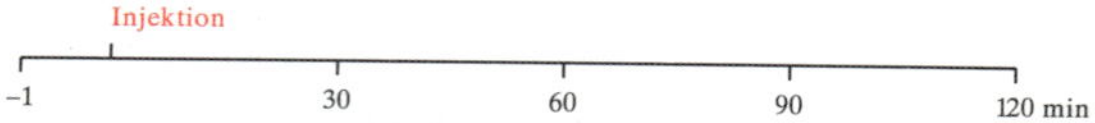

Ergebnis:

normal:
präpubertär: LH-Anstieg um 5 E/l ♀, ♂
FSH-Anstieg um 3 E/l ♀, kann bei ♂ fehlen
pubertär: LH-Anstiege entwicklungsabhängig höher
FSH-Anstieg: ♀ gleichbleibend
♂ meßbar

pathologisch: überschießender Anstieg von LH, FSH bei primärem Hypogonadismus

HCG-Test

Prinzip: HCG (humanes Choriongonadotropin) stimuliert die Leydig-Zellen der Testes zur Testosteronsekretion; Effekt wie LH

Durchführung: Blutentnahme für Basalwerte von Testosteron, FSH, LH
Injektion von 5000 E HCG/m^2 (z. B. Pregnesin) i.m.
Kontrolle von Testosteron nach 48 und 72 h

Ergebnis:

normal: Testosteronanstieg im Plasma über den alters- und geschlechtsspezifischen Normbereich
Umrechnung für Testosteron: µg · 3,47 = nmol
µg = nmol · 0,28

Indikationsbeispiel: primärer Hypogonadismus, Pubertas tarda

Dexamethasontest

Prinzip: Dexamethason hemmt ACTH-Sekretion → Cortisol ↓ (Suppressionstest)

Durchführung: Verweilkanüle, da Streß der Blutentnahmen Suppression behindert.

I. **2-Stufen-Suppression (2 + 8 mg)**

0-Werte: 24-h-Harn, Blutprobe (5 ml) um 8 Uhr und 16 Uhr für ACTH + Cortisol, möglichst um 24 Uhr weitere Kontrolle

Dexamethason oral: 4mal 5 mg 2 Tage, danach 4mal 2 mg 3 Tage

Kontrollen (täglich): Blut (ACTH + Cortisol) um 8 Uhr
24-h-Harn (Keto-, Hydroxysteroide)

II. **1-Stufen-Suppression (Kurztest):**

0-Wert für ACTH + Cortisol (P) 8 Uhr am Tag vor dem Test

0-Kontrolle um 24 Uhr (wenn möglich)

Dexamethason 1 mg oral um 24 Uhr

Kontrolle von ACTH + Cortisol (P) morgens (8 Uhr, nüchtern)

6

Ergebnis:

Test I:

normal: nach 2 mg Dexamethason komplette Suppression von ACTH, Cortisol; Hydroxysteroide (Harn) um ≥ 50% ↓

auffällig: nach 2 mg Dexamethason unvollständige, nach 8 mg fast oder vollständige Suppression → hypothalamische und/oder hypophysäre Störung (Morbus Cushing)

keine Suppression, Ketosteroide und Dehydroepiandrosteron im Harn ↑ → NNR-Karzinom

Test II:

normal: ACTH + Cortisol unter Nachweisgrenze

auffällig: wie unter Test I

ACTH-Test

Prinzip: synthetisches ACTH stimuliert die Nebennierenrinde

Durchführung:

Variante I: 0-Wert für Cortisol (+ ACTH)
Injektion von 250 μg ACTH (1–24) (Synacthen) i.v. (s.c., i.m.)
Cortisolkontrollen (P) nach 30, 60, 120 min

Variante II: 0-Wert morgens 8 Uhr für Cortisol (P), ACTH (P)
Injektion von 1 mg/m^2 Synacthen Depot i.m.
Cortisolkontrolle (P) nach 8 Uhr

Variante III: 0-Wert = 24-h-Urin für 17-OH-Steroide
Injektion von 1 mg/m^2 Synacthen Depot i.m.
2mal 24-h-Urin ab Injektion
Bei Verdacht auf primäre NNR-Insuffizienz 0,5 mg/kg
Prednison am Versuchsende p.o.!

Ergebnis:

normal:

Variante I: Cortisol (P)-Anstieg auf ≥ 3fache des morgendlichen Ausgangswerts

Variante II: Cortisolanstieg auf ≥ 8,3 μmol/l

Variante III: Anstieg auf das 2- bis 3fache der Ausgangswerte

auffällig: Anstieg bleibt aus → primäre NNR-Insuffizienz
Anstieg fehlend – gering → sekundäre NNR-Insuffizienz
Ansteig stark → Morbus Cushing (hohe 0-Werte)

Metopirontest

Prinzip: Metopiron (Propyl-/Äthyl-4-hydroxybenzoat) hemmt über die 11β-Hydroxylase die Cortisolsynthese = Nachlassen der negativen Rückkoppelung → ACTH-Stimulation → Stimulation der Steroidbiosynthese bis zum Block 11-Deoxycortisol (Substanz S) und 17α-Hydroxyprogesteron im Plasma

Durchführung: 0-Wert für ACTH, 11-Deoxycortisol, Cortisol
Metopiron 15 mg/kg (600 mg/m^2) p.o. gegen Mitternacht
mit leichter Kost
Kontrolle nach 7–8 h
prophylaktisch 0,5 mg/kg Prednison am Testende

Ergebnis:

normal: ACTH ↑ auf ≥ 200 μg/l
Substanz S ↑ auf ≥ 170 μm/l
Cortisol ↓

auffällig: Anstieg von ACTH + Substanz S vermindert = sekundäre NNR-Insuffizienz

Testkombinationen zur Mehrfachdiagnostik der Hypophysenfunktion

Testprinzipien und Auswertungen der Ergebnisse wie in den Einzeltests. Bei Ausfall nur einer Funktion Bestätigung durch Einzeltest

Insulin-LHRH-TRH-Test

Durchführung: Vorbereitung wie insulininduzierter Hypoglykämietest (s. S. 279)

0-Werte für Glukose, ACTH, Cortisol, TSH, T3, T3-Uptake, T4, HGH, LH, FSH, Testosteron, Östradiol

Blutvolumen: 10 ml
Reihenfolge der Injektionen

1. Insulin
2. TRH
3. LHRH

Kontrollzeiten ab LHRH-Injektion oder 2. Insulininjektion (falls erforderlich):
0, 30, 45, 60 min

Ergebnis: wie in Einzeltests

Arginin-LHRH-TRH-Test

Vorbereitung wie Arginintest

0-Werte für Glukose, TSH, T3, T3-Uptake, T4, LH, FSH, Testosteron, Östradiol, HGH

Durchführung: Argininінfusion

TRH und danach LHRH am Beginn der Infusion geben

Kontrollzeiten: wie im Arginintest

Metopiron-TRH-Arginin-LHRH-Test

Durchführung: Infusion (0,9%iges NaCl) legen

0-Werte abnehmen. Programm wie im Insulin-LHRH-TRH-Test plus 11-Deoxycortisol

Metopiron und TRH oral geben

LHRH injizieren und gleich danach Arginininfusion über 20 min einlaufen lassen

Kontrollzeiten ab Infusionsbeginn:
30, 60, 120, 180 min

6

Vasopressin(Desmopressin)-Test

[Nach Yared A, Foose J, Ichikawa J (1990) Disorders of osmoregulation. In: Ichikawa I (ed) Pediatric Textbook of fluids and electrolytes. Williams + Wilkins, Baltimore]

Prinzip: Nach einem Durstversuch wird durch zusätzliche Gabe Adiuretin-Vasopressin (ADH) oder DDAVP = Desmopressin (1-Desamino-8-D-arginin-vasopressin) der unterschiedliche antidiuretische Effekt bei Diabetes insipidus neurohormonalis und renalis getestet.

Durchführung:

A **Durstversuch:**

morgens früh Blase entleeren lassen, Patient danach wiegen.
Proband darf nur trockenes Gebäck essen

Verweilkanüle legen

Kontrollen stündlich:

a Körpergewicht, Menge, spezifisches Gewicht und Osmolarität des Urins

b Na und Osmolarität im Serum

Dieser Durstversuch ist abgeschlossen, wenn

- das Körpergewicht um $\geq 3\%$ gesunken ist,
- das Serumnatrium > 150 mmol/l,
- die Serumosmolarität 300 mosmol/kg betragen,
- sich spezifisches Gewicht und Osmolarität im Urin in 2 aufeinanderfolgenden Proben nur noch gering ändern (30 mosmol/l).

B **ADH-Test sofort im Anschluß an Durstversuch:**

0-Wert für Vasopressin, Serumosmolarität

Injektion s.c. von 5 I.E. Vasopressin (Pitressin) oder intranasal 10 I.E. Desmopressin = DDAVP (Minirin)

Kontrollen: Osmolarität (Serum + Urin), spez. Gewicht (Urin)

Ergebnis:

normal: Durstversuch:

Urinosmolarität ↑ (500–1400 mosmol/kg)

Urinproduktion ↓

Serumosmolarität bleibt normal

ADH ändert nichts

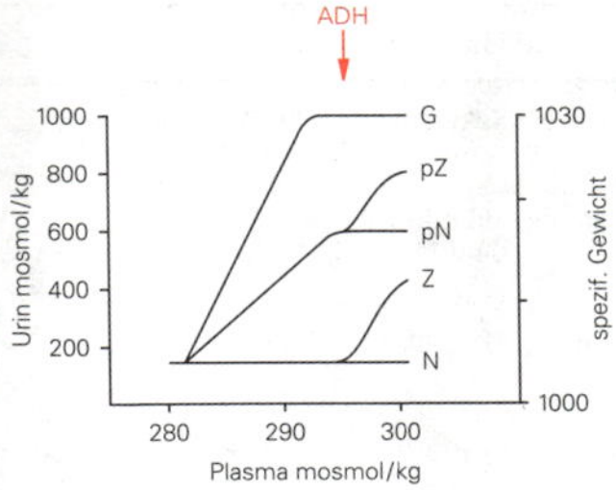

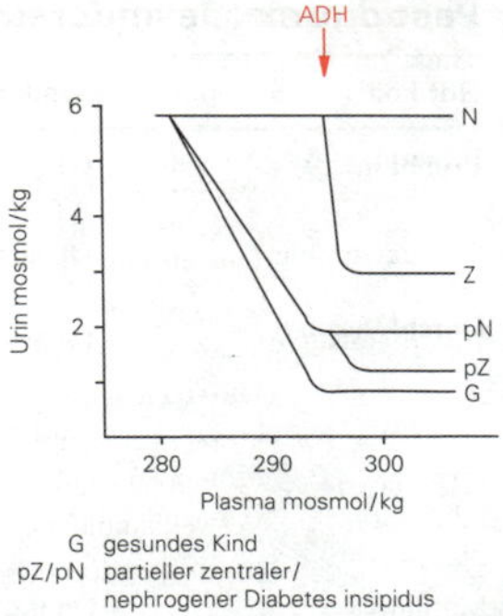

auffällig:

	Urinvolumen		Urinosmolarität	
	Durst	ADH	Durst	ADH
zentraler Diabetes (Z)	↑	↘	↓	↗ (> 50 %)
nephrogener Diabetes (N)	↑	↑	↓	↓

Approximative Umrechnung:

spezifisches Gewicht (Urin) → Osmolarität:

mosmol/kg = letzte 2 Ziffern des spezifischen Gewichts mal 35

Beispiel: spezif. Gewicht (Urin) 1020: 20 mal 35 = 700 mosmol/kg

Peptidhormone im Gastrointestinaltrakt (GI)

Hormon	Syntheseort	Hauptwirkungen
Bombesin	GI, ZNS, Lunge	Sekretion anderer Darmhormone, Neurotransmitter
Cholezystokinin	Oberer GI, ZNS	Gallenblasenkontraktion ↑ Pankreasenzymsekretion ↑
Enteroglukagon	Ileum, Kolon	Mukosaregeneration ↑ Magenmotilität, -sekretion ↓
Gastrin	Antrum	Magensäuresekretion ↑
GIP (gastric inhibitory polypeptid)	Oberer Dünndarm	Insulinsekretion ↑
Motilin	Oberer Dünndarm	GI-Motilität ↑
Neurotensin	Ileum, ZNS	Magenentleerung, -sekretion ↓ Neurotransmitter
Pankreaspolypeptid	Pankreas	Pankreasenzymsekretion ↓ Gallenblasenkontraktion ↓
Peptid Y	GI, ZNS	Magensäuresekretion ↓ Darmmotilität ↓
Sekretin	Oberer Dünndarm	Pankreasbikarbonatsekretion ↑
VIP (vasoaktives intestinales Polypeptid)	GI, Nervensystem	Relaxation glatter Muskulatur ↑ allgemeine Sekretionsstimulation ↑

Hypertrophe Pylorusstenose

Leitsymptome: Erbrechen im Strahl, Dystrophie, Exsikkose

Ultraschallbild Merkmale: Pylorusmuskel echoarm, frustrane Peristaltik, Retroperistaltik

Querschnitt (Kokarde) — Längsschnitt (tubulärer Canalis egestorius)

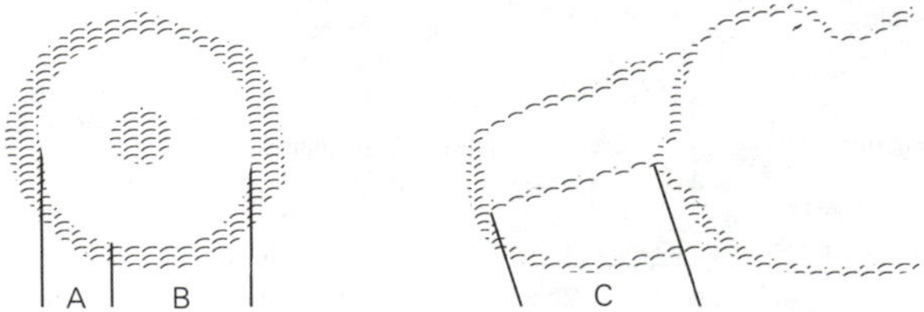

Hypertrophiemaße	Muskelwand (A) > 4 mm Durchmesser (B) > 15 mm	Länge (C) > 16 mm

Röntgenbilder in rechter horizontaler Seitenlage nach Kontrastmittelübertritt in den Bulbus duodeni

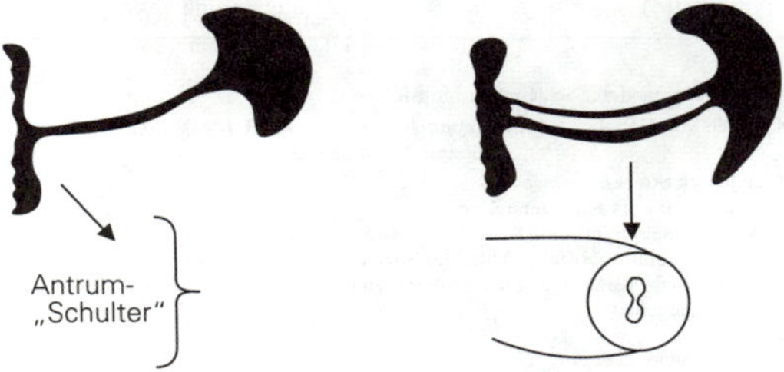

Laborwerte: pH ↑, HCO_3^- ↑, base excess ↑, Na^+ n → ↓, K^+ n → ↓, Cl^- ↓

Maßnahmen:

- Magensonde (Magenrest?)
- Präoperativ: parenteral 150 ml/kg täglich als 0,45 %iges NaCl plus 20 mmol/l KCl plus 10 %ige Glukose. Kaliumbedarf nachregulieren
- Postoperativ: Übergang parenterale auf orale Ernährung beginnen
- Elektrolyt- und Blutgaskontrollen bis zur Normalisierung

Megakolon

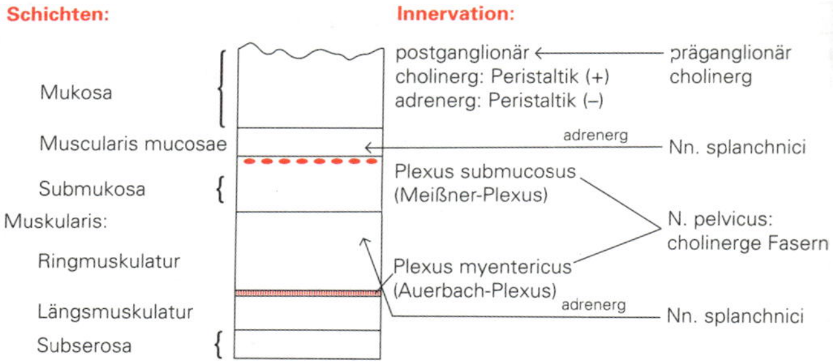

Prinzipielle Diagnostik bei neurogener Motolitätsstörung

Röntgenkontrastdarstellung: Megakolon + anschließendes enges, nicht dilatierendes Darmsegment

Manometrie:

normaler Darm
- normale Peristaltikwellen
- Hyperaktivität

hypo-/aganglionäres Segment
- Kontraktionen unkoordiniert
- keine spontane Relaxation
- keine Füllungsadaptation
- rektaler Dehnungsreflex gestört (keine Hemmung des Sphinkter internus bei Kontraktion der Rektummuskulatur)
- erhöhter myogener Tonus

Histologie/Histochemie aus tiefer Schleimhautbiopsie:

1. Nachweis von Ganglienzellen: Laktatdehydrogenase (LDH)-Reaktion +
   Sukzinatdehydrogenasereaktion +
1. Acetylcholinesterasenachweis
   → normal: schwache Darstellung
   → pathologisch: erhöhte Acetylcholinesteraseaktivität
   Interpretation: infolge fehlender intramuraler Ganglienzellen überschießende terminale Verzweigung der cholinergen präganglionären Fasern, d. h. erhöhter Enzymgehalt

Arten des Megacolon congenitum

totale Aganglionose des Kolons

segmentale Aganglionose des Kolons (Morbus Hirschsprung)

Hypoganglionose des Kolons: Ganglienzellzahl segmental auf 1/10 begrenzt, kann mit Morbus Hirschsprung kombiniert auftreten

unreife intramurale Ganglienzellen: vom Jejunum bis Rektum abnorm kleine Ganglienzellen

Hypogenesis des Plexus myentericus: Ganglienzellzahl in Dünn- und Dickdarm auf 1/3 reduziert

neuronale Dysplasie des Kolons: Acetylcholinesterasereaktion verstärkt, Ganglienzellzahl in den Plexus normal/erhöht

Krankheitsstadien der Mukoviszidose (Shwachman-Score)

Einstufung	Punktzahl	Allgemeine Aktivität	Klinischer Befund	Ernährungszustand	Röntgenbefund
Sehr gut (86–100)	25	Völlig normale Aktivität; spielt Ball, besucht die Schule regelmäßig usw.	Normal; kein Husten; Puls und Atmung regelrecht; Lungen frei; gute Körperhaltung	Befindet sich mit Gewicht und Länge oberhalb der 25. Prozentlinie; Stühle geformt, nahezu normal; gut entwickelte Muskulatur und Tonus	Lungenfelder klar
Gut (71–85)	20	Geringe Ausdauer; wird abends müde; Schulbesuch gut	Puls und Atmung in Ruhe normal; seltenes Husten oder Räuspern; keine Trommelschlegelfinger (oder -zehen); Lungen frei; minimales Emphysem	Gewicht und Länge etwa zwischen 15. und 20. Prozentlinie; Stühle leicht verändert; ausreichende Muskulatur und Tonus	Minimale Betonung der Bronchial- und Gefäßzeichnung; beginnendes Emphysem
Leichtkrank (56–70)	15	Ruht sich tagsüber gern aus; ermüdet leicht nach Anstrengung; Schulbesuch noch ausreichend	Gelegentlicher Husten, z. B. morgens beim Aufstehen; Atmung leicht beschleunigt; leichtes Emphysem; rauhes Atemgeräusch; lokalisierte Rasselgeräusche selten; Trommelschlegelfinger +	Gewicht und Länge oberhalb der 3. Prozentlinie; Stühle im allgemeinen schlecht, massig und kaum geformt; sehr geringe Auftreibung des Abdomens, soweit überhaupt nachweisbar; schlaffer Muskeltonus; reduzierte Muskulatur	Leichtes Emphysem mit fleckförmigen Atelektasen; vermehrte Bronchial- und Gefäßzeichnung
Mittelschwer (41–55)	10	Nur häuslicher Unterricht möglich; nach kurzem Gehen dyspnoisch; ruht sich sehr viel aus	Viel Husten, gewöhnlich mit Auswurf; Einziehung des Thorax; mäßiges Emphysem; Thorax kann deformiert sein; meist Rasselgeräusche; Trommelschlegelfinger ++ bis +++	Gewicht und Länge unterhalb der 3. Prozentlinie; schlecht geformte, massige, fettige, übelriechende Stühle; schlaffe und an Masse reduzierte Muskulatur; leichte bis mäßige Auftreibung des Abdomens	Mäßig schweres Emphysem; ausgedehnte Bezirke von Atelektasen sowie verstreute Infektionsherde; minimale Bronchiektasien
Schwerkrank (40 oder weniger)	5	Orthopnoe, bettlägerig oder sitzend	Schwere Hustenanfälle; Tachypnoe mit Tachykardie und erheblichem Lungenbefund; unter Umständen Rechtsherzversagen; Trommelschlegelfinger +++ bis ++++	Erhebliche Unterernährung; großes aufgetriebenes Abdomen; Rektumprolaps; voluminöse, faulige, fettige und zahlreiche Stuhlentleerungen	Ausgedehnte Veränderungen mit Zeichen der Verlegung der Luftwege und der Infektion; lobäre Atelektase und Bronchiektasien

Charakteristika hereditärer Syndrome (A autosomal, D dominant, R rezessiv)

Charakteristika \ Bezeichnung	Crigler-Najjar		Meulengracht-Gilbert	Rotor	Dubin-Johnson
	Typ I	Typ II			
Dominierende Bilirubinform	indirektes (unkonjugiertes)		indirektes	konjugiertes	konjugiertes
Serumbilirubin (mg/dl)	20–27	10–15	1–2	2–6	2–6
Gallensäuren im Serum	n	n	n	n	n
Bilirubin-UDP-glukuronyl-Transferase – Aktivität	0	Spur	ca. 50 %	100 %	100 %
Konjugate in der Galle:					
Monoglukuronide	0	95 %	40 %	~ 20 %	~ 20 %
Diglukuronide	0	5 %	60 %	~ 80 %	~ 80 %
Andere Glukuronierungsdefekte	+	+	–	–	–
Defektort	Mikrosomen	Mikrosomen	Mikrosomen Plasmamembran	Zytosol	kanalikuläre Sekretion
Pathologie	Kernikterus	(Kernikterus)	–	–	dunkelbraune Leberpigmentierung
Erbmodus	AR	AD/AR	AD	AR	AR
Diagnostik:					
Bromsulphophthaleintest	n	n	(n)	pathologisch	pathologisch
Besserung durch Luminal	0	+	+		
Harnexkretionsmuster der Koproporphyrine				pathologisch	(pathologisch)

Biliäre Atresie

Portoenterostomie nach Kasai

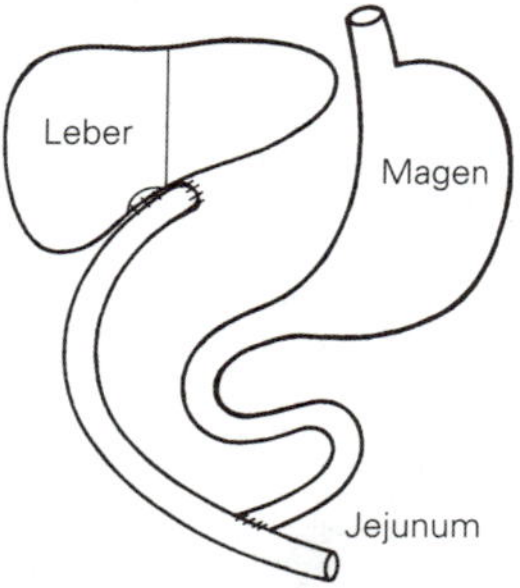

Cholelithiasis im Kindes- und Jugendalter

Lokalisation:
Gallenblase
Ductus cysticus
Ductus choledochus
intrahepatisch

Zusammensetzung
Cholesterinsteine
Pigmentsteine
Kalziumbilirubinat (schwarz)
Kalziumpalmitat (braun)

Entstehung

Vermehrte Bilirubinsekretion (Pigmentsteine):
hereditäre hämolytische Anämien
hereditäre Hyperbilirubinämiesyndrome (hepatische)

Gestörter enterohepatischer Kreislauf der Gallensäuren:
Pankreasinsuffizienz
Mukoviszidose
Morbus Crohn
Kurzdarmsyndrom

Mangelnder Sekretionsreiz: totale parenterale Ernährung

Stoffwechselkrankheiten: Morbus Wilson
metachromatische Leukodystrophie

Gallenwegsanomalien: primäre Anomalien
postcholangitische Stenosen

Therapie
Stoßwellenlithotripsie
Ursodeoxycholsäure, Chenodeoxycholsäure → Steinauflösung

7

Differentialdiagnose des Erbrochenen

Erbrochenes Sekret + Beimengung	Herkunft	Ursachen
Geruch säuerlich (Lackmuspapier → rot)	Magen	s. Tabelle
+ Schaum	Ösophagus, Magen	Detergenzieningestion
+ Schleim	Ösophagus, Magen	Bronchitis, Gastritis
+ Blut	Nase, Pharynx → Jejunum	Alle Hämorrhagieursachen
+ Galle	Mittleres Duodenum	Hohe Dünndarmstenose aboral der Papilla Vateri, hoher Dünndarmileus
+ Stuhl	Jejunum, Ileum	Tiefer Dünndarmileus

Differentialdiagnose – Ursachen

Infektionen

Diagnostisches Programm:
Blutbild/CRP/BKS/Harnstatus
Liquorstatus/Bilirubin
γGT/GPT/GOT
mikrobiologische Diagnostik
Sonographie/Szintigraphie
Ausscheidungsurographie

Gastritis
Ulcus ventriculi/duodeni
Enteritis/Appendizitis
Peritonitis
Hepatitis
Cholangitis/Cholelithiasis
Pankreatitis
Pyelonephritis/Ureterstein
Meningitis
Pharyngitis/Angina tonsillaris
Pertussis/Bronchitis

Passagebehinderung Transportstörung

Diagnostisches Programm:
Sondierungstest/Mageninhaltsrest
Röntgendiagnostik/Sonographie
Blutgase/Elektrolyte (S)
pH-Metrie/Endoskopie

Ösophagusatresie/-stenose
Ösophagotrachealfistel
Achalasie
Hiatushernie
Brachyösophagus
Gastroösophagealer Reflux
Fremdkörper
Pylorusstenose
Pancreas anulare
Duodenalatresie/-stenose
Alle Ileusarten
Morbus Hirschsprung
Analatresie/-stenose
Nach abdominellen Operationen

Stoffwechselstörungen

Diagnostisches Programm:
Blutgase/Blutglukose/Elektrolyte
Kreatinin/Harnstoff/Ammoniak
Laktat/Ketonkörper (H/S)
17-Hydroxyprogesteron
Harnsäure (S)

metabolische Azidosen bei angeborenen Enzymdefekten im Intermediärstoffwechsel
AGS mit Salzverlust
Hypoglykämie
Urämie
Reye-Syndrom
Hyperurikämie

Psychische Ursachen

Habituelles Erbrechen
Anorexia nervosa
Aerophagie

Intoxikationen

Diagnostisches Programm:
Fötor/Mukosainspektion
Endoskopie
Toxinnachweis (Magensekret, Harn)

Pflanzeningestion (Goldregen)
Tenside
Aflatoxin
Alkaloide
Kolchizin
Alkohol
Botulinustoxin
Kohlenwasserstoffe
Laugen/Säuren
Zinkchlorid (Lötwasser)

Zentrale Auslösung

Migräne
Insolation
Intrakranielle Drucksteigerungen
Meningeosis leucaemica
Traumen
Subduralerguß

Vestibuläre Ursachen

Labyrinthreizung (Fliegen, Rotation, Seekrankheit)
Labyrinthitis
Zoster oticus
Labyrinthfistel (Cholesteatom)
Morbus Menière

Therapeutische Effekte

Radix ipecacuanhae
Antineoplastische Chemotherapie

7

Näherungsformel für die Länge von nasogastralen/orogastralen Sonden:

Sondenlänge (nasal) = 0,252 · Körperlänge (cm) + 5
Sondenlänge (oral) = 0,226 · Körperlänge (cm) + 6,7
} Säuglinge/Jugendliche

Zusammensetzung der Disaccharide:

Cellobiose	= Glukose + Glukose	Saccharose (Sucrose)	= Glukose + Fruktose
Laktose	= Galaktose + Glukose	Trehalose	= Glukose + Glukose
Maltose	= Glukose + Glukose		

Maldigestion – Malabsorption

① **Screening nicht resorbierter Kohlenhydrate:** Stuhl – pH ≤5,5
Einschränkung: pH abhängig von ingestierter Menge, Passagezeit, Grad der bakteriellen Darmbesiedlung

② **Screening nicht resorbierter Zucker (reduzierende Substanzen)**
Durchführung: 1 Teil Stuhl + 2 Teile Wasser. 15 Tropfen der Mixtur mit 1 Tabl. Clinitest in Reagenzglas versetzen. Färbung nach 1 min mit Farbskala vergleichen.
Ergebnis: negativ < 0,25 %; positiv > 0,5 %
Zusätzlicher Nachweis von Glukose mit Glukoseoxidase-Teststreifen (wie Blutzucker)
Bei negativen Ergebnissen (Saccharose, Trehalose reduzieren nicht) hydrolytische Spaltung:
1 Teil Stuhl + 2 Teile 0,1n HCl 1 min kochen, danach Clinitest wie oben.
Einschränkung: Ergebnis falsch-negativ, wenn alle Zucker bakteriell abgebaut werden.
Ergebnis falsch-positiv durch Gallenpigmente.

① und ② stets kombinieren.

③ **Disaccharidbelastungstest (oral):**

Durchführung: Patient morgens nüchtern
Verweilkanüle legen, Glukosenullwert messen
Disaccharidlösung (10 %) in Tee (2 g/kg oder 50 g/m², maximal 100 g) trinken lassen oder Sonde
BZ-Kontrollen nach 15, 30, 45, 60, 90, 120 min

Ergebnis: normal sind BZ-Anstiege > 20 mg/dl (> 1,1 mmol/l) in der 1. h
bei pathologischem Ergebnis Testwiederholung mit einem der beiden Zucker des Disaccharids (1 g/kg) zum Ausschluß einer Monosaccharidresorptionsstörung

④ **H_2-Atemtest**

Durchführung: Fastenperiode über Nacht
Disaccharidgabe wie beim oralen Belastungstest
Innerhalb der folgenden 3–4 h alle 30 min 3–5 ml Atemluft über eine Sonde oder Maske in der 2. Hälfte der Exspirationsphase aspirieren und gaschromatographisch analysieren.
Bei Belastung mit einer Milchmahlzeit muß die Meßphase auf 8 h ausgedehnt werden.

Ergebnis: H_2-Anstieg > 22 ppm (parts per million, d. h. μmol/l) bei Malabsorption.
Bei hohem 30-min-Wert Verdacht auf bakterielle Besiedlung des oberen Dünndarms

Beachte: Wichtiger als die Meßwerte sind das Auftreten oder die Aggravation der Zeichen und Symptome der Maldigestion und -absorption

Pathogene (enterovirulente) Escherichia coli (EVEC)

Wirkgruppe	Wirkmechanismus	Wirkort	begleitende Krankheit
Enteropathogene E. coli, EPEC	Bakterielle Adhärenz + toxische Destruktion des Bürstensaums	Unterer Dünndarm	Diarrhö (Dyspepsie) der Säuglinge
Enterohämorrhagische E. coli, EHEC	Bürstensaum- + Endothelschädigung, **Verotoxin**	Kolon, Gefäßendothel	Colitis haemorrhagica, **hämolytisch-urämisches Syndrom**
Enterotoxische E. coli, ETEC	Enterotoxine	Oberer Dünndarm	Choleraähnliche Reisediarrhö
Enteroinvasive E. coli, EIEC	Invasion + Destruktion der Darmepithelzelle	Kolon	Diarrhö

Diagnostik

Einteilung der Schweregrade (klinische Zeichen)

Grad / Symptom	Dehydratation leicht	mittel	schwer
Gewichtsverlust: Säugling Älteres Kind	 ≤ 5 % ≤ 3 %	 5 – 10 % 3 – 6 %	 10 – 15 % 6 – 9 %
Hautturgor Hautfarbe Schleimhaut	n / ↓ blaß feucht / trocken	↓ ↓ blaß – grau trocken	↓ ↓ ↓ (stehende Falten) grau, marmoriert spröde
Fontanelle	im Niveau / geringe Vertiefung	eingesunken	tief eingesunken
Pulsfrequenz	n	↑	↑ ↑
Urinproduktion	n	Oligurie	Anurie

Typen der Dehydratation (pathophysiologische Merkmale)

Typ Verlustrelation Salz / H_2O	Isoton Salz = Wasser	Hypoton Salz > Wasser	Hyperton Salz < Wasser
Laborkriterien: Osmolalität (S) mosmol / kg Osmolalität (H) Na (S) mmol/l Hämatokrit Harnstoff-N (S)	 281 – 297 ↑ 133 – 145 ↑ n, ↑	 < 281 ↑ < 133 ↑ ↑	 > 297 ↑ > 145 ↑ ↑
Symptomatik: ZNS Hautturgor Hauttemperatur Pulsfrequenz / -qualität	 Apathie, Lethargie ↓ kühl ↑ / weich	 Iktus, Bewußtlosigkeit ↓ ↓ (marmoriert) kalt ↑ ↑ ↑ / Amplitude ↓ ↓	 Iktus, Irritabilität teigig warm ↓ / n
Ursachen	Diarrhö + Erbrechen	Salzverlustsyndrome: Schwitzen bei Mukoviszidose Cholera	Diabetes insipidus (renal, zentral) Diarrhö Flüssigkeitsmangel

Orale Rehydratation

[Empfehlung der Ges. für Pädiatrische Gastroenterologie und Ernährung (1992) Dt Ärztebl 89: 39–45]

Gewichtsverlust ≤ 5 %

50 ml ORL/kg über 6 h
in vielen kleinen Portionen

Gewichtsverlust 5–10 %

100 ml ORL/kg über 6 h
in kleinen Portionen

erneute Untersuchung + Gewicht

- **Gewichtsausgleich** → **Realimentation**
- **unvollständiger Gewichtsausgleich**: Fortsetzung der oralen Rehydratation (ORH) über weitere 4–6 h
  - **Gewichtsausgleich** → **Realimentation**
  - **keine Besserung** → **parenterale Rehydratation**
- **keine Besserung** → **parenterale Rehydratation**

Realimentation

gestillte Säuglinge:	a priori MM ad libitum + ORL
nichtgestillte Säuglinge ≤ 6 Mon:	gewohnte Säuglingsnahrung, mit Wasser auf 1/3 verdünnt; volle Milchkonzentration schrittweise über 2–3 (–5) Tage wieder herstellen
Kinder > 6 Mon:	gewohnte Milchnahrung + Beikost oder altersgemäße Nahrung + polymere Kohlenhydrate (Reis, Kartoffel, Banane) (nach schwerem Krankheitsverlauf stufenweiser Nahrungsaufbau)

Therapieprinzip:

Dehydratation
- leichtgradig → ambulante orale Rehydratation → Realimentation
  - ↓ (ohne Besserung)
- mittelgradig → stationäre orale Rehydratation → Realimentation
  - ↓ (ohne Besserung)
- hochgradig → stationäre parenterale Rehydratation → Realimentation

Orale Rehydratationslösungen:

Zusammensetzung	Kohlenhydrat: Glukose					
	Empfehlung ESPGAN	Elotrans (Fresenius)	GES 60 (Milupa)	GES 45 (Milupa)	Humana Elektrolyt (Humana)	Oralpädon (Fresenius)
Osmolarität (mosm/l)	200–250	311	270	298	215	377
Natrium (mmol/l)	60	90	60	45	46	30
Kalium (mmol/l)	20	20	20	25	35	20
Chlorid (mmol/l)	≤ 25	80	50	25	45	30
Bikarbonat (mmol/l)	–	–	30	23	–	20
Zitrat (mmol/l)	10	10	–	9	12	–
Glukose (g/l)	13,3–20,0	20	19,8	19,6	18	49,9

	Kohlenhydrate: Glukose + Oligosaccharide + Stärke		
Zusammensetzung	ORS 200 Karotten-Reisschleim (Hipp)	Reisschleim-Elektrolyt-Diät (Töpfer)	RES 55 (Milupa)
Osmolarität (mosm/l)	265	220	210
Natrium (mmol/l)	57	55	55
Kalium (mmol/l)	22	30	35
Chlorid (mmol/l)	45	60	55
Bikarbonat (mmol/l)	–	25	–
Zitrat (mmol/l)	5	–	10
Kohlenhydrate (g/l)	42	46	51
davon Glukose (g/l)	14	5	10,8

Parenterale Rehydratation (Menge pro 24 h):

= Wasserbasisbedarf
\+ -defizit: Gewichtsverlust ~ 5 % → 50 ml / kg Wasser
~ 10 % → 100 ml / kg Wasser
~ 15 % → 150 ml / kg Wasser
\+ geschätzte anhaltende Verluste

Schätzwerte bei akutem Durchfall

Stuhlkonsistenz	Wasseranteil
geformt	< 80 %
breiig	ca. 85 %
flüssig	ca. 90 %
wäßrig	> 90 %

Elektrolyte	Erhaltungsbedarf	Defizit + anhaltende Verluste ausgleichen nach:
Natrium	2–3 mmol / l ≤ 2 Jahre 1–2 mmol / l > 2 Jahre	(140-[Serum-Na]$^+$) · kg KG · 0,2 = mmol / l
Kalium	1 mmol / l 2.–7. Tag p. p. 2–3 mmol / l ≤ 2 Jahre 1–2 mmol / l > 2 Jahre	Serum-K und pH (s. Nomogramm) maximale Tagesdosis 8 mmol; mit 0,1 mmol / h beginnen, wenn Harn produziert wird

Elektrolytgehalt in Körperflüssigkeiten	Na^+	K^+	Cl^-	HCO_3^-
	mmol / l			
Schweiß	30	10	30	
Speichel	15	30	30	
Magensekret	50	10	120	
Pankreassekret	140	7	120	30
Dünndarmsekret	100	5	100	
Stuhl (flüssig)	70	40	70	30

Auswahl fertiger Lösungen (s. S. 302):
Acidose: Lösungen mit organischen Anionen (Laktat, Acetat, Bikarbonat, Zitrat)
Alkalose: chloridreiche Lösung

Durchführung: initial Volumenersatz blind mit isotoner Lösung (z. B. Ringer-Laktat) 20 ml / kg in 1 h unabhängig von der Dehydratationsart,
bei Schock 5 % Humanalbumin (20 ml / kg)
anschließend je nach Dehydratationsart

isotone Dehydratation:
2.–24. h: 1/2-isotone Lösung (z. B. Jonosteril päd III, Pädiafusin II)
ab 24. h: 1/3-isotone Lösung (z. B. Jonosteril päd II, Pädiafusin I)

hypotone Dehydratation:
2.–24. h: 0,9 %ige Na Cl-Lösung + Glukose (5 ml / kg 50 %ige)

hypertone Dehydratation:
1/2-isotone Lösung (ca. 24 h), danach
1/3-isotone Lösung (ca. 24 h)

→ + Korrektur je nach Blutkontrollen

pH < 7,15 / Bikarbonat < 12 mmol / l → Pufferung: (15 – aktuelles Bikarbonat) · kg · 0,6 = ml 8,4 %ige Bikarbonatlösung

Zusammensetzung von Fertiglösungen

Lösung (Auswahl)	Glukose (g/l)	Kationen (mmol/l)				Anionen (mmol/l)					Energie kcal/l	Osmolalität mosm/l	
		Na	K	Ca	Mg	Cl	Acetat	Laktat	Malat	Phosphat			
Glucovenös päd 12,5 %	125	25	20	8	2	40			8	12	500	2100	F
Jonosteril päd I	40	29,4	0,8	0,45		31,1					160		F
Jonosteril päd II	33,3	49,1	1,3	0,75		51,9					136		F
Jonosteril päd III	25	73,6	2,0	1,1		77,8					100		F
Pädiafusin I	50	35	18	1	1,5	34	20		3	2	200	390	K
Thomaejonin päd I	50	35	18	1	1,5	29	25		0,2	5	195	400	T
Pädiafusin II	50	70	18	1,5	2	64	26,5		3	2	200	390	K
Thomaejonin päd II	50	70	18	1,5	2	60	32		0,2	5	195	460	T
pädiafusin OP	50	100		2	3	110					200	480	K
Thomaejonin päd OP	50	100		2	3	91	20				190	490	T
Tutofusin päd	40	40	5		2,5	35	5		5		200	380	K
Ringer-Laktat-Lösg.		130	5,5			112		27			7,5		K
Isotone NaCl-Lösg.		154				154							

Hersteller: F Fresenius K Kabi Pharmacia T Thomae

Ernährungsplan für das 1. Lebensjahr

[Modifiziert nach Schöch G, Chahda C, Kersting M (1988) Alternative Säuglingsernährung im Vergleich. Ernährungsumschau 35: 239–244]

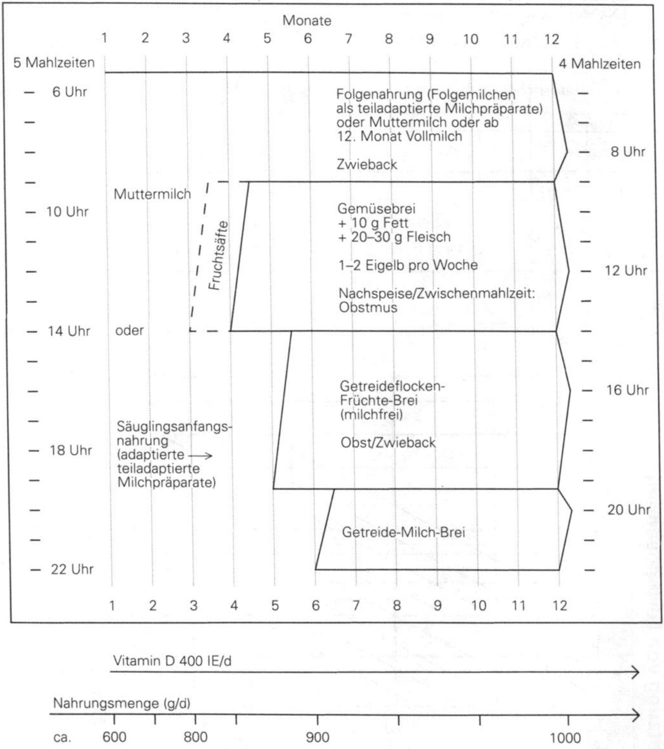

Ernährung

Definitionen:

- Physiologischer Brennwert (BW) = nutzbarer Energiegehalt pro Gramm der Nahrungskomponente
- Kalorisches Äquivalent (KÄ) = physiologischer Brennwert pro Liter verbrauchtem O_2
- Respiratorischer Quotient (RQ) = CO_2-Abgabe: O_2-Verbrauch

Substanzen	BW [kcal/kJ]	KÄ [kJ/l O_2]	RQ
Kohlenhydrate	4,1/17	21,1	1,0
Fette	9,3/38	19,6	0,7
Proteine	4,1/17	18,7	0,8

Nomogramm zur Schätzung der Kaliumimbalance

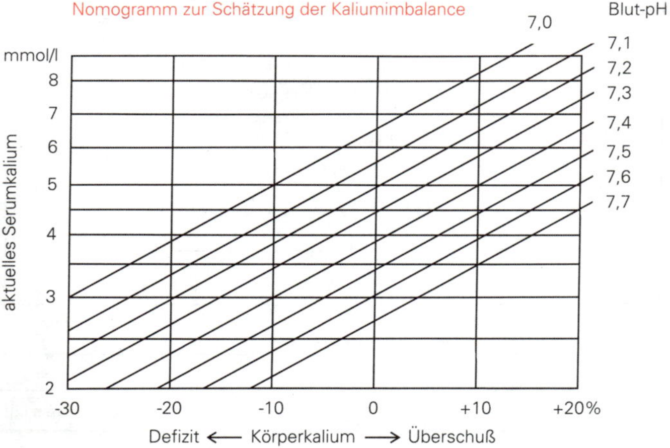

Wasserbasisbedarf

Altersunabhängige Bemessung: 1,5 ml/kcal (0,4 ml/kJ) tägl.
1500 ml/m^2 KOF tägl.

Altersabhängige Berechnung (Empfehlung der DAKE, 1986):

Alter	(ml/kg tägl.)
1. Lebenstag	50–70
2. Lebenstag	70–90
3. Lebenstag	80–100
4. Lebenstag	100–120
5. Lebenstag	100–130
1. Lebensjahr	100–140
2. Lebensjahr	80–120
3.– 5. Lebensjahr	80–100
6.–10. Lebensjahr	60–80
11.–14. Lebensjahr	50–70

Gewichtsbezogene „Sechserregel" [ml/kg tägl.]:

< 6 kg	100
< 16 kg	80
< 36 kg	60
< 56 kg	50
> 56 kg	40

7

Zusätzlicher Wasserbedarf:

Fieber: + 5 ml/kg tägl. für jedes °C über 37,5 °C Rektaltemperatur

Hyperventilation, Beatmung: + 10 ml/kg tägl.

Basisbedarf – Elektrolyte (Empfehlung der DAKE, 1986):

	mmol/kg tägl.
Natrium	3–5
Kalium	1–3
Kalzium	0,1–1–3*
Magnesium	0,1–0,7
Chlorid	3–5
Phosphat	0,5–1–2,5*

* Wachstumsbedarf Frühgeborener

Nährstoff- und Energiebedarf pro kg KG und Tag:

	Energie [kcal]	Glukose [g]	Fett [g]	Aminosäuren [g]
1. Lebensjahr	60–100	8–15	2–3	1,5–2,5
2. Lebensjahr	70–90	12–15	2–3	1,5
3.– 5. Lebensjahr	60–70	12	1–2	1,5
6.–10. Lebensjahr	50–60	10	1–2	1,0
10.–14. Lebensjahr	50	8	1	1,0

Orientierungswerte für den Vitamintagesbedarf

Vitamin	Frühgeborene	0–6 Monate	6–12 Monate	2–11 Jahre	> 11 Jahre
A	450	420	400	400–700	700
B_1 (mg)	0,7	0,3	0,5	0,7–1,2	1,1–1,4
B_2 (mg)	0,9	0,4	0,6	0,8–1,4	1,3–1,6
B_3 (mg)	11	6	8	9–16	15–18
B_6 (mg)	0,65	0,3	0,6	0,9–1,6	1,8
B_{12} (μg)	0,65	0,5	1,5	2–3	3
C (mg)	30	35	35	45	50
D (IE)	500	400	400	400	200
E (mg)	4,6	3–4	4–5	5–7	7
K (μg/kg)	15	15	15	15–30	10
Folsäure (μg)	90	30	45	100–300	400
Biotin (μg)	4	20	20	20–120	120
Pantothensäure (mg)	2	2	2	2–4	5

Richtwerte für den Zusatz von Spurenelementen (μmol/d): Eisen: 1–2
Zink: 1–2–4,6 (Frühgeborene)

Nebenwirkungen

Problem	Mögliche Ursache	Zusätzliche Befunde	Maßnahme
Cholostase	1. AS-Überladung	Ammoniak ↑, metabolische Acidose	AS-Zufuhr senken
	2. Lipidzufuhr	Triglyzeride ↑, intravasale Gerinnung ↑	Lipidgabe reduzieren
Hyperglykämie	BZ 150 mg/dl	Osmolalität ↑ (Serum, Harn)	Reduktion der Zuckergabe
Hypoglykämie	BZ 50–60 mg/dl	Serum: Ketonkörper ↑ Harn: Aceton ↑	Steigerung der Zuckergabe
Alkalische Phosphatase	Vit.-D-Mangel Ca-, Phosphatmangel		Substitution
Haut dünn, rissig	Zinkmangel	Zinkserumspiegel ↓	Zufuhr ↑

Fertigmilchnahrungen

Neue Definitionen	Säuglingsanfangsnahrung	Säuglingsmilchnahrung	Folgenahrung	Folgemilch
Proteinquelle	Kuhmilch oder Sojaprotein	nur Kuhmilch	Kuhmilch oder Sojaprotein	nur Kuhmilch
Altersindikation	von Geburt an	von Geburt an	> 4 Monate	> 4 Monate

Adaptiert: Proteingehalt < 2,5 g / 100 kcal, Molkenprotein: Casein ≥ 1

Säuglingsmilchnahrungen: Aponti Pre, Hippon A, Lactana / A, Multival 1, Pre Aletemil, Pre-Aptamil, Pre Beba, Pre-Humana 1 Anfangsnahrung, Pre-Milumil
Aletemil, Aponti 1, Aptamil, Beba 1, Hippon 1, Humana 2 Dauernahrung, Humana baby-fit, Lactana / B, Milumil

Folgemilchen: Aletemil plus, Aponti 2, Beba 2, Hippon 2, Humana 3 Folgemilch, Nektamil

Antigenreduzierte Hydrolysatnahrungen: Aletemil H. A., Aponti Erstnahrung, Aptamil Hypoantigen, Beba H. A., Humana H. A.

Zusammensetzung	Reife Frauenmilch	ESPGAN Empfehlung 1987, 1991	MM – Supplement[a]	Handelsprodukte[b]
Energie (kcal / 100 ml)	67	65 – 85	82 – 85	67 – 72
Protein (g / 100 kcal)	1,33	2,25 – 3,1	2,3 – 2,5	1,9 – 3,2
Molke: Casein (% / %)	72:28			60:40
Fett (g / 100 kcal)	5,15	4,6 – 6,6	1 – 5,1	4,5 – 5,1
MUFS[c] (% Fett)	15			ca. 15
MCT[d] (% Fett)	5,9	40		0 – 30
Linolsäure (% / kcal)	5,5	4,5		5 – 6
Linolensäure (mg / 100 kcal)	89	55		
Carnitin (µmol / 100 kcal)		≥ 7,5		
Kohlenhydrate (g / 100 kcal)	11,0	7 – 14	11,0 – 12,4	11,5 – 11,8
Laktose (g / 100 kcal)	10,1	3,2 – 12,0	8,2	73 – 100 % KH
andere KH (g / 100 kcal)	0,9		4,1	Glucose: 0 – 27 % KH
Protein: Fett: KH (% / kcal)	7:48:45		ca. 11:44:45	
Mineralstoffe und Spurenelemente				
Kalzium (mg / 100 kcal)	46	70 – 140	89 – 95	55 – 73
Phosphor (mg / 100 kcal)	22	50 – 90	50 – 57	40 – 53
Ca:P	2,1	1,4 – 2,0	1,7 – 1,9	1,25 – 1,67
Magnesium (mg / 100 kcal)	5,5	6 – 12	5,9 – 6,4	5,4 – 8
Natrium (mg / 100 kcal)	22	23 – 53	42 – 50	34 – 40
Kalium (mg / 100 kcal)	78	90 – 152	74 – 75	66 – 113
Chlorid (mg / 100 kcal)	63	57 – 89	69 – 70	30 – 53
Zink (µg / 100 kcal)	363	550 – 1100		
Eisen (µg / 100 kcal)	99	1500 ab 8. Woche		160 – 1550 (Zusatz)
Kupfer (µg / 100 kcal)	57	90 – 120		
Jod (µg / 100 kcal)	12	10 – 65		13,7
Mangan (µg / 100 kcal)	3	2,1 – 7,5		

Zusammensetzung	Reife Frauenmilch	ESPGAN Empfehlung 1987, 1991	MM – Supplement[a]	Handelsprodukte[b]
Vitamine (Zusätze) A (μg / 100 kcal)	79	90 – 150	0,11	81 – 200
D (IE / 100 kcal)	6	800 – 1600 IE / Tag		0 – 84
E (IE / 100 kcal)	0,8	0,6	0,67	1,7 – 2,6
E (IE / g Linolsäure)	1,4	0,9		
K (μg / 100 kcal)	2,2	4 – 15	2,07	0 – 5,1
B_1 (μg / 100 kcal)	22	20		68 – 144
B_2 (μg / 100 kcal)	55	60		108 – 205
Niacin (μg / 100 kcal)	254	800		1670 – 2050
Pantothensäure (μg / 100 kcal)	313	330		540 – 1670
B_6 (μg / 100 kcal)	15	35		133 – 176
Biotin (μg / 100 kcal)	1,0	1,5		0 – 5,1
Folsäure (μg / 100 kcal)	6,4	60		16 – 18
B_{12} (μg / 100 kcal)	0,04	0,15		0,34 – 0,41
C (mg / 100 kcal)	7	7	23	16 – 41
Fütterungsempfehlungen: kcal / kg tägl.	130	130	127	130
ml / kg tägl.	200	150 – 200	150	175
Protein (g / kg tägl.)	1,78	2,9 – 4	3,15	2,3 – 3,8

[a] Milupa Eoprotin, Nestlé FM 85, [b] Alete, Aponti, Humana, Milupa, Nestlé, [c] MUFS mehrfach ungesättigte Fettsäuren, [d] MCT mittelkettige Triglyzeride.

Fertignahrungen

Indikation bei:	Diätbezeichnung (Auswahl)	Charakteristikum: – entfernte Substanz + angereicherte Bestandteile	Hersteller
Ahornsirupkrankheit	MSUD 1/2 ILV-AM 1/2/3	Isoleuzin –/Leuzin –/Valin –	Milupa, Maizena
Fruktoseintoleranz	Humana O-B, -O-F,-F+ Aponti Pre, Hippon A, Multival, Humana 2/3 Alfare	Fruktose –	Humana, Hipp, Aponti, Abbot, Nestlé
Galaktosämie	Humana SL, Lactopriv, Milupa SOM, Pregomin	Laktose –	Humana, Töpfer, Milupa
Harnstoffzyklus-Enzymdefekte	UCD 1/2	Essentielle Aminosäuren +	Milupa
Histidinämie	HIST 1/2	Histin –	Milupa
Homozystinurie	HOM 1/2 M-AM 1/2/3	Methionin –/Zystin + Methionin –	Milupa, Maizena
Hyperlysinämie	LYS 1/2 L-AM	Lysin – Lysin –	Milupa, Maizena
Isovalerianacidämie, Leuzinsensitive Hypoglykämie	LEU 1/2 LEU-AM	Leuzin – Leuzin –	Milupa, Maizena
Methylmalonacidurie	OS 1/2	Isoleuzin –, Methionin –, Threonin –, Valin –	Milupa
Phenylketonurie	Aponti PKU 40/80 Milupa PKU 1/2/3 P-AM 1/2/3/4	Phenylalanin – Phenylalanin – Phenylalanin –	Aponti Milupa Maizena
Propionacidämie	OS 1/2	s. o.	Milupa
Tyrosinämie	TYR 1/2 PT-AM 1/2/3	Phenylalanin –, Tyrosin –	Milupa, Maizena

Fieber

Beispiele:

Kontiunua (Amplitude < 1°C): Typhus, Viruspneumonien

remittierend:	nicht diagnostisch
intermittierend:	Sepsis, Malignome
periodisch:	Virusinfektionen, z. B. Masern, Poliomyelitis (biphasisch), Malaria
undulierend:	Morbus Hodgkin, Morbus Bang
Entfieberung:	lytisch (→ Kurve B), kritisch (→ Kurve C)

Fieber zunächst unklarer Ursache

- seltene Infektionen
- Autoimmunerkrankungen
- Malignome
- Medikamente

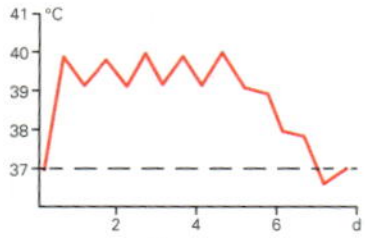

Kontinua

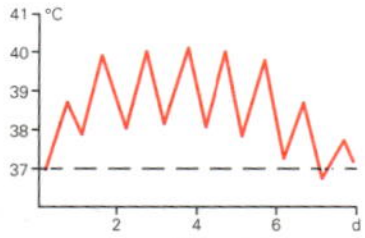

remittierend

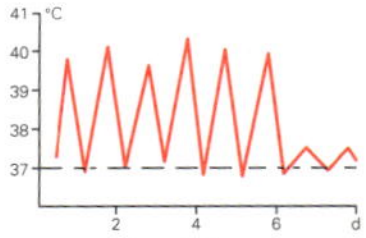

intermittierend

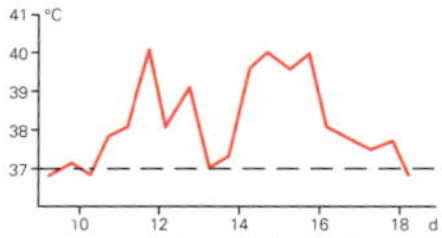

periodisch (biphasisch)

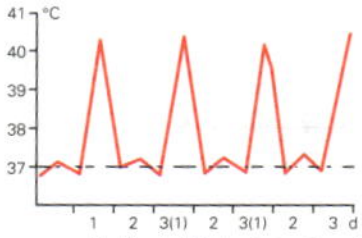

periodisch (Malaria tertiana)

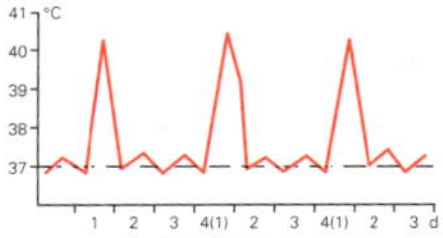

periodisch (Malaria quartana)

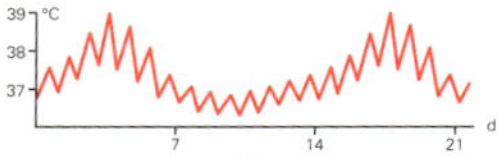

undulierend

Bauschema der Bakterienzelle

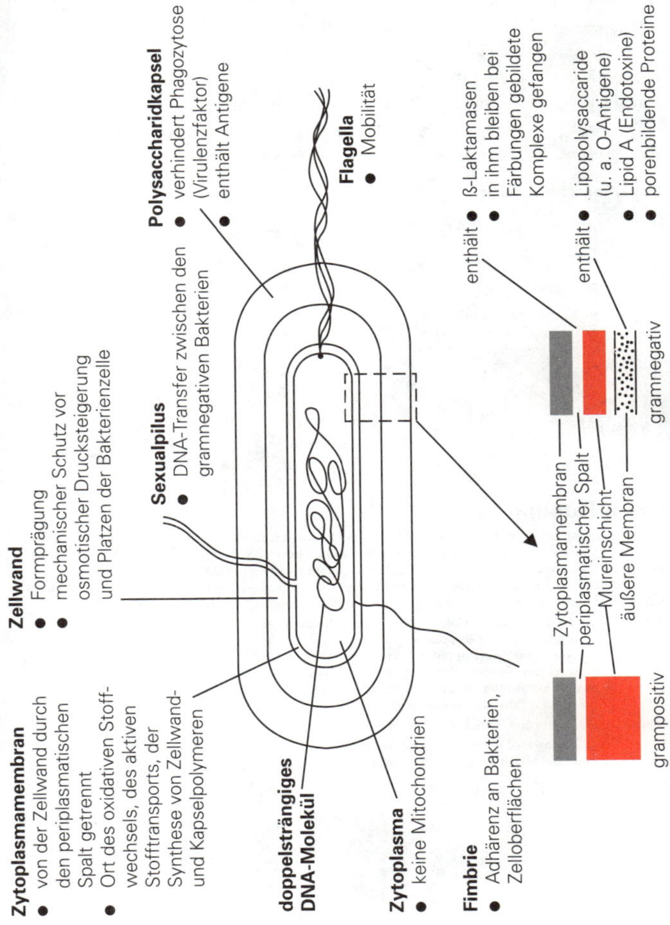

Wichtige Erreger im Ausstrich oder Sediment

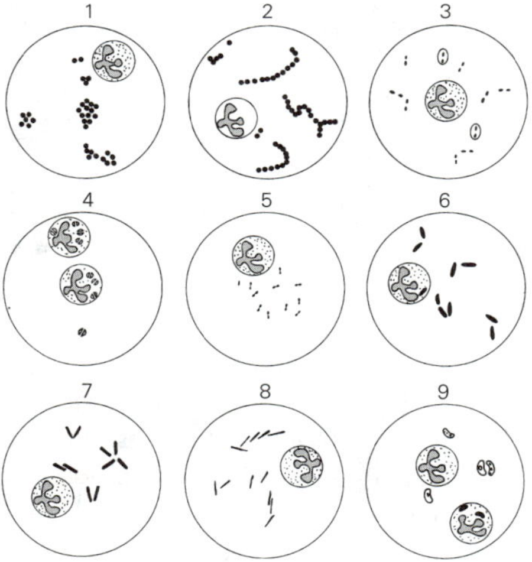

1 Staphylokokken

2 Streptokokken

3 Pneumokokken

4 Meningokokken

5 Haemophilus influenzae

6 E. coli

7 Clostridien

8 Korynebakterien

9 Toxoplasmen

Gram-Färbung

Prinzip: Lipoproteide der Bakterienwand bilden mit Pararosanilin-Farbstoffen (Gentianaviolett, Methylviolett) unter Einwirkung von Lugol-Lösung einen Jodniederschlag (Parajodrosanilin), der mit Alkohol und/oder Aceton nicht herausgelöst werden kann (grampositive Bakterien).
Beachte: Jodlösungen in Licht und Wärme nicht stabil. Farblösungen vor Gebrauch filtrieren. Alkoholische Entfärbelösung 3 Monate haltbar. Aceton-Alkohol-Gemisch täglich frisch ansetzen.

Technik: mit Karbolgentianaviolett 3 min oder Karbolmethylviolett 0,5 min;
mit Lugol-Lösung abspülen;
Lugol-Lösung auftropfen, 1–1,5 min einwirken lassen;
mit reinem Alkohol oder Acetonalkohol entfärben, bis keine Farbwolken mehr abgehen;
sofort mit verdünntem Karbolfuchsin 2 min (oder Neutralrot 0,5 min)) gegenfärben;
mit Wasser abspülen und lufttrocknen.

Mikroskop: Ölimmersion, Objektiv Vergr. 100:1

Ergebnis: blauschwarze Bakterien: grampositiv
rote Bakterien: gramnegativ

Differenzierung einiger humanpathogener Erreger durch Gram-Färbung

Grampositiv	Gramnegativ
Staphylokokken	Meningokokken
Streptokokken	Haemophilus influenzae
Pneumokokken	Escherichia coli
Listerien	Moraxella catarrhalis
Corynebacterium diphtheriae	Salmonellen
Mykobakterien	Shigellen
Pilze	Campylobacter
Hefen	Gonokokken
	Proteus
	Pseudomonas

Ziehl-Neelsen-Färbung

Prinzip: Hydrophobe Bestandteile der Zellmembran bilden mit Karbolfuchsin Komplexe, die weder mit Säuren noch mit Alkohol vollständig entfernt werden können.

Technik: Ausstrich lufttrocknen und über Flamme kurz fixieren;
mit konzentrierter Karbolfuchsinlösung überschichten, 5 min einwirken lassen.
Zwischendurch einmal über Flamme bis zum Beginn einer Dampfbildung erhitzen.
Farblösung nicht verdampfen!
Mit fließendem Wasser abspülen;
Entfärbelösung (Salzsäure-Alkohol) auftropfen und ablaufen lassen, dann in Entfärbelösung eintauchen und bewegen (2–4 min), bis keine roten Farbwolken mehr abgehen;
mit fließendem Wasser abspülen;
Gegenfärbung je nach Ausstrichdicke 15–25 s mit verdünnter Methylenblaulösung;
abspülen mit fließendem Wasser, Präparat lufttrocknen.

Ergebnis: säurefeste Mykobakterien rot, übrige blau gefärbt

8

Liquordignostik

Zellzählung: Aus einem Uhrglasschälchen Verdünnungslösung (Essigsäure plus Methylviolett) in eine Leukozytenpipette bis zur Marke 1 aufziehen. Anschließend aus einem 2. Schälchen frischen Liquor bis zur Marke 11 aufsaugen. Ampulleninhalt der Pipette durch Drehen mischen, Inhalt des Kapillarteils der Pipette verwerfen und Fuchs-Rosenthal-Kammer mit einem Tropfen füllen. Zahl der Leukozyten in der Kammer (Volumen 3,2 µl) durch 3 dividieren = Liquorzellzahl (Stellen hinter dem Komma aufrunden).

Obere Normwertgrenze: Neugeborene (1. Lebenswoche) 20 Zellen/µl
ab 1. Lebensmonat alle Kinder 5 Zellen/µl

Weitere Zelldifferenzierung aus dem Liquorsediment (Präparat lufttrocknen lassen – Färbung nach Giemsa oder Pappenheim).

Befundinterpretation:
Beachte den Zeitpunkt der Punktion des Subarachnoidalraums in Bezug zum zeitlichen Ablauf der Entzündung. Zellzahl nur für Diagnose und Verlaufskontrollen geeignet, nicht zur ätiologischen Differenzierung!

Entzündungsphase und -ablauf	Phasendauer	Zellbild (überwiegender Zelltyp)	Entzündungstyp
1 granulozytäre	Stunden – 1 Tag >1 Tag	Neutrophile >60 %	Meningitis jeder Ätiologie (Indikation zur Behandlung, s. unten) bakterielle Meningitis
2 lymphozytäre	Stunden – Wochen 1–2 Wochen	Lymphozyten (>80 %) (>50 %)	Meningitis serosa (Viren) unkomplizierte bakterielle Meningitis
3 monozytäre	>2 Wochen	Monozyten + Lymphozyten	„Heilungsphase“ der Meningitiden

Beachte:
- Listerien, Mykobakterien und Salmonellen verursachen ein Mischbild aus allen Entzündungszellen!
- Bei Immundefekten je nach betroffenem System veränderte zelluläre Reaktion (meist Minusvariante oder im Sinne einer Kompensation).

Therapie der bakteriellen Meningitis

[Ergänzte Empfehlungen der Arbeitsgemeinschaft „Meningitis" der Paul-Ehrlich-Gesellschaft e.V.]

Erreger	Antibiotische Therapie[a] 1. Wahl	alternativ (Erreger-empfindlichkeit erwiesen)	bei Penicillin-allergie
unbekannt Haemophilus influenzae	Cefotaxim oder Ceftriaxon	Chloramphenicol oder Ampicillin	
Neisseria meningitidis Streptococcus pneumoniae	Penicillin G	Cefotaxim oder Ceftriaxon oder Chloramphenicol	Chloramphenicol
Streptococcus Gr. B	Penicillin G	Cefotaxim oder Ceftriaxon	
E. coli	Cefotaxim oder Ceftriaxon	Kombination mit Tobramycin oder Gentamicin	
Listeria monocytogenes	Ampicillin	Kombination mit Gentamicin oder Tobramycin	

[a] Therapieerweiterung mit Dexamethason (4mal 0,15 mg/kg tägl., Beginn mit antibiotischer Therapie, Dauer 4 Tage)

Behandlungsdauer der Meningitis: Normalisierungszeit des C-reaktiven Proteins (CRP) plus 3 Tage
Jenseits der Neonatalperiode mindestens 7 Tage
Neugeborene und Säuglinge 2–3 Wochen

Beachte: 3–4 Tage nach Therapieende CRP erneut kontrollieren, um beginnendes Rezidiv zu erkennen. Unter Kortikosteroidtherapie kein CRP-Monitoring möglich.

Tagesdosen der Meningitistherapie

Penicillin G	6x50000 IE/kg
Ampicillin	4x75–100 mg/kg
Ceftriaxon	initial 1x100 mg/kg, dann 1x75 mg/kg
Cefotaxim	4x50 mg/kg
Chloramphenicol[ab]	4x25 mg/kg
Gentamicin[ac]	2–3mal 2–2,5 mg/kg
Tobramycin[ac]	2–3mal 2–2,5 mg/kg

[a] Kontrolle der Serumkonzentration. [b] Kontrolle von Blutbild und Retikulozytenzahl 2mal wöchentlich.
[c] Kontrolle der Nierenfunktion und angepaßte Dosisreduktion.

8

Tuberkulosediagnostik an Kontaktpersonen und Therapie

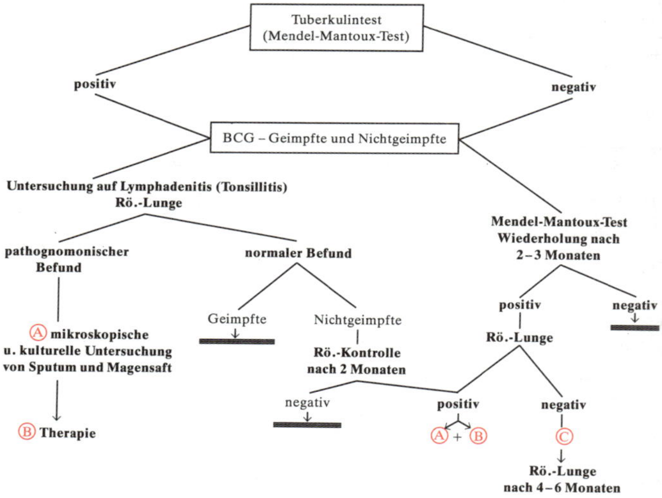

Ⓑ Therapie der Organtuberkulose und/oder Meningitis

Initialphase (2–3 Monate): INH + Rifampicin + Pyrazinamid + (Streptomycin bei ausgedehnter Infektion oder INH-Resistenz), täglich plus Vitamin B_6
Ethambutol alternativ zu Pyrazinamid
Kortikoide erste 4 Wochen bei Meningitis und starker Granulation

Stabilisierungsphase (4–10 Monate): INH + Rifampicin, täglich plus Vit. B_6

Ⓒ Präventive Chemotherapie (nach Konversion negativ ⟶ positiv im Mendel-Mantoux-Test):

INH plus Vit. B_6 über 3 Monate

Chemoprophylaxe (noch nicht Infizierte in der Umgebung ansteckender Patienten):

INH plus Vit. B_6, Dauer je nach Exposition

Toxoplasmose

Diagnostische Tests 1. qualitative: **Suchtests**

Direkter Agglutinationstest (DA)
Indirekter Immunfluoreszenztest (IIFT)
Sabin-Feldman-Test (SFT)

2. quantitative: **Toxoplasma-IgM-Antikörper**

Enzymimmunoassay (EIA-IgM)
Immunosorbent agglutination assay (ISAGA)

Abklärungstests

IIFT quantitativ }
SFT quantitativ } (Titerstufen 1:16, 1:64, usw.)

3-Stufen-Diagnostik (Vorschlag der BGA-Kommission „Toxoplasmose und Schwangerschaft"):

Antikörpersuchtest ⟶ IgM-Antikörper-Test ⟶ Abklärungstest

Serodiagnostik pränataler Infektionen

Untersuchungszeitpunkt post partum[+] (Vorsorgeuntersuchung)	Testverfahren/Ergebnisse EIA-IgM oder ISAGA	IIFT oder SFT	Interpretation: pränatale Infektion ja +, nein −	Kommentar*
1. Tag (U 1) maternes und kindliches Blut	positiv ⟶	⟶	+	+
	negativ ⟶	≥ 1:4096	+	+
		≥ 1:256	−	
		1:1024 ↓	?	
4.–6. Woche (U 3)		≥ 1:4096	+	+
	positiv ⟶	⟶	+	+
	negativ ⟶	≤ 1:256	−	
		1:1024 ↓	?	
3.–4. Monat (U 4)		≥ 1:4096	+	+
	positiv ⟶	⟶	+	+
	negativ ⟶	≤ 1:256	−	
		1:1024 ↓	?	
5.–6. Monat (U 5)		≥ 1:1024	+	+
	positiv ⟶	⟶	+	+
	negativ	≥ 1:1024	+	+
		≤ 1:256	−	

[+] Die einzelnen Zeiten sind als Verlauf oder als Einsteigezeitpunkte zu verstehen.
* + Titerkontrollen mittels IIFT oder SFT.

Diagnostik postnataler Toxoplasmoseinfektion

EIA oder ISAGA
- → negativ → keine weiteren Untersuchungen
- → positiv → IIFT oder SFT
  - → ≤ 1:256 → keine Infektion
  - → 1:1024 → Infektion ?
    - ↓ Kontrolle nach 8–10 Tagen
      - → ≤ 1:1024 → inaktive Infektion
      - → ≥ 1:4096 → aktive Infektion
  - → ≥ 1:4096 → aktive Infektion

Parasitennachweis im Blut

Technik

Blutausstrich:
- kleinen Blutstropfen aus Fingerbeere oder Ohrläppchen an die schmale Kante eines Objektträgers geben, diesen dann mit 45°-Neigung auf einen 2. Objektträger setzen. Nach Kontakt des Tropfens mit 2. Objektträger den 1. ohne Druck über den 2. Träger schieben.
- Präparat lufttrocknen lassen, dann 3–5 min in wasserfreiem Methanol fixieren und vor der mikroskopischen Musterung erneut an der Luft trocknen lassen.

Dicker Tropfen:
- großen Blutstropfen mit Objektträger in Berührung bringen.
- Mit Glasstab oder Ecke eines Objektträgers Tropfen auf einer Fläche von ca. 1,5 cm^2 verrühren.
- Präparat in waagerechter Lage ca. 2 h bei Zimmertemperatur trocknen lassen (keine Fixierung über einer Flamme oder in Alkohol!!)
- Entfernen des Hämoglobins:
  a) mit der Giemsa-Färbung oder
  b) Objektträger mit der beschichteten Seite nach unten in eine Schale mit Aq. dest. 5–10 min legen, ein Ende des Trägers auf den Schalenrand. Anschließend ohne Fixierung nach Giemsa färben.

Infektionsdiagnostik humanpathogener Treponemen

Antikörpersuchtests:

Cardiolipinreaktion [als Komplementbindungsreaktion (KBR) oder Veneral-disease-research-laboratory-Test (VDRL)]

FTA-ABS (Fluoreszenz-Treponema-Antikörper-Absorptions-Test)

TPHA (Treponema-pallidum-Hämagglutinations-Assay)

Antiköperdifferenzierung quantitativ: IgM im Immunfluoreszenztest oder ELISA
IgG im Enzymimmunoassay

Diagnostisches Vorgehen:

TPHA ⟶ ± ⟶ FTA-ABS ⟶ ± ⟶ Cardiolipinreaktion ⟶ IgM

Befundkonstellation und Interpretation

Befunde					Interpretation	Kommentar
TPHA	FTA-ABS	Cardio-lipintest	IgM	IgG		
–	–	–			keine Infektion	bis vor ca. 2 Wochen
++++ +	++++ +	++++ –	++++ +		Infektion Infektion	Therapie notwendig Therapie notwendig serolog. Kontrollen
++++	++++	(+)	+		Reinfektion (Erstinfektion liegt länger zurück)	IgG supprimiert IgM-Synthese
+++ +++ + +	++++ ++++ + –	++ ++ – –	++ (+) –	++++ ++++ +	Infektion geheilt	„Serumnarbe“
–	++	–			unspezifischer Befund	

8

Meldepflicht von Infektionskrankheiten (nach Bundesseuchengesetz)

Krankheit	Erreger	Meldepflicht bei				Besondere Regelung
		Verdacht	Erkrankung	Ausscheidung	Tod	
Meningitis	alle Erreger		x		x	
Enzephalitis	alle Erreger		x		x	
Zytomegalie	CMV		x*		x*	*nur angeborene
Frühsommermeningoenzephalitis (FSME)	Flavivirus		x		x	
Gelbfieber	Flavivirus		x		x	
Japanische B-Enzephalitis	Flavivirus		x		x	
Hämorrhagisches Fieber	Hantavirus, Puumalavirus	x	x		x	
Hepatitis A	Picornavirus		x		x	
Hepatitis B	Hepadnavirus		x		x	
Hepatitis C	Togavirus (?)		x		x	
Hepatitis D	RNA-Virus		x		x	
Hepatitis E	?		x		x	
Herpes simplex	hum. Herpesvirus 1		x*			*nur bei Meningoenzephalitis
Herpes genitalis	hum. Herpesvirus 2		x*			
Influenza					x	
Masern	Paramyxovirus		x*		x	*nur in Gesundheitsdiensteinrichtungen
Mumps	Paramyxovirus		x*[1]		x*	*nur Meningitis, [1]gehäuftes Auftreten in Heimen, Kindergärten, Krankenhäusern
Pocken	Orthopoxvirus	x	x		x	
Poliomyelitis	Enterovirus	x	x		x	
Röteln	Rubivirus		x*		x*	*nur Embryopathie
Tollwut	Rhabdovirus	x	x		x	
Varicella-Zoster	hum. Herpesvirus 3		x*			*nur Enzephalitis
Borreliose (Rückfallfieber)	Borrelia recurrentis	x	x		x	keine bei Lyme-Krankheit
Botulismus	Clostridium botulinum	x	x		x	
Brucellose (Mittelmeerfieber)	Brucella melitensis		x		x	
Cholera	Vibrio cholerae	x	x		x	Quarantäne
Diphtherie	Corynebacterium diphtheriae		x		x	

Krankheit	Erreger	Meldepflicht bei Verdacht	Meldepflicht bei Erkrankung	Meldepflicht bei Ausscheidung	Meldepflicht bei Tod	Besondere Regelung
Fleckfieber	Rickettsia prowazeki	x	x		x	
Gasbrand	Clostridium perfringens		x		x	
Lepra	Myobacterium leprae	x	x		x	
Listeriose	Listeria monocytogenes		x*		x*	*nur angeborene
Lues	Treponema pallidum		x*[1]		x*	*konnatale, [1]sonstige ohne Namensnennung
Milzbrand	Bacillus anthracis	x	x		x	
Ornithose	Chlamydia psittaci	x	x		x	
Paratyphus A,B,C (und andere Salmonellosen)	Salmonella paratyphi und andere	x	x	x	x	
Pertussis	Bordetella pertussis		x*		x	*massenhafte
Pest	Yersinia pestis	x	x			Quarantäne
Puerperalsepsis						
Q-Fieber	Coxiella burneti		x		x	
Rotz (Malleus)	Pseudomonas mallei		x		x	
Scharlach	Streptokokken Gr. A		x*		x	*nur in öffentlichen Einrichtungen
Shigellosen (Ruhr)	Shigella	x	x	x	x	
Tetanus	Clostridium tetani		x		x	
Trachom	Chlamydia trachomatis		x		x	
Tuberkulose	Mycobactum bovis, tuberculosis, avium		x		x	
Tularämie	Bacterium tularense	x	x		x	
Typhus	Salmonella typhi	x	x	x	x	
Malaria	Plasmodien		x*		x	*(+ Rückfall)
Toxoplasmose	Toxoplasma gondii		x*		x*	*nur konnatale
Trichinose	Trichinella spiralis		x		x	

8

Impfkalender für Kinder und Jugendliche

[nach Empfehlungen der Ständigen Impfkommission des BGA (1991)]

Impfung gegen	Impfschema	Impfalter	Personenkreis
Diphtherie-Pertussis-Tetanus (DPT)	Grundimmunisierung: 3 Injektionen im Abstand von 4 Wochen + 1 Injektion	ab 3. Monat im 2. Jahr	alle Säuglinge + Kleinkinder (außer*)
Diphtherie-Tetanus (DT)	*Grundimmunisierung: 2 Injektionen im Abstand von 6 Wochen + 1 Injektion	ab 3. Monat im 2. Jahr	*Kinder mit progressiven ZNS-Erkrankungen, Anfallsleiden, Disposition zu Krampfanfällen
(Td) (Td)	1. Auffrischung (Td) 2. Auffrischung (Td)	6.–8. Jahr 11.–15. Jahr	alle Kinder alle Kinder, Jugendliche
Haemophilus influenzae Typ b (Hib)	Grundimmunisierung: 1. Injektion zeitgleich + kontralateral mit 1. DPT oder DT 2. Injektion zeitgleich + kontralateral mit 3. DPT oder 2. DT 3. Injektion zeitgleich + kontralateral mit 4. DPT oder 3. DT	ab 3. Monat ab 5. Monat 14.–18. Monat	alle Säuglinge, Kleinkinder
Poliomyelitis (Polio trivalent)	Grundimmunisierung: 2 Schluckimpfungen im Abstand von mindestens 6 Wochen (z. B. zeitgleich mit: 1., 3. DPT; 1., 2. DT; 1., 2. Hib) 3. Schluckimpfung	ab 3. Monat im 2. Jahr	alle Säuglinge, Kleinkinder
	1. Auffrischung	im 10. Jahr	alle Kinder
Masern	Kombination: Masern-Mumps-Röteln Auffrischung (Wiederimpfung)	ab 15. Monat ab 6. Jahr	alle Kleinkinder alle Kinder
Mumps	wie Masern	wie Masern	wie Masern
Röteln	wie Masern, Mumps zusätzlich: Röteln-Auffrischimpfung	wie Masern 11.–15. Jahr	wie Masern alle Mädchen, auch wenn im Kindesalter bereits gegen Röteln geimpft

Indikationsimpfungen

Impfung gegen	Indikation/Personenkreis	Anwendung
Tuberkulose	exponierte, tuberkulinnegative Kinder und Erwachsene ohne Hinweis auf Immundefekt	BCG-Vakzine streng intrakutan. Neugeborene und Säuglinge bis zur 6. Lebenswoche ohne Vortestung. Tuberkulintestung: *1. vor Impfung Stempeltest (10 I.E.GT), falls negativ Mendel-Mantoux-Test (100 I.E.GT). *2. nach Impfung > 3 Monate wie Vortestung. Wenn negativ, Impfwiederholung möglich
Pneumokokken	Risikopatienten mit chronischen Organerkrankungen, funktioneller Asplenie, vor Splenektomie	1 Injektion s.c., i.m. Kinder ≥ 2 Jahre, darunter bei strenger Indikation
Hepatitis A	Reisende in Endemiegebiete, medizinisches Personal (Pädiatrie), Personal in Kindertagesstätten, Küchenpersonal, Arbeiter in Abwasseranlagen, Drogenabhängige	3 Injektionen (i.m., Oberarme) Zeitplan: 0, 1 Monat, 6–12 Mon.
Hepatitis B	präexpositionell: Personen mit engem Kontakt zu HBsAg-Positiven Personen mit hohem Infektionsrisiko Patienten mit erhöhtem Infektionsrisiko: häufige Bluttransfusionen, Dialyse, Herz-Lungen-Maschine Patienten in Fürsorgeeinrichtungen für Verhaltensgestörte und geistig Behinderte medizinisches Pflegepersonal, Ersthelfer, Polizisten	Grundimmunisierung nach Herstellervorschrift Anti-HBs-Kontrollen > 8 Wochen nach der Grundimmunisierung erforderlich
	postexpositionell: Neugeborene HBsAg-positiver Mütter medizinisches Personal, bei Verletzung mit HBV-haltigen Gegenständen	sofort Simultanprophylaxe: Vakzine + kontralateral Hepatitis-B-Immunglobulin i.m. (mindestens 200 I.E.)
Frühsommer-meningoenzephalitis (FSME)	Kinder und Erwachsene in Endemiegebieten	Grundimmunisierung: 2. Injektion 1–3 Monate nach der ersten, 3. Injektion 9–12 Monate nach der zweiten. Auffrischung: nach 3 Jahren
Influenza	Kinder und Erwachsene mit chron. Organkrankheiten (Herz, Atemwege, Anämien, Stoffwechselkrankheiten, Niere, Immunsuppression) Personen mit erhöhtem Infektionsrisiko	jährliche Impfung (Spätsommer, Herbst) Vakzine mit akuter Antigenkombination
Varizellen	immunsupprimierte, empfängliche Kinder und Erwachsene, seronegative Frauen ante graviditatem	1 Injektion s.c., evtl. Wiederholung

Wiederholungsimpfungen – Nachholimpfungen

Impfung gegen	Problem/Indikation	Maßnahmen
Tetanus	keine Verletzung:	
	vollständige Grundimmunisierung	Auffrischung mit Td, wenn letzte Impfung ≥ 10 Jahre zurückliegt.
	unvollständige Grundimmunisierung	Vervollständigung mit DT, Kinder > 8 Jahre mit Td
	nach Verletzung (Exposition): vollständige Grundimmunisierung	
	– geringfügige, oberflächliche Verletzung	keine oder Auffrischung (Td), wenn letzte Impfung vor ≥ 10 Jahren.
	– alle anderen Verletzungen	Auffrischung (Td), wenn letzte vor ≥ 5 Jahren.
	unvollständige Grundimmunisierung:	
	– in den letzten 10 Jahren mindestens 2 Toxoidinjektionen	Auffrischung (Td)
	– zweimal Geimpfte + Verletzung vor >24 h nur einmal Geimpfte unsicher Immunisierte nicht Geimpfte	Simultanimpfung: 250 IE Antitoxin (z. B. Tetagam S) + 75 IE Tetanustoxoid (Tetanol), 2. Injektion (nur Toxoid) nach 4 Wo. 1. Auffrischung (Toxoid) nach 6–12 Monaten.
	ausgedehnte Verbrennungen	Simultanimpfung mit 2x250 IE Antitoxin im Abstand von 36 h
Diphtherie	nach vollständiger Grundimmunisierung	Auffrischung alle 10 Jahre (Td) bis 40. Lebensjahr
	unvollständige Grundimmunisierung	Vervollständigung: Kinder < 8 J.: Impfdosis = 75 IE Toxid (D) Kinder > 8 J. und Erwachsene: Impfdosis = 5 IE Toxid (d) Vervollständigung möglichst mit DT bzw. Td anstreben.
	Inkubation	Grundimmunisierung der Nichtgeimpften, Auffrischung der Geimpften, wenn letzte Impfung vor > 3 Jahren
Poliomyelitis	keine Impfung	Grundimmunisierung
	unvollständige Grundimmunisierung	1 orale Impfdosis (trivalent)
	Impfung eines Kindes oder Erwachsenen in einer Wohngemeinschaft	Grundimmunisierung oder Auffrischung der Mitglieder, falls letzte Dosis vor > 10 Jahren. (Auffrischung = 1 orale Impfdosis)
	Reise in Endemiegebiete	Auffrischimpfung

Maßnahmen bei Exposition in der Schwangerschaft und fehlender oder unsicherer Immunisierung

Allgemeine:
- Infektions- und Impfanamnese der Mutter einschließlich älterer Kinder
- fachärztliche Untersuchung der erkrankten Kontaktperson veranlassen
- gegebenenfalls Antikörperstatus der Mutter erheben

Spezielle Prophylaxe:

Regeln:
- keine Impfung mit Lebendvakzinen in der Gravidität (Ausnahmen s. unten)
- aktive Impfung in der Schwangerschaft möglichst vermeiden (inflammatorisch-vegetative Belastung der Mutter)
- versehentliche aktive Immunisierung ist keine Indikation zur Interruptio

Durchführung:

Indizierte Krankheit	Aktive Impfung T Totimpfstoff L Lebendvakzine	Passive Impfung St-Ig Standard-immunglobulin H-Ig Immunglobulin mit höherem Titer spezifischer AK	Spezielle Begründung
Röteln		H-Ig	
Masern		St-Ig 0,1 ml/kg	
Mumps		St-Ig 0,1 ml/kg	
Varizellen/Zoster		H-Ig	eventuell Behandlung der erkrankten Mutter mit Aciclovir
Poliomyelitis	L/T		Totimpfstoff nur zur Auffrischimpfung nach Grundimmunisierung vor der Gravidität
Hepatitis A		St-Ig 0,1 ml/kg	
Hepatitis B		H-Ig	
FSME		H-Ig	
Influenza		St-Ig	nur bei Antikörpermangel
Tollwut (Rabies)	T		
Gelbfieber	L		nur in Endemiegebieten
Tetanus	T		sollte als aktive oder Simultanimpfung eingesetzt werden
Diphtherie	T (d!)		im Erkrankungsfall Nichtgeimpfte mit antitoxischem Serum und Penicillin G behandeln
Pertussis			Chemoprophylaxe mit Erythromycin
Tuberkulose	L		BCG-Impfung nur nach strenger Indikationsprüfung
Typhus	L		nur bei hoher Gefährdung in Epidemiegebieten
Cholera	T		nur in Epidemiegebieten

Impfungen bei Immundefekten

- bei Verdacht auf einen Immundefekt (s. 353) Impfung zurückstellen und Defekt exakt typisieren.
- Im Falle einer Exposition nur passive Immunisierung!
- Nur in gutem Allgemeinzustand und ohne akuten Entzündungsprozeß aktiv immunisieren!

Immundefekttyp	Aktive Impfung möglich gegen
Primäre (angeborene): Reine Granulozytenfunktionsdefekte Gestörte intrazelluläre Bakterizidie (Granulozyten, Monozyten)	1. Diphtherie, Tetanus, Pertussis, Pneumokokken, Haemophilus influenzae Typ b, Meningokokken, Cholera, Poliomyelitis (parenteral, Salk-Impfstoff), Hepatitis B, FSME, Tollwut, Influenza (Totimpfstoffe) 2. Varizellen, Mumps, Röteln (Lebendimpfstoffe) Kontraindiziert sind Impfungen gegen: Tuberkulose (BCG), Masern, Poliomyelitis (oral, Sabin-Impfstoff), Typhus oral
T-Zell-, B-Zell-Funktionsdefekte und alle Kombinationen	1. Impfung mit Totimpfstoffen möglich, jedoch Impferfolg durch Messung der Antikörper überprüfen und notwendige Auffrischimpfungen individuell festlegen. 2. Varizellen, Mumps, Röteln Kontraindiziert sind Impfungen gegen: Tuberkulose (BCG), Masern, Polio oral (Sabin-Impfstoff), Typhus oral
Sekundäre (erworbene) HIV-Infektion: Kinder, Jugendliche und Kinder HIV-infizierter Mütter im asymptomatischen Stadium der Erkrankung	Diphtherie, Tetanus, Masern-Mumps-Röteln entsprechend dem Impfkalender Poliomyelitis (Salk-Impfstoff!): 3x im Abstand von 6–8 Wochen, Auffrischdosis nach 6–12 Monaten Indikationsimpfungen: Hepatitis B, Influenza, Pertussis wie bei Nichtinfizierten
Symptomatische HIV-Infektion	keine Impfung mit Lebendimpfstoffen!
Immunsuppression (ionisierende Strahlen, Pharmaka)	Voraussetzung für die Impfung: – keine Induktionsphase der Chemotherapie – Unterbrechung einer Chemotherapie je 1 Woche vor und nach der Impfung – Lymphozytenzahl ≥ 1200/µl – positive Hautreaktion (Typ IV, Tuberkulintyp) auf PPD (Tuberkulin), Candida und andere „Recall-Antigene“) Diphtherie, Tetanus, Poliomyelitis (Salk-Impfstoff), Hepatitis B, Varizellen kontraindizierte Impfungen wie bei primären Immundefekten

Merke: Gesunde, die mit Immungeschwächten zusammenleben, sollen mit Poliototimpfstoff (Salk) geimpft werden (abgeschwächte Impfviren des oralen Impfstoffes können im Impfling mutieren und Neurovirulenz zurückgewinnen).

Schemata der Tollwutimpfung

Impfstoff: HDC (human diploid cell culture) – Vakzine

Schema	Indikation	Durchführung
Prophylaktische Impfung	Häufiger Aufenthalt in Tollwutgebiet Tier tollwütig (infizierter Kadaver): sicher kein Speichelkontakt, nur Berührung, vor und nach Kontakt keine Hautverletzung Wenn Simultan- oder postexpositionelle Impfung begonnen, das untersuchte Tier aber gesund war, Fortsetzung als prophylaktische Impfung	je 1 Impfdosis an Tagen 0, 28, 56 und nach 1 Jahr oder je 1 Impfdosis an Tagen 0, 7, 21 und nach 1 Jahr
Postexpositionelle Impfung	Tier (Kadaver) tollwutverdächtig: Kontakt mit Speichel, Hautverletzung Tier tollwütig: Art der Exposition unklar (keine Verletzung) Nach erneuter Exposition, wenn vollständige Impfung > 5 Jahre zurückliegt	je Impfdosis an Tagen 0, 3, 7, 14, 30, 90
Postexpositionelle Simultanimpfung	Tier (Kadaver) tollwutverdächtig, tollwütig oder Wildtier (und für die Untersuchung nicht verfügbar): Kontakt der Haut/Schleimhäute mit Tierspeichel, Bißverletzung	20 IE/kg humanes Tollwutimmunglobulin + Schema der postexpositionellen Impfung
für alle Schemata: 1 Auffrischimpfung alle 2–5 Jahre Reexpositionsimpfung (leichte Fälle/schwere Fälle): vollständige Impfung < 1 Jahr zurück → 1 Impfdosis am Tag 0 / Tag 0, 3 vollständige Impfung 1–5 Jahre zurück → 1 Impfdosis an Tag 0, 3 / Tag 0, 3, 7		

Lokale Wundbehandlung nach Tollwutexposition

[Nach WHO techn. Report Ser. 709 (1984)]

Erste Hilfe: Wunde mit Wasser, Detergens oder Seife + Wasser waschen/spülen. Seifenreste gut ausspülen. Anschließend Wunde mit 40- bis 70 %igem Alkohol, Jodtinktur oder quaternärer Ammoniumverbindung (0,1 %) nachreinigen.

Wundbehandlung: Nach Reinigung Tollwutimmunglobulin in die Tiefe der Wunde spritzen, Umgebung infiltrieren. Wundnaht verzögern. Tetanus- und bakterielle Infektionsprophylaxe.

Impfstoffdaten

[Zusammengestellt nach Herstellerangaben und Spiess H (1987) Impfkompendium. Thieme, Stuttgart]

Impfstoff	Abkürzung	Charakteristikum	Applikation	Kombinationsvakzine
Totimpfstoffe:				
Bakterien				
Tetanus	T	Toxoid	i.m.	DT, Td, DPT
Diphtherie	D, d		i.m.	
Pertussis	P	inaktivierte Bakterien	i.m.	–
Cholera	–		i.m.	
Haemophilus influenzae	Hib	Kapselpolysaccharide	i.m	mit Kapselproteinen Meningokokken B oder Toxoiden D, T
Meningokokken, A,C	–		i.m.	
Pneumokokken	–		i.m.	–
Viren				
Hepatitis B	HB	gentechnisches HBsAg	i.m.	–
Frühsommer-meningoenzephalitis		mit Formaldehyd inaktivierte Viren	i.m.	–
Poliomyelitis	(Salk)		i.m.	–
Influenza			i.m.	–
Tollwut		mit Betapropiolacton inaktivierte Viren	i.m.	–
Lebendimpfstoffe:				
Bakterien				
Bacillus Calmette-Guérin	BCG	kulturell abgeschwächte bovine Mykobakterien	intrakutan	–
Typhus	–	enzymdefekte Salmonella – typhi-Mutante	oral	–
Viren				
Masern	–	kulturell attenuierte Viren	s.c.	MMR
Mumps	–		s.c.	
Röteln	–		s.c.	
Poliomyelitis	(Sabin)	avirulente Polioviren	oral	–
Gelbfieber	–	attenuierte Viren	s.c.	–
Varizellen	–	attenuierte Virene	s.c.	–

Empfehlungen zur Hepatitis-B-Prophylaxe nach Exposition

[Nach DVV, (1986) Dt Ärztebl 83:3208–3209]

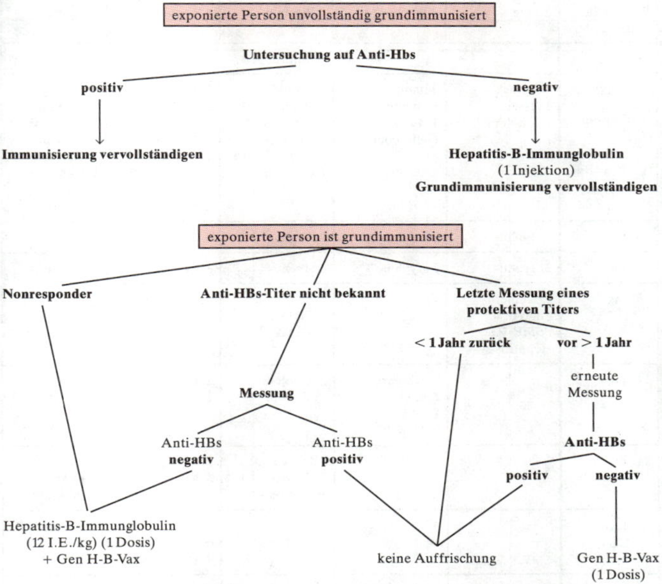

Nach aktiver Immunisierung Titerkontrolle (protektiver Anti-HBs-Titer: > 10 I.U./l)

Zeitschema für das Reiseimpfprogramm. [Modifiziert nach Impfcodex Behringwerke AG (1988)]

Zeit bis zur Abreise	8 Tage	2 Wochen	3 Wochen	4 Wochen	5 Wochen
Termine	Impfungen				
1. Tag	Tetanus[a] 1. Typhus 1. Cholera	Tetanus[a] 1. Typhus 1. Cholera Gelbfieber	Tetanus[a] 1. Typhus 1. Cholera 1. Tollwut 1. FSME[d] Gelbfieber	Tetanus[a] 1. Typhus 1. Cholera 1. Tollwut 1. Hepatitis A 1. Hepatitis B 1. FSME[d] Gelbfieber	Tetanus[a] 1. Typhus 1. Cholera 1. Tollwut 1. Hepatitis A 1. Hepatitis B 1. FSME[d] Gelbfieber
3. Tag	2. Typhus	2. Typhus	2. Typhus	2. Typhus	2. Typhus
5. Tag	3. Typhus	3. Typhus	3. Typhus	3. Typhus	3. Typhus
8. Tag	2. Cholera Polio oral[a] FSME-IG Hepatitis A[b]		2. Tollwut 2. FSME	2. Tollwut 2. FSME	2. Tollwut
14. Tag		2. Cholera Polio oral[a] FSME-IG 2. Hepatitis A[b]	2. Cholera Polio oral[a]	2. Cholera 2. Hepatitis A[c]	2. Cholera 2. Hepatitis A[c]
21. Tag			3.Tollwut 3. FSME Hepatitis A[b]	3.Tollwut 3. FSME Polio oral	3.Tollwut 3. FSME Polio oral
28. Tag				2. Hepatitis B oder 2. Hepatitis A[b]	2. Hepatitis B
35. Tag					alternativ zur 2. Hepatitis B: Hepatitis A[b]

[a] ggf. Auffrischimpfung; [b] Immunglubuline, wenn keine aktive Impfung möglich; [c] vollständige Grundimmunisierung erst mit 3. Injektion nach 6 Monaten; FSME-Ig = Immunglobuline; [d] Schnellimmunisierungsschema.

Impfungen bei Allergie oder Allergieverdacht

Impfstoff gegen	Allergen	Alternative Maßnahmen
Masern – Mumps	Hühner-eiweiß-proteine	1. **Intrakutantest** mit Impfstoffverdünnungen je nach dem Grad der angenommenen Allergie. Beginn mit 1/100. Ergebnis negativ: ⟶ Impfung
Gelbfieber FSME		2. **fraktionierte Impfung**, wenn Ergebnis positiv. Zahl und Quantität der Fraktionen nach dem Grad der Sofortreaktion wählen. Injektionsintervalle 15–20 min. Beginn im allgemeinen mit 0,05 cm^3, Verdoppelung der jeweils nächsten Dosis (Gesamtdosis nicht verändern)
Tollwut (Rabipur)		Impfung mit HDC-Vakzine Rabivac
Influenza		1. Allergietestung, 2. Impfung mit Spaltvakzine

Zeitabstände zwischen unterschiedlichen Impfungen

Regeln:
1. Innerhalb der Gruppe der Totimpfstoffe (inaktivierte Erreger) ist zwischen den Impfungen kein Zeitintervall erforderlich.
2. In der Gruppe der Lebendimpfstoffe (abgeschwächte, noch vermehrungsfähige Erreger) soll zwischen den verschiedenen Impfungen ein Abstand von ≥ 4 Wochen liegen, vorausgesetzt, daß die Impfreaktion vollständig und ohne Komplikationen abgeklungen ist. Sonderempfehlungen der BGA (1980): Masern-Mumps-Röteln-Impfung und orale Polioimpfung können gleichzeitig, aber nicht im Abstand von Tagen bis 4 Wochen gegeben werden.

   Ausnahmen: Nach der Gelbfieberimpfung kann eine Lebendimpfung schon nach 2 Wochen erfolgen.

   Abstände zwischen Schluckimpfungen gegen:

   $$\text{Typhus} \underset{\text{14 Tage}}{\overset{\text{3 Tage}}{\rightleftarrows}} \text{Polio}$$

3. Vertreter aus der Gruppe der Tot- und Lebendimpstoffe können gleichzeitig eingesetzt werden, wenn sie nicht gegen dieselbe Krankheit gerichtet sind.
4. Zwischen Immunglobulingaben und parenteral zu applizierenden Lebendimpfstoffen sollen mindestens 3 Monate liegen.
   Ausnahmen: orale Impfstoffe gegen Poliomyelitis und Typhus (Aufbau einer darmassoziierten Immunität).
5. Weitere Impfabstände zu Lebendimpfstoffen:
   ≥ 3 Wochen nach einer Steroidbehandlung
   ≥ 6 Monate nach einer Milzexstirpation
   2 Wochen vor und nach Operationen

8

Seriologischer Verlauf bei akuter (rot) und chronischer Hepatitis (grau)

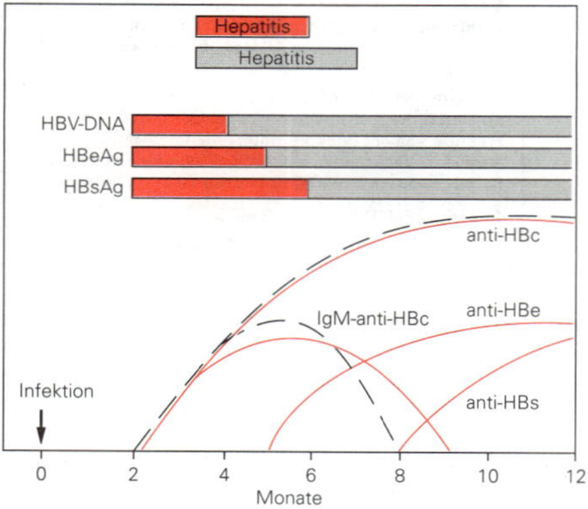

Kontrollierte Hepatitis-B-Impfung

Grundimmunisierung	1. Dosis	2. Dosis nach 4 Wochen	3. Dosis nach 6 Wochen
Neugeborene HBsAG-positiver Mütter	Gen H-B-Vax K + HBV-Immunglobulin	Gen H-B-Vax K –	Gen H-B-Vax K –
Neugeborene, Kinder bis 10 Jahre:	Gen H-B-Vax K	Gen H-B-Vax K	Gen H-B-Vax K
Kinder ab 10 Jahren – Erwachsene	Gen H-B-Vax	Gen H-B-Vax	Gen H-B-Vax
Kinder ab 10 Jahren (Hämodialyse)	Gen H-B-Vax D	Gen H-B-Vax D	Gen H-B-Vax D

8 Wochen danach Messung des Anti-HBs-Titers

Kontrollergebnis	Maßnahme	Konsequenz
Anti-HBs-Titer (IU/l)		
ⓐ < 10	Auffrischimpfung sofort	Kontrolle nach 4 Wochen
		weiter nach ⓐ oder
ⓑ 10–100	Kontrolle nach 3–6 Monaten	ⓑ oder
ⓒ 100–1000	Kontrolle nach 1 Jahr	ⓒ oder
ⓓ 1000–10000	Kontrolle nach 2,5 Jahren	ⓓ oder
ⓔ > 10000	Kontrolle nach 5 Jahren	ⓔ

Anmerkung: Wenn nach regelrechter Grundimmunisierung und 2 weiteren Injektionen keine Anti-HBs-Antikörper nachweisbar sind, handelt es sich wahrscheinlich um einen Nonresponder. Weitere Injektionen sind nicht indiziert. Nach Exposition HBV-Immunglobuline.

Diagnostische Bestandteile des Hepatitis-B-Virus

	Antigene		Antikörper
Oberfläche (surface):	HBsAG	→	Anti-HBs-Ak
	Prä-S1-Ag	→	Anti-Prä-S1-Ak
	Prä-S2-Ag	→	Anti-Prä-S2-Ak
„Kern(core)":	HBcAg	→	Anti-HBc-Ak
	HBeAg	→	Anti-HBe-Ak

zusätzlich: doppelsträngige DNA, DNA-Polymerase, reverse Transkriptase, Protein an DNA gebunden (HBx-Antigen?)

Antigen-Antikörper-Muster zur Einschätzung der Hepatitis-B-Infektiosität

	Befund	
Infektiosität	**positiv**	**negativ**
keine	Anti-HBs-Ak	
keine	Anti-HBs-Ak Anti-HBc-Ak Anti-HBe-Ak	HBsAg
gering	HBsAg Anti-HBc-Ak Anti-HBe-Ak	
hoch	HBsAg HBe-Ag Anti-HBc-Ak	
sehr hoch	HBs-Ag HBV-DNA Anti-HBc-Ak	

Seriologischer Verlauf bei Hepatitis A

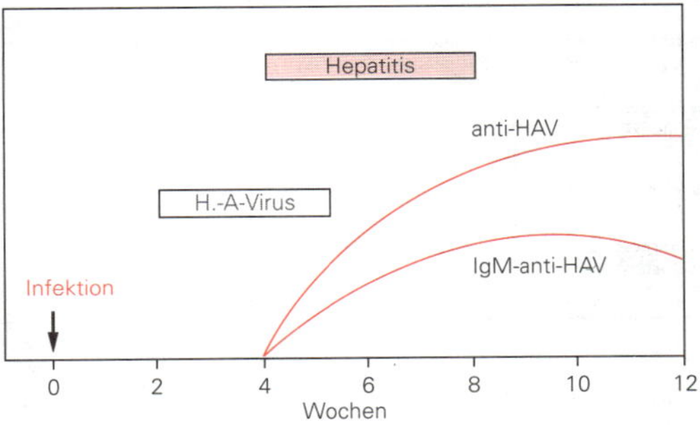

Frühsommermeningoenzephalitis

Verhalten nach Zeckenbiß in Infektionsgebieten

Zeitintervall nach dem Biß \ Impfstatus	Keine Impfung	1. Impfung ≤ 14 Tage vor dem Biß	1. Impfung > 14 Tage vor dem Biß	2. Impfung vor dem Biß
≤ 48 h	FSME-Immunglobulin 0,1 ml/kg		2. Teilimpfung	Nur bei Immungeschwächten: aktive/passive Immunisierung
48–96 h	0,2 ml/kg FSME-Immunglobulin			
≥ 96 h	Keine passive Immunisierung 2. Teilimpfung 4 Wochen nach der 1. Impfung Nicht geimpfte Nichterkrankte nach der Inkubationszeit grundimmunisieren			3. Teilimpfung 9–12 Monate nach der 2.

Klassifikation der Herpesviren

Familie		**Herpesviridae**	
Subfamilie	**Alphaherpesvirinae**	**Betaherpesvirinae**	**Gammaherpesvirinae**
Merkmale	schnelles Wachstum, kurzer Reproduktionszyklus, schnelle Ausbreitung der Infektion in Kulturen, hohe zytolytische Potenz, häufig Persistenz in Ganglienzellen	langsam wachsend, relativ längerer Reproduktionszyklus, bewirken Zytomegalie, Zytolyse geringer als in der α-Subfamilie, Persistenz in Speicheldrüsen, Nieren, lymphoretikulären Zellen	Tropismus zu T- oder B-Lymphozyten, Replikation in der T- oder B-Zell-Reihe
Genus	**Simplexvirus**	**Zytomegalievirus:**	**Lymphocryptovirus:**
im Wirt Mensch	humanes Herpesvirus 1 = Herpes-simplex-Virus 1 (HSV-1) humanes Herpesvirus 2 = Herpes-simplex-Virus 2 (HSV-2)	humanes Herpesvirus 5 = Zytomegalievirus (CMV)	humanes Herpesvirus 4 = Epstein-Barr-Virus (EBV)
Genus	**Varicella-Virus**	?	
im Wirt Mensch	humanes Herpesvirus 3 = Varicella-Zoster-Virus (VZV)	humanes Herpesvirus 6 = 3-Tage-Fieber-Virus	

Diagnostische Übersicht häufiger Viruskrankheiten

[Nach Wiegand R (1992) Nachweis von Virusinfektionen des Menschen. In: Burkhardt F (Hrsg) Mikrobiologische Diagnostik, S 330–333. Thieme, Stuttgart]

Probengewinnung:
Probenart, Transportmedium und mögliche Nachweismethode (z. B. Nukleinsäure + PCR) mit Viruslabor absprechen

Proben aus dem Nasopharynx:
- bei ausreichender Sekretion direkt über Sonde absaugen oder
- 0,5–1 ml NaCl (0,9 %) in jeden Nasengang tropfen, Kopf nach vorn neigen und Spülflüssigkeit in sterilem Gefäß auffangen oder
- ca. 10 ml NaCl (0,9 %) gurgeln lassen und in sterilem Gefäß auffangen

Harnprobe: als Mittelstrahlurin

Blutprobe: Vollblut (5 ml) für Serologie, heparinisiertes (10 IE/ml) Vollblut für Virusisolierung

Pusteln: Inhalt abpunktieren

Aufbewahrung aller zellhaltigen Proben (Blut, Liquor, Biopsien): bei −70 °C einfrieren

Krankheit/Symptom	In Frage kommende Viren	Günstiges Untersuchungsmaterial
Arthralgie	Rötelnvirus	Serum
	Hepatitis-B-V.	Serum
	Parvo-B-19-V.	Serum
Atemwegsinfektion	Influenzaviren	Nasopharynxsekret, Serum
	Parainfluenzaviren Typ 1–4	Nasopharynxsekret, Serum
	Respiratory syncytial virus (RSV)	Nasopharynxsekret, Serum
	Rhinoviren	Nasopharynxsekret, Rachenabstrich
	Adenoviren	Nasopharynxsekret, Serum
	Coronarviren	Nasopharynxsekret, Serum
(Neugeborene)	Varicella-Zoster-V. (VZV)	Nasopharynxsekret
	Enteroviren	Fäzes
	Masernvirus	Serum
	Zytomegalievirus (CVM)[a]	Serum
	Epstein-Barr-V. (EBV)[a]	Serum
	Herpes-simplex-V. (HSV)[a]	Nasopharynxsekret
Embryopathien (Mißbildungen, Diagnostik in der Neonatalperiode)	Rötelnvirus	Harn, Serum
	CMV	Harn, Serum
	Hepatitis-B-V.[a]	Serum, (Leberbiopsie)
	VZV[a]	Harn, Serum
	Parvo-B-19-V.[a]	Serum
Exantheme	Masernvirus	Serum, Nasopharynxsekret
	Rötelnvirus	Serum, Nasopharynxsekret
	EBV	Serum
	VZV	Serum
	Humanes Herpes-V. 6 (HHV 6)	Serum
	HSV	Serum, Pustelinhalt
	Coxsackie-A-16.-V. u. a.	Nasopharynxsekret, Serum, Fäzes
	Enteroviren	Nasopharynxsekret, Serum

Krankheit/Symptom	In Frage kommende Viren	Günstiges Untersuchungsmaterial
Enzephalitis, Meningitis sercsa (Hirnbiopsien nicht indiziert!)	Masernvirus	Serum, Liquor
	Mumpsvirus	Serum, Liquor
	Rötelnvirus	Serum, Liquor
	Enteroviren	Nasopharynxsekret, Fäzes, Liquor, Serum
	FSME-V.	Serum
	HIV	Serum
	Lympozytäre-Choriomeningitis-V.	Serum
Gastroenteritis	Rotaviren	Fäzes, Serum
	Adenoviren (spez. Typ 40, 41)	Fäzes, Serum
	Norwalk-V.	Fäzes
	Enteroviren[a]	Fäzes, Serum
	Calici-V.	Fäzes
	Astroviren	Fäzes
Hepatitis	Hepatitis-A-V.	Fäzes, Serum
	Hepatitis-B-V.	Serum, Biopsie
	Hepatitis-C-V.	Serum
	EBV	Serum
	CMV	Serum
Konjunktivitis (Keratitis)	Adenoviren (spez. Typ 8, 19, 37)	Serum, Abstrich
	Coxsackie-A-24-V.	Serum, Abstrich
	Enterovirus 70	Serum, Abstrich
Lymphadenitis	EBV	Serum
	CMV	Harn, Serum
	HIV	Serum
	HHV 6	Serum
Myokarditis	Coxsackie-B-V.	Fäzes, Nasopharynxsekret, Serum
	Influenzaviren	Nasopharynxsekret, Serum
	Coxsackie-A-V.[a]	Nasopharynxsekret, Fäzes, Serum
	ECHO-V.[a]	Nasopharynxsekret, Fäzes, Serum
	Adenoviren[a]	Nasopharynxsekret, Fäzes, Serum
	CMV[a]	Serum
Pankreatitis	Mumpsvirus	Serum
	Coxsackie-B-V.	Nasopharynxsekret, Fäzes, Serum
Stomatitis	HSV	Nasopharynxsekret, Serum
	Coxsackie-A-V.	Nasopharynxsekret, Fäzes, Serum

[a]Erreger selten oder selten untersucht.

Erkrankungen durch humane Enteroviren

[Modifiziert nach Melnick JL (1982) Enteroviruses. In: Evans AS (ed) Viral infections of humans. Plenum, New York]

Symptom/Krankheit	Enteroviren	Typ
Meningitis serosa	Polio Coxsackie A Coxsackie B ECHO Entero	1–3 2,4,7,9,10,23 1–6 1–11,13–23,25,27,28,30,31 71
Enzelphalitis	Polio Coxsackie B ECHO Entero	1–3 1–5 2,6,9,19 (3,4,7,11,14,18,22?) 71
Paralyse	Polio Coxsackie A ECHO	1–3 7,9 2,4,6,9,11,30 (1,7,13,14,16,18,31?)
Konjunktivitis (akut, hämorrhagisch)	Coxsackie A Entero	24 70
Fieber + Grippe-Prodromi, „Erkältung“, Sommergrippe	Polio Coxsackie A Coxsackie B	1–3 21,24 u. a. 1–6
Herpangina, Pharyngitis + Lymphadenitis	Coxsackie A Coxsackie A	2–6,8,10 10
Respirationstraktinfekte + Pneumonie	Coxsackie A Coxsackie B ECHO Entero	9,16 4,5 4,9,11,20,25 (1–3,6–8,16,19,22?) 68
Pleurodynie (+ M. Bornholm)	Coxsackie B ECHO	1–5 1,6,9
Myokarditis, Perikarditis	Coxsackie B ECHO	1–5 1,6,9,19
Hepatitis	Hepatitis A (= Enterovirus 72) Coxsackie A Coxsackie B ECHO	 4,9 5 4,9
Pankreatitis	Coxsackie B	1,2,4
Diabetes mellitus	Coxsackie B	4

8

Symptom/Krankheit	Enteroviren	Typ
Diarrhö	Coxsackie A ECHO	18,20–24 keine fixe Assoziation
Exanthem	ECHO	2,4,6,9,11,16,18 (1,3,5,7,12,14,19,20?)
Exanthem, makulös	Coxsackie A Coxsackie B	2,4,9,16,23 1,3,5
Exanthem, vesikulär	Coxsackie A	4–6,9,10,16
Hand-Fuß-Mund-Krankheit	Coxsackie A Entero	5,10,16 71

Malariaprophylaxe

Maßnahmen: Expositionsprophylaxe – Chemoprophylaxe – Chemoprophylaxe + Stand-by-Therapie (Gabe eines therapeutisch wirksamen Medikaments bei fieberhafter Erkrankung in einem Endemiegebiet)

Stadienwirksame Malariachemoprophylaxe

Erregerstadium	Plasmodien			
	P. vivax (M. tertiana)	P. ovale (M. tertiana)	P. malariae (M. quartana)	P. falciparum (M. tropica)
Sporozoiten (aus der Mücke) ↓		Proguanil	Proguanil	Proguanil
Hypnozoiten (in der Leber) ↓	Primaquin	Primaquin		
Schizonten (in der Leber) ↓		Proguanil	Proguanil	Proguanil
Merozoiten (im Blut) ↓	Chloroquin Chinin Mefloquin Halofantrin	Chloroquin Chinin Halofantrin	Chloroquin Chinin Halofantrin	Chloroquin Chinin Mefloquin Halofantrin Tetracyclin
Gametozyten (im Blut)	Chloroquin Chinin Pyrimethamin	Pyrimethamin	Pyrimethamin	Chloroquin Chinin Pyrimethamin

Empfehlungen zu einer risikomodifizierten Prophylaxe

[Nach Leichsenring M, Bussmann H, Bremer HJ (1991) Malariaprophylaxe bei Kindern. Monatsschr Kinderheilkd 139: 482–486]

E Expositionsprophylaxe P Chemoprophylaxe s Stand-by-Therapie

Regionen mit geringem Infektionsrisiko, keine Resistenz gegen Chloroquin:

Risiko sehr gering: E + s (Chloroquin)
Risiko höher: E + P (Chloroquin)

Regionen mit mittlerem Infektionsrisiko, Resistenz gegen Chloroquin möglich:

E + P (Chloroquin, eventuell + Proguanil) + s

Hochrisikogebiete (Resistenzen gegen verschiedene Substanzen):

Aufenthalt < 1 Monat und Körpergewicht > 15 kg: E + P (Mefloquin)
Aufenthalt > 1 Monat oder Körpergewicht < 15 kg: E + P (Chloroquin + Proguanil) + s

Dosierungen:

Chloroquin (Resochin)		5 mg/kg pro Woche oral	
Proguanil (Paludrin)		3 mg/kg tägl. oral	
Mefloquin	15–19 kg:	1/4 Tbl./Woche	Woche 1–4, danach Dosis/2 Wochen
	20–30 kg:	1/2 Tbl./Woche	
	31–45 kg:	3/4 Tbl./Woche	
	> 45 kg:	1 Tbl./Woche	

Beginn der Chemoprophylaxe 1 Woche vor Ankunft im Malariagebiet
Ende der Prophylaxe 4 Wochen nach Verlassen des Gebiets
Chemoprophylaxe in der Schwangerschaft mit Chloroquin oder/und Proguanil
Medikamente treten in geringer Menge in die Muttermilch über, kein Infektionsschutz für den Säugling

8

Diagnostischer Score des Kawasaki-Syndroms

A Fieber ohne offensichtliche andere Ursache, Dauer 5 Tage

B Konjunktivale Injektion beiderseits
Mukositis: Enanthem, Erdbeerzunge, trockene und rote Lippen
distale Extremitäten: Ödem, Palmar-/Plantarerythem, Schuppung (2.–3. Woche)
Stamm: polymorphes Exanthem
zervikale (laterale) Lymphknotenhypertrophie

C Ausschluß (Differentialdiagnose) anderer Infektionen:
Masern, Streptokokken, Leptospiren, Rickettsien

Diagnose möglich bei Existenz der Kriterien:

A + B + C
A + 4 von B + C
A + 3 von B + sonographisch gesichertes Koronaraneurysma

Therapie des Kawasaki-Syndroms

Medikament	Dosis	Therapiedauer
Acetylsalicylsäure (Aspirin)	60–100–130 mg/kg tägl. p.o. Serumspiegel 20–25 mg/dl	1.–2. Woche
	50 mg/kg tägl.	3. Woche
	3–5 mg/kg tägl.	ab 3. Woche
Gammaglobulin	2 g/kg Infusion über 10 h oder 0,4 g/kg tägl. i.v.	5 Tage
Steroide (wenn keine Entfieberung nach 3 Tagen)	2 mg/kg tägl. p.o.	3–4 Wochen

Morphologische Stadien des mukokutanen Lymphknoten-syndroms (Kawasaki-S.)

Stadium I 1.–2. Woche	Peri-, Vaskulitis (Arteriolen, kleine Arterien und Venen) Intimaentzündung in mittleren und großen Arterien
Stadium II 2.–4. Woche	Rückgang der Entzündung in den kleinsten Gefäßen, Vaskulitis in mittelgroßen Arterien. Entwicklung von Aneurysmen, Stenosen, Thromben (besonders Koronararterien)
Stadium III 4.–7. Woche	Kleinste Gefäße wie Stadium II, granulierende Entzündung in mittelgroßen Arterien
Stadium IV ab 7. Woche	Narbenstadium: Aneurysmen, Stenosen durch Narbenschrumpfung und Intimahypertrophie, Thrombenentwicklung in mittelgroßen Arterien, keine akute Entzündung, Persistenz der Defektheilung

Sequenz der immunologischen Befunde nach HIV-Infektion (Kinder > 6 Monate)

[Modifiziert nach Stiehm ER, Wara DW (1991) Immunology of HIV. In: Pizzo PA, Wilfert CM (eds) Pediatric AIDS. Williams & Wilkins, Baltimore]

Regel: Nach perinataler HIV-Injektion verläuft die Erkrankung schneller als nach der Infektion im Jugend- oder Erwachsenenalter.

	Stadien/Befunde (n = normal, Normalwerte altersabhängig)			
	asymptomatisch		symptomatisch	
Kriterium	früh	spät	früh	spät
HIV-Antikörper[a]	+	+	+	+
Absolute Lymphozytenzahl	n > 1500/µl	n > 1500/µl	↓ 1500–1000/µl	↓ < 1000/µl
CD4-Zellen (absolut)	n > 1200/µl	1200–800/µl	800–400/µl	< 400/µl
CD8-Zellen (absolut)	n > 800/µl	n	n/↓	< 200/µl
Helfer : Suppressor = CD4 : CD8-Relation	n (> 2,0)	1,0–0,75	0,75–0,5	< 0,5
B-Lymphozyten	n	↑ (> 15%)	↑	
Immunglobuline (IgG + IgA + IgM)	n 600–1500 mg/dl	↑ > 1800 mg/dl	↑	
Antikörperbildung gegen Neoantigene	n	defekt	defekt + ↓	0
Antikörperbildung nach wiederholtem Antigenkontakt (recall antigens)	n	n	n bis ↓	↓ bis 0
NK (natural killer)-Zytotoxizität	n	n	↓	↓

[a] Einzelne Neugeborene und Frühgeborene zeigen postnatal im Zusammenhang mit einer Hypogammaglobulinämie keine HIV-Antikörper.

8

Definitionen der HIV-Infektion

[Nach CDC-Kriterien (1987) und Richtlinien des AIDS-Zentrums (BGA)]

Definition der HIV-Infektion von Kindern > 15 Monate (perinatale Infektion)

Begründung für die Altersbegrenzung: pränatal übertragene materne Antikörper können bis zum 15. Lebensmonat persistieren.

Eine Infektion liegt vor bei

1. Virusnachweis in Blut oder Gewebe

oder 2. vorhandenen Antikörpern [Suchtest (Enzymimmunoassy) + positiver Bestätigungstest (z. B. Western-Blot)]
plus Zeichen eines zellulären und humoralen Immundefekts (Gammaglobuline ↑ + Lymphozytenzahl ↓ oder CD4-Zellen (T 4-Helfer) ↓ oder CD4/CD8-Relation ↓)
plus Befunde einer HIV-symptomatischen Infektion (→ CDC-Klassifikation P-2)

oder 3. wenn eine auf AIDS hinweisende Krankheit (s. unten) diagnostiziert wird

oder 4. Nachweis von Antikörpern im Serum (positive Such- und Bestätigungstests), wenn die Mutter in der Gravidität nicht HIV-infiziert war.

Definition der HIV-Infektion von Kindern > 15 Monate bis ≤ 13 Jahre (vertikale = perinatale Infektion oder horizontale = spätere Infektion)

(Jugendliche > 13 Jahre unterliegen der Klassifikation für Erwachsene)

Eine HIV-Infektion ist anzunehmen bei

1. identifiziertem HIV in Blut oder Gewebe,
2. Antikörpernachweis,
3. gesicherter Diagnose einer Indikatorkrankheit für AIDS.

CDC-Klassifikation der HIV-Infektionen (Kinder ≤ 13 Jahre)

Klasse (P pediatric)	Merkmale	Weitere Diagnostik
P–0 (Infektions-verdacht)	Kinder ≤ 15 Monate: Exposition gegenüber infizierter Mutter durch Antikörper belegt; weder Virusantigennachweis noch Symptome	Kontrollen: Verlauf der Antikörpertiter Entwicklung Infektionen immunologische Parameter
P–1 (asymptomatische Infektion)	HIV-Infektionsdefinition ist gegeben	
Subklasse A	normale Immunfunktion	
Subklasse B	eine oder mehrere pathologische Immunfunktionen, die mit HIV-Infektion assoziiert sind (Hypergammaglobulinämie, T4 (CD4)-Lymphopenie, T4/T8-Relation ↓, absolute Lymphopenie	andere Ursachen ausschließen (z. B. genetische Immundefekte, pharmakogene Immunsuppression, Morbus Hodgkin, ALL, CML, Non-Hodgkin-Lymphom außer primär zerebralem Lymphom)
Subklasse C	Kinder mit unvollständiger immunologischer Testung	Untersuchung vervollständigen
P–2 (symptomatische Infektion)	zutreffende Definition für HIV-Infektion plus Zeichen/Symptome einer Infektionskrankheit; Patient kann entsprechend den Symptomen zu mehreren Subklassen gehören	andere Ursachen als HIV-Infektion müssen ausgeschlossen werden
Subklasse A	≥ 2 unspezifische Befunde, die ≥ 2 Monate persistieren: Fieber, Dystrophie, Gewichtsverlust > 10 %, Hepatomegalie, Splenomegalie, generalisierte Lymphadenopathie, Parotitis, persistierende oder rekurrierende (≥ 2 Episoden innerhalb 2 Monaten), Diarrhö (≥ 2 dünne Stühle/Tag)	Immunstatus erheben, mikrobiologische und virologische Differentialdiagnostik
Subklasse B	Enzephalopathie: 1. Stillstand oder Abbau der geistigen und/oder motorischen Entwicklung, 2. progressive zerebrale Bewegungsstörung mit 2 oder mehr Symptomen (Paresen, Ataxie, pathologische Reflexe, gestörter Muskeltonus), 3. gestörtes ZNS-Wachstm im MRT oder CT	Ausschluß neurometabolischer und anderer angeborener Stoffwechseldefekte

8

Klasse (P pediatric)	Merkmale	Weitere Diagnostik
Subklasse C	lymphoide interstitielle Pneumonie (entweder histologisch gesichert oder über ≥ 2 Monate trotz Antibiose persistierend)	Subklasse C und D: differentialdiagnostische Klärung einzelner Befunde (z. B. Röntgenbild), Ausschluß eines genetisch bedingten Immundefekts, Infektionsdiagnostik durch serologischen, kulturellen, zytologischen und histologischen Nachweis, bei Toxoplasmose in den ersten 3 Monaten Mutter in die serologische Diagnostik einbeziehen
Subklasse D	sekundäre Infektionskrankheiten infolge der HIV-bedingten Immundefizienz Kategorie D – 1: Pneumocystis-carinii-Pneumonie, chronische Kryptosporidiose, Toxoplasmose (Beginn jenseits des 1. Lebensmonats), extraintestinale Strongyloidose, chronische Isosporose, disseminierte Kokzidioidomykose, Kandidose, (bronchopulmonale, ösophageale), extrapulmonale Kryptokokkose, disseminierte Histoplasmose, Nocardiose, andere disseminierte Mykobakterieninfektionen, CMV- oder Herpes-simplex-Virus-Infektion nach dem 1. Lebensmonat, progressive multifokale Leukoenzephalopathie	
	Kategorie D – 2: ≥ 2 bakterielle Infektionen in 2 Jahren (Sepsis, Meningitis, Pneumonie, Osteomyelitis, Abszeß eines Organs, Gelenkempyem)	ausgenommen sind Otitis media sowie oberflächliche Haut- oder Schleimhautabszesse
	Kategorie D – 3: orale Kandidose über ≥ 2 Monate, ≥ 2 Herpesstomatitiden pro Jahr, Herpes zoster in mehreren Dermatomen	
Subklasse E	sekundäre Krebserkrankungen: Kategorie E – 1: Kaposi-Sarkom, primäre zerebrale Lymphome, Non-Hodgkin-Lymphome vom B-Zell-Typ Kategorie E – 2: maligne („high grade") Lymphome	auszuschließen sind: T-Zell-Lymphome
Subklasse F	andere Krankheiten als mögliche Folge einer HIV-Infektion: Hepatitis, Karditis oder Kardiomyopathie, Glomerulonephritis, autoimmunhämolytische Anämie, Thrombozytopenien, chronische Dermatitiden	Suche nach Autoantikörpern, Immunkomplexen

Anmerkung: Die Klasse P-2 (Subklassen A–E) enthält auf AIDS hinweisende Erkrankungen (CDC case definition for pediatric AIDS). Perinatal infizierte Kinder können vor ihren Eltern AIDS-assoziierte Symptome zeigen. Bei Nachweis kindlicher Antikörper sollten die Eltern in die HIV-Diagnostik einbezogen werden.

Biologische Eigenschaften der Immunglobuline

Merkmal	IgA1	IgA2	IgG1	IgG2	IgG3	IgG4	IgM	IgE	IgD
Reaktion mit Fc-Rezeptor auf: Neutrophile			+		++				
Basophile (+ Mastzellen)								+++	
Lymphozyten			++	?	++	?			
Makrophagen	+	+	+		++				
Thrombozyten			+	+	+	+			
Komplement-bindung: „classic pathway“			+++	+	+++		+++		
„alternative pathway“	+	+	+	+	+	+	?	+	+
Plazenta-transfer			+	+	+	+			
Bestandteil von Sekreten	+	+++					+	+	

8

Allergische Reaktionstypen. (Nach Gell und Coombs)

Reaktionstyp	Immunpathologie: Reagenten	Immunpathologie: Reaktionsort	Leitsymptome	Krankheitsbilder
Typ I anaphylaktische Reaktion Sofortreaktion nach s/min	AK: spezifische, homozytotrope IgE = Reagine = präzipitierende AK 0 Komplementbindung Zellen: Basophile, Mastzellen Mediatoren: Histamin, Serotonin, Heparin, Leukotriene (C4, D4, E4) Prostaglandine	Oberfläche der Mastzellen und Basophilen	Quaddel, Urtikaria Ödem, Schock	anaphylaktischer Schock, Rhinitis/Conjunctivitis allergica, Asthma bronchiale, Ekzem
Typ II zytotoxische Reaktion	AK: spez. IgG (IgM) vermitteln – Phagozytose von Zielzellen durch Granulozyten, Makrophagen – Zytolyse durch große Lymphozyten – Zytolyse durch Komplement	Oberfläche von körpereigenen und fremden Zellen	Exanthem, Purpura u.a.	Blutransfusionszwischenfälle; arzneimittelinduzierte Thrombozytopenie, hämolytische Anämie, Agranulozytose; Myasthenia gravis; Hashimoto-Thyreoiditis; Goodpasture-Nephritis
Typ III Arthus-Reaktion Immunkomplex-reaktion, nach 4–6 h	AK: IgG (IgM) binden Komplement, bilden kleine Immunkomplexe	Ödem + Zell-infiltration in Gefäßwänden, Glomeruli, Synovia	Kokarde	allergische Vaskulitis (z. B. Purpura Schoenlein-Henoch), Serumkrankheit, Glomerulonephritis, allergische Alveolitis
Typ IV zellvermittelte Reaktion, Spättyp, nach 24–72 h	AK: keine. Zellen: T-Lymphozyten Makrophagen, wenige Granulozyten Auslöser: intrazellulär überlebende Bakterien, Parasiten	Haut, perivaskuläres Bindegewebe	Papel, Granulom	Kontaktekzem, Host-versus-graft-Reaktion, Tuberkulose, Lepra, Brucellose, Mykosen

AK Antikörper

Mit anderen Krankheiten assoziierte Immundefekte

Krankheit	Immunglobuline + Antikörper (Serum)	B-Zellen	T-Zellen	Vermutete Pathogenese	Andere Symptome	Erbmodus
Ataxia teleangiectatica	IgA ↓ oder IgG ↓ oder IgE ↓	n	↓	Reifungsdefekt der T-Zellen	Ataxie, Teleangiektasien, α-Fetoprotein ↑, lymphoretikuläre Malignome	AR
Di-George-Syndrom	n/↓	n	↓	Thymusaplasie, T-Zell-Defekt	Hypoparathyreoidismus, Aortenbogen- u./oder kardiale Vitien	?
Partieller Albinismus	↓ alle Isotypen	n	n/↓	? NK-Zell-Defekt	Hirnatrophie	AR
Transcobalamin-2-Mangel	↓ alle Isotypen	n	n	Zellproliferations-defekt (Vit. B_{12})	megaloblastäre Anämie, Zottenatrophie	AR
Wiskott-Aldrich-Syndrom	IgM ↓, IgA ↑, IgE ↑	n	n → ↓	Membrandefekt der hämatopoeti-schen Stammzellen	Ekzem, Thrombozytopenie, lymphoretikuläre Malignome	X

WHO-Klassifikation primärer Immundefekte

Bezeichnung	Phänotyp				
	Serumimmunglobuline + -antikörper	zirkulierende B-Zellen	zirkulierende T-Zellen	vermutete Pathogenese	Erbmodus
A Vorwiegende Antikörperdefekte (Antikörpermangelsyndrome)					
X-chromosomale Agammaglobulinämie	alle Isotypen ↓	fehlend	n	Differenzierungsdefekt Prä-B-→B-Zellen	X
X-chromosomale Agammaglobulinämie mit hohem Wachstumshormonmangel	alle Isotypen ↓	fehlend oder sehr gering	n	Differenzierungsdefekt	X
Autosomal-rezessiv vererbte Agammaglobulinämie	alle Isotypen ↓	↓	n	Differenzierungsdefekt	AR
Ig-Mangel mit hohem IgM (Hyper-IgM-Syndrom)	IgM ↑, IgD ↑ /n, andere Ig ↓	n (IgM-, IgD-bildende Lymphozyten)	n	Switch-Defekt in der spezifischen B-Zell-Reifung	X, AR, AD
IgA-Mangel 1.	IgA ↓ , IgA2 ↓ ± IgG2, IgG3, IgG4	n	n	Defekt der terminalen B-Zell-Differenzierung	AR?,AD?, gehäuft in Familien mit CVID
2.	IgA1 oder IgA2 ↓	n	n	z. T. Deletion 14q32	AR
Selektiver Ig-Mangel	ein/mehrere Isotypen ↓ , übrige normal	n ?	n	terminaler Ig-Isotypen-Differenzierungsdefekt	?
ϰ-Ketten-defekt	ϰ-Ketten der Ig ↓ , AK-Reaktion ↓ /n	ϰ+–B– ↓	n	z. T. Punktmutation 2p11	?
Immundefizienzsyndrom (IDS) mit Thymom	alle Isotypen	fehlend oder ↓	variabel	?	?
Transitorische Hypogammaglobulinämie des frühen Kindesalters	↓ IgG, ↓ IgA	n	T-Helfer-Z. ↓	verzögerte Reifung der Helferzellfunktion	gehäuft in Familien mit IDS

Bezeichnung	Phänotyp Serumimmunglobuline + -antikörper	zirkulierende B-Zellen	zirkulierende T-Zellen	vermutete Pathogenese	Erbmodus
B Kombinierte Immundefektsyndrome [common variable immunodeficiency (CVID)]					
CVID mit überwiegendem B-Zell-Defekt	variabel mehrere Isotypen ↓	n/↓	n	Differenzierungsdefekt T-Helfer-Zell-Funktion ↓	AR AD
CVID mit überwiegendem T-Zell-Defekt	variabel mehrere Isotypen ↓	n	n/↓	Differenzierungsstörung im Thymus? T-Suppressor-Funktion ↑	AR
CVID mit Autoantikörpern gegen T- oder B-Zellen	variabel ↓	↓	↓	keine Differenzierung	?
C Schwere kombinierte Immundefekte [severe combined immunodeficiency (SCID)]					
Retikuläre Dysgenesie	↓	↓	↓	Differenzierungsstörung von T- und B-Zellen	AR
T- oder B-Zellen erniedrigt	↓	↓	↓	Reifungsstörung	AR/X
T-Zellen B-Zellen normal	↓	n	↓	Reifungsstörung	AR/X
„bare lymphocyte syndrome“	↓	↓	↓	keine HLA-Determinanten auf T- und B-Zellen	AR
D andere kombinierte Immundefektsyndrome					
Immundefekt nach EBV-Infektion	nach Infektion ↓	nach Infektion ↓	n	? (+ aplastische Anämie)	AR/X
Adenosindesaminasedefekt (ADA)	↓	↓	↓	metabolische Lymphozytenschädigung (+ Dysostose)	AR
Purinnukleosidphosphorylasen-Mangel (PNP)	n→↓	n	n→↓	metabolische T-Zell-Schädigung (+ Anämie, Retardierung)	AR

8

Komplementdefekte und assoziierte Erkrankungen

Komponenten-defekt	Infektionskrankheit, rezidivierende	Rheumatische Erkrankung
C1q		membranoproliferative Glomerulonephritis Poikilodermia congenita
C1r		Glomerulonephritis LE-ähnliches Syndrom
C1s		LE-ähnliches Syndrom Vaskulitis Arthritis
C1-Inaktivator		hereditäres angioneurotisches Ödem
C2, C4		Formen des Lupus erythematodes Vaskulitis Polymyositis Glomerulonephritis
C3, C3b-Inhibitor	Otitis media, Pneumonien, Sepsis, Meningitis	Glomerulonephritis LE-ähnliches Syndrom Vaskulitis
C5	Meningokokken Gonokokken	systemischer Lupus erythematodes (SLE)
C6	Neisserien	
C7	Neisserien	SLE, rheumatoide Arthritis Vaskulitis
C8	Neisserien	SLE
C9	Neisserien	

Schema der Komplementaktivierung

Symbole: P Properdin, D C3-Proaktivator-Konvertase, B C3-Proaktivator,
I C3b/C4b-Inaktivator, H β_1-H-Globulin

- Addierung der Symbole bedeutet Bindung der Einzelkomponenten an die Zelloberfläche in kooperativem Abstand zueinander.
- a,b wirksame Fragmente nach begrenzter Proteolyse.
- i inaktive Komponenten.
- Wird eine Komponente/ein Komplex enzymatisch aktiv, erhält er einen Querstrich ($\overline{C4b2a}$).
  C1=C1q+C1r+C1s ⁓⁓▸ Abspaltungspolypeptid rot Inhibitoren

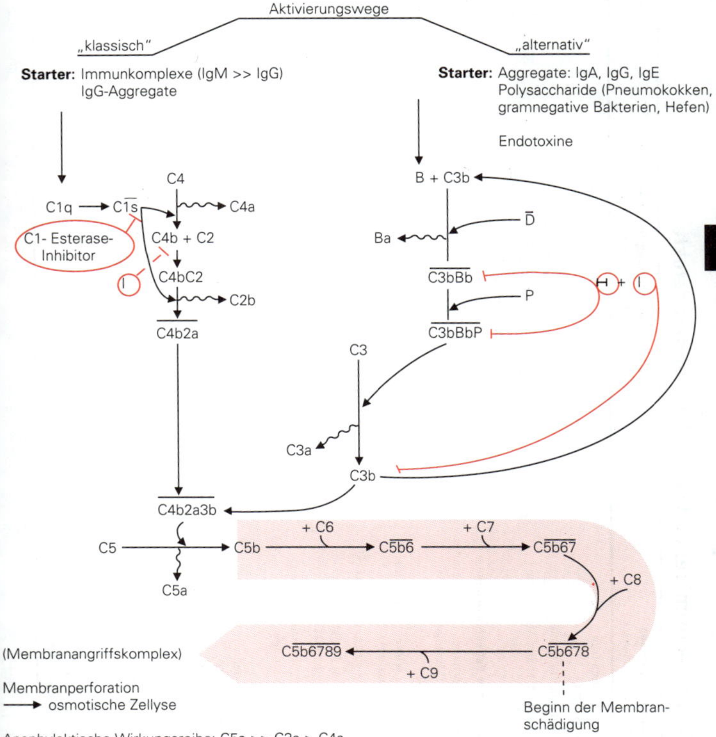

Anaphylaktische Wirkungsreihe: C5a >> C3a > C4a

Diagnostik primärer und sekundärer Immundefekte

Verdächtige Angaben der Familienanamnese	**Verdächtige Untersuchungsbefunde** (einzeln und / oder in Kombination)	**Verdächtige Laborbefunde**
An Infektionen früh Verstorbene	Albinismus (okulokutan), (Chediak-Higashi-S.)	Persistierende Erhöhung von BKS und CRP
Autoimmunkrankheiten	Alopezie	Niedrige BKS trotz schwerer Infektion
Infektionen, später Malignome	Aortenbogenanomalien (Di-George-S.)	Persistierende Lymphopenie (absolut $\leq 1500/\mu l$)
	Anämie	Leukozytose
Hinweise der Patientenanamnese	Ataxie (Louis-Bar-S.)	Neutropenie
Schwere Infektionen im Kleinkindesalter, Sepsis (Meningitis, Osteomyelitis, Pneumonie)	Dermatitis (chronisch)	Erhöhung aller Immunglobulinkonzentrationen im Serum
Rezidiv einer schweren Infektion (jedes Lebensalter)	Ekzem (Wiskott-Aldrich-S., Hiob-S.)	Immunglobuline einzeln oder alle vermindert/fehlend
Rezidiv durch gleichen Erreger	Gedeihstörung (Shwachman-S.)	Anämie
Rezidivierende Infektionen des Respirationstrakts	Hepatosplenomegalie	Kalzium im Serum (↓)/ Parathormon (↓)
Jede über den normalen Verlauf hinaus persistierende Virusinfektion	Hypertelorismus	
Therapieresistente Infektionen (Sinusitis, Otitis)	Hypogonadismus (Bloom-S.)	
Häufige und/oder nicht behandelbare Diarrhö im Säuglingsalter	Kleinwuchs (Shwachman-S., Bloom-S.)	
Chronische Kolitis	Kopfhaarhypoplasie	
Kutane Abszesse	Lymphknoten („nicht" palpabel)	
Verzögerter Abfall des Nabelschnurrests	Meläna (Wiskott-Aldrich-S.)	
Infektionskrankheit trotz vorausgegangener Impfung	Mißbildungen	
	Mukokutane Kandidose	
	Muskelhypotonie	
	Nageldystrophie	
	Neonatale Thrombozytopenie (Wiskott-Aldrich-S.)	
	Teleangiektasien (Louis-Bar-S.)	
	Tonsillenhypoplasie	

Stufendiagnostik

Basisprogramm

Blutbild + Morphologie
Thrombozytenzahl
BKS, CRP
Knochenmark (bei peripherer Zytopenie)
Immunglobuline A, E, G, M
Serumelektrophorese
Thymusgröße (Sonographie/Röntgen)

mikrobiologische Untersuchungen
Harn, Stuhl
Abstriche (Rachen, Konjunktiva, Haut)
Punktat (Abszeß, Empyem)
Organdiagnostik je nach Anamnese und Befund: Ausschluß anderer Pathogenese (z. B. gestörte mukoziliäre Clearance, Bronchusfehlbildungen, Harnwegspathologien, funktionelle Diarrhö)

Immunologisches Untersuchungsprogramm

System	Screening	weiter definierende Untersuchungen
Granulozyten	absolute Zahl, Morphologie	NBT-Test Chemiluminiszenz Adhärenz Chemotaxis In-vitro-Migration Phagozytose Enzymaktivität: Cytochrom-b-Oxidase Glukose-6-Phosphat-dehydrogenase Myeloperoxidase Glutathionsynthetase Glutathionreduktasemangel Zellwandproteine: Adhärenzproteine CD-11-/CD-18-Glykoprotein
Monozyten	absolute Zahl (n = 300–1100/µl)	Oberflächenmarker Zytokinproduktion Antigenpräsentation (autologe Zellproliferation)
T-Lymphozyten	absolute Zahl (n = 155–2500/µl) Multitest Mérieux (Recall-Antigene)	Oberflächenmarker Subpopulationen (CD 4, CD 8) quantitativ (CD cluster designation) In-vitro-Stimulation (Antigene, Mitogene) Zytokinproduktion Zytotoxizitätstest
B-Lymphozyten	absolute Zahl (n = 100–300/µl) Isoagglutinine (Blutgruppe) Immunglobulin-subklassen (IgG 1, 2, 3, 4) Impfantikörper	Oberflächenmarker Immunglobulinsynthese nach Stimulation (Pokeweed-Mitogen)
NK-Zellen (natural killer cells)	absolute Zahl (n = 70–200/µl)	Zytotoxizitätstest
Komplement	gesamthämolytische Aktivität für klassischen und alternativen Weg C3, C4 quantitativ	Einzelkomponenten (immunchemisch, funktionell)
Enzyme	s. T-, B-Zellen	Adenosindesaminasemangel (Enzymaktivität in Erythrozyten)
	s. T-Zellen	Purinnukleosidphosphorylase-Mangel (Enzymaktivität in Erythrozyten)
	B-Zellen, Granulozyten, Blutbild	Transcobalamin-II-Mangel (Enzymaktivität in Fibroblastenkultur) multipler Carboxylasemangel
HLA-Antigene		Nachweis auf Lymphozyten, Monozyten

Synopsis der Zytokine

	Zytokin	Zielzellen/-gewebe	direkte/indirekte Funktionen
Monozyt, Makrophage 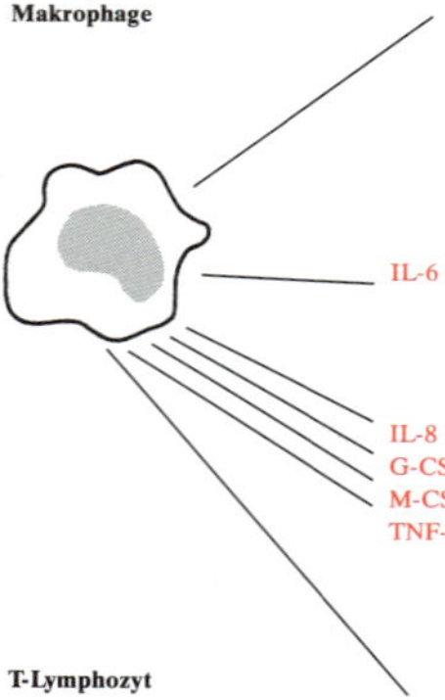	**IL-1 (α,β)**	Knochenmark(KM)-Stromazellen,	Freisetzung von GM-CSF, G-CSF, M-CSF,
		Endothel, Fibroblasten	IL-3 → KM-Proliferation
		T-Zellen	Sekretion von IL-2 (T-Zell-Proliferation)
		Granulozyten (IL-1α)	Phagozytose ↑, Mobilität ↑, Stoffwechsel ↑
		Endothel	Permeabilität ↑ (mit TNF)
			Fieber, Katabolismus
		Leber	Induktion von Akute-Phase-Proteinen
	IL-6	Leber	
		T-Zellen, NK-Zellen	Aktivierung
		B-Zellen	Ig-Synthese
		KM-Stammzellen	Megakaryozytopoese ↑
		HVL	ACTH ↑
	IL-8	Neutrophile	Chemotaxis
	G-CSF	KM-Myelopoese	Neutrophilenproliferation, -funktionen ↑
	M-CSF	KM-Monozytopoese	Monozytenproliferation, -funktion ↑
	TNF-α	Tumorzellen	Nekrose
		Endothel, Gefäße	Granulozytenadhärenz ↑, Endotoxinschock
		Granulozyten, Monozyten, B-Zellen	Aktivierung
		Leber	Akute-Phase-Proteine ↑
			Fieber, Katabolismus
	IFN-α	infizierte Zellen	antivirale Wirkung
T-Lymphozyt 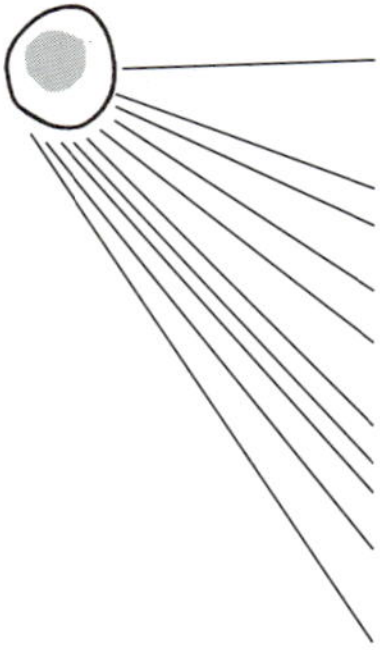	IL-2	T-Zellen B-Zellen NK-Zellen	Proliferation + Differenzierung von T- und B-Zellen, zytotoxische Aktivität von T- und NK-Zellen ↑, Sekretion anderer Zytokine ↑
	IL-3	KM-Stammzellen	Myelo- und Erythropoese ↑
	IL-4	T-Zellen (zytotoxische) }	Proliferation ↑
		B-Zellen }	Produktion von IgG_1, IgE ↑
	IL-5	B-Zellen	Produktion von IgA, IgM ↑
		Eosinophile	Funktion ↑
	IL-6	B-Zellen	Differenzierung + Ig-Produktion ↑
		Leber	Akute-Phase-Proteine ↑
	IL-7	T-, B-Zellen	Proliferation
	Il-8	Neutrophile	Chemotaxis ↑
	GM-CSF	KM	Myelopoese ↑, Aktivierung von Monozyten, Neutrophilen, Eosinophilen
	TNF-β	B-Zellen, Monozyten, Granulozyten	Aktivierung
		Tumorzellen	Nekrose
	INF-γ	B-Zellen, Monozyten, Granulozyten	Aktivierung

IL Interleukin, G-, M-, GM-CSF granulocyte, monocyte/macrophage colony-stimulating factor, TNF tumour necrosis factor, IFN Interferon

Synopsis der juvenilen chronischen Arthritis (JCA)

(Beginn < 16. Lebensjahr, Symptomendauer 3 Monate)

Verlaufsform	♀:♂	Alter bei Beginn	Gelenkbefall	Andere Manifestationen	ANA	RF	HLA-Typ	Komplikationen Prognose
Systemische JCA (Morbus Still) (15 %)	4:5	5 J.	60 % polyartikulär, 40 % oligoartikulär. Beginn sehr diskret. Alle Gelenke möglich	intermittierendes, hohes Fieber synchron mit makulopapulösem Exanthem. Entzündung des retikuloendothelialen Systems, Serositis, Leukozytose, Thrombozytose, mikrozytäre Anämie	–	–	–	deformierendes Wachstum befallener Gelenke (25 %). Amyloidose, Infektionen. Letalität: 2 %
Oligoartikuläre JCA Typ I (50 %)	7:1	2 J.	≤ 4 Gelenke, 3/4 monartikulär. Große Gelenke meist asymmetrisch, bei Beginn 50 % Kniegelenk	chronische Uveitis (bis 80 %)	+ (60–80 %)	–	A2, DR5 (40 %)	Kontraktur, sekundäre Hyperostose, Katarakte, Glaukom, Amaurose (17 %)
Oligoartikuläre JCA Typ II (Spondylarthritis) 15 %	1:10	10 J.	große Gelenke der unteren Extremität, meist asymmetrisch	Sakroiliitis, Calcaneitis, 1. Metatarsophalangealgelenk, Enthesiopathie, plantare Fasziitis, Tendovaginitis, akute Iridozyklitis (Schübe)	selten + bei Beginn	–	B 27 (90 %), positive Familienanamnese: 60 %	Iridozyklitis benigne. Ankylosierende Spondylitis (Bechterew). Destruierende Koxarthritis
Polyartikuläre JCA Seronegativer Typ (10 %)	8:1	Gipfel: 3 J., ganze Kindheit	≥ 5 Gelenke. Meist symmetrisch alle Gelenke, auch HWS, Kiefergelenke, proximale Interphalangeal- und Metakarpophalangealgelenke	subfebrile Temp., Malaise, Befall der Flexorensehnenscheiden	+ (25 %)		–	deformierendes Wachstum
Polyartikuläre JCA Seropositiver Typ (10 %)	6:1	>12 J.	wie seronegativer Typ	subfebrile Temp., Rheumaknötchen, Tendovaginitis der Extensoren	+ (50–70 %)	+	DR 4 (70 %)	chronische destruierende Arthritis, später PCP der Erw., 50 % Invalidität nach 4 Jahrzehnten

8

ARA-Kriterien zur Klassifikation der chronischen Polyarthritis

[Nach Arnett FC (1990) EULAR Bulletin 2:49–54]

Kriterium	Definition
1 Morgensteifigkeit	In und um die Gelenke, Dauer mindestens 1 h bis zum vollständigen Abklingen
2 Arthritis in 3 oder mehr Gelenken	Anamnestisch Erguß in oder Weichteilschwellung um mindestens 3 Gelenke. In Frage kommen: proximale Interphalangealgelenke (PIP), Metakarpophalangealgelenke (MCP), Metatarsophalangealgelenke (MTP), Ellenbogen-, Hand-, Knie- und Sprunggelenke
3 Arthritis in Gelenken der Hand	Mindestens 1 Gelenkschwellung (s. Kriterium 2) in einem Hand-, MCP- und/oder PIP-Gelenk
4 Symmetrische Arthritis	Bilateral in MCP, MTP oder PIP
5 Rheumaknoten	Subkutan über Gelenkstreckseite, in Gelenknähe oder über Knochenvorsprüngen
6 Rheumafaktor im Serum	Erhöhter Titer. (Die Labormethode darf nur bei < 5 % der Kontrollpersonen positive Resultate bringen)
7 Radiologische Veränderungen	Erosionen oder Demineralisation an betroffenen Hand- und Fingergelenken (p.-a. Aufnahme der Hand)

Bewertung: Die Kriterien 1–4 müssen mindestens 6 Wochen vorhanden gewesen sein. Eine Polyarthritis liegt vor, wenn mindestens 4 der 7 Kriterien gegeben sind.

Jones-Kriterien für die Diagnose des rheumatischen Fiebers

[Nach American Heart Association, Council on rheumatic fever and congenital heart disease (1984). Circulation 69: 204–208]

Hauptkriterien	**Nebenkriterien**
Karditis: Herzgeräusch verändert oder neu dilatative Kardiomyopathie Perikarditis	Fieber Arthralgien rheumatisches Fieber in der Anamnese
Polyarthritis (springend) Chorea minor Sydenham Erythema marginatum Noduli rheumatici (subkutan)	BKS ↑, CRP ↑ ansteigender Antistreptolysintiter EKG: P-R-Intervall verlängert

Diagnose:	wahrscheinlich	bei 2 Hauptkriterien oder 1 Haupt- und 2 Nebenkriterien
	zweifelhaft	wenn keine Hinweise auf eine vorausgegangene (2–5 Wochen) Streptokokken-A-Infektion = Scharlachanamnese, steigender Antistreptolysintiter, positiver Rachenabstrich

Antibiotika – Auswahl

[Nach Simon C, Stille W (1989) Antibiotika-Therapie. 7. Aufl. Schattauer, Stuttgart]
1 1. Wahl, 2 2. Wahl, 3 wirksam, nur in Sonderfällen einsetzen, 4 nicht wirksam

Keimart	Penicillin G	Ampicillin, Amoxicillin	Azlocillin	Mezlocillin	Piperacillin	Dicloxacillin, Flucloxacillin	Cefazolin, Cefazedon	Cefuroxim, Cefotiam	Cefoxitin	Cefotaxim	Cefaclor	Imipenem	Gentamicin, Tobramycin	Amikacin	Ofloxacin, Ciprofloxacin	Doxycyclin	Co-trimoxazol	Erythromycin	Clindamycin	Vancomycin
Bacteroides melaninogenicus	1	3	3	3	3	4	4	3	2	3	4	1	4	4	3	2	3	3	1	4
Bacteroides fragilis	4	4	2	3	2	4	4	4	2	4	4	1	4	4	3	3	3	3	1	4
Chlamydia trachomatis	4	4	4	4	4	4	4	4	4	4	4	4	4	4	3	1	2	1	4	4
Chlamydia psittaci	4	4	4	4	4	4	4	4	4	4	4	4	4	4	3	1	4	3	4	4
Clostridien	1	3	3	3	3	3	3	3	3	3	3	2	4	4	3	2	4	2	3	2
E. coli	4	2	3	1	1	4	2	1	1	1	2	1	2	2	2	3	1	4	4	4
Enterobacter aerogenes	4	4	4	4	3	4	3	2	2	1	3	1	1	1	1	3	2	4	4	4
Enterobacter cloacae	4	4	4	4	4	4	4	4	4	4	4	1	2	1	1	3	3	4	4	4
Enterokokken	3	1	2	1	2	4	4	4	4	4	4	2	4	4	3	2	3	2	4	2
Gonokokken	3	3	3	3	3	3	3	1	1	1	3	1	3	3	1	3	2	3	4	4
Haemophilus influenzae	4	2	2	2	2	4	3	2	3	1	2	2	3	3	2	1	2	3	4	4
Klebsiella pneumoniae	4	4	4	3	2	4	3	2	1	1	3	1	1	1	1	2	1	4	4	4
Legionella pneumophila	4	4	4	4	4	4	4	4	4	3	4	3	4	4	3	3	4	1	4	4
Listerien	3	1	3	2	2	4	4	4	4	4	4	2	3	3	2	3	3	3	3	3
Meningokokken	1	3	3	3	3	3	3	2	3	2	3	2	3	3	2	3	3	3	4	4

8

Antibiotika – Auswahl (Forts.)

[Nach Simon C, Stille W (1989) Antibiotika-Therapie. 7. Aufl. Schattauer, Stuttgart]
1 1. Wahl, 2 2. Wahl, 3 wirksam, nur in Sonderfällen einsetzen, 4 nicht wirksam

Keimart	Penicillin G	Ampicillin, Amoxicillin	Azlocillin	Mezlocillin	Piperacillin	Dicloxacillin, Flucloxacillin	Cefazolin, Cefazedon	Cefuroxim, Cefotiam	Cefoxitin	Cefotaxim	Cefaclor	Imipenem	Gentamicin, Tobramycin	Amikacin	Ofloxacin, Ciprofloxacin	Doxycyclin	Co-trimoxazol	Erythromycin	Clindamycin	Vancomycin
Moraxella	3	3	3	3	3	3	3	2	3	2	3	2	3	3	2	1	2	2	4	4
Mycoplasma pneumoniae	4	4	4	4	4	4	4	4	4	4	4	4	4	4	3	1	4	2	4	4
Pneumokokken	1	3	3	3	3	3	3	2	3	3	2	2	4	4	3	3	3	2	2	2
Proteus vulgaris	4	4	2	1	1	4	3	2	1	1	4	1	1	1	1	3	1	4	4	4
Proteus mirabilis	4	1	1	1	1	4	2	2	1	1	3	1	1	1	1	3	1	4	4	4
Pseudomonas aeruginosa	4	4	1	2	1	4	4	4	4	3	4	2	1	1	1	4	4	4	4	4
Salmonella typhi	4	3	4	4	4	4	4	4	4	1	4	3	4	4	1	4	1	4	4	4
Salmonella typhimurium	4	2	3	3	3	4	3	3	3	2	3	2	4	4	1	3	1	4	4	4
Serratia marcescens	4	4	4	3	3	4	4	4	3	1	4	1	2	1	2	4	3	4	4	4
Shigellen	4	1	3	3	3	4	3	3	3	2	3	2	4	4	1	2	1	4	4	4
Staph. epidermidis	4	4	4	4	4	2	2	2	3	3	3	2	3	3	2	4	4	3	1	1
Staph. aureus	2	3	3	3	3	1	1	1	2	3	3	2	3	3	2	3	3	2	1	1
Streptokokken A, B	1	3	3	3	3	3	3	2	3	3	3	1	3	3	3	3	3	2	2	3
Treponema pallidum	1	3	3	3	3	3	2	2	3	3	4	3	4	4	4	2	4	3	4	4
Yersinia enterocolitica	4	4	4	4	4	4	3	3	3	3	4	2	3	3	1	2	1	4	4	4

Antibiotika gegen seltene Erreger

[Nach Simon C, Stille W (1989) Antibiotika-Therapie. 7. Aufl. Schattauer, Stuttgart]
1 1. Wahl, 2 mäßig wirksam, 3 Wirksamkeit unsicher, 4 nicht wirksam, ? Wirkung unbekannt

Keimart	Penicillin G	Ampicillin	Cefazolin	Cefoxitin	Cefotaxim	Imipenem	Gentamicin	Doxycyclin	Chloramphenicol	Erythromycin	Clindamycin	Ofloxacin Ciprofloxacin	Co-trimoxazol
Acinetobacter	4	4	4	4	3	2	2	3	4	4	4	1	4
Actinomyces israeli	1	2	2	2	2	2	4	2	3	2	2	3	2
Aeromonas hydrophila	4	4	4	2	2	2	2	2	2	4	4	2	2
Bacillus anthracis	1	2	2	2	2	2	2	2	2	2	2	2	2
Bordetella pertussis	4	2	4	4	4	?	4	1	2	1	4	2	2
Borrelia burgdorferi	1	2	2	2	2	2	?	2	2	2	4	4	4
Borrelia recurrentis	2	2	2	2	2	2	?	1	2	2	4	4	4
Brucellen	4	4	4	4	4	?	2	1	2	4	4	2	4
Campylobacter jejuni	4	2	4	4	3	2	2	2	2	1	4	2	4
Citrobacter	4	4	4	4	3	2	1	2	2	4	4	2	1
Corynebacterium diphtheriae	1	2	2	2	2	4	2	2	2	2	2	2	2
Erysipelothrix rhusiopathiae	1	2	2	2	2	2	4	2	2	2	2	2	2
Francisella tularensis	4	4	4	4	?	?	1	1	2	4	4	?	4
Fusobakterien	1	2	2	2	2	2	4	2	2	4	1	2	2
Haemophilus ducreyi	4	2	2	2	2	?	?	2	2	2	4	2	1
Leptospiren	1	2	2	2	2	?	?	1	2	?	?	?	4
Nocardia asteroides	4	4	4	4	2	2	4	2	4	4	2	?	1
Pasteurella multocida	1	2	2	2	2	2	2	2	2	2	?	2	2
Pseudomonas cepacia	4	4	4	4	4	4	4	4	2	4	4	3	2
Pseudomonas mallei	4	4	4	4	?	?	2	1	2	4	4	2	2
Pseudomonas maltophilia	4	4	4	4	4	4	4	2	2	4	4	3	2
Pseudomonas pseudomallei	4	4	4	4	?	?	4	2	2	4	4	?	2
Rickettsien	4	4	4	4	4	4	4	1	1	2	4	2	4

8

Antibiotikum	Handelsname (Auswahl)	Tagesdosis (mg/kg)	Zahl der Einzeldosen	Applikation
Aminoglykoside				
Amikacin	Biklin	10–15	2	i.v., i.m.
Gentamicin	Refobacin	4–7,5	2–3	i.v., i.m.
Netilmicin	Certomycin	4–5	2–3	i.v., i.m.
Sisomicin	Extramycin	3–5	2–3	i.v., i.m.
Tobramycin	Gernebcin	4–7,5	2–3	i.v., i.m.
Aztreonam	Azactam	45–120	3–4	i.v.
Cephalosporine				
Cefaclor	Panoral	50–100	3–4	p.o.
Cefadroxil	Bidocef	50–100	2	p.o.
Cefalexin	Ceporexin	80–100	3–4	p.o.
Cefalotin	Cepovenin	50–80–200	3–4	i.v., i.m.
Cefamandol	Mandokef	100–150	3–4	i.v., i.m.
Cefazedon	Refosporin	50–100	2–3	i.v., i.m.
Cefazolin	Gramaxin	50–100	2–3	i.v., i.m.
Cefixim	Cephoral	8–12	2	p.o.
Cefmenoxim	Tacef	50–100	2–3	i.v., i.m.
Cefotaxim	Claforan	50–100–150	3	i.v., i.m.
Cefotetan	Apatef	50–80	1–2	i.v., i.m.
Cefotiam	Spizef	50–100	2–3	i.v., i.m.
Cefoperazon	Cefobis	50–80	2–3	i.v., i.m.
Cefoxitin	Mefoxitin	50–100	3	i.v., i.m.
Cefradin	Sefril	80–100	2–3	p.o., i.v.
Cefsulodin	Pseudocef	50–80	3	i.v., i.m.
Ceftazidim	Fortum	50–100	2–3	i.v., i.m.
Ceftizoxim	Ceftix	50–100	2–3	i.v., i.m.
Ceftriaxon	Rocephin	50–80	1–2	i.v., i.m.
Cefuroxim	Zinacef	50–100	3–4	i.v., i.m.
Chloramphenicol	Paraxin	25–50–80–100	4	p.o., i.v.
Clindamycin	Sobelin	10–20	3–4	p.o., i.v.
Co-trimoxazol	Bactrim	5(–20) T[a]/ 25(–100)S[b]	3–4	p.o., i.v.
Fosfomycin	Fosfocin	50–80	2–3	i.v.
Fusidinsäure	Fucidine	20	3	i.v., p.o. lokal
Glykopeptide				
Teicoplanin	Targocid	Erstdosis 6, danach 3–6	1	i.v.
Vancomycin	Vancomycin	20–30–40	2–3	i.v.
Imipenem	Zienam	50–80–100	2	i.v.
Makrolide				
Clarithromycin	Klacid	15	2–3	p.o.
Erythromycin	Erythrocin	30–50	2–4	p.o., i.v.

Antibiotikum	Handelsname (Auswahl)	Tagesdosis (mg/kg)	Zahl der Einzeldosen	Applikation
Josamycin	Wilprafen	30–50	3–4	p.o.
Roxithromycin	Rulid	15–20	2	p.o.
Spiramycin	Rovamycine	12,5–25	4	p.o.
Metronidazol	Clont	20–30	2–3	i.v., p.o.
Nitrofurantoin	Furadantin	4	2	p.o.
Penizilline				
Benzylpenicillin	Penicillin G u.a.	$25 \cdot 10^3 - 25 \cdot 10^6$ E	4–6	i.v.
Benzylpenicillin-Benzathin u.a.	Tardocillin	$10^6 - 1{,}5 \cdot 10^6$ E	1	i.m.
Oralpenizilline				
Penicillin V	Isocillin u.a.	$2 \cdot 10^5 - 5 \cdot 10^6$ E	4–6	p.o.
Propicillin	Baycillin u.a.	$2 \cdot 10^5 - 1{,}6 \cdot 10^6$ E	4	p.o.
Azidocillin	Syncillin	60–120	3	p.o.
Penizillinasefeste Penizilline				
Dicloxacillin	Dichlor-Stapenor	30–100	3–4	i.v.
Flucloxacillin	Staphylex	20–80	2–3	p.o.
		50–100	4	i.v.
Acylaminopenizilline				
Apalcillin	Lumota	200	3–4	i.v.
Azlocillin	Securopen	200–300	4	i.v.
Mezlocillin	Baypen	200–300	4	i.v.
Piperacillin	Pipril	100–300	4	i.v.
Aminobenzylpenizilline				
Ampicillin	Ampicillin u.a.	60–100	3–4	p.o.
		100–300	3–4	i.v.
Amoxicillin	Clamoxyl u.a.	50–100	3	p.o.
Bacampicillin	Penglobe	20	2–3	p.o.
Kombinationen				
Amoxicillin + Clavulansäure	Augmentan	37,5	3	p.o.
		20		i.v.
Ampicillin + Sulbactam	Unacid	150	3–4	i.v.
Ticarcillin + Clavulansäure	Betabactyl	80–260	2–3	i.v.
Rifampicin	Rifa	10–15	1–2	p.o., i.v.
Sulfonamide				
Sulfadiazin	Sulfadiazin	100	1	p.o.
Sulfasalazin	Azulfidine	30–40–60	3	p.o., Klysma

8

Antibiotikum	Handelsname (Auswahl)	Tagesdosis (mg/kg)	Zahl der Einzeldosen	Applikation
Tetrazykline				
Doxycyclin	Doxycyclin	Erstdosis 4, danach 4	2	p.o.
Minocyclin	Klinomycin	Erstdosis 4, danach 4	2	p.o., i.v.
Tuberkulostatika				
Ethambutol	Myambutol	20–25	1	p.o., i.v.
Isoniazid	Isozid	5–10	1	p.o.
Pyrazinamid	Pyrafat	30–40	1	p.o.
Streptomycin	Streptomycin	10–20–30	3	i.v., i.m.
Virustatika				
Aciclovir	Zovirax	15–30	3	i.v., p.o.
Azidothymidin	Retrovir	2,5	6	i.v.
(Zidovudin)		3,5	6	p.o.
Brivudin	Helpin	5	3	p.o.
Foscarnet	Foscavir	60–120	3/1	i.v.
Ganciclovir	Cymeven	5–10	2/1	i.v.
Ribavirin	Virazole			Aerosol
Antimykotika				
Amphotericin B	Amphotericin B	0,1–0,3–1,0	1	i.v.
		10	2–4	Inhalation
	Ampho-Moronal		2–4	p.o., lokal
Clotrimazol	Canesten			lokal
Fluconazol	Diflucan	1–2 (Oberflächenmykose)	1	i.v., p.o.
		3–6 (Systemmykose)	1	i.v.
Flucytosin	Ancotil	150	1	i.v.
Ketokonazol	Nizoral	2,5–5	1	p.o.
Miconazol	Daktar	15–20	1	i.v.
		20	4	p.o.
Nystatin	Nystatin		4	p.o.

[a]T Trimethoprim; [b]S Sulfamethoxazol.

Schema des Gerinnungssystems

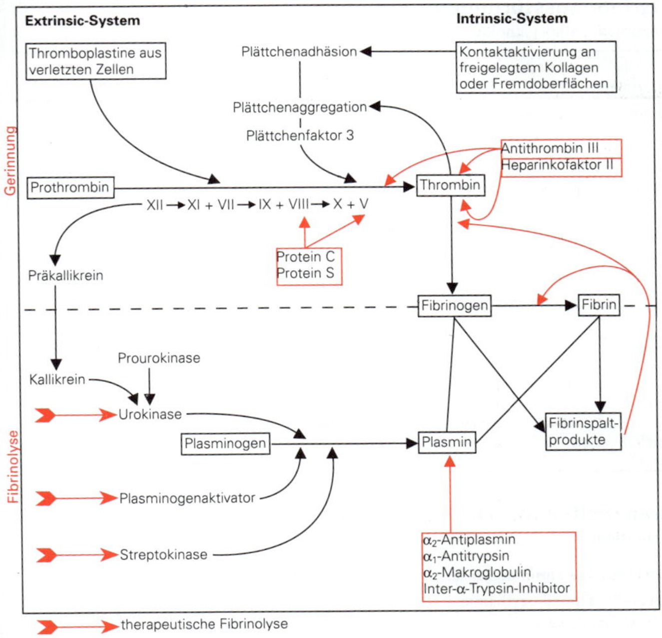

Orientierende Differentialdiagnostik häufiger Gerinnungsstörungen

(n normal, pathol pathologisch, PTT partial thromboplastin time, AT Antithrombin)

Thrombozytenzahl	Blutungszeit	Quick-Test	PTT	Thrombinzeit	Fibrinogen	AT III	Mögliche Ursachen
pathol	n, pathol	n	n	n	n	n	Thrombozytopenie, Thrombasthenie
pathol	pathol	pathol	pathol	n	pathol	pathol	Verbrauchskoagulopathie, Hämolyse
n	pathol	pathol	pathol	n	n	n	Hepatopathien, Vitamin-K-Mangel
n	n	n	pathol	n	n	n	Hämophilie A, B
n	pathol	n	pathol	n	n	n	Willebrand-Syndrom
n	pathol	pathol	pathol	pathol	n	n	Heparineffekt
n	pathol	pathol	pathol	pathol	pathol	n	Hyperfibrinolyse, Fibrinspaltprodukte

Krankheiten mit Thrombozytose

Definition: Thrombozytenzahl $> 450 \cdot 10^3/\mu l$

Persistierende Thrombozytose:

essentielle Thrombozythämie
Polycythaemia vera
sideroblastische Anämie
5q-Syndrom
infantile kortikale Hyperostose
Myeloproliferation

Reaktive Thrombozytose:

akute / chronische Infektionen
Autoimmunkrankheiten
funktionelle Asplenie
nach Milzexstirpation
postoperativ
posthämorrhagisch
nach Thrombozytopenie
Eisenmangel
Vitamin-E-Mangel
Hämoglobinopathien
chronische hämolytische Anämie
Neoplasien
Medikamente (Vinca-Alkaloide)
Frühgeborene (Ursache?)

Synopsis des Willebrand-Syndroms

Merkmale \ Typ	I	IIa	IIb	III
Häufigkeit [%]	ca. 80	ca. 6	ca. 4	ca. 10
Erbmodus	AD	AD	AD	AR
Blutungszeit	↑, n	↑	↑	↑ ↑ ↑
Willebrand-Faktor (VWF)	↓	↓	↓	↓ ↓ ↓, ∅
Faktor VIII: C	↓	n, ↓	n, ↓	↓ ↓ ↓
Ristocetinkofaktor	↓, n	↓, ∅	↓, n	∅
Ristocetininduzierte Plättchenaggregation	↓, n	∅	↑	∅
Polymere:				
Plasma	n	mittlere + große	große ∅	∅
Thrombozyten	n	∅	alle vorhanden	∅
Therapie:				
Faktor-VIII-Konzentrat	+	+	+	+
oder				
DDAVP (Minirin) 0,4 µg/kg tägl.	+	+	–	–

AD/AR autosomal dominant/rezessiv ∅ fehlend

Ursachen der Thrombophilie (*angeboren, + erworben)

Antithrombin-III-Mangel* (+ nephrotisches Syndrom)

Protein-C-Mangel*

Protein-S-Mangel*

Plasminogenmangel* (+ nephrotisches Syndrom)

Homozystinurie*

Paroxysmale nächtliche Hämoglobinurie +

Erythrozytenformen im Blutausstrich

normale Form	
Anisozytose	Anämien
Poikilozyten	Schwere Anämien
	Hämolytische Anämie mit Makro- oder/und Mikroangiopathie, z. B. hämolytisch-urämisches Syndrom (HUS)
	Hereditäre Pyropoikilozytose
	Hereditäre Elliptozytose des Neugeborenen
Anulozyten	Hyperchrome Anämie
Mikrosphärozyten	Hereditäre Sphärozytose
Elliptozyten	Hereditäre Elliptozytose, Thalassämien, megaloblastäre Anämie
Sichelzellen	Sichelzellenanämie
Targetzellen	Hypochrome Anämie, β-Thalassämien, Hämoglobin-C-Krankheit

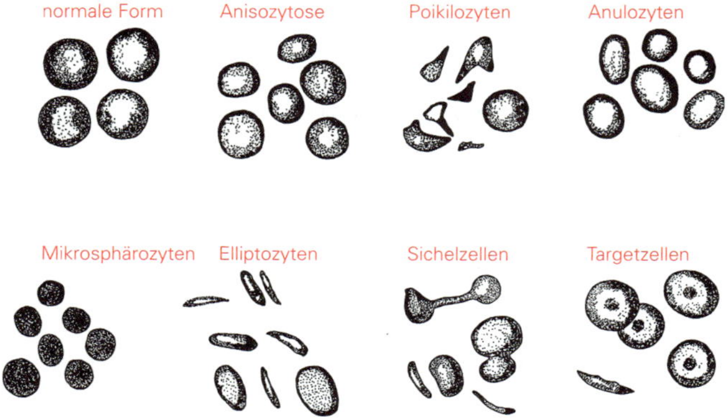

Färbungsvarianten des Erythrozyten

Typ	Merkmal, Natur	Vorkommen
Anisochromie	Unterschiedliche Färbung der Erythrozyten (differenter Hb-Gehalt)	Anämien, post transfusionem bei hypochromer Anämie
Hypochromasie	Helle Erythrozyten (Hb-Bildung vermindert), + Gestaltänderung (meist Mikrozytose)	Fe-Mangel, Thalassämien, sideroblastische Anämie
Polychromasie	Intensivere Färbung einzelner Zellen (basische Farbstoffe)	Gesteigerte Erythropoese (Regeneration)
Basophile Tüpfelung	Stärker gefärbte, blauschwarze Punkte (RNA- + Ribonukleoproteinreste)	Regeneration der Erythropoese (normal bis 4 pro 10^4 Erythrozyten)
Cabot-Ringe	Violetter Ringkörper im Erythrozyten	Erythropoese
Heinz-Innenkörper	Blaue, exzentrisch gelegene Kugeln (denaturiertes Hb)	Toxisch-hämolytische Anämie, Hämoglobinopathien
Howell-Jolly-Körper	Mit Giemsa rot gefärbte Kernreste als Einzelpunkt	Erythropoese nach Splenektomie, funktionelle Hyposplenie
Retikulozyten	Blau-graues Netzwerk nach Färbung brillantkresylblau (Ribonukleoprotein, Ribosomenaggregate)	Maß der normalen Erythropoese

Definitionen der automatischen Blutzellanalyse

MCV (mean red cell volume) mittlere Erythrozytenvolumen (μm^3, fl)

RDW (red cell distribution width) Streuung der Erythrozytenvolumina

$$\text{RDW-CV} = \frac{\text{Standardabweichung}}{\text{Mittelwert des RDW}} \cdot 100\ (\%)$$

RDW-Normbereich 11,5–14,5 %. Je größer der Prozentsatz, desto stärker die Anisozytose.

MCH (mean corpuscular haemoglobin) mittlerer Hämoglobingehalt des Erythrozyten (Hb_E) [pg].
Berechnung: Hb-Konzentration : Erythrozytenzahl

MCHC (mean corpuscular haemoglobin concentration) mittlere korpuskuläre Hämoglobinkonzentration.
Berechnung: Hb [g/dl] : Hämatokrit

MPV (mean platelet volume) mittleres Thrombozytenvolumen [fl]

Bei primär niedrigem Meßergebnis zu beachtende biologische Fehler

Parameter	Ergebnisänderung nach oben (falsch +)	Ergebnisänderung nach unten (falsch –)
Erythrozytenzahl	Hohe Leukozytose Thrombozytenaggregate	Starke Mikrozytose (+ Fragmentation) Agglutination (Zählung als Leukozyt) Hämolyse
Leukozytenzahl	Thrombozytenaggregation (AK!) Normoblasten	Agglutination der Leukozyten
Thrombozytenzahl	Hämolyse (red cell ghosts) Zytoplasmafragmente (Leukämien) Mikrozytose Kryoglobulinämie Lipidinfusion	Thrombozytenaggregation (AK) Makrothrombozytose Thrombozytenadhäsion an Leukozyten
Hb	In-vivo-Hämolyse Hyperbilirubinämie Hyperlipidämie	
MCV	Agglutination (AK) Hyperglykämie (Erythrozytenosmolalität ↑)	

Morphologische Differentialdiagnose der Anämien (A.)

Typ	Blutwerte	Knochenmark(KM)-befunde	Krankheit (Beispiele)
Normozytär, normochrom	Hb ↓, MCV n, MCH n, MCHC n	Quantitativ variabel Erythrozytopoese ↓ Hypo-/aregeneratorische A.	Erythroblastopenien (kongenitale, erworbene) Panmyelopathien (angeborene, erworbene) Hämolytische A. (angeborene, erworbene) Chronische Nieren-/Leberinsuffizienz Akute Blutung vor Regeneration
Makrozytär, normochrom	Hb ↓, MCV ↑, MCH n	Megaloblastisches KM Normoblastisches KM	Normal bei Neugeb. Vitamin-B_{12}-Mangel Folsäuremangel Orotacidurie Hypothyreose Leberkrankheiten Anämien mit gesteigerter Regeneration
Mikrozytär, hypochrom	Hb ↓, MCV ↓ MCH ↓, MCHC ↓	Variabel Hb-Bildungsstörung	Eisenmangel Sideroblastische A. Chronische Infektionen Thalassämien Hämoglobinopathien (instabiles Hb)

Pathophysiologische Differentialdiagnose der Anämien (A.)

Ungenügende Erythrozytopoese

- Erythropoetinmangel (Niereninsuffizienz)
- Erythroblastopenien
  angeboren: Blackfan-Diamond-Syndrom
  erworben: Infektionen
- Panmyelopathie
  angeboren: Typ Fanconi, Typ Estren-Damashek, Zinsser-Cole-Engman-Syndrom
  erworben: infektiös, toxisch
- Aplastische Krise bei chronisch hämolytischer Anämie
- Verdrängung: Leukämien, Neuroblastom, Histiozytose, Myelofibrose, Osteopetrose

Ineffiziente Erythrozytopoese (Reifungsstörung)

- Primäre dyserythropoetische A.
- Gestörte Kernbildung:
  Vitamin-B_{12}-, Folsäuremangel
  Hämoglobinbildungsstörung
  Thalassämien
  Eisenmangel-A.
  sideroblastische A.
  sideroachrestische A.
  Kupfermangel-A.

Erhöhter Erythrozytenabbau im RES

- Hämolytische Anämien:
  Enzym-, Membrandefekte
  Hämoglobin- + Erythrozytenform-varianten
  Allo-, Autoimmunhämolyse

Vermehrter Erythrozytenverlust

- Akute/chronische Blutungen

Hämoglobinentwicklung

Phase	Hämoglobin	Polypeptidetramer
früh embryonal	Gower 1	$\zeta_2\ \varepsilon_2$
	Gower 1	$\alpha_2\ \varepsilon_2$
	Portland	$\zeta_2\ \gamma_2$
fetal	Hb F	$\alpha_2\ \gamma_2$
Geburt	Hb F ca. 80 %	
	Hb A ca. 20 %	
	Hb A_2 < 0,5 %	
postnatal	Hb A	$\alpha_2\ \beta_2$
	Hb A_2	$\alpha_2\ \delta_2$

Hämoglobinstrukturvarianten

qualitative ↓

Änderungen in der Primärstruktur der Polypeptidketten α, β, γ, δ

Austausch von 1 Aminosäure
Austausch von 2 Aminosäuren (2 differente Nukleotidbasen)

Deletion von 1–5 Aminosäuren in Sequenz
Crossover nicht-homologer Nukleotidsequenzen in den Genen der β-, γ-, δ-Ketten; Fusionshämoglobine
Verlängerung der α- oder β-Ketten

Nomenklatur: Hb-Polypeptid, Position des Aminosäureaustauschs in der Primärsequenz, Position in Abschnitt A–H der Helix, Symbole der Aminosäuren. Beispiel Hb S : β 6 (A 3) Glu → Val

quantitative ↓

Störung der Polypeptidkettensynthese
α-Kette → α-Thalassämien
β-Kette → β-Thalassämien

Gendeletion (meist α-Thalassämien)
Defekte der Transkription, des RNA-processing, der Translation (meist β-Thalassämien)

	α-Thalassämien	β-Thalassämien
Defekt	α-Kette	β-Kette
Überschuß	β-Ketten → β_4	α-Ketten → Hb A_2
	γ-Ketten → γ_4	→ Hb F

Nomenklatur α^+, β^+ = Kettenproduktion supprimiert
α^-, β^- = keine Kettensynthese

↓

funktionelle Folgen

Hb-Präzipitation im Erythrozyten*
(Heinz-Innenkörper)

O_2-Transport ↓ oder ↑

Aggregationsneigung der Erythrozyten mit Formänderung (z. B. Hb C, Hb S)

* fehlende Globine bewirken Hypochromie
* Überschußglobine verkürzen Ery.-Lebensdauer → Hämolyse + Anämie

Wahl des Spenderbluts

Regeln: Spendererythrozyten dürfen nicht mit Alloantikörpern (der Mutter) im Kind reagieren
Spenderplasma darf keine AK gegen kindliche Erythrozyten enthalten

Blutgruppenkonstellation		Spenderblutgruppe	
Mutter	Kind	AB0-System	Untergruppen
A	B	0, arm an Anti-B-Lysin	wie Kind
A	AB	0	wie Kind
B	A	A_2 oder 0, arm an Anti-A-Lysin	wie Kind
B	AB	0, arm an Anti-AB-Lysin	wie Kind
0	A	A_2 oder 0, arm an Anti-A-Lysin	wie Kind
0	B	0, arm an Anti-B-Lysin	wie Kind
rh(d)	**Rh(D)**	mit Isoagglutininen der Mutter kompatible Blutgruppe, meist 0, nach pränataler Bluttransfusion postnatale Austauschtransfusion stets mit **0-rh-negativen Erythrozyten in AB-Plasma**	**rh** (ccddee)

Herstellung der kombinierten Spenderkonserve: 0-Erythrozyten mit den Untergruppen des Empfängers, 1 mal gewaschen und resuspendiert in isoagglutininfreiem AB-Plasma. Hämatokrit (HK) ca. 60%.

Berechnung der benötigten Blutmenge:

$$\text{Austauschvolumen [ml]} = \text{zirkulierendes Blutvolumen [ml]} \cdot \frac{HK_{Ist} - HK_{Soll}}{HK_{Ist}}$$

zirkulierendes Blutvolumen [ml] ca. 1/10 Körpergewicht [g]

Effizienz:

einfaches / zweifaches / dreifaches Austauschvolumen → Austausch von 63% / 87% / 95% des kindlichen Blutvolumens

Alternative zum Blutaustausch bei Rh-Inkompatibilität:

Bedingung: Bilirubinwerte unter der Austauschgrenze.
Therapie: Immunglobuline (IgG, 500 mg/kg i.v. über 2 h). Bei Anämie Erythrozytenkonzentrat (0-rh-negative, gewaschene Erythrozyten).

Polyzythämie

Partielle Austauschtransfusion zur Reduktion des HK:

Berechnung des Austauschvolumens:

$$\text{ml} = \text{Blutvolumen} \cdot \frac{HK_{Ist} - HK_{Soll}}{HK_{Ist}} = 80\ \text{ml} \cdot \text{kg} \cdot \frac{HK_{Ist} - 0{,}55}{HK_{Ist}}$$

Durchführung: Berechnete Blutmenge in je 10-ml-Einheiten abziehen und durch je 10 ml Plasma (FFP) ersetzen.

Berechnung der Transfusionsmenge [ml]:

Ca. 6 ml/kg Vollblut (= 3 ml Erythrozytenkonzentrat) heben Hb-Konzentration um 1 g/dl

Vollblut: ml = $(Hb_{Soll} - Hb_{Ist}) \cdot kg \cdot 3$ oder ml = $(HK_{Soll} - HK_{Ist}) \cdot kg \cdot 2$
maximal 15–20 ml/kg (Einzeltransfusion)

Erythrozytenkonzentrat: ml = $(Hb_{Soll} - Hb_{Ist}) \cdot kg \cdot 6$ oder ml = $(HK_{Soll} - HK_{Ist}) \cdot kg$
maximal 10–15 ml/kg (Einzeltransfusion)

Frischplasma: maximal 20 ml/kg (Einzeltransfusion)

Granulozytenkonzentrat: Zieldosis 10^{10} Neutrophile
2 Tr/kg · min, bei Verträglichkeit nach 30 min 4 Tr/kg · min

Thrombozytenkonzentrat: $12 \cdot 10^9$ frische Thrombozyten in 10 ml Plasma pro kg, bei Verbrauch mehr.

Transfusionsreaktionen

Typ	Vorkommen (K Konzentrate)	mögliche Ursache (AK Antikörper)	Therapie (stets Transfusionsabbruch + ...), Prophylaxe
Fieber (nach 30–120 min)	Vollblut Granulozyten-K. Thrombozyten-K. Erythrozyten-K. (kontaminiert)	AK gegen Spenderzellen Freisetzung von Pyrogenen aus Empfänger-leukozyten	Antipyretika
Urtikaria	Plasmahaltige Konserve	Spenderantigen + spez. IgE des Empfängers	Antihistaminika
Anaphylaxie	IgA-haltige Konserve	Anti-IgA-AK bei IgA-Defekt!	Adrenalin, Kortikosteroide
Lungeninfiltrate (Fieber, Husten)	Antileukozytäre Erythrozyten-K.	Agglutination von Empfängerleukozyten	Kortikosteroide
Hämolyse			
Nicht immunologisch:	Geschädigte Konserve	Hämolyse nach Transfusion	Symptomatisch
Immunologisch:			
Akut, intravasal (Hypotension!)	AB0-inkompatible Konserve, besonders bei Gruppe-0-Empfängern	Komplementaktivierung durch IgM (Anti-A, Anti-B)	Symptomatisch
Akut, extravasal (Fieber!)	Inkompatibilität gegen Rh, Kell, Duffy, Kidd	IgG-Antikörper Erythrozytenabbau	Kortikosteroide, hochdosiert IgG (?)
Verzögert (Anämie, Ikterus, Fieber nach 2–10 d)	Blutgruppeninkompatibilität mit niedrigen AK-Titern	Patient bereits sensibilisiert	–

Transfusionsreaktionen (Forts.)

Typ	Vorkommen (K Konzentrate)	mögliche Ursache (AK Antikörper)	Therapie (stets Transfusionsabbruch + ...), Prophylaxe
Graft-versus-host-R. (Fieber, makulopapulöses Erythem, Diarrhö, Erbrechen, Hepatomegalie, Panzytopenie)	Lymphozytenhaltige oder -kontaminierte Präparate (Killer-Zellen)	Angeborene/erworbene Immundefekte im lymphomonozytären System	Symptomatisch, Prophylaxe: Bestrahlung der Konserve
Hypervolämie (Herzinsuffizienz, Lungenödem, Kopfschmerzen)	Plasmahaltige Präparate	Volumenüberlastung	Furosemid, O_2-Gabe Aderlaß
Lungenembolie	Alte Konserven	Mikroembolien durch Zelldetritus	Prophylaxe: Filter
Hämosiderose	Häufige Bluttransfusionen	Eisenakkumulation	Prophylaxe: Desferoxamin (Desferal)

Checkliste der Basisdiagnostik akuter Leukämien

Großes Blutbild, Retikulozyten, Thrombozyten

Knochenmarkpunktion (Zytologie, Zytochemie, Blastenimmunologie, Chromosomenanalyse, DNA-Gehalt)

Lumbalpunktion (Liquorstatus, Zytozentrifugensediment)

Gerinnungsstatus (Quick-Wert, PTT, Thrombinzeit, Fibrinogen, Antithrombin III)

Blutgruppe, HLA-Typisierung (Patient, Geschwister, Eltern)

Urinstatus

Blutchemie (Harnsäure, Harnstoff, Kreatinin, Gammaglutamyltranspeptidase, SGOT, SGPT, alk. Phosphatase, Alphaamylase, Immunglobuline, Elektrolyte einschließlich Kalzium, Magnesium)

Radiologische Untersuchungen (Thorax in 2 Ebenen, kraniales Computertomogramm)

Sonographie des Abdomens (Leber, Milz, Nieren, Lymphknotenschwellungen)

EKG, Echokardiogramm

Elektroenzephalogramm

Ophthalmologische Untersuchung

Mikrobiologische Untersuchungen (Rachenabstrich, Candida-, Aspergillus-Titer, Viren: Hepatitis B, Herpes simplex, Zytomegalie, Varizellen, Epstein-Barr, Masern)

FAB(French-American-British)-Klassifikation der akuten Leukämien

[Nach Bennet JM, Catovsky D, Daniel MT (1981) French-American-British-Cooperative Group: The morphological classification of the acute leukemias. Br. J. Hematol 47:553–561]

Zytologisches Merkmal	L1	L2	L3
Zellgröße	überwiegend kleine Zellen	heterogen große Zellen	homogen große Zellen
Kernchromatin	stets homogen	stets heterogen, variabel	homogen, fein getüpfelt
Kerngestalt	gleichmäßig rund, gelegentlich eingeschnürt oder gekerbt	unregelmäßig, Kerbung oder Einschnürung häufig	gleichmäßig oval bis rund
Nukleoli	nicht erkennbar, klein und unauffällig, mehr vesikulär	einer oder mehrere, häufig groß und variabel	einer oder mehrere deutlich erkennbar
Zytoplasma:			
– Saum	schmal bis kaum erkennbar	breit	mäßig breit
– Basophilie	gering bis mäßig, selten intensiv	variabel, in einigen Zellen intensiv	sehr intensiv
– Vakuolenzahl	variabel	variabel	meist zahlreich
Zellmorphologie häufig bei	(common) c ALL T-ALL	T-ALL ± E-Rosettenbildung	B-ALL AUL (akute undifferenzierte Leukämie)

9

FAB-Klassifizierung der akuten nicht lymphozytären Leukämien

[acute non lymphocytic leukemia (ANLL)]
[Ergänzt nach Bennet JM, Catovsky D, Daniel M-T, Sultan C (1985) Proposed revised criteria for the classification of acute myeloid leukemia. Ann Intern Med 103:626–629]

Einteilung	Kriterien: morphologische	Kriterien: zytochemische – Peroxidase	Kriterien: zytochemische – Esterase	Kriterien: zytochemische – PAS	Kriterien: immunologische – HLA-DR	Kriterien: immunologische – CDw13	Kriterien: immunologische – CD11b	Kriterien: immunologische – CD14	Kriterien: immunologische – CD15
M 1 akute Myeloblastenleukämie (ohne Ausreifung)	große, nicht granulierte Zellen, ein oder mehrere diskrete Nukleoli, variabel Azurgranula und Auer-Stäbchen. Ähnlich L 2. ≥ 90 % der weißen Reihe sind Blasten	+ ≥ 3 %	(+)	–/(+)	+	+	–/+	–	–
M 2 akute Myeloblastenleukämie (mit Ausreifung)	Reifung bis Promyelozytenstadium. Im Knochenmark > 90 % Blasten, ≥ 10 % der weißen Reihe sind Promyelozyten und reife Granulozyten, < 20 % gehören zur Monozytenlinie. Blasten haben Auer-Stäbchen und Azurgranula	++ > 85 %	(+)	–	+/–	+/–	+	–	inkonstant
M 3 akute Promyelozytenleukämie	Kernform und -größe variabel, Granula rosa-rot. ≥ 30 % Blasten und intensiv granulierte Promyelozyten. Auer-Stäbchen in wenig granulierten Zellen in Gruppen. Variante: abnorm mikrogranulierte Promyelozyten	++ > 85 %	+	+	–	+/–	+	–	+
M 4 akute myelomonozytäre Leukämie	Blasten wie M 2 ≥ 30 % ≥ 30 % Myeloblasten, Promyelozyten, Myelozyten und Granulozyten, < 80 % der weißen Reihe sind Monoblasten, Promonozyten und Monozyten. Variante wie M 4 + Eosinophilie	++ > 20 %	+	–/+	+	+	+	+	+
M 5 akute Monozytenleukämie	> 30 % der Zellen sind Blasten. Wenig differenzierte Variante mit vielen Monoblasten, weiter differenzierte Variante mit mehr Monozyten. Histochemisches Merkmal = Nachweis der NaF-hemmbaren Naphthol-As-Acetat-Esterase	–/+	++	+	+	+	inkonstant	+	–

Einteilung	Kriterien: morphologische	zytochemische: Peroxidase	zytochemische: Esterase	zytochemische: PAS	immunologische: HLA-DR	immunologische: CDw13	immunologische: CD11b	immunologische: CD14	immunologische: CD15
M 6 Erythroleukämie (Di-Guglielmo-S.)	≥ 50 % Erythroblasten Kerne vielfach gelappt, zahlreiche Nukleoli. Fast stets Übergang in M 1, M 2 oder M 4	+	+	+	–	–	–	–	–
M 7 akute Megakarioblastenleukämie	≥ 30 % leukämische Zellen mit positiver Peroxidasereaktion in den Thrombozyten	–	+	+	immunzytochemischer Nachweis der Glykoproteine I b, II b oder III a				

+/– wechselnde Befunde

Klassifikation der Histiozytosen im Kindesalter

	Klasse I	Klasse II	Klasse III
Krankheit:	Langerhans-Zell-Histiozytose (Histiocytosis X)	Infektionsassoziierte Histiozytose (infection-associated hemophagocytic syndrome: IAHS) Familiäre erythrophagozytäre Lymphohistiozytose (familial erythrophagocytic lymphohistiocytosis: FEL)	Maligne Histiozytose Akute Monozytenleukämie Histiozytäres, großzelliges Lymphom
Zelluläre Merkmale:	Langerhans-Zellen elektronenoptisch mit tiefgekerbten Kernen und Birbeck-Granula, S-100-, CD-1-Oberflächenantigene, zwischen den Zellen wechselnde Anteile eosinophiler Granulozyten, manchmal multinukleäre Riesenzellen	Normal erscheinende Makrophagen mit deutlicher Erythrophagozytose im gesamten retikuloendothelialen System	Fokale oder generalisierte maligne Zellproliferation von Makrophagen und Monozyten
Vermutete Pathogenese:	Langerhans-Zellen mit normaler Antigenbearbeitung, partiell unkontrollierte immunologische Stimulation	Sekundäre histiozytäre Reaktion nach Bindung von Fremdantigen an Erythrozyten: Erythrophagozytose	Neoplasie: klonale autonome Proliferation

Schema der Lymphozytopoese und phänotypische Zuordnung der Leukämien (Kinder, Jugendliche)

[Modifiziert nach Foon KA, Todd RF (1986) Immunologic classification of leukemia and lymphoma. Blood 68:1–21]

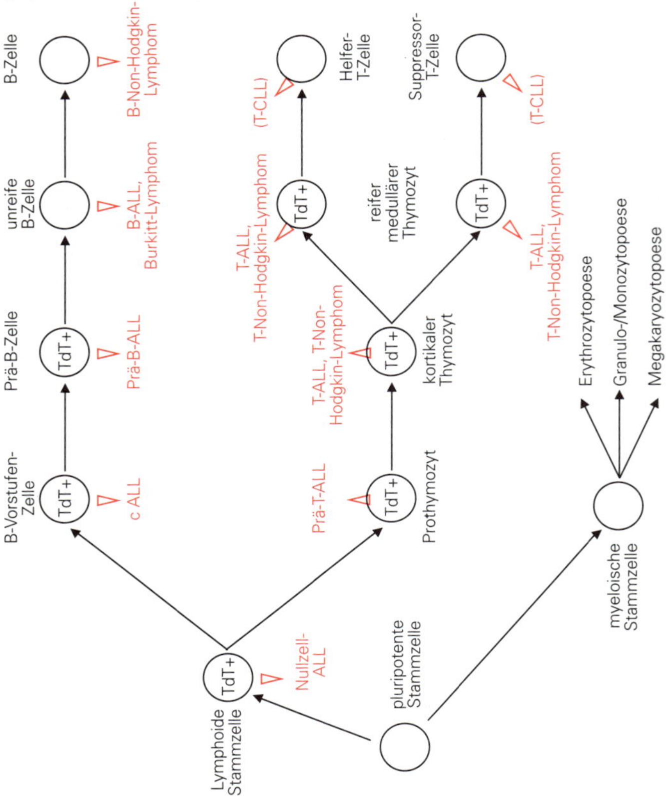

cALL common ALL T-CLL chronische T-Lymphozyten-Leukämie; selten im Kindes-/ Jugendalter
TdT terminale Desoxynucleotidyltransferase

Schema der Hämatopoese und Zuordnung der akuten nicht lymphatischen Leukämien (ANLL) nach der FAB-Klassifikation

[Nach Foon KA, Todd RF (1986) Immunologic classification of leukemia and lymphoma. Blood 68:1–21]

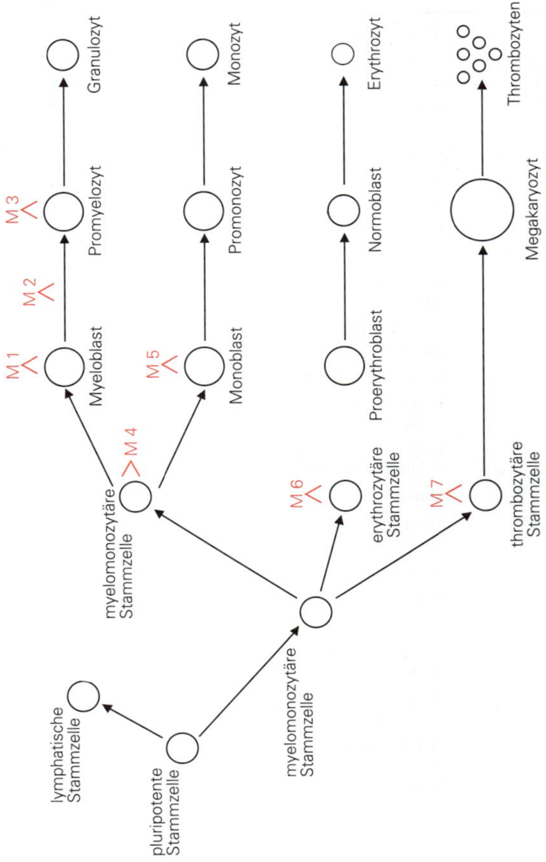

CD-Antigene auf normalen und neoplastischen Leukozyten

(CD cluster of differentiation)

Antigen	Normale Leukozyten	Leukämiezellen
CD 1 +	Thymozyten, Langerhans-Zellen	T-ALL, T-Lymphom
CD 2 +	alle T-Lymphozyten	T-Zell-Leukämien
CD 3 +	reife T-Lymphozyten	T-ALL, T-Lymphom, T-CLL
CD 4 +	Helfer-T-Lymphozyten (+ HIV-Rezeptor)	T-ALL, T-CLL, kutane T-Lymphome (Erw.)
CD 5	alle T-Zellen, einzelne B-Zellen	T-Zell-Leukämien, B-CLL
CD 6	reife T-Zellen, B-Zell-Subtyp	T-ALL, T-CLL, B-CLL
CD 7 +	alle T-Zellen	T-ALL, T-CLL
CD 8 +	Suppressor-T-Zellen, NK-Zell-Subtyp	T-ALL, T-CLL
CD 9 ●	Prä-B-Zellen, Monozyten, Thrombozyten	Non-B-non-T-ALL; B-CLL
CD 10 ●	Prä-B-Zellen, Granulozyten	Non-B-non-T-ALL
CD 11a	LFA 1 (Lymphozyten-funktionsantigen-1-α-Kette)	
CD 11b	Monozyten, Granulozyten, T-Zell-Subtyp, NK-Zellen	ANLL (M4, M5); CML
CD 11c	Monozyten	
CD w12	Monozyten, Granulozyten, Thrombozyten	ANLL (M4, M5)
CD 13	Monozyten, Granulozyten	ANLL (M1); CML
CD 14	Monozyten	ANLL (M4, M5)
CD 15	Granulozyten	ANLL (M4, M5); CML
CD 16	Granulozyten, NK-Zellen (Fc-Rezeptor)	
CD 17	Granulozyten, Monozyten, Thrombozyten	
CD 18	LFA-1-β-Kette (Adhäsionsmolekül auf Leukozyten, s. CD 11a)	
CD 19 ●	spezifisch für Prä-B- und B-Lymphozyten	B-Zell-Leukämien

Antigen	Normale Leukozyten	Leukämiezellen
CD 20 ●	spezifisch für B-Zellen	B-Zell-Leukämien
CD 21 ●	frühe B-Zellen (Epstein-Barr-Virus-Rezeptor) C3d-Komplement-Rezeptor	B-Zell-Leukämien
CD 22	B-Zellen	B-Zell-Leukämien
CD 23	B-Zell-Subtyp	
CD 24	B-Zellen, Granulozyten	Non-B-non-T-ALL
CD 25	Interleukin-2-Rezeptor	HTLV-1-infizierte T-ALL

ALL akute lymphatische Leukämie; CLL chronische lymphatische Leukämie; M1, M4, M5 FAB-Klassifikation

● + Differenzierungsantigene der T-Lymphozyten⁺ und B-Lymphozyten●

Häufige Antigen-Muster der ALL:
I a^+, CD 9^+, CD 10^+, CD 19^+, CD 20^-, Oberflächenimmunglobuline$^-$(SIg^-)
I a^+, CD 9^-, CD 10^+, CD 19^+, CD 20^+, SIg^-

TNM-Klassifikation

[Nach Union internationale contre le cancer, UICC, (1989) TNM-Atlas. Springer, Berlin]

Klinische Kategorien:

T Ausdehnung des Primärtumors

N Fehlen/Existenz/Ausdehnung regionaler Lymphknotenmetastasen

M Fehlen/Existenz von Fernmetastasen

Pathologische Kategorien: pT, pN, pM

C-Faktor (certainty factor): Graduierung der methodischen Diagnosesicherung

C1: Inspektion, Palpation, Endoskopie, Standardröntgenaufnahme

C2: Sonographie, spezielle Röntgenaufnahmen, Röntgentomographie, Computertomographie, Kernspintomographie, Endoskopie, Biopsie, Zytologie

C3: chirurgische Exploration, gezielte Biopsie und Zytologie

C4: Information über Tumorwachstum aus chirurgischer Tumorentfernung und pathohistologischer Untersuchung

C5: Autopsie

Der C-Faktor wird für T, N, M separat angegeben. Beispiel T4 C2, N2 C2, M1 C2.
Den pathologischen Kategorien pT, pN, pM entspricht C4.

TN-Klassifikation – Neuroblastom

TX Primärtumor nicht einzustufen

T0 kein Primärtumor

T1 solitärer Tumor <5 cm (maximaler Durchmesser)

T2 solitärer Tumor 5–10 cm (maximaler Durchmesser)

T3 solitärer Tumor >10 cm (maximaler Durchmesser)

T4 primär multizentrische Tumoren (z. B. Thorax u. Abdomen)

NX regionale Lymphknoten nicht einzustufen

N0 keine regionalen Lymphknotenmetastasen

N1 regionale Lymphknotenmetastasen

Lymphknotenregionen: Zervikalregion (zervikale und supraklavikuläre Lymphknoten (LK)), Thoraxregion (intrathorakale und infraklavikuläre LK), abdominelle und pelvine Region (subdiaphragmale, intraabdominelle und pelvine LK inklusive Knoten der externen Iliakalgefäße), andere Regionen.

Klassifikation (pTN) der Neuroblastome

pTX Primärtumor nicht einzustufen

pT0 kein Primärtumor

pT1 vollständige Tumorexzision, Ränder mikroskopisch tumorfrei

pT2 entfällt

pT3 Resttumor

- pT3a Resttumor mikroskopisch
- pT3b makroskopisch Resttumor und offenkundige unvollständige Exzision
- pT3c chirurgische Exploration, keine Tumorresektion

pT4 multizentrischer Tumor

pNX regionale Lymphknoten nicht einzustufen

pN0 keine regionalen Lymphknotenmetastasen

pN1 regionale Lymphknotenmetastasen

- pN1a vollständig reseziert
- pN1b unvollständig reseziert

TN-Klassifikation des Nephroblastoms (Wilms-Tumor)

TX Primärtumor nicht beurteilbar

T0 kein Primärtumor zu finden

T1 einseitiger Tumor, röntgenologische Fläche $\leq 80\ cm^2$
(Fläche des Tumorschattens = maximale Länge mal maximale Breite inklusive Niere)

T2 einseitiger Tumor $> 80\ cm^2$ (Tumor + Niere)

T3 einseitiger Tumor, vor Behandlung rupturiert

T4 beidseitiger Tumor

NX regionale Lymphknoten nicht beurteilbar

N0 keine regionalen Lymphknotenmetastasen

N1 regionale Lymphknotenmetastasen

pTN-Klassifikation des Nephroblastoms (Wilms-Tumor)

pTx wie TX

pT0 wie T0

pT1 intrarenaler Tumor, vollständige Tumorkapsel, komplett reseziert, histologisch tumorfreies umgebendes Gewebe

pT2 Tumor wächst auch außerhalb der Kapsel oder des Nierenparenchyms (mikroskopisch Tumoradhäsion, Infiltration oder Thrombus in Nierengefäßen, Nierenbecken und/oder Ureter)

pT3 wie pT2, unvollständige Exzision oder Ruptur (prä- oder intraoperativ)

- pT3a Resttumor mikroskopisch auf Tumorbett beschränkt
- pT3b makroskopisch Resttumor, Tumoraussaat, Aszites mit Tumorzellen
- pT3c chirurgische Exploration, keine Resektion

pT4 bilaterale Tumoren

pNX wie NX

pN0 wie N0

pN1 regionale Lymphknotenmetastasen

- pN1a vollständig reseziert
- pN1b unvollständig entfernt

9

TN-Klassifikation der Weichteilsarkome

TX Primärtumor nicht einzustufen

T0 kein Primärtumor offenkundig

T1 Primärtumor auf Ursprungsgewebe oder ein Organ beschränkt

T1a Tumor <5 cm (maximaler Durchmesser)

T1b Tumor >5 cm (maximaler Durchmesser)

T2 Tumor wächst in Nachbarorgan oder -gewebe und/oder maligne Aussaat

T2a <5 cm (maximaler Durchmesser)

T2b >5 cm (maximaler Durchmesser)

NX regionale Lymphknoten nicht einzustufen

N0 keine regionalen Lymphknotenmetastasen

N1 regionale Lymphknotenmetastasen

Abkürzungen der primären Tumorlokalisation: Orbita (ORB), Kopf und Hals (HEA), Thorax + Organe + Zwerchfell + Thoraxwand (THO), Abdomen + Organe + Bauchwand (ABD), Becken + Organe + einschließende Wände (BEL), Extremitäten (LIM), andere (OTH).
Lymphknotenregionen sind: Kopf und Hals (zervikale und supraklavikuläre), abdominelle und pelvine (subdiaphragmale, intraabdominale und ilioinguinale), obere Extremitäten (ipsilaterale epitrochleäre und axilläre), untere Extremitäten (ipsilaterale popliteale und inguinale).
Bei kontralateralem Befall von Lymphknoten liegt eine Fernmetastasierung vor.

pTN-Klassifikation der Weichteilsarkome

pTX wie TX

pT0 wie T0

pT1 wie T1, vollständige Exzision, Geweberänder mikroskopisch tumorfrei

pT2 Tumor wächst über Organ oder Ursprungsgewebe hinaus, vollständige Exzision, Ränder mikroskopisch tumorfrei

pT3 wie pT2, aber unvollständige Exzision

pT3a mikroskopisch Resttumor

pT3b makroskopisch Resttumor oder maligne Infiltration in Nachbarschaft

pT3c chirurgische Exploration, „Weichteilsarkome“, keine Tumorresektion

Kiel-Klassifikation der hochmalignen Lymphome

Kategorie	Zelltyp immunologisch	morphologisch (FAB-Einteilung)
lymphoblastisch		
„convoluted cell type"	T	L1/L2
unklassifiziert	prä-T, prä-B	
Burkitt-Typ	B	L3
immunoblastisch	B, (T)	L3
zentroblastisch	B	

Risikogruppen der B-Zell-Lymphome

Gruppe I	Primär vollständig resezierte Lymphome Stadien I, II-R, III
Gruppe II	Regional begrenzte Lymphome, nicht oder unvollständig reseziert. Kleine Rest-/Tumormasse. Stadien II-R, III
Gruppe III	Lymphome mit großer Tumormasse, disseminiert, nicht resezierbar. Stadien III, IV (auch B-ALL)

9

Stadien des Burkitt-Lymphoms

Stadium	Manifestation
I	ein Tumor im Gesichtsbereich
II	multiple Tumoren im Gesichtsbereich
III	Tumoren im Mediastinum und/oder Abdomen
IV	intrakranieller Tumor

Stadien des Morbus Hodgkin

Stadium	Manifestation
Stadium I	eine Lymphknotenregion
I E	ein extralymphatisches Organ
Stadium II	≥ 2 Lymphknotenregionen ober-/unterhalb des Zwerchfells
II E	eine oder mehrere Lymphknotenregionen auf der gleichen Seite des Zwerchfells und fokal in extralymphatischen Organen
Stadium III	Lymphknotenregionen beiderseits des Zwerchfells
III E	III + fokal in extralymphatischen Organen/Geweben
III S	III + Milz
III ES	III + III E + III S
Stadium IV	disseminiert + nicht lymphatische Organe

Stadien der Non-Hodgkin-Lymphome

Stadium I	Einzelne nodale/extranodale Tumoren ohne lokale Ausbreitung Ausnahme: mediastinale und/oder abdominale und/oder epidurale Lokalisation
Stadium II	Mehrere nodale und/oder extranodale Tumoren auf derselben Seite des Zwerchfells mit/ohne lokale Ausbreitung Ausnahmen: mediastinale, ausgedehnte abdominale und/oder epidurale Lokalisation
Stadium II-R (reseziert)	Abdominaler Tumor makroskopisch entfernt
Stadium II-NR (nicht reseziert)	Abdominaler Tumor makroskopisch unvollständig oder nicht reseziert
Stadium III	Tumoren ober- und unterhalb des Zwerchfells, alle thorakalen (Mediastinum, Pleura, Thymus), alle epiduralen, alle ausgedehnten abdominalen Tumoren
Stadium IV	Gemischter Primärbefall des Knochenmarks, ZNS und/oder Skeletts (multifokal) unabhängig von allen anderen Lokalisationen

Stadien des Neuroblastoms (nach Pediatric Oncology Group)

Stadium	
A	Tumor makroskopisch radikal entfernt, mikroskopisch + Tumorreste Lymphknoten nur im Tumorbereich oder am Tumor haftend. Keine Lebermetastasen bei abdominellen oder pelvinen Tumoren
B	Wie Stadium A Tumor makroskopisch nicht radikal entfernt
C	Wie Stadium A oder B Befall von intrakavitären (Thorax, Abdomen) Lymphknoten, die nicht am Tumor haften
D	Organbefall, der über die intrakavitären Lymphknoten hinausgeht (z. B. Leber, Knochenmark, Haut, extrakavitäre Lymphknoten)

Stadien des Neuroblastoms (nach Evans)

Stadium I	Tumor auf eine Struktur oder ein Organ begrenzt
Stadium II	Tumor ist nicht per continuitatem über die Mittellinie gewachsen. Ipsilaterale, regionale Lymphknoten können befallen sein
Stadium III	Tumorwachstum per continuitatem über die Mittellinie hinaus. Regionale Lymphknoten beiderseits können befallen sein
Stadium IV	Fernmetastasen, z. B. in Knochen, Knochenmark, Lymphknoten und anderen Organen
Stadium IV-S	Wie Stadium I oder II Fernmetastasen in Knochenmark (keine Osteolyse), Leber und/oder Haut

Neuroblastom

Ausscheidungsmuster der Katecholamine im 24-h-Harn
[Nach Gutjahr P (1987) Krebs bei Kindern und Jugendlichen. 2. Aufl. Deutscher Ärzte-Verlag, Köln]

Katecholamine	Neuroblastom	Phäochromozytom
Adrenalin	normal	+++
Metanephrin	normal	+++
Noradrenalin	+	+++
Normetanephrin	++	+++
3,4-Dihydroxy-Mandelsäure	++	++
3-Methoxy-4-hydroxy-Phenylglykol	+++	+++
Vanillinmandelsäure	+++	+++
Dopamin	+++	normal
3-Methoxytyramin	+++	normal
3,4-Dihydroxyphenyl-Essigsäure	+++	normal
Homovanillinsäure	++	normal
Dopa	+/++	normal
3-Methoxytyrosin	+/++	normal

+++ meist und/oder stark erhöht;
++ oft und/oder mäßig erhöht;
+ gelegentlich und/oder leicht erhöht

Stadieneinteilung des Wilms-Tumors (Nephroblastom)

Stadium I	Tumor auf Niere begrenzt
Stadium II	Tumor an der Nierenkapsel durchwachsen, regionale Lymphknoten frei oder infiltriert
Stadium III	Tumorausdehnung über die hilären Lymphknoten hinaus, Tumoreinbruch in die V. cava inferior. Alle biopsierten Tumoren
Stadium IV	Metastasen in Lungen, Leber, Knochen oder anderen Organen
Stadium V	Tumorwachstum in beiden Nieren

Postoperative Stadien des Wilms-Tumors

Stadium I	Nierenkapsel nicht infiltriert und penetriert
Stadium II	Tumor auf Nierenlager beschränkt, vollständig exzidiert
Stadium III	Tumorreste und/oder lokale Metastasen nicht exzidiert Biopsie oder Ruptur des Tumors unter der Operation
Stadium IV	Fernmetastasen
Stadium V	Doppelseitiger Tumor

Stadien der Ovarialtumoren (intraoperative Einteilung)

Stadium I	Tumor auf die Ovarien beschränkt
Stadium II	Tumorausdehnung in das kleine Becken
Stadium III	Tumorinvasion in Dünndarm und Omentum Intraperitoneale Metastasen oder retroperitoneale Lymphknotenmetastasen
Stadium IV	Befall anderer Organe einschließlich Leber

Pathologisch-anatomische Stadien der Hodentumoren

Stadium I	Tumor auf Hoden beschränkt
Stadium IIA	Einzelne retroperitoneale Metastasen bis zu 2 cm Durchmesser
Stadium IIB	Solitäre Metastase bis zu 5 cm Durchmesser oder mehrere retroperitoneale Metastasen
Stadium IIC	Retroperitoneale Metastasen nur partiell entfernt und/oder große tastbare abdominale Tumoren
Stadium III	Generalisierte Metastasierung

Revidierte WHO-Klassifikation der Hirntumoren im Kindesalter

[Pediatric brain tumor workshop. Cancer 56:1869–1886 (1985)]

Tumoren	Merkmale
I. Tumoren des neuroepithelialen Gewebes	
A Gliatumoren	
1. astrozytäre Tumoren	
a Astrozytom:	Subtypen: fibrilläres, protoplasmatisches, pilozytisches, gemischtzytisches, xanthomatöses. Zystisch/solide. Infratentoriell meist im Zerebellum, supratentoriell: Dienzephalon, N. opticus. Prognose bei zerebellären gut.
b anaplastisches Astrozytom:	Zellgehalt ↑, Zellen variabel pleomorph, Mitosen variabel
c subependymaler Riesenzelltumor:	periventrikuläre Tubera bei tuberöser Sklerose
d gigantozelluläres Gliom:	bizarre, große Astrozyten
2. Tumoren der Oligodendroglia	
a Oligodendrogliom:	gut differenziert, makroskopisch schlecht abgrenzbar, Verkalkungen
b anaplastisches Oligodendrogliom:	Zelldichte ↑, Nekrosen, Gefäßproliferation, Mitosen
3. ependymale Tumoren	
a Ependymom:	wächst in der Nähe des Ependyms (inneres Ventrikelsystem, Zentralkanal des RM), Vaskularisation ↑, perivaskuläre Pseudorosettenbildung. Dysplastisches Knorpel- oder Knochengewebe. GFAP +
b anaplastisches Ependymom:	Anaplasie: Kern-Plasma-Relation ↑, Kernatypie, Zahl der Nukleolen ↑, Mitosen ↑.
c myxopapilläres Ependymom:	Ausgang stets vom Conus medullaris oder Filum terminale

4. Tumoren des Plexus chorioideus	
a Plexuspapillom:	wächst intraventrikulär, trotz reifer Gewebsstruktur Absiedelung im ZNS
b anaplastisches Plexuspapillom:	ausgehend vom Plexuspapillom (4.a) oder de novo als Karzinom in jedem Ventrikel, meist in einem Seitenventrikel
5. Gemischte Gliome:	2 oder 3 Gliaarten, wachsen im Zerebrum
a Oligoastrozytom:	Bezeichnung nach den dominierenden Komponenten. Wenn eine Komponente anaplastisch, wird das Adjektiv „anaplastisch" genannt
b Ependymoastrozytom:	Pseudorosetten, GAFP +, Astrozyten
c Oligoastroependymom:	alle 3 Gliaarten vorhanden
d Oligoependymom	
e Subependymom – subependymales Astrozytom:	reife Zellen, Tumorknoten um den 4. Ventrikel lokalisiert, schlechte Prognose
f Gliofibrom:	Astrozyten + Fibroblasten, seltener Tumor
6. Glioblastome	
a Glioblastoma multiforme:	anaplastischer Tumor, perinekrotische Pseudopalisaden
b Riesenzellglioblastom:	wie 6.a + meist mehrkernige größere Zellen
c Glioblastom mit sarkomatöser Komponente:	Glioblastom + Fibrosarkom
7. Gliomatosis cerebri:	Gliazellen jeder Herkunft, diffus oder knotig angeordnet (Glioblastom)

B Neuronale Tumoren

1. Gangliozytom:	wächst in einer Hemisphäre, zerebrale Anfälle als 1. Symptom, Zystenbildung, fast ausschließlich Ganglienzellen, z. T. mehrkernig
2. anaplastisches Gangliozytom:	
3. Gangliogliom:	Ganglienzellen + Astrozytomzellen, wachsen langsam, Zystenbildung
4. anaplastisches Gangliogliom:	Anaplasie betrifft die Glia (ähnlich dem Glioblastoma multiforme)

C „Primitive" neuroektodermale Tumoren (PNET):

Herkunft der Zellen unklar (Neuralplatte ? frühe Kleinhirnanlage ?, späte Transformation ?). Daher deskriptive Klassifikation. Sie metastasieren in den Liquorräumen und seltener extrakraniell sowie spinal

1. „Primitiver" neuroektodermaler Tumor (nicht weiter spezifiziert):	Kleine, runde Kerne, schmaler Plasmaraum, meist 1 chromatinreicher Nukleolus. Größere Zellen mit rundem oder ovalem Kern. Lokalisation: Kleinhirnwurm, Gl. pinealis oder andernorts
2. PNET mit	kaum differenzierte neuroepitheliale Zellen + eines der Merkmale unter a–f
a Astrozyten	eingestreute Zellnester aus Astroglia, GFAP +
b Oligodendroglia	neoplastische Oligodendrozyten: lokale Zellvermehrung. GFAP –. Selten Anaplasie
c Ependymzellen	(alte Bezeichnung Ependymoblastom) Rosettenbildung
d Nervenzellen	variabler Anteil an reifen und unreifen Ganglienzellen
e anderen Zellen (Mesenchym, Melanozyten)	seltene Tumoren, neoplastische Zeichen nur elektronenoptisch erkennbar
f gemischten Zellformen	Zellen unter 2.a–e
3. Medulloepitheliom:	pleomorpher, „embryonaler" Tumor, wächst meist in zerebralen Hemisphären, subarachnoidale Metastasierung
a Medulloepitheliom, nicht weiter spezifiziert:	Strukturen wie Neuralrohr, Mitosen ↑

b Medulloepitheliom mit
1. Astrozyten
2. Oligodendrozyten
3. Ependymzellen
4. Ganglienzellen
5. anderen Zellen (Mesenchym, Melanozyten)
6. Zellen 3.b 1.–5.

D Pinealzellentumor:	zu unterscheiden von anderen Tumoren (I A–C), die in der Gl. pinealis wachsen können. 2 Formen: teratomähnliche Keimzelltumoren. Parenchymtumoren aus der neuroepithelialen Anlage der Gl. pinealis (Pineoblastome, Pineozytome)
1. Pineoblastom:	Struktur wie PNET. Differenzierung in Richtung eines Retinoblastoms möglich. Metastasierung möglich
2. Pineozytom	
a Pineozytom, nicht weiter spezifiziert:	kleine und große Zellen, lobuläre Strukturen wie in Gl. pinealis
b Pineozytom mit Ganglienzellen	
c Pineozytom mit Astrozyten:	neoplastische Astrozyten

II. Tumoren der Hirnhäute und zugehörigen Gewebe

A Meningiome:	an Dura, Nervenscheiden
1. Meningiom, nicht weiter spezifiziert:	Mitosen selten. Subtypen: synzytial (meningotheliomatös), fibroblastisch, angiomatös, zystisch, psammomatös. Verkalkungen
2. Papilläres Meningiom:	histologisch nicht maligne, dennoch oft Rezidive und Metastasierung
3. Anaplastisches Meningiom:	dringt in Hirngewebe ein
B Sarkomatöse Tumoren der Meningen	
1. Meningeales Sarkom, nicht weiter spezifiziert:	diffuses Wachstum im Subarachnoidalraum
2. Rhabdomyosarkom:	(oder Leiomyosarkom), hintere Schädelgrube
3. Mesenchymales Chondrosarkom:	bevorzugt in der vorderen Schädelgrube, Rezidive, Invasion in Zerebrum
4. Fibrosarkom:	Anaplasie, spindelförmige Zellen
5. Andere Sarkome:	Xanthosarkom, Fibroxanthosarkom

C Primäre Melanozytentumoren

1. Malignes Melanom: fokal oder diffus, intrakranial oder intraspinal
2. Melanomatose: Hamartom: Nester von Melanozyten
3. Melanozytische Tumoren: pigmentiertes Meningiom oder melanozytisches Schwannom oder melanozytisches Neurofibrom. Lokalisation meist Spinalkanal

III. Tumoren der Nervenscheiden

A Neurilemmom: (Schwannom, Neurinom) Tumorkapsel; manchmal zystisch, Schwann-Zellen bilden Palisaden. Nervenfasern nicht im, sondern am Tumor

B Anaplastisches Neurilemmom: Mitosen ↑

C Neurofibrom Schwann-Zellen + Fibroblasten; Komponente des Morbus Recklinghausen

D Anaplastisches Neurofibrom: Neurofibrosarkom. Manchmal Komplikation des Morbus Recklinghausen

IV. Primäre maligne Lymphome

V. Tumoren des Gefäßgewebes

A Hämangioblastom: selten Anaplasie. Kann im Rahmen der Hippel-Lindau-Angiomatose auftreten

B Hämangioperizytom: aggressives Wachstum, Mitosen ↑; Retikulumfasern

C Neoplastische Angioendotheliose (Angiosarkom): Gefäßbildung < Zelldichte. Entsteht auch in anderen Organen

VI. Keimzelltumoren

Ursprung in der neuroaxialen Mitte

A Germinom: große, runde Zellen mit 1–2 eosinophilen Nukleoli wie im testikulären Seminom oder Dysgerminom des Ovars. Reichlich Lymphozyten im Stroma, einzelne mehrkernige Riesenzellen

B Embryonales Karzinom	
C Choriokarzinom:	sehr maligne, Zellen wie Synzytiotrophoblasten
D Endodermaler Sinustumor	α_1-Fetoprotein +
E Teratome	
1. Unreifes Teratom:	maligner Tumor
2. Reifes Teratom:	Gewebeabkömmlinge von 2 oder 3 Keimblättern
3. Teratokarzinom:	Teratom mit anaplastischen Epithelnestern
F Gemischte Keimzelltumoren	

VII. Mißbildungstumoren

A Kraniopharyngiom:	Wachstum: → Hypothalamus oder 3. Ventrikel
B Zyste der Rathke-Tasche:	intrasellär
C Epidermoidzyste	
D Dermoidzyste	
E Kolloidzyste:	wächst im 3. Ventrikel nahe dem Foramen Monroi
F Enterogene/bronchogene Zyste	
G Andere Zysten:	u. a. Arachnoidalzyste
H Lipom:	Wachstum im Interhemisphärenspalt, Vierhügelplatte, hypothalamisch, um Cauda equina (+ Dysrhaphie)
I Granularzelltumor:	Hypophysenhinterlappen
J Hamartome	
1. Neuronales Hamartom:	meist in der Nähe des Hypothalamus
2. Gliales Hamartom:	Nähe des Infundibulum und Tractus opticus
3. Neuronogliales Harmatom:	Glia + Ganglienzellen in abnormer Komposition
4. Meningoangioneurinomatosis:	neuroektodermale Dysplasie mit Arachnoidal- und Schwann-Zellen

VIII. Neuroendokrine Tumoren

A Hypophysäre Tumoren

1. Hypophysenadenome:	weitere Klassifizierung nach der Hormonproduktion
2. Adenokarzinom der Hypophyse:	Hypophysenvorderlappen

B Paragangliom: Wachstumsrichtung nach intraspinal und intrakranial, selten primäres Wachstum intrakranial

IX. Lokalverdrängend oder infiltrierend wachsende Tumoren aus der Nähe des zentralen oder peripheren Nervensystems

X. Metastasierende Tumoren: → ZNS

XI. Nicht klassifizierte Tumoren

Anmerkung: Zuordnung der Tumoren meist nur durch Elektronenmikroskopie möglich. GFAP glial fibrillary acidic protein (Nachweis durch Antikörpermarkierung); NFP Neurofilamentprotein (in Ganglienzellen).

Stadien der zerebellären Medulloblastome

[Nach Harisiadis L, Chang Ch (1977) Medulloblastoma in children: a correlation of staging with results of treatment. Int J Radiat Oncol Biol Phys 9:833–842]

Stadium

T1	Tumor < 3 cm ∅, auf die Vermis-Region, das Dach des 4. Ventrikels oder eine Kleinhirnhemisphäre begrenzt
T2	Tumor > 3 cm ∅, wächst in eine angrenzende Struktur oder füllt den 4. Ventrikel teilweise aus
T3 A	Tumor dringt in 2 angrenzende Strukturen, füllt 4. Ventrikel vollständig aus, bricht in Aquädukt, Foramen Magendi oder Foramina Luschkae ein. Hydrocephalus occlusus
T3 B	Tumor wächst vom Boden des 4. Ventrikels oder Hirnstamm aus und füllt den 4. Ventrikel aus
T4	Tumor dringt durch den Aquädukt in 3. Ventrikel oder Mittelhirn vor oder wächst zum Halsmark abwärts
M0	Makroskopisch keine Metastasierung in den Subarachnoidalraum oder hämatogene Streuung
M1	Mikroskopisch Tumorzellen im Liquor
M2	Knotige Aussaat in das Ventrikelsystem oder den Subarachnoidalraum
M3	Knotige Metastasierung in den spinalen Subarachnoidalraum
M4	Extraspinale Metastasierung

MAPS-Klassifikation primitiver neuroektodermaler Tumoren (PNET, Medulloblastome) der hinteren Schädelgrube

[Nach Laurent JP, Chang CH, Cohen ME (1985) A classification system for primitive neuroectodermal tumors (medulloblastoma) of the posterior fossa. Cancer 56:1807–1809]

Stadium:	M (metastasis) – A (age) – P (pathology) – S (surgery)
M0	Keine Metastasierung
M1	Tumorzellen in Hirnhäuten oder Liquor
M2	Knotige Metastasierung supratentoriell (CT)
M3	Spinale Metastasen (Myelogramm)
M4	Kombinierte Metastasierung in 2 Kompartimenten: supra- und/oder infratentoriell und/oder spinal
M5	Extraspinale Metastasierung
A1	< 3 Jahre
A2	> 3 Jahre
P1	Mikroskopisch: Tumor typisch, benigne. Gut differenzierte Tumorzellen
P2	Mikroskopisch: maligner, anaplastischer Tumor. Vielgestaltige Zellinien
S0	Kein Tumorrest
S1	Tumorrest < 1,5 cm (größter Durchmesser)
S2	Tumorrest > 1,5 cm ∅
S3	Resttumor (jede Größe) ist in Medulla, Pons, Mes- oder Dienzephalon eingewachsen
S4	Resttumor (jede Größe) wächst in mehr als einem Kompartiment (supra-, infratentoriell, spinal)

Bewertung:	Stadium	Score-Wert
	M0	0
	M1–M5	1
	A1	0
	A2	1
	P1	0
	P2	1
	S0	0
	S1–S4	1

3 und 4: extrem ungünstige Prognose

Tumoren als Komplikation von Krankheiten und Syndromen

[z. T. nach Leiber B (1981) Die klinischen Syndrome, 6. Aufl. Urban-Schwarzenberg, München]

Krankheit Syndrom (S)	Merkmale	Tumor-lokalisation	Manifestation K Kindes-/Jugendalter E Erwachsenenalter	Anmerkungen, weitere Tumoren
Karzinome				
Familiäre Disposition	–	typische geschlechtsspezifisches Manifestationsorte	E	
Dermatomysitis			E	z. T. auch Sarkome
Werner-S.	Progerie		E	
EMG-Syndrom	Exomphalus, Makroglossie, Gigantismus	Nebennieren	K	+ Wilms-Tumor
Colitis ulcerosa		Kolon	E	
Cowden S.	multiple Hamartome, Vogelgesicht	Mamma, Schilddrüse	E	
Crohn-Kolitis		Dünn- und Dickdarm	E	+ abdominelle Lymphome
Gardner-S.	Polyposis	Kolon, Nebenniere, Schilddrüse	E	+ multiple Osteome und Fibrome
MMN-S.	Schleimhautneurofibrome, endokrine Adenome	Schilddrüse, Mamma	E (?)	+ Phäochromozytom
Oldfield-S.	familiäre Kolonpolypose, Talgdrüsenzysten	Kolon	E	auch Chondrosarkom
Pendred-S.	Hypothyreose, Innenohrtaubheit	Schilddrüse	E (?)	sehr selten
Peutz-Jeghers-S.	Schleimhautpigmentierung, Dünndarmpolypose	Magen-Dünndarm	E	
Polyposis coli	familiäre Häufung	Kolon	E	
Sipple-S.		Schilddrüse	E	+ Phäochromozytom
Turcot-S.	familiäre Polypose	Kolon – Rektum	E	+ Gliome nach der Pubertät
Ullrich-Turner-S.	X0/0Y Mosaik	Genitale	E	+ Gonadenblastom

Krankheit Syndrom (S)	Merkmale	Tumor-lokalisation	Manifestation K Kindes-/Jugendalter E Erwachsenenalter	Anmerkungen, weitere Tumoren
Sarkome				
Blue-rubber-Nävus	multiple kutane und viszerale Hämangiome	Fibrosarkom	K	+ Medulloblastom
Multiple Exostosen	Phakomatosen	Chondrosarkom Angioleiosarkome (Niere)	E K	auch Retinoblastom
Recklinghausen-Krankheit	Neurofibromatose	Fibrosarkome	K?, E	+ Gliome
Ollier-S.	Enchondromatose (halbseitig)	Chondrosarkom der Röhrenknochen	E	
Leukämien/Lymphome				
Bloom-S.	Kleinwuchs, Hypogonadismus, Immundefizienz	lymphatische Malignome	E	
Down-S.	Trisomie 21	akute Leukämie	K	
Fanconi-Anämie	Minderwuchs, Parozytopenie	Leukämien	K,E	auch Hepatoblastom
Klinefelter-S.	Hypogonadismus	akute lymphatische Leukämie	K, E	auch Teratome, Dysgerminome
Louis-Barr-S.	Ataxie teleangiectatica	Leukämie, Lymphosarkom	K,E	Mammakarzinome
Poland-S.	Aplasie des M. pectoralis, Syndaktylie	akute lymphatische Leukämie	?	
Wiskott-Aldrich-S.	Immundefekt, Ekzem, Thrombozytopenie	AML, Hodgkin-, Non-Hodgkin-Lymphome	K,E	auch Gliome, Sarkome
Wilms-Tumor				
Beckwith-Wiedemann-S.	EMG-S.	Nephroblastom	K	+ NNR-Karzinom, Hepatoblastom
Miller-S.	Aniridie	Nephroblastom	K	
Sotos-S.	zerebraler Gigantismus	Nephroblastom	K	Hepatokarzinom

Krankheit Syndrom (S)	Merkmale	Tumor-lokalisation	Manife-station K Kindes-/Jugend-alter E Erwach-senenalter	Anmerkungen, weitere Tumoren
Andere Tumoren				
13q-S.	Mikrozephalie, Daumenaplasie	Retinoblastom	K	
Deletion (D) 14-S.	Amaurose	Retinoblastom	K	
Neurokutane Melanose		Haut: malignes Melanom	K	
Xeroderma pigmentosum	Minderwuchs, Oligophrenie Xeroderma	malignes Melanom	K?, E	auch Basaliome, Spinaliome

Stadien der Retinoblastome

[Nach Reese AB (1976) Tumors of the eye. Harper u. Row, Hagerstown]

Stadium	Tumorwachstum
I	Tumor solitär oder multipel am oder hinter Äquator des Bulbus. Größe < 4 Papillendurchmesser
II	Tumor solitär oder multipel am oder hinter dem Äquator. Größe 4–10 Papillendurchmesser
III	Tumor vor dem Äquator (vom Betrachter aus gesehen) oder solitärer Tumor > 10 Papillendurchmesser
IV	multiple Tumoren, z. T. > 10 Papillendurchmesser, alle rostral der Ora serrata
V	Tumoren nehmen > 50 % der Retina ein

Wirkorte der Zytostatika

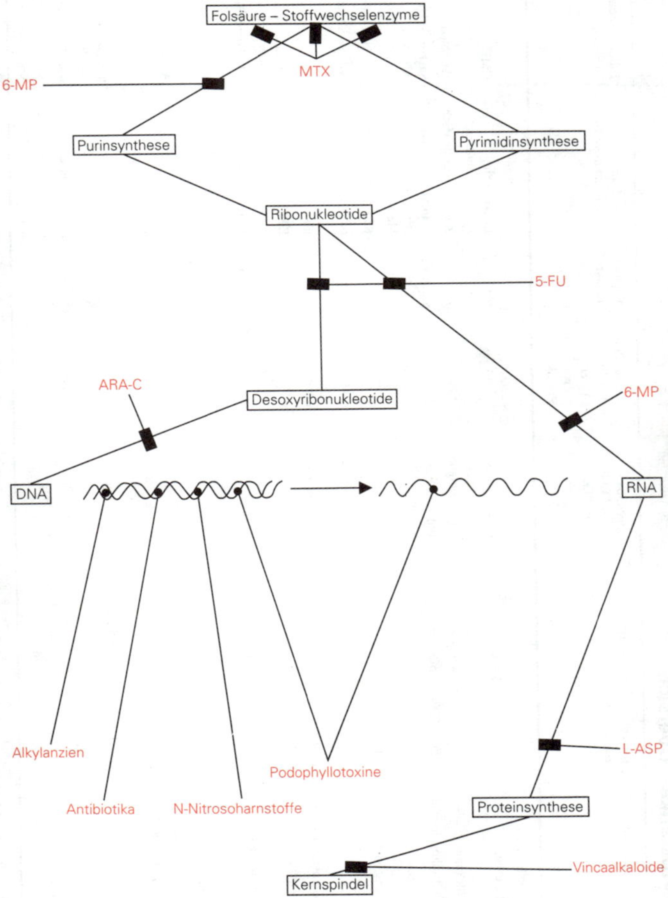

Zytostatika – Übersicht

Zytostatikum	Kurzbezeichnung	Handelsname	Tagesdosis mg/m² KOF E/m² KOF	Anwendung d täglich i Intervalle n Prot nach Protokoll	Applikationsart	Bedeutsame Nebenwirkungen	Indikationen (Auswahl)
Alkylanzien							
Busulfan	BUS	Myleran	4 mg Anfangsdosis	n Prot d,i	p.o.	Leukopenie, Hyperpigmentation	CML
Chlorambucil	CLB	Leukeran	0,1–0,2 mg/kg	d 3–14	p.o.	KM ↓, neurotoxisch	HL, NHL
Cyclophosphamid	CYC, CTX	Endoxan	100–200 mg, bei Intervalltherapie höher	d, i	p.o./i.v.	Leukopenie, Zystitis (Prophylaxe mit Mesna)	Sarkome, HL, NHL NB, ALL
Dacarbazin	DTIC	D.T.I.C., Detimedac	100–250 mg	d, i	i.v.	KM ↓, hepatotoxisch	NB, Sarkome
Ifosfamid	IFO	Holoxan	200–3000 mg	n Prot, d,i	i.v.	KM ↓, Zystitis	NB, Sarkome, HL, NHL, ALL
Lomustin (CCNU)	CCNU	Cecenu	100–150 mg	n Prot	p.o.	KM ↓, hepatisch	PNET, Ependymom
Melphalan	L-PAM	Alkeran	4–20 mg oral, 10–35 i.v.	n Prot	p.o./i.v.	KM ↓, neurotoxisch	Osteosarkom, Hodentumoren
Procarbazin	PCA	Natulan	100 mg	d	p.o.	KM ↓, hypererge Reaktion	HL, Hirntumoren
Antibiotika							
Actinomycin A	ACM	Aclaplastin	10–25 mg	d 3–6	i.v.	KM ↓	AML
Actinomycin D	ACD	Lyovac-Cosmegen	0,4 mg	n Prot, i	i.v.	KM ↓	Np, Rb, Hodenkarzinom
Bleomycin	BLEO	Bleomycinum	10–15 mg	d, i	i.v., i.m., s.c.	Lungenfibrose	maligne Keimzelltumoren
Daunorubicin	DNR	Daunoblastin	30–40 mg	n Prot	i.v.	kardiotoxisch	wie Doxorubicin
Doxorubicin		Adriblastin	20–60 mg	i	i.v.	KM ↓, kardiotoxisch	ALL, AML, NB, Np, Sarkome

Antimetabolite							
Cytarabin	ARA-C	Alexan	75–200 mg Standardtherapie, 3000 mg high dose 30 mg intrathekal	n Prot	i.v.	KM ↓ hepatotoxisch neurotoxisch	ALL, AML, NHL
Fluorouracil	5-FU	Fluroblastin	500 mg	d	i.v.	KM ↓	Karzinome
Mercaptopurin	6-MP	Puri-Nethol	50–75 mg	d	p.o.	KM ↓, hepatotoxisch	ALL, CLL, ANLL, NHL
Methotrexat	MTX	Methotrexat	20 mg, 500 mg, 8000–12 000 mg (high dose)	d, n Prot	p.o., i.v.,	KM ↓, Lungenfibrose, Antidot: Leucovorin	ALL, ANLL, NHL, Osteosarkom, Hirntumoren
Alkaloide							
Etoposid	VP-16	Vepesid	60–150 mg	d, i	i.v.	KM ↓, neurotoxisch	
Teniposid	VM-26	VM 26	30–250 mg	d, i	i.v.	KM ↓, hypererge Reaktionen	ALL, NHL, NB, Hirntumoren
Vinblastin	VLB	Velbe	3–6 mg	i, n Prot	i.v.	KM ↓, neurotoxisch	HL, Histiozytose
Vincristin	VCR	Vincristin	1–2 mg	i	i.v.	wie Vinblastin	ALL, ANLL, NB, HL, Sarkome
Vindesin	VSD	Eldisine	2–4 mg	i	i.v.	wie VCR	ALL, HL, NHL, Histiozytose
Sonstige							
Asparaginase	L-ASP	Asparaginase	5000 E	i	i.v.	hypererge Reaktion	ALL, NHL
Cisplatin	CIS-Pt	Cisplatin, Platinex	50–100 mg	i	i.v.	KM ↓, nephrotoxisch, neuro- und ototoxisch	Sarkome
Mitoxantron	MXN	Novantron	12–16 mg	i	i.v.	KM ↓, kardiotoxisch	ALL, ANLL, NHL

HL Morbus Hodgkin, NHL Non-Hodgkin-Lymphom, NB Neuroblastom, Np Nephroblastom, Rb Rhabdomyosarkom, KM ↓ Myelopoese deprimiert

Definitionen:

Begriff	Synonym	Bedeutung
Gestationsalter	gestational age	Alter ab 1. Tag der letzten Regelblutung in Schwangerschaftswochen (SSW)
Konzeptionsalter		Gestationsalter – 2 Wochen (Näherungswert)
reifes Neugeborenes	term infant	38–41 $^{6}/_{7}$ SSW
Frühgeborenes	unreifes Neugeborenes	Gestationsalter ≦ 37 $^{6}/_{7}$ SSW
übertragenes Neugeborenes	postterm infant postmatures Neugeborenes	42 SSW
eutrophes Neugeborenes (reif, unreif)	appropriate for gestational age (AGA)	Geburtsgewicht zwischen 10. und 90. Perzentile
large for date baby	large for gestational age (LBW)	Neugeborenes (reif, unreif) mit Geburtsgewicht > 90. Perzentile
makrosomes Neugeborenes		Geburtsgewicht ≧ 4500 g
untergewichtiges Neugeborenes	low birth weight infant (LBW)	Geburtsgewicht ≦ 2500 g
sehr untergewichtiges Neugeborenes	very low birth weight infant (VLBW)	Geburtsgewicht ≦ 1500 g
extrem untergewichtiges (+ unreifes) Neugeborenes	extremely low birth weight infant (ELBW)	Geburtsgewicht ≦ 1000 g (< 28 SSW)
dystrophes Neugeborenes	Mangelgeborenes small for date baby light for date baby small for gestational age (SGA)	Neugeborenes (reif, unreif) mit Geburtsgewicht < 10. Perzentile

Apgar-Index

[Nach Apgar V (1953) A proposal for a new method of evaluation of the newborn infant. Anesth Analg 32:260]

Prüfkriterien	Index-Punkte 0	1	2
Hautfarbe **A**ussehen	Weiß bis dunkelblau	Zyanotisch, Extremitäten blau – Stamm rosig	Rosig
Herzfrequenz/min **P**uls	0	< 100	100–140
Reflexerregbarkeit (Reiz in Nase/Mund, z. B. beim Absaugen) **G**rimassieren	Fehlt	Mäßig (nur Verziehen des Gesichts)	Gut (Grimassieren/ Niesen/ Husten)
Muskeltonus **A**ktivität	Schlaff, keine Motorik	Mäßig (geringe Extremitätenbeugung)	Gute Spontanmotorik
Respiration	Apnoe	Unregelmäßig, flach, langsam	Kräftiges Schreien

Anmerkung: Reihung der Kriterien zu **APGAR** als Erinnerungshilfe; die Autorin heißt Virginia Apgar.

Schema der Reifekriterien

[Nach Ballard JL, Novak K, Driver M (1979) A simplified score for assessment of fetal maturation of newly born infants. J Pediatr 95:769–774]

Äußere Reifezeichen

Punkte	0	1	2	3	4	5
Haut	Rot, transparent	Glatt rosig, Venenzeichnung	Oberflächliche Schuppung + Rötung, wenige Venen sichtbar	Blasse, rissige Regionen, Venenzeichnung rar	Pigmentiert, tief rissig, keine Venenzeichnung	Lederartig, runzlig, rissig
Lanugo (Schulter)	Keine	Reichlich	Spärlich	Freie Areale	Fast keine	
Fußsohlenfurchen (gestreckter Fuß)	Keine	Dünne rote Linien	Nur vordere Transversalfurche	Furchen in distalen 2/3 der Fußsohle	Furchen in der ganzen Sohle	
Brustwarze	kaum erkennbar	keine Warze, nur flache Areola	Warzendurchmesser 1–2 mm, Areolapunkt	Warze 3–4 mm, Areola erhaben	Warze > 5 mm, Areola vollständig ausgebildet	
Ohr	Muschel flach, bleibt gefaltet	Muschelrand leicht eingerollt, weich, reformiert sich langsam	Gut eingerollter Muschelrand, weich, schnelle Reformierung	Muschel fest, reformiert sich sofort	Muschel steif, Knorpel fest	
Weibliches Genitale	Klitoris + Labia minora promiment		Labia minora et majora gleich	Labia majora breiter als minora	Labia majora überdecken Klitoris und minora vollständig	
Männliches Genitale	Skrotum nicht gefältet, leer		Testes deszendierend, geringe Fältelung	Testes unten im Skrotum, gute Fältelung	Testes im Skrotum beweglich, tiefe Fältelung	

Neuromuskuläre Reife

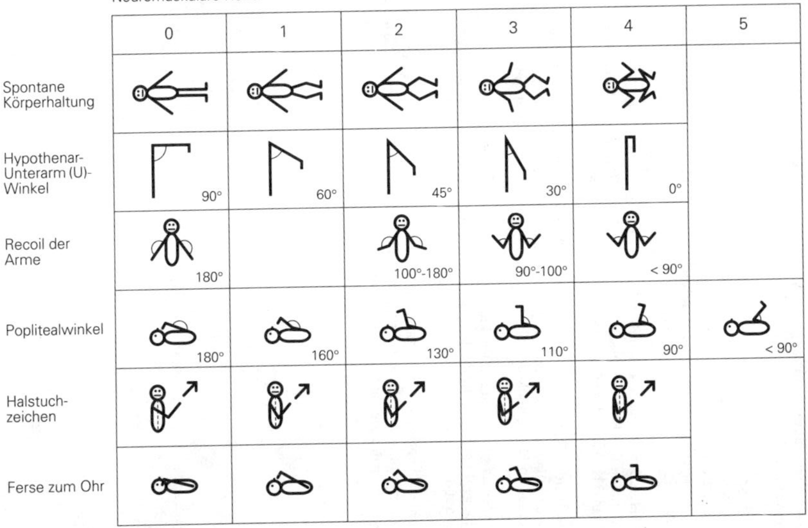

Bewertung (S. 406)

Punkte	5	10	15	20	25	30	35	40	45	50
Gestationsalter (SSW)	26	28	30	32	34	36	38	40	42	44

10

Prüfung der neuromuskulären Reifezeichen (nach Lilly u. Victor Dubowitz) (keine Gewaltanwendung):

Hypothenar-Unterarm-Winkel (square window): Arm des Kindes 90° im Ellenbogengelenk beugen. Oberarm liegt auf der Bettunterlage. Untersucher beugt Hand gegen Unterarm bis zum natürlichen Widerstand. Untersucherzeigefinger (-daumen) am distalen Unterarm und Daumen (Zeigefinger) auf Handrücken über Fingergrundgelenken. Winkel schätzen von ulnar

Recoil (Zurückschnellen) der Arme: Kind in Rückenlage (supine position), Unterarme ca. 5 s beugen, dann an den Händen fassen und voll strecken. Hände plötzlich loslassen. Schätzung des Winkels, bis zu dem die Unterarme zurückschnellen

Poplitealwinkel: Kind in Rückenlage. Untersucher faßt das Kniegelenk seitlich mit Daumen und Zeigefinger, legt den Zeigefinger der anderen Hand an die Achillessehne. Beugung des Beines im Hüftgelenk und Streckung im Kniegelenk mit sanftem Druck

Halstuchzeichen (scarf sign): Kind in Rückenlage, Hand fassen und den Arm vor dem Hals und über die gegenseitige Schulter bewegen. Beurteile, wie weit das Ellenbogengelenk, bezogen auf die Körpermittellinie, bewegt werden kann

Ferse zum Ohr (heel to ear): Kind in Rückenlage. Untersucher stützt Rumpf gegen passive seitliche Rollbewegung. Vorfuß mit der anderen Hand fassen und bis zum natürlichen Widerstand in Richtung des gleichseitigen Ohres ziehen

Bestimmung des Gestationsalters nach äußeren Merkmalen

[Nach Finnström 0 (1977) Studies on maturity in newborn infants, IV. Acta Paediatr Scand 66:601–604]

Merkmal	Bewertungspunkte			
	1	2	3	4
Hauttransparenz	Zahlreiche Venen, Verzweigungen und kleine Venen erkennbar, besonders über Abdomen	Venen + Verzweigungen	Wenige große Venen in der Abdominalhaut	Wenige große Gefäße undeutlich über dem Abdomen oder keine mehr erkennbar
Brustdrüsendurchmesser	< 5 mm	5–10 mm	> 10 mm	
Brustwarzenbildung	Mamille kaum erkennbar, kein Warzenhof (Areola)	Mamille gut erkennbar, Areola vorhanden, nicht prominent	Mamille gut erkennbar, Rand der Areola prominent	
Kopfhaar	Zart, wollen, flaumig, einzelne Strähnen kaum zu unterscheiden	Kräftig, seidig, Einzelhaar erkennbar		
Ohrknorpel (Palpation)	Im Antitragus nicht tastbar	Im Antitragus palpabel	Im Anthelix vorhanden	Im dorsokranialen Teil der Anthelix palpabel
Fingernägel	Fingerkuppen nicht erreicht	Fingerkuppen erreicht	Fingerkuppen erreicht oder überragend, distale Ränder fest ausgebildet	
Plantare Hautfurchung (nur konstante Furchen)	Keine	Nur distale Querfurchen	Einige Furchen in distalen ⅔ der Fußsohle	Furchen in gesamter Fußsohle

Berechnung:

Gesamtpunktzahl:

7	8	9	10	11	12	13	14	15	16	17	18	19	20	21	22	23
27 +2	28 +2	29 +1	30 +1	31	32	32 +6	33 +6	34 +5	35 +5	36 +4	37 +4	38 +3	39 +3	40 +2	41 +2	42 +2

Schwangerschaftsdauer (Wochen + Tage)

Intrauterines Wachstum von Körperlänge und -gewicht

[Nach Lubchenco LO, Hansman Ch, Dressler M, Boyd E (1963) Intrauterine growth as estimated from liveborn birth-weight data of 24 to 42 weeks of gestation. Pediatrics 32: 793–800]

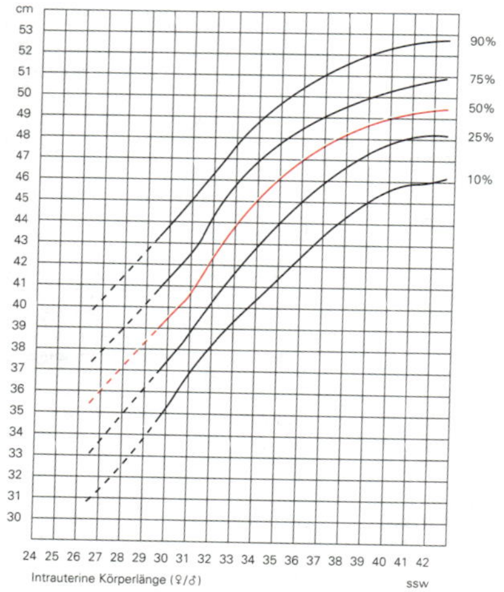

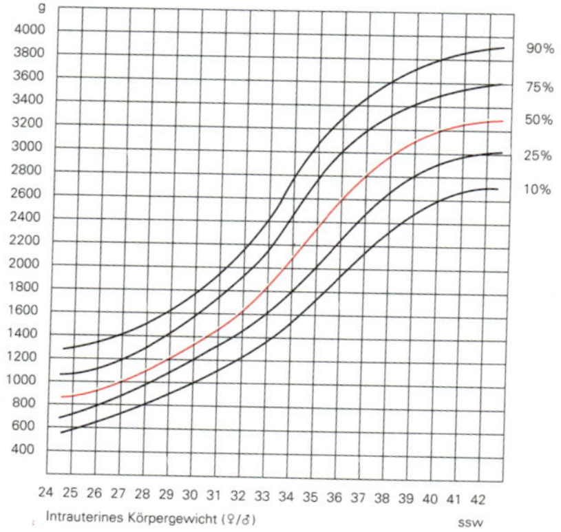

Intrauteriner Kopfumfang (♀/♂)

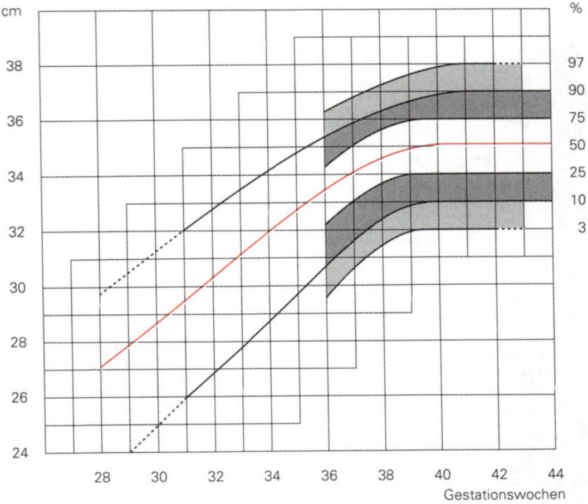

(Mit freundlicher Genehmigung der Milupa AG, Friedrichsdorf)

Atemnotsyndrom (infant respiratory distress syndrome, IRDS)

Differentialdiagnose des neonatalen Atemnotsyndroms im Röntgenbild

	Stadien	Differentialdiagnose
I	Lungentransparenz verschleiert, feingranuläre Lungenstruktur	Fruchtwasserresiduen (wet lung disease), Pneumonie
II	Lungeneintrübung gering mehr als in Stadium I, Luftbronchogramm überschreitet Herzkontur	B-Streptokokken-Pneumonie
III	Zunehmende Trübung, Herzschatten und Zwerchfellkontur gerade noch abgrenzbar; positives Luftbronchogramm	Stauungslunge: hypoplastisches Linksherz, Lungenvenenfehleinmündung
IV	Homogene („weiße") Trübung der Lungen, Herz und Zwerchfell strukturell nicht erkennbar; Luftbronchogramm	Pulmonalvenenatresie

Differentialdiagnostik des Neugeborenenikterus:

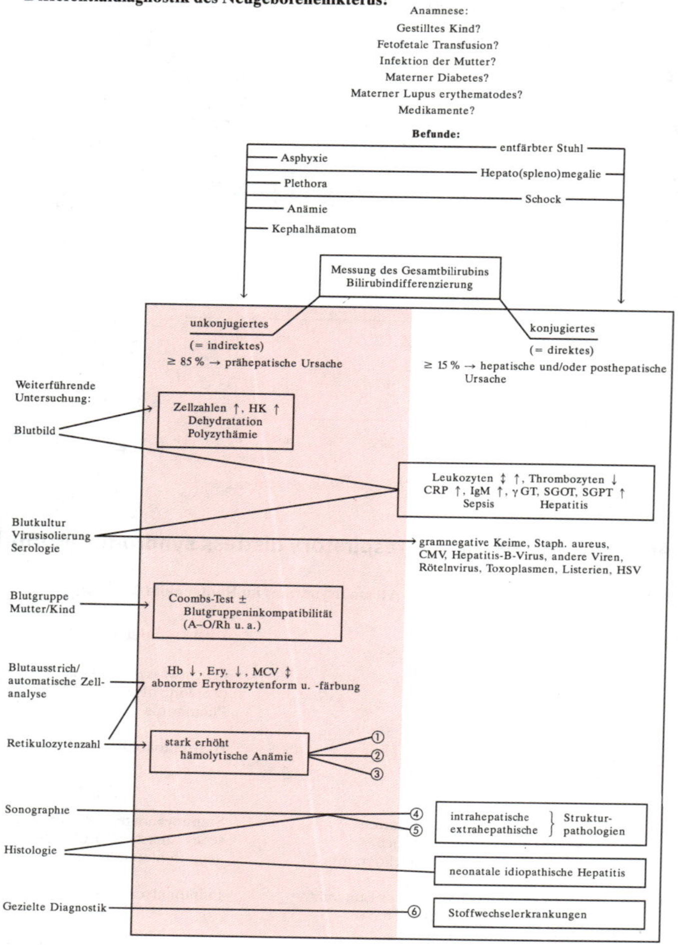

Gezielte Diagnostik bei persistierender Hyperbilirubinämie:

① Erythrozyten-Membranproteindefekte (→ Univ.-Kinderkl. Göttingen)

② Erythrozyten-Enzymdefekte

③ Hämoglobinopathien (→ Univ.-Kinderkl. Ulm)

④ Arteriohepatische Dysplasie (Alagille-Syndrom)
Polyzystische Nephropathie (infantiler Typ)
Caroli-Krankheit (zystische Gallengangsdilatation)
Intrahepatische Gallengangsatresie

⑤ Hypoplasie / Atresie extrahepatischer Gallengänge
Choledochusstenose (-zyste)

⑥ Stoffwechsel:
α_1-Antitrypsinmangel
Hypothyreose
Mukoviszidose
Galaktosämie
Fruktoseintoleranz
Glykogenose, Typ III / IV
Tyrosinämie
Glutaracidurie, Typ II
Saure-Lipase-Defekt (Wolman-Krankheit)
Lipidose Niemann-Pick Typ IA
Enzymdefekte der Gallensäuresynthese
Cu- / Fe-Intoxikation
Zellweger-Syndrom

Bilirubingrenzwerte als Indikation

zur Phototherapie			zur Austauschtransfusion
Serumgesamtbilirubin mg/dl (µmol/l)	Risikogruppe	Geburtsgewicht (g)	Serumgesamtbilirubin mg/dl (µmol/l)
15 (257)	I	⩾ 2500	20 (342)
12 (205)	II	1500 – 2500 Gruppe I + R	18 (308)
10 (171)	III	< 1500 Gruppe II + R	16 (274)
10 (171)	IV	< 1500 + R	12 (205)

R zusätzliche Risikofaktoren: Hypoxie, Azidose, Hb < 12 g/dl, Hypoglykämie, Hypalbuminämie, Sepsis

Weitere Indikationen für die Austauschtransfusion:
- Blutgruppeninkompatibilität
- Versagen der hochdosierten Gammaglobulintherapie bei Rh-Inkompatibilität
- Sepsis
- konnatale Leukämie
- neonatale Myasthenie

Lage der Nabelgefäße

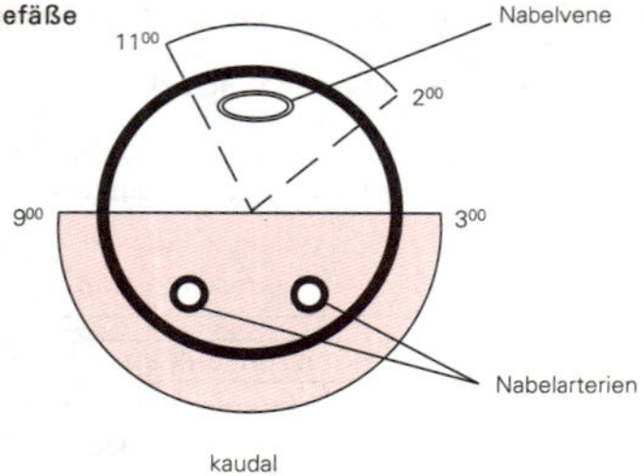

Länge des Nabelvenenkatheters, die erforderlich ist, um die Katheterspitze in der angegebenen Höhe zu plazieren, in Abhängigkeit vom Schulter-Nabel-Abstand (gemessen vom oberen lateralen Ende der Klavikula senkrecht bis auf Nabelhöhe)
[Nach Dunn PM (1966) Arch Dis Child 41:69]

Die Katheterspitze sollte zwischen Zwerchfell und linkem Vorhof plaziert werden.

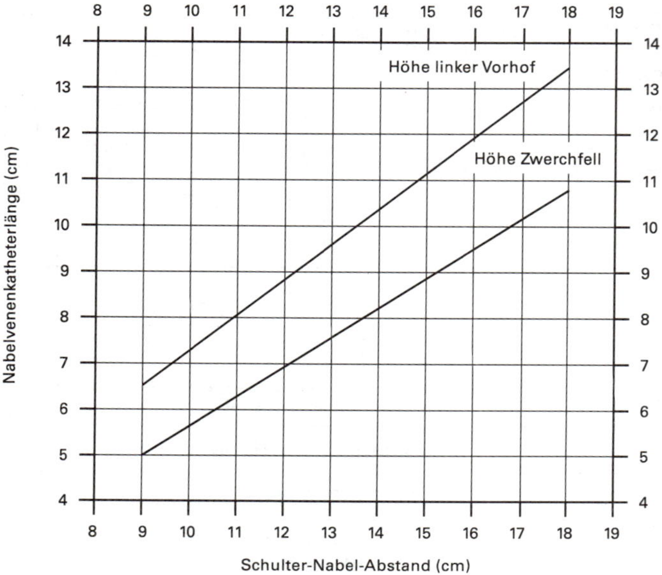

Länge des Nabelarterienkatheters, die erforderlich ist, um die Katheterspitze in der angegebenen Höhe zu plazieren, in Abhängigkeit vom Schulter-Nabel-Abstand (gemessen vom oberen lateralen Ende der Klavikula senkrecht bis zur Nabelhöhe)
[Nach Dunn PM (1966) Arch Dis Child 41:69]
Die Katheterspitze sollte oberhalb des Zwerchfells liegen, wenngleich sich die Komplikationsraten bei niedriger oder hoher Positionierung nicht signifikant unterscheiden.

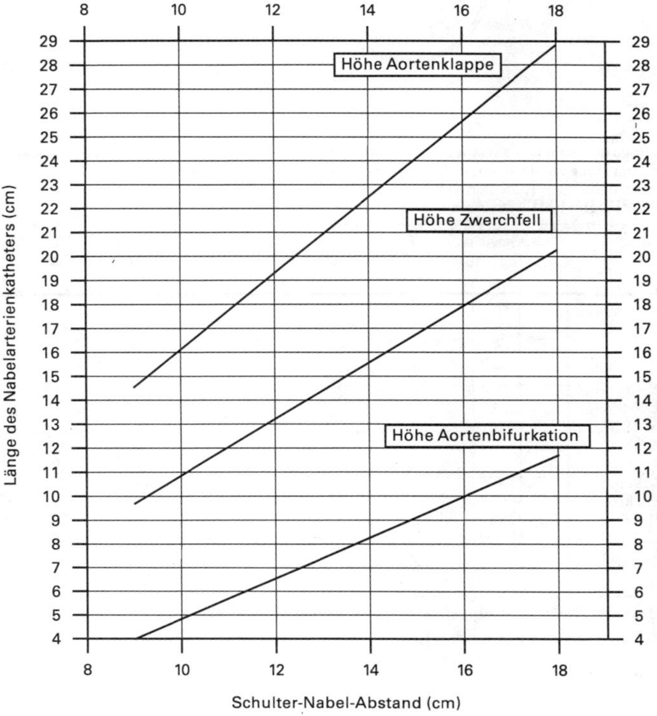

10

Beatmung

Größen von Masken, Guedel-Tuben, Laryngoskopspatel

Alter	Maskengröße (Rendell-Baker)	Maskentotraum (ml)	Guedel-Tubus Nr.	Laryngoskop Spatel Nr.
Frühgeborene				
≦ 1000 g	0	2	000	0
1000–1250 g	0		000	0
1250–2500 g	0		00	0
2500–3000 g	0–1	2–4	0	0
Neugeborene	1	4	0–1	0–1
1–3 Jahre	2	8	2	1–2
4–8 Jahre	3	15	3	2

Tubusgröße

Alter	Gewicht (kg)	Tubusgröße ID (mm)	(Charr)	Tubuslänge (cm) ab Zahnreihe/	Nasenflügel	Absaugkatheter Charr
Frühgeborene	0,50–0,75	2,5	12		7,5	5
	0,75–1,25	2,5–3,0	12–14		8,5	5–6
	1,25–2,0	3,0	14		9,5	6
	2,0–2,5	3,0	14		10,5	6
Neugeborene	2,5–4,0	2,5–3,0	12–14		11–12	6–8
1–6 Monate	bis 7	3,0–3,5	14–16	13	15	8
6–18 Monate	7–12	3,5–4,0	16–18	13	15	8
2 Jahre	14	4,5	20	14	16	8
4 Jahre	17	5,0	22	15	17	10
6 Jahre	21–25	5,5	24	17	19	10
8 Jahre	30	6,0	26	19	21	10
10 Jahre	37–40	6,5	28	20	22	10
12 Jahre	45–50	7,0	30	21	23	10
Erwachsene	m	8,0–8,5	34–36	21–23	23–25	12
	w	7,0–7,5	30–32	21–23	23–25	12

Charrière (Charr) = 4 x Innendurchmesser (ID) + 2

1 Charr ≈ ⅓ mm [= 1 French (Fr)]

$$\text{äußerer Durchmesser} \approx \frac{\text{Umfang (Charr)}}{\pi}$$

Näherungsformeln

Tubusgröße (> 2 Jahre): ID mm $= 4 + \frac{\text{Alter (Jahre)}}{4}$

Charr = 18 + Alter (Jahre)
Tubusdicke ~ Kleinfinger des Patienten
Tubuslänge

oral (cm): $12 + \frac{\text{Alter (Jahre)}}{2}$

nasal (cm): $15 + \frac{\text{Alter (Jahre)}}{2}$

Apt-Test zur Unterscheidung von HbA und HbF

1. Stuhl mit Wasser aufschwemmen, bis zartrosafarbener Überstand entsteht

2. Zentrifugieren und Überstand gewinnen

3. Zu 5 Teilen Überstand 1 Teil 0,25 n NaOH geben

4. Nach 1–2 min Farbreaktion ablesen:
   gelb-braun (maternes Blut)
   rosa (kindliches Blut)

Neugeborenenkrämpfe

Idiopathisch	Symptomatisch
① benigne Neugeborenenkrämpfe ② benigne familiäre Neugeborenenkrämpfe	③ frühinfantile epileptische Enzephalopathie ④ frühinfantile myoklonische Enzephalopathie

Ursachen

①	②	③	④
?	genetische	ZNS-Mißbildungen tuberöse Sklerose Sturge-Weber-Syndrom Meningitis, Enzephalitis (prä-, postnatal) intrazerebrale/subdurale Blutung Asphyxie metabolische Imbalancen: (Elektrolyte, Hypoglykämie) Drogenentzug Pyridoxinbedarf	genetische Stoffwechseldefekte: Atmungskette Pyruvatstoffwechsel Hyperglycinämien Organacidurien peroxisomale Defekte

Therapie:

1. kausale
2. antikonvulsive

	initial	**Erhaltung**
– Phenobarbital	20–40 mg/kg	3–5 mg/kg tägl.
– Pyridoxin	50 mg	
– Phenytoin	10–20 mg/kg (1 mg/kg pro min)	4–8 mg/kg tägl.

Anmerkung: Bei unveränderter Resistenz der Anfälle Unterbrechungsversuch mit Lidocain 2 mg/kg pro min unter EEG-Kontrolle

Nach Sistieren der Anfälle Rückkehrversuch von Phenytoin auf Phenobarbital

Ausgangswerte für die individuelle Ernährung:

Oraler Nahrungsaufbau:

Energiebedarf = 130–150 kcal/kg tägl. Energiedichte = 65–85 kcal/ml

$$\text{Energiedichte der Nahrung} = \frac{\text{Energie}_{\text{Soll}}\ (\text{kcal/kg})}{\text{Flüssigkeit}\ (\text{ml/kg})} = \frac{\text{kcal}}{\text{ml}}$$

Nahrung: Muttermilch (MM), Frühgeborenennahrung

Zusätze: MM-Supplement s. S. 307

Kalziumglukonat + Kalziumglyzerophosphat je nach Bedarf bis zum errechneten Geburtstermin. Kontrolle: alkalische Phosphatase, Ca- + P-Ausscheidung im Spontanurin

Vit. D_3 1000 E/d

Vit. K_1 (Konakion N, 1 ml = 1 mg) 2 · 0,1–0,2 mg s.c.

Procedere: 2–4 h post partum Fütterungsversuch mit 1–2 ml 5%iger Glukose

Magenrest vor nächster Mahlzeit < 2 ml

Frühgeborenennahrung (s. S. 307): 1–2 ml jede 2. h

Übergang auf MM von Anfang an

tägliche Mengensteigerung: 1 ml/Mahlzeit (Kinder < 1500 g)
2 ml/Mahlzeit (Kinder > 1500 g)

Adjuvante parenterale Ernährung, wenn ab 3. Tag ≤ 60 kcal/kg tägl. oral aufgenommen werden.
Beispiel für oralen Nahrungsaufbau + Infusion:

Tag	Infusionsmenge ml/kg	davon: Aminopäd 10 % ml (g)/kg	Glukose (10% ig) ml/kg	Intralipid (10% ig) ml (g)/kg
1	50	5 (0,5)	40	5 (0,5)
2	65	10 (1)	45	10 (1)
3	75	15 (1,5)	45	15 (1,5)
4	85	15 (1,5)	50	20 (2)
5…	Fortsetzung wie Tag 4 oder angepaßte Reduktion je nach Steigerung der Trinkmenge			

Ausschließliche parenterale Ernährung:

Flüssigkeitsbedarf (ml/kg tägl.):

Tag post partum	Frühgeborene			Reife Neugeborene
	< 1000 g	1000–1500 g	> 1500 g	
1	70	70	60	60
2	90	90	80	80
3	110	100	100	90
4	120	110	110	110
5–7	130	130	120	130
>7	150–180	140–170	130–160	130–160

Prospektive Korrektur der Flüssigkeitsbilanz

Flüssigkeitsmenge erhöhen bei:

Fieber (+ 20–30%)

Phototherapie (+ 20%)

Tachypnoe (+ 20%)

Gewichtsverlust > 15%

Verdacht auf Hypovolämie (Urinmenge < 0,5 ml/kg pro h)

gesteigerter Diurese (Glukosurie, Coffeincitrat)

Flüssigkeit reduzieren:

bei Beatmung (–20% bis 30%)

Doppelwandinkubator + Luftfeuchte 80–100% (–20%)

auf 50–60 ml/kg tägl. nach weißer Asphyxie, bei Herzinsuffizienz, bei PDA, bei fehlendem Gewichtsverlust in den ersten Tagen

auf 30 ml/kg tägl. + Harnmenge bei inadäquater ADH-Sekretion (Ödeme, Diurese ↓, HK ↓, Na ↓, K ↓) und bei Niereninsuffizienz

Aufbau der parenteralen Ernährung:

Ziel: Gesamtenergie 80–90 kcal/kg tägl.
anteilig: 40–45 % Kohlenhydrat (Glukose, 10% ig)
40 % Fett (Intralipid, 10% ig)
10–15% Aminosäuren (Aminopäd, 10% ig)

Komposition des Infusionsplans (Menge pro kg und Tag):

	Startmenge ml (g)	Beginn am Tag	mit Steigerung/Tag ml	auf eine Gesamtmenge/Tag ml (g)
Glukose 10 %[a]	50 (5)	1	10	150 (15)
Intralipid 10 %[b]	5 (0,5) 10 (1)[c]	2 (1) 1[c]	5 5[c]	20 (2) 35 (3,5)[c]
Aminopäd 10 %	5 (0,5)	1	5 (< 1500 g) 10 (> 1500 g)	25–30 (2,5–3)
Natrium (NaCl) Kalium (KCl) Kalziumglukonat Glukose-1-phosphat-Na	2 mmol 1 mmol 1–2 mmol 1–2 mmol	2 2 1 3	nach Kontrolle nach Kontrolle – –	
Vitintra Infant[d] (Vitamine A, D, K)	1 ml	2	–	maximal 4 ml
E-Mulsin fortiss. (Vit. E)	5 Tr p.o.	ab Beginn der oralen Ernährung		
Soluvit (wasserlösl. Vit.)	1 ml	2	–	
Inzolen-Infanti bus sine NaK (Spurenelemente)	0,5 ml	alternativ: 5–10 ml Biseko/Woche		

[a] Blutzucker > 50/≤ 150 mg/dl. [b] Über separaten Zufluß, gegebenenfalls halbe Menge Intralipid 20 %.
[c] Für reife Neugeborene. [d] Vitintra in den Lipidzufluß geben.

Laborkontrollen:

mehrfach täglich	1mal täglich	2mal täglich	1mal wöchentlich
Blutgase	Elektrolyte →		Kreatinin
Blutzucker	Triglyzeride →		Harnstoff
spez. Gew. (Urin) →		Gesamteiweiß →	
	Bilirubin →		Transaminasen
	Blutbild →		alkalische Phosphatase
			Serummagnesium
			Serumphosphat

Dosierungen für unreife und reife Neugeborene

Medikament	Handelsname (Auswahl)	Einzeldosis pro kg KG	Zahl der Einzeldosen pro Tag	Applikations-art	Bemerkungen
Aciclovir	Zovirax	10 mg	3	i.v.	über 8 Tage
Adrenalin	Adrenalin 1: 10000	0,01 ml		endotracheal	wiederholbar
		0,1 ml	ED	i.v.	
Albumin	Humanalbumin 5 %	500 mg	ED	Kurzinfusion	Volumenbelastung
	Humanalbumin 20 %	250 mg	4	Kurzinfusion	Elektrolytkontrolle
Aminophyllin	Aminophyllin	initial 8 mg,			Serumwirkspiegel:
		dann 1,5 mg	2	p.o.	7–13 μg / ml
Atropinum	Atropinsulfat	0,01–			
sulfuricum		0,02 mg	1	i.v.	
Carbimazol	Neo-Thyreostat	0,25–0,5	2	p.o.	
Clonidin	Catapresan	3–5 μg	3	p.o., i.v.	
Coffein	Coffeincitrat	initial 10 mg,			
		dann 2,5 mg	1	p.o., i.v.	Serumwirkspiegel:
					10–15 μg / ml
Dobutamin	Dobutrex	0,2–1 mg / h		Infusion	
Dopamin	Dopamin	0,1–0,2 mg / h		Infusion	
Dexamethason	Fortecortin	0,1–0,5 mg	2	i.v.	
Fentanyl	Fentanyl	10 μg	ED	i.v.	
Furosemid	Lasix	1 mg	3–6	i.v.	} maximal
		2 mg	2–3	p.o.	} 10 mg / kg tägl.
Heparin	Liquemin	400–1000 IE	1	Infusion	
Indometacin	Amuno	0,2 mg	2	p.o.	
Lidocain	Xylocain	1–2 mg / h	ED	Infusion	
Magnesium	Magnorbin 10 %	2,6 mg	2	i.v.	
		0,65 mg	2–4	p.o.	
Naloxon-HCL	Narcanti	0,01 mg	(ED)	i.v.	wiederholbar
Pancuronium-	Pancuronium	40 μg 0–7 d		i.v.	
bromid		60 μg 7–21d			
		90 μg > 21d			
Phenobarbital	Luminal	initial 20 mg,			Serumwirkspiegel:
		dann 3–5 mg	1	i.v., p.o.	15–40 μg / ml
Phenytoin	Phenhydan	2,5–5 mg	1	p.o., i.v.	Medikament der
					letzten Wahl
Prednisolon	Scherisolon	0,5 mg	1–4	i.v.	
Propafenon	Rytmonorm	0,5–1,0 mg		i.v.	nicht mit NaCl
Propranolol	Dociton	0,01–0,015 mg	4	i.v.	
		0,25 mg	2–4	p.o.	
Prostaglandin E_1	Minprog Päd	3 → 1 μg / h		Infusion	
Protamin-	Protamin	0,1 mg / 100 IE		i.v.	
hydrochlorid		Heparin			
Thyroxin	L-Thyroxin	25 μg	1	p.o.	
Vecuronium-	Norcuron				
bromid		0,1 mg	ED	i.v.	
Verapamil	Isoptin	0,1–0,3 mg	ED	i.v.	

ED nur Einzeldosis

Antibiotikadosierung:

	Neugeborene < 7 Tage		Neugeborene > 7 Tage	
Antibiotikum	Tagesdosis mg/kg	Zahl der Dosen/d	Tagesdosis mg/kg	Zahl der Dosen/d
Aminoglykoside:[a,b]				
Amikacin	15	2	20	3
Gentamicin	5	2	7,5	3
Netilmicin	5	2	6	3
Tobramycin	4	2	6	3
Andere:				
Chloramphenicol[b]	25	1	25–50	2–3
Imipenem	50	2	50–75	2–3
Isoniazid	5–10	1	5–10	1
Metronidazol	15	2	15	2
Vancomycin	20–30	2	30–45	3
Cephalosporine:				
Cefotaxim	100	2	150	3
Cefuroxim	50–100	2	100–150	3
Ceftazidim	25–50	2	25–60	2
Penicilline:				
Penicillin G	50000–100000 IE	2	100000 IE	3
Ampicillin	50–100	2	100–200	3–4
Flucloxacillin	40–80	2	40–100	3–4
Mezlocillin	150	2	225	3
Piperacillin	150–200	2	200–300	3

[a] Frühgeborene ≤ 1500 g ½ Tagesdosis, 1500–2000 g ¾ Tagesdosis als Startdosis.
[b] Unbedingt Serumspiegel nach 2–3 Tagen messen.

Approximatives Zeitschema der motorischen Entwicklung

[Nach Flehmig I (1971) Statisch-motorische Entwicklung des Säuglings und Kleinkindes. In: Opitz H, Schmid F (Hrsg) Handbuch der Kinderheilkunde, Bd I, 1 S 129. Springer, Berlin und Schulte FJ (1989) Neurologische Erkrankungen des Neugeborenen.
In: Bachmann K-D, Ewerbeck H, Kleihauer E, Rossi E, Stalder G (Hrsg) Pädiatrie in Praxis und Klinik, Bd 1, 2. Aufl. Fischer – Thieme, Stuttgart]

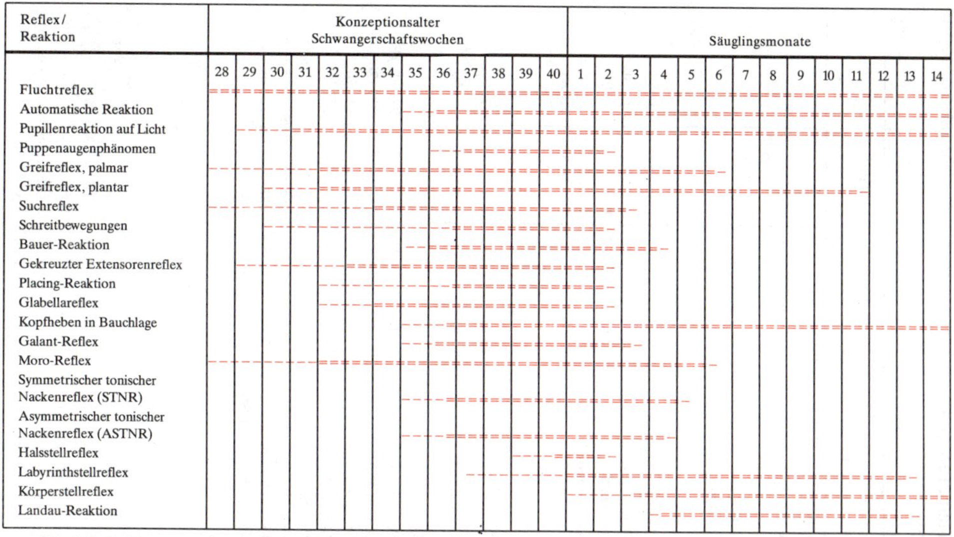

– – – Motorische Reaktion noch unreif und/oder nicht konstant. Anmerkung: Reaktionen in den ersten 2–3 Tagen post partum unsicher auslösbar.

Neurologische Untersuchung des Neugeborenen und Säuglings

Untersuchungsbedingungen: Umgebungstemperatur für Neugeborene 27–30 °C, für Säuglinge ≥ 20 °C. Keine Untersuchung der Neugeborenen bei offensichtlichem Schlaf, Weinen oder spontaner Erregung.

Untersuchungsgang

1.	Beobachtung:	Verhalten, Ruhehaltung unter Berücksichtigung der Geburtslage, Spontanmotorik (Intensität, Symmetrie, athetoide Bewegungen, Kloni = Zittern, Paresen, Mimik, „startles“)
2.	Palpation:	Muskeltrophik. Muskeltonus: Messung des passiven Widerstands durch langsame Extensionsbewegungen der Extremitäten und Beugung des Rumpfs.
3.	Untersuchung des vegetativen Nervensystems:	Hautfarbe, Atem- und Herzfrequenz, Pupillenweite.
4.	Untersuchung der Motorik:	bei allen Untersuchungen ist auf eine symmetrische Kopf- und Körperhaltung zu achten. Zur symmetrischen Stabilisierung des Rumpfs halte man die Händchen über der Brust des Kindes.

Reflexe und Reaktionen

(Z Verhaltenszustand des Kindes; A Ausgangsposition des Kindes; U Untersuchungsgang; R Reflex/Reaktion; I Interpretation (–) fehlend)

Automatische Reaktion

Z: jeder. A: Bauchlage.

U: Kind wird mit dem Gesicht in die Unterlage gelegt.

R: Kopfdrehung zur Seite (= Befreiung der Atemwege), dabei Streckung des Körpers.

I: Bei ZNS-Schädigung (–).

Tonischer Labyrinthreflex (TLR)

Z: jeder. A: 1. Bauchlage, 2. Rückenlage.

U: Kind in die genannten Positionen legen.

R: in Bauchlage generalisierter Beugehypertonus, der mit der automatischen Reaktion konkurriert und diese oft verhindert. In Rückenlage Opisthotonushaltung.

I: stets pathologischer Reflex bei ZNS-Schädigung.

Lippenreflex

Z: ruhig, Augen offen oder geschlossen. A: Rückenlage.

U: mit Zeigefinger kurz auf das Rot der Ober- oder Unterlippe klopfen.

R: Kontraktion des M. orbicularis oris = rüsselartiges Vorschieben der Lippen.

I: normalerweise vorhanden, bei akuter ZNS-Schädigung verzögert oder (–).

Oraler Suchreflex

Z: ruhig, nicht gesättigt. A: Rückenlage.

U: mit Finger periorale Haut berühren.

R: Verziehen des Mundes und Drehen des Kopfes zur Reizseite.

I: bei akuter ZNS-Schädigung abgeschwächt bis (–). Bei gesättigten Kindern (–).

Saugreflex

Z: ruhig, wach. A: Rückenlage.

U: Sauger oder Finger 1½–2 cm in den Mund legen

R: Saugbewegungen.

I: in den ersten 2–3 Tagen schwächer als danach, bei ZNS-Schädigung abgeschwächt bis (–).

Glabellareflex

Z: ruhig. A: Rückenlage.

U: mit Zeigefinger kurz auf die Glabella klopfen.

R: schnelles Zukneifen der Augenlider.

U: bei Hyperexzitabilität verstärkt, bei ZNS-Schädigung verzögert bis (–).

Bauchhautreflex

Z: ruhig, relaxierte Bauchmuskeln. A: Rückenlage.

U: mit spitzem Gegenstand (Knopfsonde) in den 4 Quadranten von lateral nach medial leicht über die Haut streichen.

R: ipsilaterale Bauchmuskelkontraktion.

I: auffällig, wenn konstant asymmetrisch.

Kremasterreflex

Z: jeder. A: Rückenlage.

U: mit Knopfsonde Leistenregion oder Oberschenkelinnenseite bestreichen.

R: Muskelkontraktion und Testisbewegung nach oben.

I: bei Rückenmarkschädigung L_1, L_2 (–).

Analreflex

Z: jeder. A: Rückenlage.

U: Beine an Unterschenkeln fassen und zum Abdomen hin anheben. Mit Knopfsonde perineale Haut bestreichen.

R: Kontraktion des M. sphincter ani externus.

I: (–) bei Läsion von Segment S_4, S_5.

Galant-Reflex

Z: ruhig. A: symmetrische Bauchlage.

U: mit Knopfsonde Haut ca. 2 Querfinger paravertebral von der Skapula bis zum Beckenkamm fortlaufend bestreichen.

R: Kontraktion der darunterliegenden Rückenmuskeln = Rumpfbiegung zur Reizseite.

I: Reflex ab 5. Tag normalerweise vorhanden, bei Rückenmarkläsion segmentweise (–).

Chvostek-Reflex

Z: ruhig, Augen offen. A: Rückenlage.

U: mit Zeigefinger kurz auf Parotis klopfen.

R: phasische Kontraktion der gleichseitigen Fazialismuskulatur.

I: normal, (–), bei Hyperexzitabilität verstärkt.

Blinzelreflex

Z: ruhig. A: Rückenlage.

U: 1. optisch: Lichtreiz (nicht zu stark), wechselseitig in die Augen.
2. akustisch: 30 cm seitlich vom Kopfende klatschen (Luftstrom zum Kind vermeiden).

R: Lidschluß.

I: (–) bei Läsion der Sehbahn.

Kornealreflex

Z: ruhig, Augen offen. A: Rückenlage.

U: Reizung mit Wattebausch.

R: Lidschluß.

I: Indikation nur bei (–) Blinzelreflex.

Puppenaugenphänomen (doll's eye test)

Z: ruhig, Augen offen. A: Rückenlage.

U: langsame Drehung des Kopfes nach rechts und links.

R: Augen werden entgegen der Drehrichtung bewegt.

I: (–) bei Abduzensparese.

Rotationstest

Z: ruhig, Augen offen. A: vertikal.

U: Variante 1: Kind mit den Händen unter den Armen am Rumpf umfassen. Die Hände über der Brust mit dem Daumen fixieren.
Variante 2: Kind mit den Handinnenflächen des Untersuchers am Rumpf halten. Die Daumen fassen von dorsal unter die Arme. Zeige- und Mittelfinger stützen den Kopf.
Variante 1 + 2: Langsame Rotation des Untersuchers um die eigene Achse nach rechts und links. Variante 1 vor Variante 2.

R: Variante 1: Kind dreht Kopf in Drehrichtung.
Variante 2: Bei Kopffixation werden Augen in Drehrichtung bewegt.

I: bei Abduzensparese Asymmetrie, bei vestibulären Störungen (–).

Zurückschnellen (Recoil) der Arme

Z: ruhig. A: Rückenlage.

U: Arme an Händen fassen, strecken und plötzlich loslassen.

R: Zurückschnellen der Arme in Beugehaltung.

I: Asymmetrie bedeutend.

11

Greifreflex

Z: ruhig. A: Rückenlage.

U: Hände: Untersuchungsfinger von Ulna in die Handfläche des Kindes legen und geringen Druck ausüben.

Füße: Druck mit dem Daumen gegen die Fußballen.

R: Greifbewegung der Finger und Zehen.

I: bei akuter ZNS-Schädigung allseits schwache Reaktion, einseitig an Hand oder Fuß abgeschwächt = periphere Parese (dabei keine Reflexbahnung durch gleichzeitiges Saugen).

Fußklonus

Z: ruhig. A: Rückenlage.

U: die Vorfüße von plantar her ruckartig zum Unterschenkel drücken.

R: Klonus.

I: pyhsiologisch, bei Hyperexzitabilität länger anhaltend.

Babinski-Reflex

Z: ruhig. A: Rückenlage.

U: Fußsohle am lateralen Rand von Zehen zur Ferse bestreichen.

R: tonische Überstreckung der Großzehe, Spreizung und Plantarflexion der 2.–5. Zehe.

I: physiologisch, verschwindet nach 6. Monat, bei Rückenmarkläsion einseitig (–).

Magnetreflex

Z: ruhig. A: Rückenlage.

U: mit Daumen auf die Fußsohlen sanften Druck ausüben, wenn die Beine gebeugt sind.

R: Kind streckt die Beine, wenn die Daumen in Kontakt mit den Fußsohlen bleiben.

I: bei Rückenmarkläsion (–).

Bauer-Reaktion

Z: ruhig. A: Bauchlage.

U: Druck auf die Fußsohlen.

R: Kind streckt Beine und führt Kriechbewegung aus.

I: bei Paresen abgeschwächt bis (–). Bei akuter ZNS-Schädigung (–).

Prüfung der Kopfkontrolle

Z: ruhig, Spontanmotorik möglich, Augen offen.

A: 1. Rückenlage, 2. Bauchlage.

U: zu 1.: Kind an Handgelenken fassen und symmetrisch in den Sitz hochziehen.
zu 2.: Rumpf mit einer Hand stabilisieren.

R: zu 1.: Kopf wird kurzzeitig aktiv gehalten, Armmuskulatur tonisiert.
zu 2.: Beobachtung des Kopfhebens.

I: (–) bei Hypotonie.

Placing-Reaktion

Z: ruhig, Augen offen. A: vertikal.

U: Kind von dorsal unter den Armen umgreifen. Kopf mit Zeigefinger und Daumen stützen. Kind so an die Kante des Untersuchungstischs halten, daß ein Fußrücken diese eben berührt.

R: Fuß wird gehoben und auf den Untersuchungstisch gesetzt („Stehbereitschaft").

I: Asymmetrie beachten. Bei Hypotonie, Paresen (–).

Schreitreaktion

Z: ruhig, Augen offen. A: vertikal.

U: die Untersuchung schließt sich an die Placing-Reaktion an. Das Neugeborene muß die Unterlage mit einer Fußsohle berühren, evtl. geringe Neigung des Körpers nach vorn.

R: das berührte Bein wird gestreckt, das andere gebeugt und nachfolgend gestreckt. Kein fortlaufender Schreitfortgang.

I: Persistenz über dem 3. Monat hinaus auffällig.

Nackenreflexe

Moro-Reflex

Z: ruhig, wach. A: Rückenlage.

U: kindlichen Rumpf auf Volarseite eines Unterarms lagern. Kopf mit der anderen Hand unterstützen. Auf Geradeausrichtung und symmetrische Kopfhaltung achten. Kopfhand schnell um ca. 4 cm absinken lassen.

R: 1. Phase: Abduktion und Streckung der Arme, Spreizung der Finger, Öffnen des Mundes.
2. Phase: nachfolgend Schließen des Mundes, Beugung der Arme, die dabei nach vorn zum Körper bewegt werden.

I: Bei ZNS-Schädigung (–), konstant asymmetrisch oder persistierend.

11

Symmetrischer tonischer Nackenreflex (STNR)

Z:	wach. A:	Rückenlage.
U:	1. Flexion:	Beugung des Kopfes zur Brust.
	2. Extension:	Rumpf gering anheben und Kopf strecken.
R:	1. Flexion:	symmetrische tonische Armbeugung und Streckung beider Beine bis zu den Zehen, geringe Adduktion und Innenrotation der Beine.
	2. Extension:	vollständige Streckung der Arme und Beugung der Beine.
I:	pathologisch:	Persistenz über den 6. Monat hinaus (behindert 4-Füßler-Stand).

Asymmetrischer tonischer Nackenreflex (ATNR)

Z: ruhig. A: Rückenlage.

U: Kopf langsam zu einer Seite drehen und einige Sekunden halten.

R: nach einigen Sekunden Streckung der Extremitäten auf der Gesichtsseite und Beugehaltung auf der Hinterkopfseite (Fechterstellung).

I: wie bei STNR.

Halsstellreflex

Z: ruhig. A: Rückenlage.

U: Kopf des Kindes langsam seitlich drehen.

R: Rumpf des Kindes folgt der Kopfdrehung, in den ersten Wochen als Rollbewegung, danach als schraubenförmige Windung.

I: pathologisch bei ausbleibender Rumpfdrehung und Persistenz der En-bloc-Rolle.

Körperstellreflex auf den Kopf

Z: ruhig. A: Rückenlage.

U: Kind an den Beinen fassen und durch Kreuzung der Beine in die Bauchlage drehen.

R: Wendung zunächst en bloc, ab 2. Monat zunehmend schraubenförmig.

I: pathologisch ist die Retraktion der obenliegenden Schulter während der Drehung.

Lagereflexe (Schwerpunktkontrolle, Raumorientierung)

Labyrinthstellreflex (LSR)

Z: ruhig, wach. A: Bauchlage.

U: Kind liegt auf dem Untersuchungstisch oder wird am Rumpf in eine variable Raumlage gebracht.

R: Säuglinge versucht, den Kopf in die Orthostellung zur Raumorientierung zu bringen.

I: bei ZNS-Schädigung abgeschwächt oder (–).

Kopf-Hänge-Reaktion (Peiper-Isbert-Reflex)

Z: ruhig, wach. A: Rückenlage.

U: Kind an den Unterschenkeln fassen und in Kopfhängeposition bringen.

R: bis 3. Monat Streckung und Abduktion der Arme, danach symmetrische Ausrichtung der Arme auf die Unterlage und Labyrinthstellreflex auf den Kopf = Streckung oder Beugung als Aufrichtungsversuch des Kindes.

I: pathologisch: Asymmetrie, Ausbleiben der Armausrichtung und der Kopfkontrolle.

Axillar-Hänge-Reaktion

Z: ruhig, wach. A: vertikal.

U: Kind mit Rumpf hochhalten, danach geringes Vor- und Zurückpendeln der Beine.

R: leichte Beugehaltung der Beine, ab 3. Monat aktives Beugen der Beine, ab 6. Monat lockere Beinstreckung. Symmetrisches Pendeln.

I: Strecksynergien + Überkreuzen der Beine und asymmetrisches Pendeln (Tonusseitendifferenz) sind pathologisch.

Traktionsreaktion

Z: ruhig, wach. A: Rückenlage.

U: Zeigefinger des Untersuchers von Ulna in die Hand des Kindes legen, gleichzeitig mit 3. und 4. Finger distalen Unterarm umgreifen. Kind bis ca. 45° hochziehen.

R: ab 6. Woche allgemeine Beugebewegung, ab 6. Monat nachlassende Beugung der Beine und aktives Hochziehen des Kindes in den Sitz.

I: Persistenz der reinen Beugung und Asymmetrien sind pathologisch.

Landau-Reaktion

Z: wach, ruhig. A: vertikal nach horizontal.

U: Kind am Rumpf mit beiden Händen halten und in die horizontale Schwebelage bringen.

R: ab 6. Woche wird Kopf in der Rumpfebene gehalten, ab 4. Monat darübergehoben (Raumorientierung), ab 6. Monat symmetrische Rumpfstreckung und mit angepaßter Beinstreckung aktive Schwerpunktkontrolle.

I: pathologisch: (–) oder schwache Kopfaufrichtung, asymmetrische Extremitätenhaltung, Überstreckung einer oder mehrerer Extremitäten.

Schräglagereaktion

Z: wach, ruhig. A: vertikal.

U: Kind an der unteren Rumpfhälfte locker halten und langsam bis 45° seitlich kippen.

R: vertikale Kopfeinstellung in der Schräglage. Schwerpunktkorrektur = Streckung des oberen Arms und Beins + Adduktion der unten hängenden Extremitäten.

I: mangelnde Schwerpunktkontrolle und Kopfeinstellung pathologisch.

Seitkippreaktion

Z: ruhig, wach. A: vertikal.

U: Haltung des Kindes wie bei Schräglagereaktion, dann schnelle Seitwärtsneigung bis 90°.

R: bis 4. Monat lockere Beugung von oberem Arm und Bein und Streckung von unterem Arm und Bein. Bis 7. Monat leichte symmetrische Beinbeugung, danach wie bei Schräglagereaktion.

I: auffällig sind Verspätung der altersgebundenen Reaktionen, abnorme Extremitätenhaltungen und Seitendifferenzen.

11

Collis-Reaktion (horizontal)

Z: ruhig, wach. A: seitlich horizontal.

U: Kind distal von Schulter- und Hüftgelenk einer Körperseite fassen und aus der Rückenlage in die horizontale Schwebelage anheben.

R: bis 4. Monat lockere Beugung der unten hängenden Extremitäten, ab 6. Monat Abstützreaktion mit unterem Arm und ab 9. Monat mit unterem Arm und Bein. Ab 6. Monat gleichzeitiges Anheben des Kopfes über die Horizontale.

I: ausbleibende Kopfkontrolle, abnorme Extremitätenhaltung und Seitendifferenz sind pathologisch.

Collis-Reaktion (vertikal)

Z: ruhig, wach. A: Rückenlage.

U: Kind an den Oberschenkeln fassen und in die Kopfhängelage bringen.

R: erste 6 Monate: Beugehaltung des freien Beins im Hüft- und Kniegelenk, danach lockere Streckung im Kniegelenk. Auffällig sind die Persistenz der Beugehaltung des freien Beins und die konstante Seitendifferenz.

Sprungbereitschaft

Z: ruhig, wach. A: Bauchlage, Sitz.

U: Kind von dorsal seitlich am Rumpf halten, in die Schwebelage anheben und auf die Unterlage zubewegen.

R: Ausrichtung der Extremitäten zum Abstützen auf der Unterlage mit Extensionshaltung von Händen und Füßen. Kopfstreckung (6.–12. Monat).

I: pathologisch: Ausbleiben der Reaktion und asymmetrische Extremitätenhaltung.

Muskeleigenreflexe

Bizepssehnenreflex (BSR)

Z: ruhig. A: Rückenlage.

U: Zeigefinger auf die Bizepssehne legen, mit 4. Finger der gleichen Hand Unterarm gering strecken. Reflexauslösung durch Schlag auf den Zeigefinger mit Reflexhammer oder Finger der anderen Hand.

R: Muskelkontraktion.

I: Seitendifferenz auffällig.

Patellarsehnenreflex (PSR)

Z: ruhig. A: Rückenlage.

U: Bein über eine Hand legen, gering anheben und mit Finger der anderen Hand oder Reflexhammer auf die Sehne unterhalb der Patella klopfen.

R: wie BSR.

I: wie BSR.

Achillessehnenreflex (ASR)

Z: ruhig. A: Bauchlage.

U: Vorfuß fassen, Bein gering beugen und Sehne dabei vorstrecken. Mit Finger der anderen Hand oder Reflexhammer auf die Sehne klopfen.

R: wie BSR.

I: wie BSR.

Meilensteine der motorischen Entwicklung

[Zusammenstellung nach Michaelis R, Krägeloh-Mann I, Haas G (1989) Beurteilung der motorischen Entwicklung im frühen Kindesalter. In: Karch D, Michaelis R, Rennen-Allhoff B, Schlack HG (Hrsg) Normale und gestörte Entwicklung. Springer, Heidelberg]

Alter	Meilenstein
1 Monat	Halten des Kopfes einige Sekunden in der Rumpfebene bei schwebender Bauchlage
3 Monate	In Bauchlage sicheres Kopfheben und Abstützen auf die Unterarme
6 Monate	Beim Hochziehen zum Sitz Beugung der Arme und Fixierung des Kopfes in der Rumpfebene
9 Monate	Sicheres, freies Sitzen mit geradem Rücken
12 Monate	Stehen mit Festhalten an Möbeln
18 Monate	Freies, sicheres Gehen, Beherrschung der Gleichgewichtskontrolle
2 Jahre	Sicheres Rennen, kann Hindernisse umlaufen
3 Jahre	Breitbeiniges Hüpfen von unterer Treppenstufe
4 Jahre	Gut koordiniertes Treten und Steuern eines Dreirades
5 Jahre	Freihändiges Belaufen von Treppen in beiden Richtungen
6 Jahre	Flüssiges Einbeinhüpfen mit guter Gleichgewichtskontrolle

Grundzüge der motorischen Entwicklung

[Nach Brandt I.: Griffiths Entwicklungsskalen (GES) zur Beurteilung der Entwicklung in den ersten 2 Lebensjahren. Beltz Verlag, Weinheim (1983)]

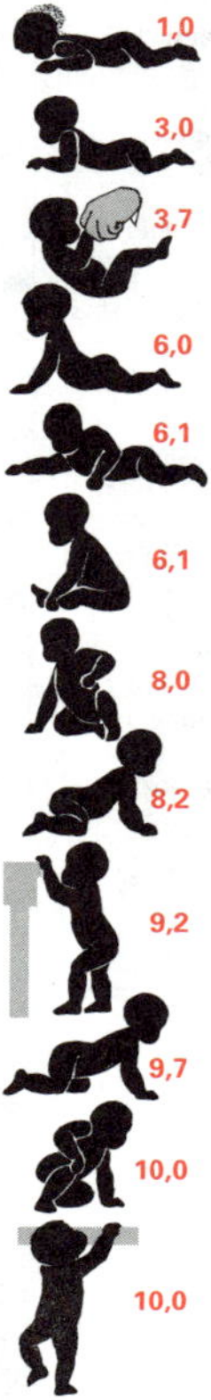

Median (Monat)	
1,0	Kann den Kopf wiederholt mindestens 3 s heben
3,0	Stützt sich auf Unterarme hebt den Kopf 50°-90°
3,7	Unterstützt Hochziehen aus der Rückenlage durch Beugung des Kopfes nach vorn
6,0	Aus der Bauchlage Abstützen mit gestreckten Armen, hebt Kopf und Brust mindestens 90°
6,1	Dreht sich aus der Rücken- in die Bauchlage
6,1	In Sitzposition gebracht kann das Kind mit Abstützen nach vorn allein sitzen
8,0	Im Sitzen Abstützen mit Armen und Händen zur Seite
8,2	Hebt den Körper aus der Bauchlage in den Vierfüßerstand
9,2	Zieht sich an festen Gegenständen selbst hoch und bleibt allein mit Festhalten stehen
9,7	Kriecht koordiniert auf Händen und Füßen
10,0	Setzt sich allein, meist aus dem Vierfüßerstand ohne Festhalten hin
10,0	Hält sich alleine fest und macht Seitenschritte

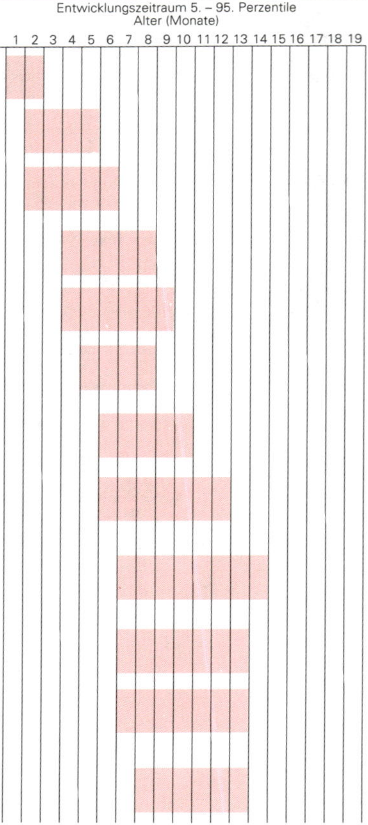

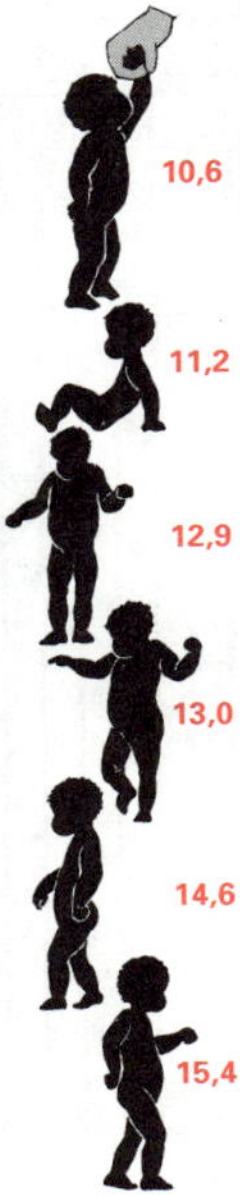

Median (Monat)	
10,6	Macht mit Festhalten einer oder beider Hände einige Schritte
11,2	Kann sich mit Armen und Händen nach hinten abstützen
12,9	Kann frei stehen
13,0	Läuft allein ohne Unterstützung mindestens 3 Schritte
14,6	Läuft sicher mit guter Balance
15,4	Kann allein rückwärts gehen

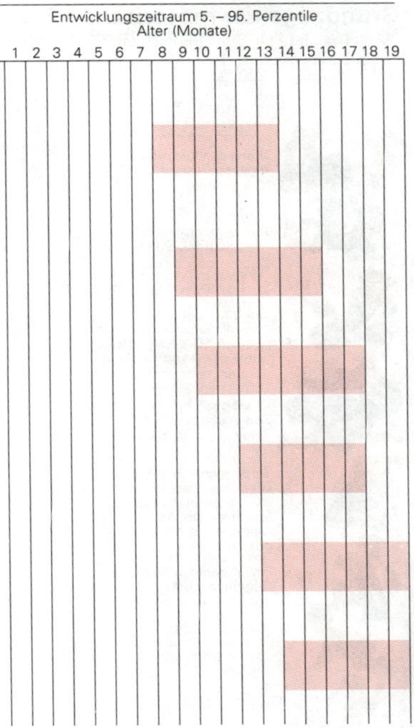

11

Entwicklungsstadien des Greifens

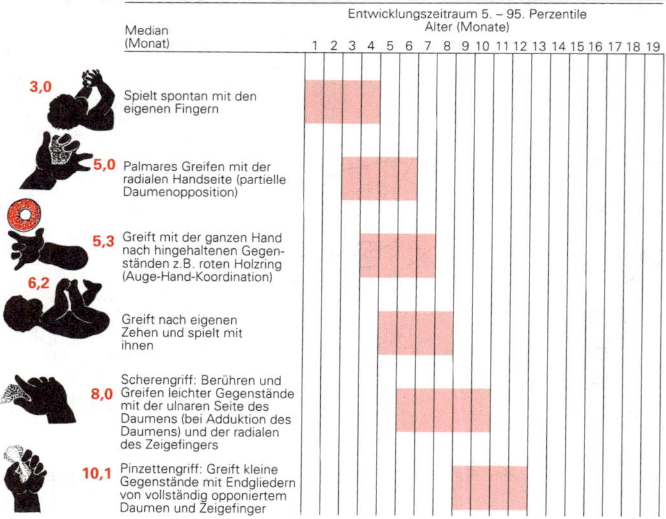

Graduierung der groben Kraft der Willkürmuskulatur (invers: Paresegrade)

Grad

0: keine Aktivität möglich

1: geringe Muskelzuckungen sichtbar/Kontraktion spürbar

2: aktive Bewegung nach Ausgleich der Schwerkraft

3: Schwerkraft kann ausgeglichen oder überwunden werden

4: aktive Bewegung gegen einen Widerstand

5: normale Muskelkraft

EEG- Diagnostik

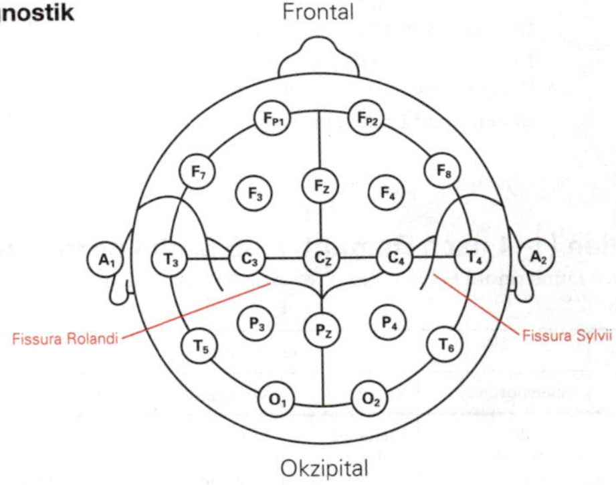

Symmetrische Elektrodenposition nach dem 10–20-System. Bei Frühgeborenen und Neugeborenen variable Reduktion der Ableiteorte (meist je 2 okzipitale, frontale und temporale + 2–3 zentrale)

EEG-Beschreibung

Definitionen

Welle: Potentialdifferenz zwischen differenten Ableitungsorten.
Charakteristika: Polarität (positiv nach unten, negativ nach oben), Amplitude, Dauer, Form

Wellenarten	Frequenz	Dauer (ms)
Sub-Delta	1/s	1000
Delta	1–3/s	250–1000
Theta	4–7/s	125–250
Alpha	8–13/s	75–125
Beta	14–30/s	35–75

Potential (transient): besonders hervorgehobene Welle

Aktivität: Folge von Wellen

Grundaktivität: optisch erfaßbare kontinuierliche Aktivität (Hintergrundaktivität, background activity), zu trennen von separat erkennbaren normalen oder abnormalen Wellen

Rhythmus:	regelmäßige Folge gleicher Wellen Beispiel: Alpha-, Beta-, Thetarhythmus
Komplexe:	Kombination verschiedener Wellen Beispiel: Spike-wave-Komplexe
Paroxysmen:	Beginn (und Ende) einer Aktivität abrupt

Schlafstadien (1–4 nach Dement, A–E nach Loorris) im EEG

[Modifiziert nach Dumermuth G (1965) Elektroenzephalographie im Kindesalter. Thieme, Stuttgart, S 57] (Θ Theta)

<table>
<tr><th colspan="2" rowspan="2">Stadien</th><th colspan="5">Altersdifferenzierung</th></tr>
<tr><th>Neugeborenes</th><th>Säugling</th><th>Kleinkind</th><th>Schulkind</th><th>Erwachsener</th></tr>
<tr><td rowspan="6">1</td><td rowspan="3">A
Schläfrigkeit</td><td rowspan="2">(Zuordnung zu den Schlafstadien unsicher)</td><td>Frequenzverlangsamung und Amplituden</td><td>Abnahme von Amplitude und Rhythmizität</td><td colspan="2">Auflösung des α-Rhythmus (Frequenz ↓, Amplitude ↓, Diskontinuität)</td></tr>
<tr><td colspan="2">Einschlafrhythmen
– besonders präzentral, parietal –</td><td></td><td></td></tr>
<tr><td rowspan="4">Verlangsamung der Frequenz und Zunahme der Amplituden</td><td>Kontinuierlich 2–4/s</td><td>Paroxysmal 4–6/s</td><td>Frontale Θ-Gruppen</td><td></td></tr>
<tr><td rowspan="3">B
Einschlaf stadium</td><td colspan="2">Aktivität (fakultativ) ↑</td><td colspan="2" rowspan="2">Low voltage
oder niedrige Θ-Aktivität</td></tr>
<tr><td>Diffuse Θ-δ-Aktivität</td><td>Diffuse Θ-δ-Aktivität</td></tr>
<tr><td colspan="4">Steile bis scharfe Vertexpotentiale</td></tr>
<tr><td rowspan="2">2</td><td rowspan="2">C
Leichter Schlaf</td><td rowspan="2">Polymorphe δ-Aktivität, mit diskreten 13–15/s-Spindeln</td><td colspan="4">Zentrale 14/s-Spindeln, „Schlafspindeln“</td></tr>
<tr><td colspan="2">Intermittierende δ-Ausbrüche</td><td colspan="2">Frontale 12/s-Spindeln (fak.)</td></tr>
<tr><td rowspan="3">3</td><td rowspan="3">D
Mitteltiefer Schlaf</td><td rowspan="4">Hohe polymorphe δ-Aktivität</td><td colspan="4">Spindeln vermindert</td></tr>
<tr><td colspan="4">Polymorphe diffuse δ-Aktivität</td></tr>
<tr><td colspan="2">Θ-Superposition</td><td colspan="2">Θ-α-Superposition</td></tr>
<tr><td>4</td><td>E
Tiefschlaf</td><td colspan="4">Hohe bilateral-synchrone δ-Aktivität</td></tr>
</table>

Pathologische EEG-Veränderungen

Kriterium	Veränderung	Ursachen
Generalisierte:		
Grundaktivität	Verlangsamung (= Allgemeinveränderung)	Hypoxie Ischämie Hirnödem Hyper-, Hypoglykämie Kontusion Enzephalitis Meningitis Akute Infektionskrankheiten Elektrolytimbalance Antikonvulsiva Neuroleptika
	Diffuse β-Wellen-Aktivierung	Neuroleptika Barbiturate Benzodiazepine
	Suppression bei unreifen und reifen Neugeborenen (extrem flaches EEG, Burst-suppression-Muster)	Metabolische Störung Infektionen Asphyxie
Fokale (Herdbefunde):		
δ-Wellen-Fokus	1. Strukturelle Läsion 2. Funktionelle Störung	Jede ZNS-Schädigung
	EEG-Fokus und ZNS-Struktur nicht zwangsläufig identisch	
Lokale Depression	(+ Frequenz ↓, Amplituden ↓)	Epidurales/subdurales Hämatom, Porenzephalie
Grundrhythmus-aktivierung	(Amplituden ↑, Frequenz ↓)	Zwischenstadium in der Heilung fokaler Prozesse
Intermittierende δ-Rhythmen		Hirnstamm: Trauma Enzephalitis Blutung Absencenepilepsie
Paroxysmale langsame Wellen		Interiktal

Pathologische EEG-Muster mit Spikes und/oder Sharp waves (kontinuierliches, paroxysmales, generalisiertes oder fokales Auftreten)

Typ	Merkmale	Vorkommen
Hypsarrhythmie	Hohe polymorphe Theta-Delta-Wellen Spikes und Sharp waves mit wechselnder Lokalisation eingestreut	West-Syndrom
Spike-wave-variant-Muster	Komplex aus steiler + langsamer Welle, 1,5–5 Komplexe/s Polymorphie der Komplexe	Myoklonisch-astatische Anfälle
3/s Spike-wave-Paroxysmen	Spitze- + Langsame-Welle-Komplex Frequenz 2,5/s–3,5/s, meist 3/s, generalisierter Rhythmus Dauer	Absencen-epilepsie
Polyspike-wave-Paroxysmen	Spitzen + Langsame-Welle-Komplex Frequenzvariabilität: Spitzen bis 15/s, Wellen bis 4/s	Impulsiv-Petit-mal
Irreguläre Spike-wave-Paroxysmen	SW-Komplexe, Frequenz (2,5/s–3,5/s), Amplitude und Form innerhalb eines Paroxysmus variabel	Symptomatische/idiopathische Epilepsie
Sharp und Slow waves	Sharp- + Slow-wave-Komplex Frequenz in den Rhythmen 1,5/s–2/s	Dämmerzustände, atypische Absencen
Periodische Komplexe steiler und langsamer Wellen (Radermecker)	Sharp wave, gefolgt von 1/s–2/s langsamen Wellen. Komplexdauer 1 s. Wiederholung in fast regelmäßigen Abständen	Subakute sklerosierende Panenzephalitis
Periodische SW-Komplexe	Spikes oder Sharp waves, fakultativ gekoppelt mit polymorphen 2–3/s-Wellen. Komplexe variabel. Auftreten temporal	Herpes-simplex-Enzephalitis

Spitzenpotentiale

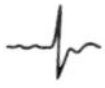
Spike

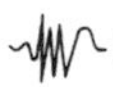
Polyspike-Komplex

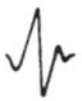
Sharp wave

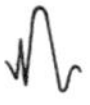
Sharp-slow-wave-Komplex

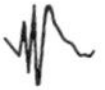
Doppelspike-wave-Komplex

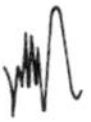
Polyspike-wave-Komplex

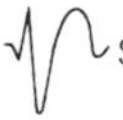
Sharp-slow-wave-Komplex

Evozierte Potentiale

Form der evozierten Potentiale abhängig von:

Reizmodalitäten
neuronaler Erregung
(anatomische Strukturen)
dem Ort der Potentialableitung
der Ableitetechnik
Geschlecht
Reife des Nervensystems und der Sinnesorgane
Vigilanz und Kooperation des Kindes oder Jugendlichen
Medikamenten

Visuell evozierte Potentiale (VEP)

Nomenklatur: Polung wie im EEG. Positive (P) Amplituden zum Vertex gerichtet = Ausschläge nach unten, negative (N) Amplituden nach oben gerichtet.
Latenz = Stimulus → Peak – Zeit in Millisekunden
Leitzeit der Erregung = Latenzdifferenz zweier Peaks (Peak-Peak-Intervall)
Amplitudenzählung: 1. laufende Numerierung P0, N1, P1, N2, P2, N3, P3
oder 2. Bezeichnung mit der zugehörigen Durchschnittslatenz, z. B. N80, P100, N120, P300

Entwicklungsphänomene: Latenzabnahme je nach Stimulus bis zum 7. Lebensjahr
Differenzierung der Potentialkomponenten P1, N2, N3 bis zum Jugendalter

Beurteilungskriterien: Latenzzunahmen
Amplitudenverringerung
Veränderungen der Potentialdauer und -form
interokulärer Vergleich

Untersuchungsindikationen:

A bei Verdachtsdiagnosen

Okuläre Erkrankungen:
- Refraktionsstörungen
- Amblyopie

Erkrankungen des N. opticus:
- Neuritis
- Gliom
- Hereditäre Atrophien:
  spinozerebelläre Ataxien
  Friedreich-Ataxie
  HMSN I
  Optikusatrophie Leber

Intrakranielle Prozesse:
- Traumen
- Tumoren mit Sehstörungen
- Raumforderungen
- Alle demyelinisierenden Erkrankungen, neurometabolische Speicherkrankheiten, toxische Neuropathien
- Enzephalitiden (Borrelien, Treponemen, Viren)
- AIDS
- Heredoataxien
- Vaskuläre Erkrankungen (Hypoxie, Migräne, Hirntod)

Psychogene Sehstörung

B zur Verlaufskontrolle

11

Visuell evoziertes Potential (VEP)

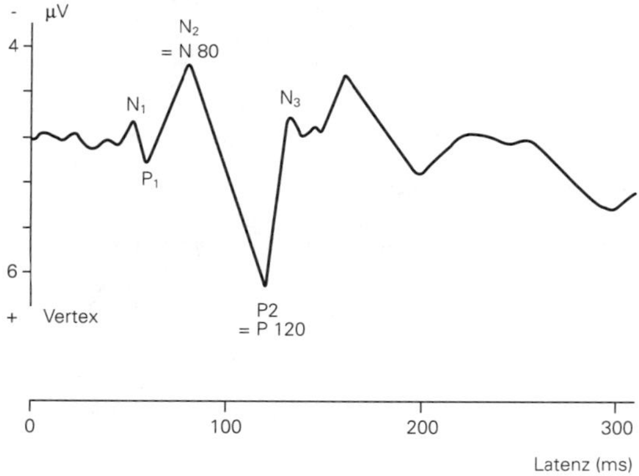

Akustisch evozierte Potentiale (AEP)

Komponente des AEP	Abkürzung	Latenzbereich (ms)	Ursprungsort
Elektrokochleogramm (= sehr frühe AEP)	E CochG (SFAEP)	< 1	Kochlea
Frühe AEP:	FAEP	1–10	
Welle I		1–2	Kochlea, N. acusticus
Welle II		2–3	N. acusticus, Medulla
Welle III		3–4	Neurone des Nucleus cochlearis (Pons)
Welle IV		4–5	Nucleus cochlearis et olivaris, Lemniscus lateralis (Pons)
Welle V		5–6	Lemniscus lateralis, Colliculus inferior
Welle VI		6–8	Mittelhirn?
Welle VII		6–10	Hörstrahlung?
Mittlere AEP Wellen No, Po, Na, Pa, Nb	MAEP	10–50	Mittelhirn – Kortex, nuchale Muskeln
Späte AEP	SAEP	50–300	kortikale akustische Projektionsfelder
Sehr späte AEP	SSAEP	> 300	Kortex-ereigniskorrelierte Potentiale

Periphere Leitzeit (pLZ) = Peak-Peak-Intervall von Welle I und II
Zentrale Leitzeit (zLZ) = Peak-Peak-Intervall von Welle II und VII

Entwicklungsphänomene: Latenzen der FAEP reduzieren sich bis zum 3. Lebensjahr auf Erwachsenenwerte bei gleichzeitiger Zunahme der Amplituden
Frühe Reifung des Innenohrs (nahezu gleiche pLZ bei Neugeborenen und Erwachsenen)

Beurteilungskriterien: Latenzen, Amplituden, Potentialmuster, Seitenvergleich

Untersuchungsindikationen (überwiegend FAEP als Hirnstammpotentiale):

A bei Verdachtsdiagnosen

Differenzierung von Hörstörungen
Lokalisation von Hirnstammprozessen: Tumoren, Meningoenzephalitiden, demyelinisierende Erkrankungen

B als Verlaufskontrolle und Kontrolle nach Meningitis purulenta

Akustisch evozierte Potentiale (AEP)

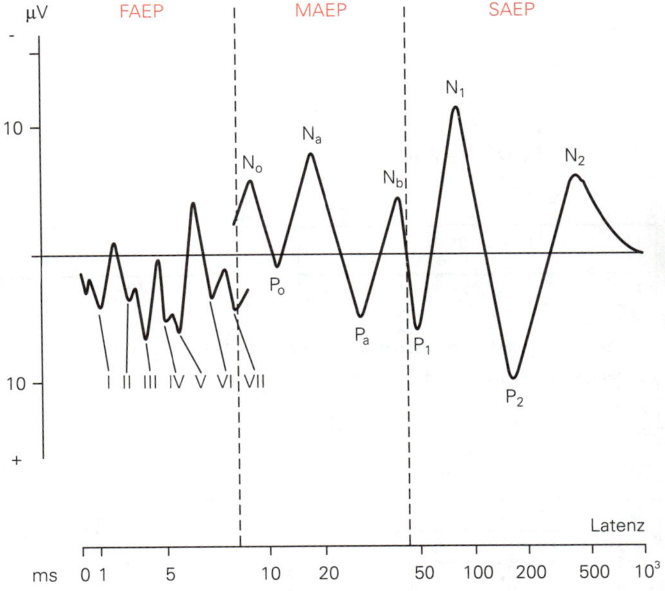

Elektroretinogramm (ERG)

Nomenklatur: Polung mit positiver Richtung zum vorderen Augenpol = Ausschläge nach oben

Potentialkomponenten	**Ursprung**
frühes Rezeptorpotential ERP	Rezeptoraußensegment
a_1-Welle	Zapfen } Rezeptorinnensegmente
a_2-Welle	Stäbchen } Rezeptorinnensegmente
oszillatorische Potentiale OP	innere Körnerschicht
b_1-Welle	zapfengesteuerte } bipolare Zellen
b_2-Welle	stäbchengesteuerte } bipolare Zellen
c-Welle	Pigmentepithel

Elektroretinogramm

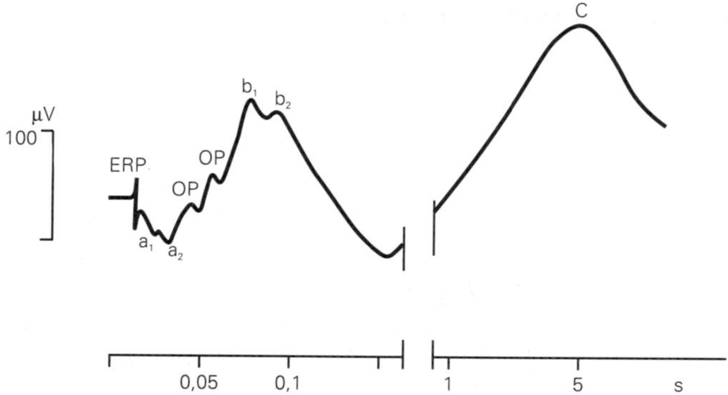

Entwicklungsphänomen: Latenzverkürzung im 1. Lebensjahr schneller als bei VEP

Beurteilungskriterien: Latenzen und Amplituden der a- und b-Welle

Untersuchungsindikationen:

A Verdachtsdiagnosen

Hereditäre tapetoretinale Dystrophien:
Vitreoretinale Dystrophien
Chorioretinale Dystrophien
Retinale Dystrophien:
  Diffuse, zentrale, periphere
Syndrome:
  Alström-Olson-S.
  Bardet-Biedl-S.
  Cockayne-S.
  Forsius-Eriksson-S.
  Graefe-Sjögren-S.
  Ito-S.
  Jeune-S.
  Joubert-S.
  Klippel-Feil-S.
  Laurence-Moon-S.
  Mauriac-S.
  Saldino-Mainzer-S.
  Sjögren-Larsson-S.
  Thevenard-S.
  Usher-S.

Pseudoretinitis pigmentosa:
Pränatale Infektionen:
  Röteln, Zytomegalie, Toxoplasmose, Lues
Postnatale Uveitis
Spinopontozerebelläre Ataxien
Myotone Dystrophie
Hereditäre Stoffwechseldefekte:
  Sphingolipidosen:
  Sphingomyelinlipidose Niemann-Pick [a]
  Glucosylceramidlipidose Gaucher [a]
  G_{M1}-Gangliosidose Landing [a]
  G_{M2}-Gangliosidose Tay-Sachs [a]
  G_{M2}-Gangliosidose Sandhoff [a]
  Metachromatische Leukodystrophie [(a)]
  Lipogranulomatose Farber [a]
  Multipler Sulfatasemangel [a]
  Mukolipidose Typ IV
Mukopolysaccharidosen (Typ I-H, I-S, II, III)
Zeroidlipofuszinose
Zystinose
Hyperornithinämie
Peroxisomale Störungen
  Zellweger-Syndrom
  Adrenoleukodystrophie (neonatale)
  Refsum-Krankheit (infantile Form)
Abetalipoproteinämie
Wolman-Krankheit
Acrodermatitis enteropathica

[a] Mit „kirschrotem Fleck".

B Verlaufskontrollen

Somatosensorisch evozierte Potentiale (SSEP)

Nomenklatur: Positivität unter der differenten Elektrode im Vergleich zur indifferenten = Auslenkung nach unten. Bezeichnung der Komponenten in der Zählweise der VEP mit durchschnittlicher zugehöriger Latenz

Untersuchungsindikationen: Plexusschädigungen, alle rückenmarknahen und spinale Prozesse
Objektivierung der Sensibilität im Neugeborenen- bis Vorschulalter

Beurteilungskriterien: absolute Latenzen, Interpeaklatenzen, Amplituden

Motorische Einheit = motorische Vorderhornzelle + Axon der Vorderhornzelle + synaptisch kontaktierte Gruppe von Muskelfasern

Elektromyographische Muster:

EMG-Ableitebedingungen: in Ruhe – bei leichter – starker – maximaler Willkürinnervation

Spontanaktivität	Muster	Generierung	Merkmal	Bedeutung
normal	Aktionspotentiale	bei Einstich der Nadelelektrode		
	Potentiale der motorischen Endplatte		Beginn mit negativer Amplitude (Auslenkung nach oben)	
pathologisch	Fibrillationspotentiale	spontan	zwei-/dreiphasisch, Potentialdauer < 5 ms, Beginn mit positiver Amplitude, unregelmäßiges/rhythmisches Auftreten	neurogen +++ myogen + bes. Myositis
	positive scharfe Wellen	spontan	Beginn mit positiver Amplitude, langsame negative Nachschwankung	neurogen +++ myogen +
	Faszikulationspotentiale	spontan im Interferenzbereich motorischer Einheiten	Amplituden höher z. T. rhythmisches Auftreten	spinale Muskelatrophien
Willküraktivität pathologisch	myotone Entladung	willkürlich, nach Beklopfen des Muskels, nach Nadeleinstich	Potentialserie mit abnehmender Amplitude, Frequenz der Serie wechselnd	Myotonien
	polyphasische Entladung	nach Innervation	Grundlinie wird vom Potential ≥ 4 mal überschritten	Myopathien

Klinische Formen der Myasthenia gravis

Ausprägung und Verlauf Merkmale	Leichtgradig	Mittelgradig	Hochgradig	Fulminant	Okuläre	Transitorisch neonatale
Paresen:						
Augenmuskeln	+++	+++	++	+	+++	++
Kopf-/ Halsmuskeln	++	+++	+++	+++	–	++
übrige Skelettmuskeln	+	++'	+++	+++	–	++
Thymom	–	–	+	+	–	–
Progredienz	+	+	+++	+++	–	–

Diagnostik der Myasthenie:

1. Tensilontest: 0,1 mg Edrophoniumchlorid (Tensilon) als Cholinesterasehemmer
   Ergebnis: Besserung der Paresen für wenige Minuten
2. EMG bei wiederholter Reizung eines peripheren Nervs:
   Ergebnis: bei Myasthenie Amplitudenabnahme der Aktionspotentiale während der ersten 5 Reize
3. Nachweis von Antikörpern gegen Acetylcholinrezeptoren

Elektrophysiologische Differenzen von Neuropathien und Myopathien

Kriterium	Neuropathie axonale	Neuropathie myelinäre	Myopathie
EMG:			
Potentialdauer	↑	↑	↓
bei maximaler Muskelspannung:			
Amplituden			↓
Interferenzmuster	gelichtet	gelichtet	voll
Polyphasie	(+)	(+)	+++
Fibrillationspotentiale / positive scharfe Wellen	+++	(+)	(+)
Faszikulationen	+	(+)	–
Nervenleitgeschwindigkeit (NLG)	n	↓ → ↓ ↓ ↓	n

11

Hereditäre sensomotorische Neuropathien (HSMN)

Merkmale / Typ	HSMN I (Charcot-Marie-Tooth)	HSMN II –	HSMN III Déjérine-Sottas
Erbgang	autosomal-dominant	autosomal-dominant	autosomal-rezessiv
Erkrankungsbeginn	1. Lebensjahr	spätere Kindheit	Säuglingsalter
Motorik	Muskelatrophie Storchenbeine Steppergang	Muskelatrophie Beine > Arme	Muskelatrophie Muskelhypotonie Koordinations-störung
Muskeleigenreflexe	↓	(↓)	∅
Sensibilität			
Berührung/Druck	n/(↓)	n/(↓)	↓↓↓
Vibration	↓	(↓)	↓↓↓
Schmerz/Temperatur	n	n	↓↓↓
Deformitäten	Pes cavus Coxa valga Kyphoskoliose	(+)	Pes equinovarus (Klumpfuß)
Diagnostik			
EMG-Schädigungs-muster	neurogen	neurogen	neurogen
NLG motorisch/sensibel	↓	n/(↓)	↓↓↓
Morphologie (N. suralis)	axonale Dystrophie zwiebelschalige Myelinhypertrophie + Demyelinisierungen (periphere Nerven, Rückenmark)	axonale Dystrophie keine Myelin-hypertrophie	gestörte Myelinbildung Zwiebelschalen Liquorproteine ↑

Anmerkung: Als HSMN Typ IV wird in der Literatur manchmal die Heredopathia atactica polyneuritiformis (Morbus Refsum = perioxisomale Störung) bezeichnet.

Synopsis der hereditären Neuropathie

[Modifiziert nach Moser H (1992) Erbliche neuromuskuläre Erkrankungen beim Kind. Fischer, Stuttgart]

	HSN I	HSN II	HSN III	HSN IV
Synonyma	Acropathie ulcéromutilante familiale	kongenitale sensible Neuropathie	Riley-Day-familiäre Dysautonomie	kongenitale sensible Neuropathie mit Anhydrose
Erbmodus	meist autosomal-dominant	autosomal-rezessiv, sporadisch	autosomal-rezessiv	autosomal-rezessiv
Erkrankungsbeginn	2.–3. Lebensjahrzehnt	ab Geburt	bei Geburt	bei Geburt
Störung der sensiblen Modalität				
Berührung	+	+++	–	–
Druck	+	++	–	–
Vibration	++	+++	–	–
Schmerz	+++	++	Analgesie	+++
Temperatur	+++	++	–	+++
Lokalisation der Sensibilitätsstörung	Unterschenkel, Unterarme	hauptsächlich Extremitäten	generalisiert	generalisiert
Geschmackssinn	normal	normal	beeinträchtigt oder fehlend	gelegentlich fehlend
Hörverlust	häufig	vereinzelt	keiner	keiner
Muskeleigenreflexe	↓	n/(↓)	↓	↓
Autonome Funktionsstörungen	keine	keine	Fieberschübe, fehlende Tränen, Blutdruckabfall, pathol. Pupillenreaktionen	fehlende Schmerzempfindung, Fieberschübe, Ptose
Schwitzen	fehlend in den betroffenen Arealen	fehlend in den betroffenen Arealen	vermehrt	fehlend
Intelligenz	n	n	n	↓
NLG				
motorisch	↓	n/(↓)	n/(↓)	n
sensibel	↓	↓	n/(↓)	n
Nervenbiopsie	Veränderungen an marklosen und kleinkalibrigen, myelinisierten Fasern	Verminderung myelinisierter Fasern, axonale Veränderungen	Verminderung markloser Fasern „Zwiebelschalen"	normal
ZNS-Pathologie	keine	keine	Atrophie von Hintersträngen, Verlust von Zellen in bestimmten Kernen	Atrophie bestimmter Zonen sowie Rückenmarkbahnen

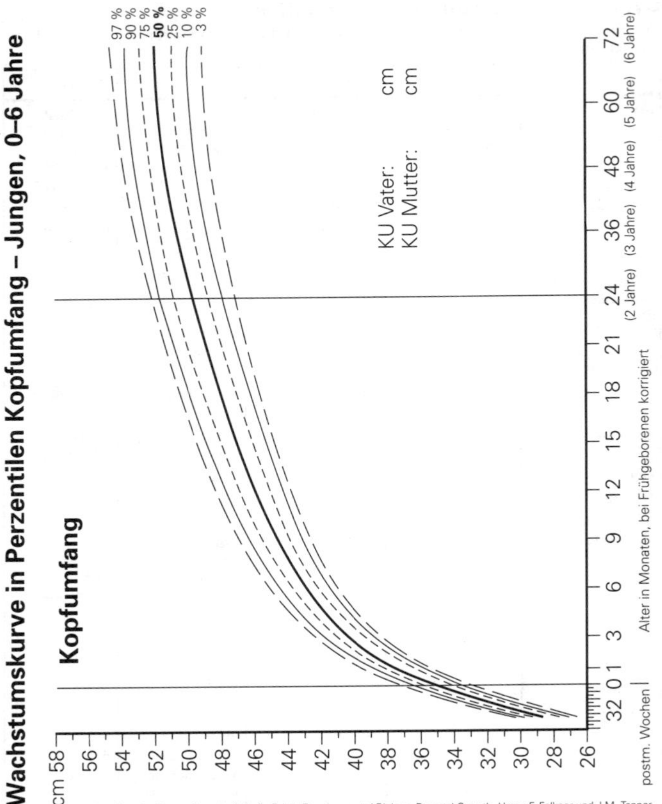

Ingeborg Brandt: Human Growth, 2. Aufl., Bd. 1, Developmental Biology, Prenatal Growth. Hrsg.: F. Falkner und J.M. Tanner. Plenum Press, New York 1986; Der Kinderarzt **10**, 185–188 (1979) (mit Genehmigung des Verlages)

Mit Genehmigung der Milupa AG, Friedrichsdorf

Wachstumskurve in Perzentilen Kopfumfang – Mädchen, 0–6 Jahre

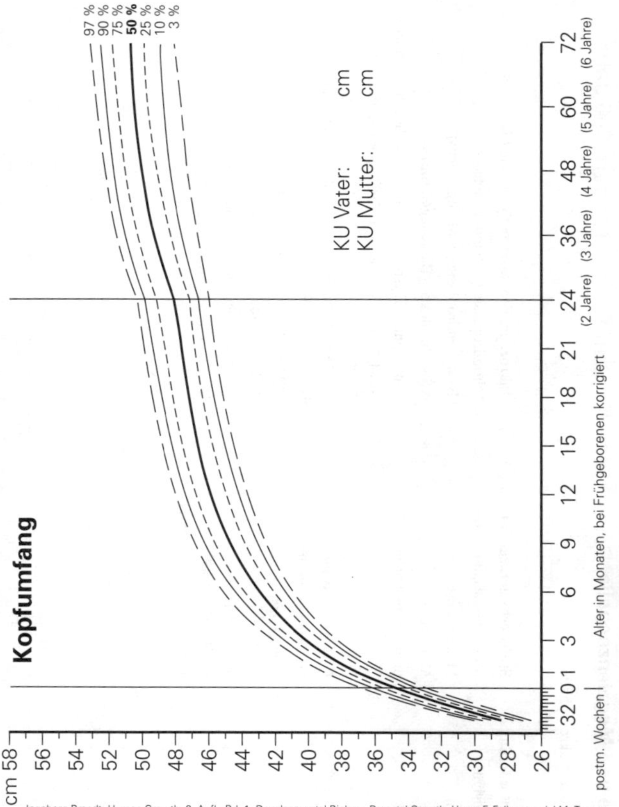

Ingeborg Brandt: Human Growth, 2. Aufl., Bd. 1, Developmental Biology, Prenatal Growth. Hrsg.: F. Falkner und J.M. Tanner. Plenum Press, New York 1986; Der Kinderarzt **10**, 185–188 (1979) (mit Genehmigung des Verlages)

Mit Genehmigung der Milupa AG, Friedrichsdorf

Makrozephalie und Megalenzephalie*

Physiologisch: familiäre Makrozephalie

Pathologisch:

Intrakranielle Raumforderung

Hydrocephalus occlusivus

subdurales Hämatom

Dandy-Walker-Zyste

subarachnoidale Zyste

Tumoren

Dyskranien

Stoffwechselerkrankungen (*)

Mukopolysaccharidosen

Mannosidose

Mukosidose

metachromatische Leukodystrophie

GM_1-Gangliosidose

GM_2-Gangliosidose

Glutaracidurie Typ I

N-Acetylasparaginacidurie (Canavan)

Alexander's disease (Astrozytendegeneration)

Hypoparathyreoidismus

Makrozephalieassozierte Syndrome (S.)

Achondroplasie (+ Minderwuchs)

Hypochondroplasie (+ Minderwuchs)

akrokallosales S. (Balkenagenesie)

thanatophore Dysplasie (letale Osteochondrodysplasie)*

COVESDEM-S. (costovertebral segmentation defect, mesomely)

Riley-Smith-Bannayan-S. (+ Makrosomie, mesodermale Hamartome)*

Zephalopolysyndaktylie (Greig)

FG-S. (Plagiozephalie + Analstenose)*

diffuse Kleinhirnhypertrophie (Hydrozephalus)

Proteus-S. (Hemihypertrophie)

Sotos-S. (Großwuchs)

XYY-S. (Großwuchs)

Klassifikation der Erscheinungsformen und diagnostische Kriterien der Neurofibromatose

Typ I	NF1	klassische Form = Morbus Recklinghausen	≥ 5 Café-au-lait-Flecke, Durchmesser ≥ 5 mm, nach der Pubertät ≥ 15 mm
			sommersprossige Hyperpigmentierung in den Axillar- und Inguinalregionen
			Optikusgliom
			2 oder mehrere Neurofibrome oder ein plexiformes Neurofibrom
			2 oder mehrere Irisknötchen (Lisch-Knötchen)
			ossäre Dysplasien (Keilbeinflügel, Kortikalis der Röhrenknochen)
			ein Elternteil und/oder Geschwister hat eine gesicherte NF1

(für die Diagnose müssen mindestens 2 Kriterien sicher vorhanden sein)

Typ II	NF2	zentrale Form = familiäres Akustikusneurinom	bilaterale Akustikusneurinome (durch MRT, CT oder Histologie gesicherte Diagnose)
			ein Elternteil oder Geschwister mit NF2 oder einem Akustikustumor
			ein Elternteil oder Geschwister mit NF2 und 2 der folgenden Kriterien: Neurofibrom, Meningeom, Schwannom, Gliom, juvenile hintere subkapsuläre Linsentrübung
Typ II	NF3	gemischte Form = NF1 + 2	multiple ZNS-Tumoren

11

Enzephalofaziale Angiomatose (Sturge-Weber-Syndrom)

Typ 1
- a ein- oder bilateraler Naevus flammeus (Ausprägung mindestens im Bereich des 1. Trigeminusasts)
- b Glaukom
- c Angiomatose der Venen meist einer Hemisphäre (röntgenologischer Nachweis perivenöser, rankenartiger Verkalkungen)
- d zerebrale fokale Krampfanfälle oder iktaler Fokus im EEG

(die Diagnose erlauben die Kriterien a–d, a + b, a + c, a + d)

Typ 2 Naevus flammeus wie Typ 1 ± Glaukom ohne Zeichen einer intrakraniellen Angiomatose

Typ 3 isoliertes leptomeningeales und kortikales Angiom

Reiber-Schema zur Interpretation der erhöhten Eiweißkonzentration im Liquor

[Nach Reiber H (1980) The discrimination between different blood-CSF barrier dysfunctions and inflammatory reactions of the CNS by a recent evaluation graph for the protein profile of CSF. J Neurol 224:89–99]

Albuminquotient → Indikator für Störung der Blut-Liquor-Schranke

IgG-Quotient → Indikator für Endzündung im ZNS

Lage der Meßwerte im Bereich	Interpretation	Klinisches Beispiel
⓪	Kommt nicht vor	–
①	Normalbereich	–
②	Erhöhte Permeabilität der Blut-Liquor-Schranke, noch erhaltene Filterfunktion	Hohes Fieber Nach Krampfanfällen Allgemeinerkrankungen
③	a) Erhöhte Permeabilität mit nachlassender Filterfunktion für Plasmaproteine b) Schrankenfunktionsstörung mit lokaler IgG-Produktion	Resorptive Entzündung nach Subarachnoidalblutung, nach artefizieller Blutung Akute Meningitiden
④	Schrankenstörung + lokale, oft oligoklonale IgG-Produktion	Chronische Meningitis, Meningo-enzephalitis, Enzephalitis (z. B. SSPE, MS)
⑤	Lokale IgG-Synthese im ZNS, keine Schrankenstörung	Slow-virus-Enzephalitiden

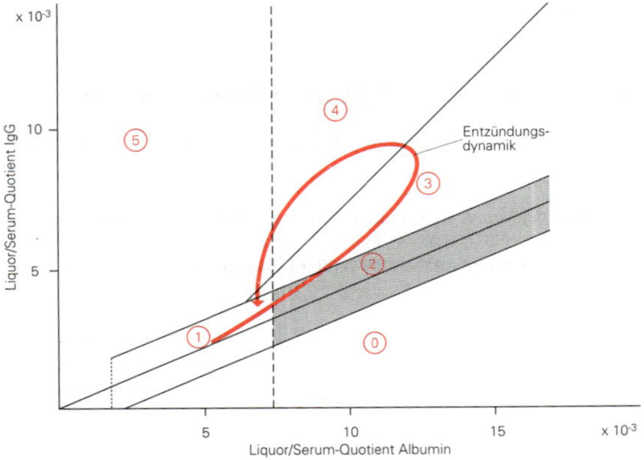

Internationale Klassifikation epileptischer Anfälle

[International League Against Epilepsy (1981) Epilepsia 22:489–501]

I. Fokale (lokale, partielle) Anfälle

EEG: fokale Entladungen kontralateral mit Beginn über dem repräsentativen Kortexareal

A Einfache fokale Anfälle (ohne Bewußtseinsstörung)

1. mit motorischen Symptomen (motorische [Jackson-]Anfälle mit/ohne March, Epilepsia partialis continua, Versivanfälle, Vokalisationsanfälle);
2. mit sensiblen oder sensorischen Symptomen (visuelle, akustische, olfaktorische, gustatorische Halluzinationen, Schwindel-, Sturzsensationen);
3. mit vegetativen Symptomen (Übelkeit, Blässe, Schwitzen, Frieren, Rötung u.a.);
4. mit psychischen Symptomen (Angst, Déjà-vu-Erlebnis, dreamy states).

B Komplexe fokale (partielle) Anfälle mit Bewußtseinsstörung (psychomotorische Anfälle)

EEG: meist asynchrone lokale Entladungen temporal – fronto-temporal uni- oder bilateral

1. Beginn als einfache fokale Anfälle (s. A 1.–4.) mit nachfolgender Bewußtseinsstörung oder Automatismen
2. Beginn mit Bewußtseinsstörung oder mit Automatismen

C Fokale Anfälle mit nachfolgender Generalisierung

EEG: primär fokale Entladungen, die schnell generalisieren

Generalisierte tonisch-klonische, tonische oder klonische Anfälle, die aus einfachen fokalen (I.A), komplexen fokalen (I.B) oder aus I.A über I.B hervorgehen

II. Generalisierte Anfälle (konvulsive oder nichtkonvulsive)

A 1. **Absencen** (kurze Bewußtseinsstörung + motorische vegetative oder automative Komponente in geringer Ausprägung)
EEG: generalisierte Spike- und Slow-wave(SW)-Komplexe, meist 3 Hz, seltener 2–4 Hz im Anfall. Interiktal überwiegend normal

2. **Atypische Absencen** (zusätzliche Komponenten deutlicher ausgeprägt als II. A1., Anfang und Ende weniger abrupt)
EEG: im Anfall heterogen, interiktal, meist mit paroxysmaler Aktivität

B Myoklonische Anfälle (einzelne oder multiple Zuckungen)

EEG: iktal, interiktal Polyspike-wave, Spike-wave oder Sharp- und Slow-wave-Komplexe

C Klonische Anfälle

EEG: iktal schnelle Aktivität (≥ 10/s) und langsame Wellen, selten SW-Muster. Interiktal SW- oder Polyspike-wave-Entladungen

D Tonische Anfälle

EEG: iktal niedrige Amplituden, schnelle Entladungen oder Rhythmen

E **Tonisch-klonische Anfälle (Grand mal)**
EEG: in tonischer Phase Entladungen (≥ 10/s) mit abnehmender Frequenz und steigender Amplitude, in klonischer Phase Einstreuung langsamer Wellen. Interiktal SW- oder Polyspike-wave-Komplexe

F **Atonische Anfälle (astatische oder myoklonisch-astatische Anfälle)**
EEG: Polyspikes and waves (iktal, interiktal), kleinamplitudige schnelle Entladungen (iktal)

III. **Nichtklassifizierbare Anfälle**

Internationale Klassifikation der Epilepsien und epileptischen Syndrome

[International League Against Epilepsy (1985) Epilepsia 26: 268–278]

Definitionen
Idiopathische Epilepsien: genetische Disposition, Beginn altersgebunden, charakteristische klinische und EEG-Befunde

Kryptogene Epilepsien: unbekannte Ursache + Altersbindung

Symptomatische Epilepsien: Ursache bekannt oder offensichtlich in einer Krankheit begründet

1 **Lokalisationsbezogene (fokale, lokale, partielle Epilepsien und Syndrome)**

1.1 **Idiopathische**
Benigne Epilepsie des Kindesalters mit zentrotemporalen Spikes (Rolando-Epilepsie, 3–13 J.)
Epilepsie des Kindesalters mit okzipitalen Paroxysmen (Gastaut-Epilepsie, 2–17 J.)

1.2 **Symptomatische**
Variabel nach Lokalisation der Anfallsgenese. Anfallstypen (s. S. 455)

2 **Generalisierte Epilepsien und Syndrome**

2.1 **Idiopathische mit altersbezogenem Beginn**
Benigne familiäre Neugeborenenkrämpfe (2.–3. Tag)
Benigne Neugeborenenkrämpfe (1.–7. Tag)
Benigne myoklonische Epilepsie des Kleinkindesalters (0,5–3 J.)
Absencenepilepsie des Kindesalters (Pyknolepsie), (5–8 J.)
Juvenile Absencenepilepsie (10–17 J.)
Juvenile myoklonische Epilepsie (Impulsiv-Petit-mal-Epilepsie (12–18 J.)
Aufwach-Grand-mal-Epilepsie (10–25 J.)
Andere generalisierte idiopathische Epilepsien

2.2 **Kryptogene oder symptomatische**
West-Syndrom (Blitz-Nick-Salaam-Anfälle, infantile Spasmen), (3–8 Mon.)
Lennox-Gastaut-Syndrom (1–7 J.)
Epilepsie mit myoklonisch-astatischen Anfällen (1–9 J.)
Epilepsie mit myoklonischen Absencen (6–7 J.)

2.3 **Symptomatische**

2.3.1 **Unspezifische Ätiologie**
Frühinfantile myoklonische Enzephalopathie
Frühinfantile epileptische Enzephalopathie mit Burst-suppression-Muster

2.3.2 **Spezifische Syndrome**
Anfälle als dominierendes Symptom von verschiedenen Krankheiten (ZNS-Mißbildungen, angeborenen Stoffwechselkrankheiten mit variabler Altersmanifestation)

3 **Epilepsien und Syndrome ohne eindeutige Zuordnung zu fokalen oder generalisierten Anfällen**

3.1 **Sowohl generalisierte als auch fokale Anfälle**
Neugeborenenkrämpfe
Schwere myokonische Epilepsie des Kleinkindesalters (0,5–3 J.)
Epilepsie mit anhaltenden SW-Entladungen im synchronisierten Schlaf (bioelektrischer Status epilepticus im Non-REM-Schlaf (ESES), (2–10 J.)
Epilepsie-Aphasie-Syndrom (Landau-Kleffner-Syndrom) (2–8 J.)

3.2 **Keine eindeutige Zuordnung zu generalisierten Epilepsien**
(z. B. Schlaf-Grand-mal)

4 **Spezielle Syndrome**

4.1 Gelegenheitsanfälle
Fieberkrämpfe
Anfälle, die nur unter bestimmten pathophysiologischen Bedingungen auftreten

4.2 Oligoepilepsie

4.3 Reflexepilepsien

4.4 Progrediente Epilepsia partialis continua (Kojewnikow) des Kindesalters

( ) = Manifestationsalter bei altersgebundenen Anfällen (Lebensjahre)

Definitionen: durchschnittliches Epilepsierisiko 3–4 %
einfache Fieberkrämpfe: ohne erhöhtes Epilepsierisiko
komplizierte (= risikobehaftete) Fieberkrämpfe: erhöhtes Epilepsierisiko

Risikofaktoren

Familiäre Epilepsiebelastung
1. Fieberkrampf vor dem 1. und nach dem 4. Geburtstag
Mehrere Fieberkrämpfe während des gleichen Infekts
Insgesamt ⩾ 4 Fieberkrämpfe
Krampfdauer ⩾ 15 min
Symptome einer zerebralen Vorschädigung
Iktale und/oder postiktale neurologische Herdsymptome
Postiktale Herdbefunde im EEG
Postiktale Persistenz von EEG-Veränderungen (Herdbefunde, hypersynchrone Entladungen, abnorme Rhythmen)

Akuttherapie: Clonazepam/Diazepam (i.v./rektal)
Langzeittherapie: Phenobarbital/Primidon/(Valproinsäure)

Indikationen für die Langzeittherapie

Fieberkrampfdauer stets ⩾ 15 min
Anfallsserien
Iktale und/oder postiktale Herd- oder Halbseitensymptome

Epilepsie	Antiepileptika 1. Wahl	2. Wahl
Generalisierte Epilepsien		
Frühkindliche Absencen Pyknolepsie Juvenile Absencen	VPA	ESM/MSM/PB[b]/PRM
Myoklonisch-astatische Anfälle (Kleinkindesalter)	VPS	ESM[a]/MSM/ACTH
Impulsiv-Petit-mal	VPA	PB/PRM/ESM[a]
Aufwach-Grand-mal	VPS	PB[a]/PRM/ESM
Andere Grand-mal-Formen	VPS	PB/PRM/BR/CBZ/PHT
BNS-Anfälle (West-Syndrom)	ACTH (Dexamethason)	VPA/CZP/Pyridoxin
Lennox-Gastaut-Syndrom	VPA	ACTH/CZP/ESM[a]/MSM/PB[c]/PRM[c]
Partielle (fokale) Epilepsien		
Idiopathische benigne Partialepilepsien	ST/CBZ	PHT/PB
Einfache/komplexe fokale Anfälle (± sekundäre Generalisation)	CBZ	PHT/PRM/PB/VB
Landau-Kleffner-Syndrom	ST	ACTH/VPA/PRM
Bioelektrischer Status epilepticus (ESES)	ST	ACTH/VPA/PRM

[a] Kombination mit Mittel der 1. Wahl; [b] als Grand-mal-Schutz; [c] bei tonischen Anfällen.

Medikament (Generic name)	Handelsname (Auswahl) Dosis pro Tbl./Kapsel [mg] (r Retardform)	Monotherapie – Tagesdosis (mg) Säugling	Kleinkind	Schulkind	Dosis-frequenz	Wirksame Plasmakon-zentration [µg/ml]	Steady state nach Tagen	Wirkung auf Serum-konzentration anderer Medikamente
1. Wahl								
Carbamazepin (CBZ)	Finlepsin (200, r200, 400) Sirtal (200) Tegretal (200), r400) Timonil (200, r300/600)	–	20–25 mg/kg 200–600	15–20 mg/kg 400–1200	3–4 r2	3–12	4–6	PB $\downarrow$, PHT $\downarrow$, VPA $\downarrow$
Clonazepam (CZP)	Rivotril (0,5, 2)	0,3–1,5	0,5–2	1–3	3	25–75	5–7	
Ethosuximid (ESM)	Petnidan (250) Pyknolepsinum (250) Suxinutin (250)	–	30 mg/kg 500–1000	20 mg/kg 500–1500	3	40–120	4–10	PHT $\uparrow$, VPA $\uparrow$
Phenobarbital (PB)	Lepinal (100, 300) Lepinaletten (15) Luminal (100) Luminaletten (15)	4–5 mg/kg 30–60	4 mg/kg 50–150	3–4 mg/kg 100–200	2	15–40	14–21	CBZ $\downarrow$, PHT $\updownarrow$, VPA $\downarrow$
Phenytoin (PHT)	Epanutin (100) Phenhydan (100) Zentropil (100)	–	7 mg/kg 50–200	5 mg/kg 100–300	2	5–20	5–14	CBZ $\downarrow$, PB $\updownarrow$, VPA $\downarrow$
Primidon (PRM)	Liskantin (250) Mylepsinum (250) Resimatil (250)	20 mg/kg 125–250	20 mg/kg 250–500	15 mg/kg 250–750	3	Primidon 4–12 PB 15–40	2–4 14–21	CBZ $\downarrow$, PHT $\updownarrow$, VPA $\downarrow$

Medikament (Generic name)	Handelsname (Auswahl) Dosis pro Tbl./Kapsel [mg] (r Retardform)	Monotherapie – Tagesdosis (mg) Säugling	Kleinkind	Schulkind	Dosisfrequenz	Wirksame Plasmakonzentration [µg/ml]	Steady state nach Tagen	Wirkung auf Serumkonzentration anderer Medikamente
Valproinsäure (VPA)	Convulex (150, 300, 500) Convulsofin (300) Ergenyl (150, 300, 500) Leptilan (150, 300, 600) Mylproin (150, 300, 450) Orfiril (150, 300, 600)	30 – 80 mg/kg	30 – 100 mg/kg	20 – 50 mg/kg	2 – 3	30 – 120	2 – 6	CBZ ↑, PB ↑, PHT ↕
Vigabatrin (VB)	Sabril (500)	50 – 100 mg/kg	50 – 80 mg/kg	50 mg/kg	2			
2. Wahl								
Acetazolamid	Diamox (250)	–	10 – 15 mg/kg	10 – 15 mg/kg	2 – 3	8 – 14	2	
Barbexaclon	Maliasin (25, 100)	25 – 50	50 – 100	100 – 300	3			
Kaliumbromid (BR)	Dibro-Be (850)	–	425 – 1275	850 – 2550	2 – 3	1000 – 2500	60	
Mesuximid (MSM)	Petinutin (150, 300)	–	300 – 600	300 – 900	3	10 – 50	6 – 8	
Sultiam (ST)	Ospolot (50, 200)	–	100 – 200	200 – 600	3	6 – 10	5 – 6	

Kinder-Rehabilitationszentren

Neurologisches Reha-Zentrum für Kinder und Jugendliche „Friedehorst"
Rotdornallee 64, 28717 Bremen-Lesum

Stiftung Hamburgisches Krankenhaus
Johannes-Ritter-Straße 100, 21502 Geesthacht

Südwestdeutsches Rehabilitationszentrum
Im Spitzerfeld 25, 69151 Neckargemünd

Klinik für Kinderneurologie und Sozialpädiatrie, Kinderzentrum Maulbronn
Knittlinger Steige 21, 75433 Maulbronn

Körperbehinderten-Kinderklinik Schömberg
Römerweg 7, 72355 Schömberg

Jugendwerk Gailingen e.V.
Kapellenstraße 31, 78262 Gailingen

Kinderzentrum München
Heiglhofstraße 65, 81377 München

Behandlungszentrum Vogtareuth
Krankenhausstraße 20, 83569 Vogtareuth

Tabellarische Hilfen zur Reanimation

Maske Nr.	Endotrachealtubus außen Charrière	innen mm	Alter	Gewicht kg	Suprarenin 1 ml = 1 mg 1:10 verdünnen! [ml]	Na-Bikarbonat (8,4 %) 1 ml = 1 mmol möglichst verdünnen! [ml]	Atropin 1 ml = 0,5 mg [ml]	Lidocain (2 %) 1 ml = 20 mg [ml]	Defibrillation initial (Ws = J) [J]
0	14	3,0	Neugeborene	3	0,4	4	0,4	0,2	10
0	14–16	3,5–4,0	6 Monate	7	0,7	7	0,7	0,35	20
1	16–18	3,5–4,0	12 Monate	9	0,9	9	0,9	0,45	20
1–2	20	4,5	2 Jahre	12	1,2	12	1,2	0,6	20
2–3	22–24	5,0–5,5	5 Jahre	19	1,9	19	1,9	0,95	40
3	24–26	5,5–6,0	9 Jahre	30	3,0	30	3,0	1,5	60
3–4	26–30	6,0–7,0	12 Jahre	40	4,0	40	4,0	2,0	80
4	30–32	7,0–7,5	15 Jahre	50	5,0	50	5,0	2,5	100
				Dosierung	0,1 ml/kg	1 ml/kg	0,1 ml/kg	0,05 ml/kg	maximal 4 J/kg

Bei den dazwischenliegenden Körpergewichten kann die exakte Dosis anhand der Dosierungsrichtlinien ermittelt werden!

Beatmung

Einteilung der Beatmungsformen nach der aufgebrachten Atemarbeit:

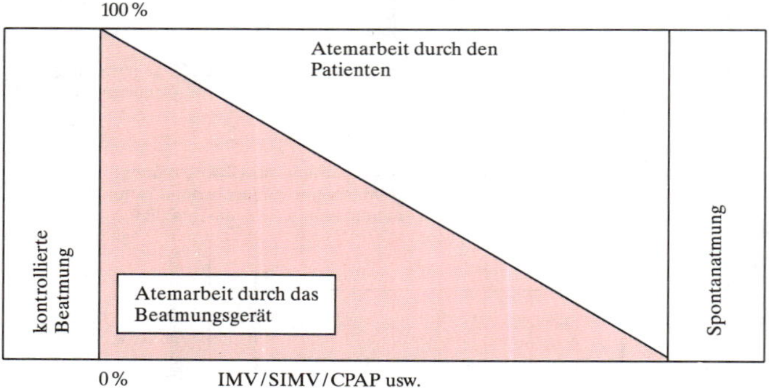

Kontrollierte Beatmung:

Beatmungsmodus mit positivem Druck, bei dem das Beatmungsgerät ein vorgegebenes Atemhubvolumen mit voreingestellter Beatmungsfrequenz unabhängig von den Atemanstrengungen des Patienten abgibt. Alle Atemarbeit wird vom Respirator aufgebracht.

Reine Spontanatmung:

alle Atemarbeit wird allein vom Patienten aufgebracht.

Zwischen diesen beiden Formen liegen verschiedene Mischformen (assistierte Beatmung), wobei die jeweilige Verteilung der Atemarbeit von Art und Ausmaß der maschinellen Unterstützung abhängig ist.

Häufig verwendete Abkürzungen:

CMV	controlled mechanical ventilation
CPAP	continuous positive airway pressure
CPPV	continuous positive pressure ventilation
HFPPV	high frequency positive pressure ventilation
HFJV	high frequency jet ventilation
HFOV	high frequency oscillatory ventilation
IMV	intermittent mandatory (mechanical) ventilation
IPPV	intermittent positive pressure ventilation
PEEP	positive end-exspiratory pressure
SIMV	synchronized intermittent mandatory (mechanical) ventilation
SIPPV	synchronized intermittent positive pressure ventilation

Häufig eingesetzte Beatmungsformen

1. IPPV (intermittent positive pressure ventilation)

Prinzip: Aufbau eines positiven Drucks in den Atemwegen während der Inspiration; Exspiration durch die Eigenelastizität von Lungen und Thorax bis zu einem Atemwegsdruck von Null.

In der Regel wird IPPV-Beatmung nur mit PEEP (s. unten) kombiniert angewandt (sonst Atelektasenbildung!). In diesem Fall erfolgt die Ausatmung bis zum Atemwegsdruck des eingestellten PEEP-Niveaus.

2. IMV (intermittent mandatory ventilation)

Prinzip: Übergangsform von IPPV- + PEEP-Beatmung zur CPAP-Atmung. Zwischen maschinellen Beatmungshüben mit vorgegebenem Atemhubvolumen und Frequenz kann der Patient spontan atmen. Die maschinellen Atemhübe können asynchron oder synchron (SIMV) zur Spontanatmung abgegeben werden.

3. PEEP (positive end-exspiratory pressure)

Prinzip: Der Atemwegsdruck wird am Ende der Exspiration auf einem positiven Druckniveau gehalten. Dies kann durch Ausatmung über ein Wasserschloß oder ein Ventil im Exspirationsschenkel erreicht werden.

Wirkungen von PEEP (in Abhängigkeit von Grundkrankheit und Höhe des PEEP-Niveaus):

- Vergrößerung der funktionellen Residualkapazität der Lunge
- Vorbeugung eines Alveolenkollapses
- Verringerung des intrapulmonalen Rechts-links-Shunts

4. CPAP (continuous positive airway pressure)

Prinzip: Aufbau eines gegenüber dem Atmosphärendruck positiven Druckplateaus in den Atemwegen des spontan atmenden Kindes.

Wirkungen und Nebenwirkungen entsprechen denen der PEEP-Anwendung.

Parameter, die bei Durchführung einer maschinellen Beatmung einzustellen bzw. zu kontrollieren sind:

1. Sauerstoffzufuhr (FiO_2)
2. CPAP-/PEEP-Niveau (cm H_2O)
3. inspiratorischer Spitzendruck (PIP, Pin; cm H_2O)
4. Beatmungsfrequenz (1/min)
5. Verhältnis von In- zu Exspirationszeit (I : E) bzw. In- und/oder Exspirationszeit (s; als Prozentanteil des Atemzyklus)
6. Atemminutenvolumen bzw. Atemhubvolumen (l/min; ml)
7. mittlerer Atemwegsdruck

Je nachdem, welcher physikalische Parameter die Zufuhr des Atemhubvolumens zum Patienten beendet bzw. das Beatmungsgerät veranlaßt, von Inspiration auf Exspiration umzuschalten, werden Respiratoren eingeteilt in

zeitbegrenzt (zeitgesteuert),
druckbegrenzt (druckkontrolliert),
volumenbegrenzt (volumenkontrolliert),
flowbegrenzt oder einer Mischung aus diesen Steuerungsformen.

Eine druckbegrenzte Beatmung wird vor allem bei Neugeborenen durchgeführt, während eine volumenkontrollierte Beatmung bei älteren Kindern üblich ist.

Vergleich zwischen druckbegrenzter und volumenbegrenzter Beatmung

[Nach Rogers MC (1987) Textbook of Pediatric Intensive Care, Baltimore]

	Druckbegrenzt	Volumenbegrenzt
Vorteile	Vermeidung sehr hoher Inspirationsdrücke geringeres Risiko für ein Barotrauma	konstantes Atemhubvolumen hohe Beatmungsdrücke zeigen Änderung der Lungenmechanik an
Nachteile	variables Atemhubvolumen Änderungen von Compliance oder Resistance werden nicht angezeigt	Möglichkeit der Entstehung sehr hoher Inspirationsdrücke erhöhtes Risiko für ein Barotrauma

Nebenwirkungen der Anwendung von CPAP/PEEP

Vermindertes Herzminutenvolumen
- verminderter systemischer venöser Rückfluß
- vermehrter pulmonaler Gefäßwiderstand
- Verlagerung des Interventrikularseptums
- neurale und/oder humorale Depression des linken Ventrikels
- verminderter myokardialer Blutfluß

Verminderter zerebraler Perfusionsdruck
- erhöhter intrakranieller Druck
- systemische Hypotension

Veränderter renaler Blutfluß
- Verminderung und Umverteilung des renalen Blutflusses
- verminderte Clearance von freiem Wasser und von Kreatinin
- verminderte Natriumausscheidung

Verminderter Blutfluß im Splanchnikusbereich
- verminderter intestinaler und hepatischer Blutfluß

Alveoläre Überdehnung
- Air-leak-Syndrome (Pneumothorax, -mediastinum, -perikard, Hautemphysem) erhöhter physiologischer Totraum

[Nach Rogers MC (1987) Textbook of Pediatric Intensive Care, Baltimore]

Indikationen zur Beatmung

1. akuter Atemstillstand
2. akute respiratorische Insuffizienz = jeder Zustand, der mit einer unzureichenden alveolären Ventilation oder arteriellen Oxygenierung oder beiden zusammen einhergeht
3. Verhältnis von Totraum/Atemzugvolumen (V_D/V_T) > 0,6
4. jeder Zustand, bei dem eine Dekompensation der Atmung droht
5. alle Zustände, bei denen eine sichere Kontrolle des Atemmusters und der Atemfunktion angestrebt wird (z. B. bei erhöhtem intrakraniellen Druck; bei Herzinsuffizienz)
6. alle Zustände, bei denen eine Verminderung der Atemarbeit erwünscht ist (z. B. schwere Herzinsuffizienz; chronische respiratorische Insuffizienz)

Richtlinien zur initialen Respiratoreinstellung bei Beatmung von Kindern

[Nach Rogers MC (1987) Textbook of Pediatric Intensive Care, Baltimore]

ausreichende Ventilation:

Beatmungsfrequenz	für das Alter physiologische Werte sind anzustreben
Atemhubvolumen	12–15 ml/kg
I : E-Verhältnis	anzustreben ist ein I : E-Verhältnis ≥ 1 : 2. Bei obstruktiven Erkrankungen Exspirationszeit verlängern!

Sofortige Kontrolle der ausreichenden Ventilation:
Thoraxexkursion; Atemgeräusch auskultieren; p_aCO_2 = 35–45 mm Hg

ausreichende Oxygenierung:

FiO_2[a] = 1,0
PEEP = 3–5 cm H_2O höher falls erforderlich und hämodynamisch toleriert

Sofortige Kontrolle der ausreichenden Oxygenierung:
Hautkolorit; p_aO_2 > 70 mm Hg
Überprüfung hämodynamischer Nebenwirkungen: Blutdruck; periphere Perfusion

[a] Fraction of inspired oxygen.

Bei Früh- und Neugeborenen, die in der Regel nicht volumenkontrolliert, sondern druckbegrenzt und zeitgesteuert beatmet werden, können folgende Initialeinstellungen gewählt werden:

Beatmungsfrequenz 40/min
inspiratorischer Spitzendruck 20–25 cm H_2O
PEEP 4–5 cm H_2O
Flow ≈ 8 l/min

Angestrebte Blutgaswerte: p_aO_2 = 65–95 mm Hg
p_aCO_2 = 35–45 mm Hg

Vergleich der Vor- und Nachteile bei der Anwendung inspiratorischer Spitzendrücke und Beatmungsfrequenzen bei der Neugeborenenbeatmung

[Nach Fox WW (1988) in Goldsmith J, Karotkin E Assisted Ventilation of the Neonate. Saunders, Philadelphia]

Spitzendruck	Vorteile	Nachteile
niedrig	weniger Nebenwirkungen, bes. BPD, PAL[a]	unzureichende Ventilation niedriges p_aO_2, wenn zu niedrig evtl. generalisierte Atelektasenbildung
hoch	evtl. Wiedereröffnen von Atelektasen hoher p_aO_2 niedriger p_aCO_2	erhöhtes Nebenwirkungsrisiko Behinderung des venösen Rückstroms

Beatmungs-frequenz	Vorteile	Nachteile
niedrig < 40/min	evtl. bessere Oxygenierung, höhere p_aO_2-Werte. Einsatz bei der Entwöhnung und Beatmung mit umgekehrtem I:E-Verhältnis	evtl. hohe Spitzendrücke nötig, um ausreichende Ventilation zu erzielen. Patient muß evtl. relaxiert werden
hoch > 60/min	evtl. niedrigere Spitzendrücke nötig, niedrigerer Atemwegsmitteldruck; Hyperventilation erwünscht, z. B. bei PFC-Syndrom	Exspirationsdauer evtl. für ausreichende Lungenentleerung → „air trapping" respiratorische Alkalose möglich

[a] pulmonary air leak

Vor- und Nachteile bei Anwendung von PEEP bei der Neugeborenenbeatmung

[Nach Fox WW (1988) in Goldsmith J, Karotkin E Assisted Ventilation of the Neonate. Saunders, Philadelphia].

PEEP-Niveau	Vorteile	Nachteile
niedrig 0–3 cm H_2O	Aufrechterhaltung des Lungenvolumens bei Frühgeborenen mit FRC	evtl. zu niedrig, um adäquates Lungenvolumen zu erhalten CO_2-Retention
mittel 4–7 cm H_2O	Stabilisierung von Bereichen mit Atelektasenbildung erhöhtes Lungenvolumen bei Surfactantmangel	evtl. Überblähung
hoch 8–10 cm H_2O	Verhinderung des Alveolenkollapses bei Surfactantmangel verbesserte Verteilung der Ventilation	erhöhtes Pneumothoraxrisiko verminderte Compliance Behinderung des venösen Rückstromes erhöhter pulmonaler Gefäßwiderstand CO_2-Retention

Kriterien der akuten respiratorischen Insuffizienz

[Nach Morriss FC, Levin DL (1990) Essentials of Pediatric Intensive Care. St. Louis; Rogers MC (1987) Textbook of Pediatric Intensive Care, Baltimore]

1. Klinische Kriterien
   Tachypnoe; Apnoe; exspiratorisches Stöhnen; Stridor; Nasenflügeln; inspiratorische Einziehungen; Tachykardie; Bradykardie; Zyanose;
   Unruhe; Bewußtseinstrübung

2. Labordaten
   $p_aO_2 < 50$ mm Hg bei $FiO_2 > 0{,}5$
   $p_aCO_2 > 55$ mm Hg bei Acidose oder
   $p_aCO_2 > 40$ mm Hg bei schwerer Atemnot
   Vitalkapazität < 15 ml/kg

Auswirkungen der einzelnen Beatmungsparameter auf pCO_2 und pO_2

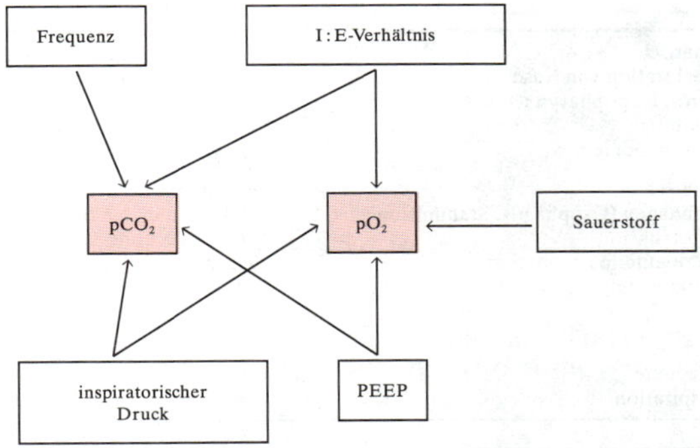

12

Komplikationen der assistierten Beatmung

[Nach Perelman (1986) Semin Perinatol 10:217]

1. Pulmonale Komplikationen – Air-Leak-Syndrom

akutes interstitielles Emphysem
chronische, persistierendes interstitielles Emphysem, generalisiert/lokalisiert
Pneumothorax
Pneumomediastinum
Pneumoperikard
Pneumoperitoneum
subkutanes Emphysem
retroperitoneale Luftansammlung
Luftembolie

2. Komplikationen der endotrachealen Intubation

[Nach Macpherson TA et al (1988) in Guthrie RD Neonatal Intensive Care, New York]

Akut	Chronisch
Traumatisch Perforation von Naso-, Oro-, Hypopharynx Blutung Larynxödem usw.	Störungen der primären Dentition erworbene Gaumenspalten Choanalstenose subglottische Stenose Gingivafurchen
Mechanisch Fehllagen (Ösophagus, Stammbronchus) Obstruktion akzidentelle Extubation Abknickung	Granulome Nekrosen in der Trachea nekrotisierende Tracheobronchitis Tracheomegalie
Andere Apnoe Hypoxie Aspiration	

3. Komplikationen beim endotrachealen Absaugen

[Nach MacDonald et al. (1986) Semin Perinatol 10:224]

Blutung
unbeabsichtigte Extubation
Perforation von Lunge oder Stammbronchus
bronchopulmonale Fistel
Hypoxie
Bradykardie
Anstieg des zerebralen Blutflusses und des intrakraniellen Drucks
Blutdruckanstieg

Reanimation

Feststellen des Atemstillstands: – fehlende Exkursion von Thorax und/oder Abdomen
– fehlender Atemgasstrom

Feststellen des Herzstillstands: – fehlende Herzaktion
– Pulslosigkeit (Säuglinge: A. brachialis; Kleinkinder: A. carotis communis)

Feststellen der Bewußtlosigkeit: – fehlende Ansprechbarkeit

↓

weitere Hilfe rufen!

↓

Lagerung: Rückenlage auf harter, flacher Oberfläche

↓

Beginn der Reanimation:

↓

1. Beatmung

- Atemwege freimachen,
  Kinn anheben und leichtes Überstrecken des Kopfes; absaugen
- Beatmung ohne Hilfsmittel:
  - **Neugeborene/Säuglinge:** Mund zu Mund und Nase
  - **Kleinkinder/Kinder:** Mund zu Mund
- Beatmung mit Hilfsmitteln:
  - Mund zu Naso- oder Oropharyngealtubus
  - Beatmungsbeutel und Maske
  - Beatmungsbeutel zu Naso- oder Oropharyngealtubus
  - Beatmungsbeutel zu Endotrachealtubus
- Beatmungsfrequenz:
  - Neugeborene 40–60/min
  - Säuglinge 20/min
  - Kinder 15–20/min

2. Externe Herzmassage

Neugeborene/Säuglinge:

mittleres Sternumdrittel mit 2–3 Fingern oder mit beiden Daumen nach Umfassen des Thorax

Frequenz: 120/min Neugeborene
100/min Säuglinge

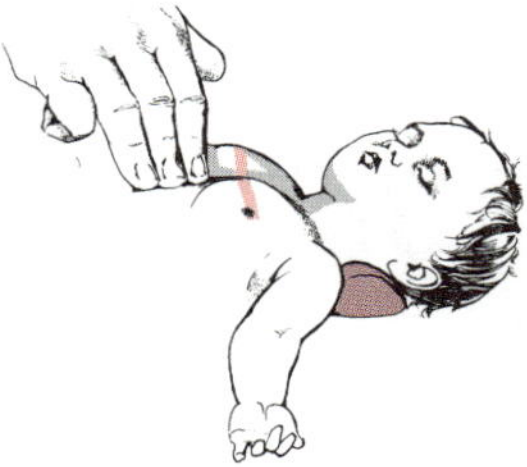

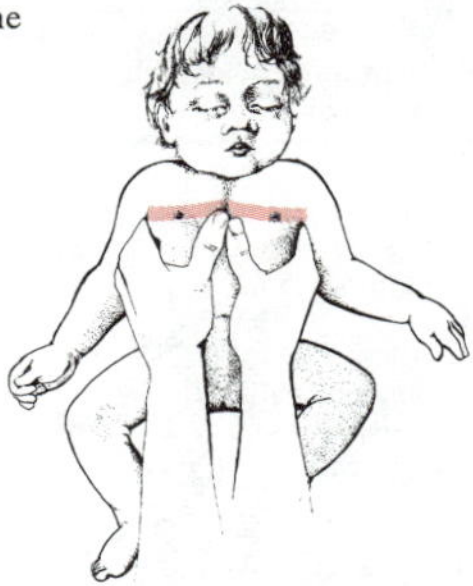

12

Kleinkinder – Schulalter:

unteres Sternumdrittel mit dem Handballen einer Hand senkrecht eindrücken
Frequenz: 80 – 100/min

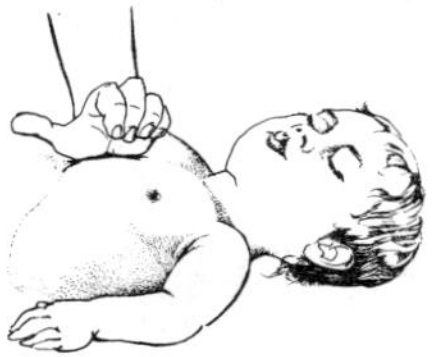

Schulkinder:

unteres Sternumdrittel mit dem Handballen einer Hand, auf die die zweite Hand gelegt wird
Frequenz: 80/min

Verhältnis von Herzdruckmassage zu Beatmung:

Neugeborene	3:1
Säuglinge/Kinder	5:1

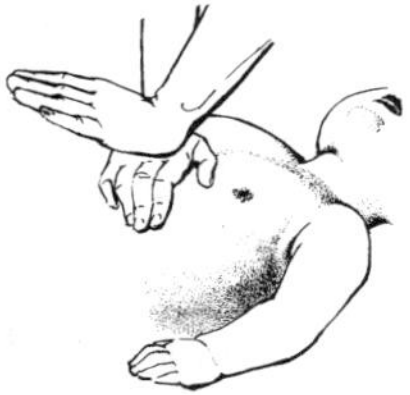

3. Medikamentenapplikation

Zugangswege:
- periphervenös
- endotracheal
- intraossär (Tibiakopf)
- intrakardial

Medikamente:
- Sauerstoff (möglichst 100 %)
- Adrenalin 0,01–0,05 mg/kg i.v. (= 0,1–0,5 ml/kg einer 1:10000-Lösung) Wiederholung nach 5 min
- Natriumbikarbonat
  1 mval/kg = 1 ml/kg 8,4 %ige Lösung i.v.
  1:1 mit Aqua dest. verdünnt bei Neugeborenen
- Atropin 0,01–0,03 mg/kg i.v. (immer > 0,1 mg/ED)

4. Erweiterte medikamentöse Reanimation:

- Kalzium 5–10 mg/kg i.v. (Kalziumgluconat 10 %ig = > 0,5 ml/kg; 1 ml = 10 mg) bei Hypokalzämie, Hyperkaliämie, Hypermagnesiämie; Überdosierung Kalziumantagonist
- Lidocain (Xylocain) 1 mg/kg i.v. bei ventrikulärer Tachykardie, Kammerflimmern, -flattern
  Repetitivdosis 0,5 mg/kg i.v.; Rezidivprophylaxe 20–50 µg/kg pro min
- Volumensubstitution bei Hypovolämie:
  (Blut; kristalloide Lösungen [NaCl 0,9 %ig, Ringer-Laktat]; kolloidale Lösungen [Humanalbumin 5 %ig, FFB, großmolekulare Kolloide]) 5–10 ml/kg pro ED

5. Therapieprinzipien in der Phase nach Reanimation:

- ausreichende Oxygenierung (p_aO_2 = 100 mm Hg)
- Normoventilation bis mäßiggradige Hyperventilation (p_aCO_2 = 30–35 mm Hg)
- ausreichende Organperfusion
  bei vermindertem Intravasalvolumen adäquater Volumenersatz (Urinproduktion > 1 ml/kg pro h); ansonsten eher Flüssigkeitsrestriktion

Katecholamine:	Dobutamin	5–20 µg/kg pro min
	Dopamin	2–20 µg/kg pro min
	Adrenalin	0,1–1,0 µg/kg pro min
	Noradrenalin	0,1–5,0 µg/kg pro min

- Korrektur von Störungen des Elektrolyt- und Säure-Basen-Haushalts
- Therapie von Krampfanfällen

Diazepam	0,3–0,5 mg/kg i.v.
Clonazepam	0,05–0,1 mg/kg i.v.
Phenobarbital	5–10 mg/kg i.v.
Phenytoin	10–15 mg/kg i.v.

- Lagerung: Oberkörper 30° hoch, Kopf in Mittelstellung

Diagnostisches Vorgehen

Beachte: Vor allen Maßnahmen Sicherung der Vitalfunktionen → Notfall-ABC

Anamnestische Hinweise:
Akuter Beginn?
Trauma, Mißhandlung?
Fieber?
Erbrechen?
Diarrhöe?

Medikamente?
- Antikonvulsiva?
- Antihypertensiva?
- Insulin?

Vorerkrankung?

Untersuchung des bewußtseinsgestörten Kindes

Pulse:	A. radialis, A. carotis
Pupillen:	Weite, Symmetrie, Motorik
Herz:	Frequenz, Rhythmus, Geräusch, RR
Atmung:	Frequenz, Amplituden, Atemmuster, Relation: In-/Exspirationsdauer, Stridor, Nebengeräusche, Dämpfung
Fötor:	Alkohol, Aceton, Urämie
Skelett:	Frakturen (Schwellungen, Hämatome, Crepitatio)
Haut:	Blässe (Das bewußtlose Kind ist blaß. Ausnahmen: Coma diabeticum, Enzephalitis) Zyanose, Ikterus (Skleren), Hämatome, Injektionsstellen (Arme, Oberschenkel, Bauchwand), Strommarken
Fontanelle:	gespannt, vorgewölbt
Temperatur:	rektal
Motorik:	Spontanmotorik, Muskeltonus (auf Seitendifferenzen achten!)
Augen:	Augenstellung, Deviation (konjugiert, diskonjugiert), rollende Bulbusbewegungen. Pupillenreaktion auf Licht (direkt, konsensuell), Kornealreflex
Coma Scale:	im Verlauf wiederholen
Meningismus:	Brudzinski- (nur prüfen, wenn Trauma ausgeschlossen), Kernig-Zeichen

Zusammenhang zwischen Lokalisation der Schädigung und der Pupillenreaktion

Lokalisation der Störung	Pupillengröße und -reaktion
Großhirnhemisphären, subkortikale weiße Substanz, hintere Thalamuskerne	normal
Dienzephalon	eng mit Lichtreaktion
Mittelhirn	Mittelstellung; gering erweitert oder ungleich, oder stark erweitert; nicht reagierend
Pons	eng, nicht reagierend

Richtungsweisende Zusatzdiagnostik

Blutdruck, Blutbild, HK, CRP Glukose, Harnstatus, Hautperfusion	Blutgasanalyse	Serumelektrolyte, Osmolalität	Kreatinin, Harnstoff-N	Bilirubin, γ-GT, Ammoniak, Blutungszeit, Quick, PTT, TZ
↓	↓	↓	↓	↓
Schock (Blutung/Sepsis) ZNS-Infektionen Fieberkrampf hypertensive Krise hämolytisch-urämisches S. Hypo-, Hyperglykämie	Hypoxie Hyperkapnie Hypokapnie Insuffizienz (Herz, Nieren, Leber) Intoxikationen metabolische Acidose bei Enzymdefekten des Intermediärstoffwechsels	hypo-/hypertone Dehydratation, NNR-Insuffizienz	Coma uraemicum	Coma hepaticum, Gerinnungs- störung

Liquorstatus, – Bakteriologie, – Zytologie	EEG, Sonographie, Doppplersonographie, Röntgen (Schädel), CT (Schädel), MRT (ZNS)	EKG, Sonographie, Röntgen (Thorax)
↓	↓	↓
Meningitis Meningoenzephalitis Subarachnoidalblutung	zerebrale Krampfanfälle intrakranielle Raumforderungen: Hirnödem, Blutung, Tumoren, Metastasen, Enzephalitis, Abszeß, Embolie, Thrombose, Angiom	Rhythmusstörungen Herzinsuffizienz ARDS (adult respiratory distress syndrome) Thoraxtrauma Aspiration

Glasgow Coma Scale und altersbezogene Modifikationen

[Nach Teasdale G, Jennet B, Jakobi G, zitiert in Yager JY, Johnston B, Seshia SS (1990) Coma scales in pediatric practice. Amer J Dis Child 144:1088–1091]

		Punktzahl
Augenöffnen (alle Altersgruppen)	spontan	4
	auf Anruf	3
	nach Schmerzreiz	2
	kein Augenöffnen	1
Beste motorische Antwort		
älteres Kind	befolgt prompt Aufforderungen zu Bewegungen (z. B. gezieltes Greifen)	6
< 2 Jahre	normale Spontanmotorik	
älteres Kind	gezielte Abwehr von Schmerzreizen (kann Schmerzreize lokalisieren)	5
Kind < 2 Jahre	Abwehr von Schmerzreizen	
älteres Kind / Kind < 2 Jahre	ungezielte Beugewegung nach Schmerzreizen	4
älteres Kind / Kind < 2 Jahre	ungezielte Beugebewegungen (Arme) nach Schmerzreizen + Strecktendenz der Beine (Dekortikationshaltung)	3
älteres Kind / Kind < 2 Jahre	Streckung aller Extremitäten nach Schmerzreizen (Dezerebrationshaltung)	2
älteres Kind / Kind < 2 Jahre	keine Motorik nach Schmerzreizen	1
Verbale Antwort		
älteres Kind	ist orientiert, spricht verständlich	5
Kind < 2 Jahre	erkennt (vertraute Person), fixiert, verfolgt, lächelt	
älteres Kind	ist verwirrt, desorientiert, spricht unzusammenhängend	4
Kind < 2 Jahre	erkennt nicht sicher, weint nur, fixiert und verfolgt inkonstant	
älteres Kind	Antworten inadäquat, spricht Worte ohne Zusammenhang	3
Kind < 2 Jahre	nur zeitweise erweckbar, trinkt und ißt nicht, klägliches Weinen	
älteres Kind	nur unverständliche Laute	2
Kind < 2 Jahre	nicht erweckbar, zeitweise motorisch unruhig, keine verbale Äußerung	
älteres Kind	keine verbale Äußerung	1
Kind < 2 Jahre	reagiert auf keinen Reiz	

Beurteilung: bis 6 Punkte: vitale Bedrohung
15 Punkte: keine Bewußtseinsstörung
1 Punkt (verbale Antworten): Coma
2–3 Punkte (verbale Antworten): Stupor
2 Punkte (motorische Antworten: Mittelhirnsyndrom

Intrakranieller Druck

Zerebraler Perfusionsdruck = arterieller Mitteldruck minus intrakranieller Druck

Autoregulation: zerebraler Blutfluß bei Perfusionsdrücken zwischen 50 und 150 mm Hg konstant
Bei Perfusionsdrücken < 50 mm Hg schneller Abfall des zerebralen Blutflusses

Verlust der Autoregulation (z. B. nach Traumen): Verminderung des zerebralen Blutflusses auch bei Perfusionsdrücken > 50 mm Hg

Normale intrakranielle Drücke (in ruhiger Horizontallage):

Neugeborene	→ ca.	2 mm Hg
Säuglinge	ca.	5 mm Hg
Klein- und Vorschulkinder	ca.	6–13 mm Hg
Schulkinder	ca.	15 mm Hg

Maßnahmen bei Hirnödem / Hirnschwellung

I. Sicherung der Vitalfunktionen: (s. S. 471)
Feststellung des Glasgow Coma Score

II. Fundoskopie, EEG und CT
Entscheidung über intrakranielle Druckmessung
Ausschluß Hydrocephalus occlusivus, intrakranielle Blutung

III. **Spezielle Maßnahmen gegen die Drucksteigerung**

Prophylaxe:	Vorteil	Nachteil
Lagerung: Kopf und Oberkörper + 30°	Druckgefälle zum rechten Vorhof	Nur bei stabilem Kreislauf möglich
Relaxation (Pancuroniumbromid, 0,04 – 0,1 mg / kg)	Kontrollierte Beatmung möglich	Verzicht auf vollständigen neurologischen Status / Verlauf
Hyperventilation: p_aCO_2 auf 30 – 25 mm Hg halten p_aO_2 > 100 mm Hg Beatmungsdruck niedrig halten	Verminderung des intrakraniellen Blutkompartiments, respiratorische Kompensation einer eventuellen metabolischen Acidose Druckgefälle zum Herzen	Hypokapnie reduziert die zerebrale Durchblutung –
Dexamethason, 1 mg / kg tägl. i.v. in 6 Dosen über 3 –7 Tage (je nach Ödemneigung), über weitere 3 Tage ausschleichen	Stabilisiert Blut-Hirn-Schranke	Größere Infektionsgefährdung / verzögerte Wundheilung bei höherer Dosierung
Rektaltemperatur auf 36,5 – 35 °C senken	Vermindert zerebrale Stoffwechselaktivität	–
Flüssigkeitszufuhr ca. 2/3 des normalen Erhaltungsbedarfs (Bilanzierung mittels Gewicht, HK 30 – 40 %, Urinausscheidung > 2 ml / kg pro h)		

12

Maßnahmen zur Drucksenkung		
Osmotherapie:		
– Furosemid (Lasix), 2–5 mg/kg	unterstützt Mannitinfusion, geeignet bei rezidivierender Ödemneigung	
– Mannit (Kurzinfusion], 0,25–1 g/kg über 10 min – Serumosmolalität nicht über 310 mosmol/l	senkt intrakraniellen Druck in wenigen Minuten	Effekt hält nur 2–4 h an
Phenobarbital (Luminal), initial 10–15 mg/kg/1. h, danach Erhaltung mit 2–3 mg/kg. Serumspiegel 25–40 mg/l	senkt zerebralen Blutfluß, reduziert energieverbrauchende elektrische Aktivität	bei höherer Dosis (Barbituratkoma) Gefahr der fatalen Addition von ursächlicher Hirnschädigung und Kreislaufdepression

Verbrennungen

Unfallort: Kinder bis ca. 14 Jahre: Verbrennungsfläche (%) = X · Handfläche des Kindes (1%)
Jugendliche: Neunerregel nach Wallace

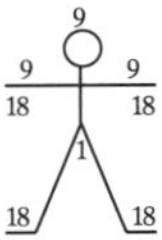

Klinik:

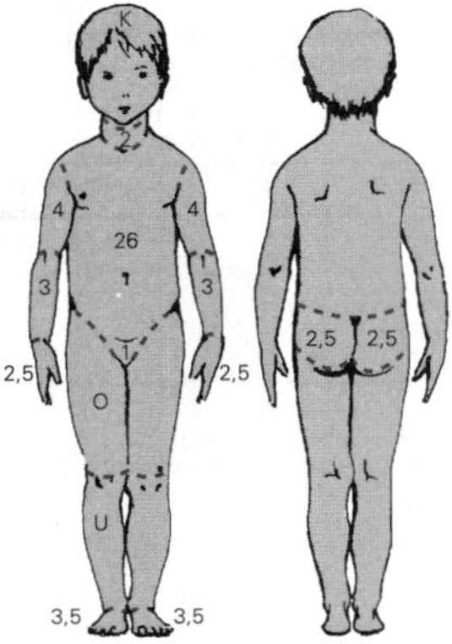

Prozentuale Gliederung der Körperoberfläche zur Abschätzung von Verbrennungen
[Nach Lund CC, Browder NC, (1944) The estimation of areas of burns. Surg Gynec Obstetr 79:352]
Die wachstumsabhängigen Regionen sind:

Alter in Jahren	< 1	1	3	5	7	10	12	15	> 15
Körperregion (%)									
K Kopf	19	17	15	13	12	11	10	9	7
O (1) Oberschenkel	5,5	6,5	7	8	8,5	8,5	9	9	9,5
U (1) Unterschenkel	5	5	5,5	5,5	5,5	6	6	6,5	7

Schätzung des Flüssigkeitsverlusts in den ersten 24 h:

ml / kg KG / % verbrannte Körperoberfläche	
Wundexsudat	~ 0,7
Ödem	~ 2,0
Verdunstung	~ 1,5

Schweregrade:
- leichtgradige Verbrennung = < 5 % (ausgenommen Gesicht, Hände, äußeres Genitale, Füße)
- mittelschwere Verbrennung = ≤ 15 % (Grad II)
- schwere Verbrennung = > 15 % (davon 5 % Grad III)

Behandlung am Unfallort: Sicherung der Vitalfunktionen
- Falls Rauchinhalation: Kortikosteroide (Auxiloson Dosier-Aerosol oder i.v.) frühe Beatmung
- Schock- und Schmerzbekämpfung:
  Dolantin, 1–2 mg / kg i.v.
  Infusion: NaCl (0,9 %) + Glukose (5 %) als 1 : 1-Lösung (60 ml / h ~ 20 Trpf. min oder mehr)

Magensonde
Sedierung bei Bedarf mit Diazepam
Wunden steril abdecken

Infusionstherapie in der Klinik
[Nach Butenandt I, Coerdt I (1979) Verbrennungen im Kindesalter. Enke, Stuttgart]

Infusionslösung Zusammenstellung	Behandlungstag 1	2	3
NaCl (0,9 %) + Glukose (5 %) = 1 : 1	500 ml		
NaCl (0,9 %) + Glukose (5 %) = 1 : 2		500 ml	
NaCl (0,9 %) + Glukose (5 %) = 1 : 4			500 ml
Humanalbumin (20 %)	50 ml	50 ml	50 ml
Na-Bikarbonat (8,4 %) (ml = mmol)	15 ml		
KCl (7,45 %) (ml = mmol)	2–4 ml / kg / Tag nach Erreichen der Urinausscheidung von > 1 ml / kg / h		

Infusionsmenge pro Tag:

Erhaltungsbedarf	+	Flüssigkeitsersatz	
bis 10 kg KG: 100 – 150 ml / kg		5 ml · kg · % verbrannte KOF	am 1. Tag
bis 20 kg KG: 80 – 100 ml / kg		3 ml · kg · % verbrannte KOF	am 2. Tag
bis 40 kg KG: 60 – 80 ml / kg		1 ml · kg · % verbrannte KOF	am 3. Tag

Ab 4. Tag Reduktion der Gesamtmenge auf den Erhaltungsbedarf.

12

Status epilepticus

Definition: Serie zerebraler Anfälle: Das Ende des einzelnen Anfalles ist durch das wiedererlangte Bewußtsein erkennbar.

Status zerebraler Anfälle: Zwischen den einzelnen Anfällen kehrt das Bewußtsein nicht zurück.

Formen	**Leitsymptome**
Grand-mal-Status	Bewußtseinstrübung / Bewußtlosigkeit / Kloni
Petit-mal-Status	Bewußtseinstrübung / motorische Automatismen / Kloni
Status einfacher Partialanfälle	Kloni (Epilepsia partialis continua) / Dämmerzustände
Status komplexer Partialanfälle (selten)	Dämmerzustand
Bioelektrischer Status im Non-REM-Schlaf	Entwicklungsstillstand und -regression / Sprachstörungen (ESES: electrical status epilepticus during slow sleep)

Diagnostik: EEG oder Langzeit-EEG (→ ESES)

Therapie des Grand-mal-Status:
Diazepam, rektal 5 mg (Säuglinge)
10 mg (ältere Kinder)
wenn möglich intravenös Diazepam (Valium) 2 mg (Säuglinge)
20 mg (Jugendliche)
oder Clonazepam (Rivotril) 1 mg (Säuglinge)
4 mg (Jugendliche)

Injektion langsam bis zum Sistieren des Anfalls

1\. Wahl bei Neugeborenen: Phenobarbital (Luminal) 15–20 mg / kg
Beim Status tonischer Anfälle Benzodiazepine vermeiden und gleich mit Phenobarbital oder Phenytoin beginnen

- Wirkung 5 min abwarten, Patient lagern, venösen Zugang legen, O_2 atmen lassen, Blutgasanalyse

Keine antikonvulsive Wirkung:
Intubationsbesteck bereitlegen
- Phenobarbital (Luminal), 20 mg / kg i.v. (langsam)

Keine Wirkung:
- Phenytoin (Phenhydan), initial 15 mg / kg i.v., Wirkung setzt erst nach 10 – 15 min ein

Keine Wirkung oder insuffiziente Atmung ($S_aO_2 < 90\,\%$):
- maschinelle Beatmung
- antikonvulsive Therapie mit Thiopental (Trapanal), 10 – 20 mg / kg fortsetzen

▶ zusätzliche Maßnahmen: Antipyrese (physikalisch, Paracetamol)
Dexamethason 1 mg / kg
Furosemid (Lasix) 1–3 mg / kg

Therapie des Petit-mal-Status: Clonazepam (Rivotril) wie beim Grand-mal-Status
Weiterführung der Langzeittherapie in höherer Dosierung

Fortsetzung der Diagnostik → Ursachen des Status epilepticus:

Neugeborene: s. S. 418 (Laktat, Ammoniak erst am Tag nach Sistieren der Anfälle messen)
ältere Kinder: Infektion (bes. Meningitis, Enzephalitis)
Intoxikation
Tuberöse Sklerose
Hypoglykämie
Intrakranielle Blutungen

Schockformen

Allgemeines Therapieziel: Optimierung der Gewebsperfusion!

Allgemeingültige Therapieprinzipien:

- Behandlung der zugrundeliegenden Erkrankung
- Vermeiden einer Hypoxie (S_aO_2 95–99%, HK 35–40%)
- Korrektur von Störungen des Säure-Basen-Haushalts
- Beseitigung respiratorischer Entgleisungen
- Verbesserung der kardiovaskulären Funktion bez. Herzfrequenz, Schlagvolumen, Vorlast, Nachlast
- weitere unterstützende Therapie
  Steroide
  Behandlung der Nierenfunktionsstörung
  Prophylaxe und Therapie einer Verbrauchskoagulopathie

Hypovolämischer Schock

Definition: vermindertes intravasales Volumen mit konsekutiv erniedrigtem venösen Rückfluß zum Herzen und damit verbundener Vorlasterniedrigung

Symptome: verminderte periphere Perfusion (ΔT rektal – Haut > 10 °C), Tachykardie, Diurese ↓, hohes spezifisches Gewicht des Urins, kleine RR-Amplitude, RR normal
ZVD[1] ↓, PCWP ↓, SVR ↓, HZV ↓

Schocksymptome bei akutem Blutverlust

Verlust < 15%	→ erhöhte Herzfrequenz (10–20%), Blutdruck normal, RKZ[2] normal
Verlust 15–25%	→ Tachykardie > 20%, Tachypnoe, Blutdruckamplitude ↓, RKZ verlängert, Oligurie
Verlust 25–35%	→ + Oligurie/Anurie, Bewußtseinsänderung
Verlust 35–50%	→ „leichenähnliches" Aussehen, keine tastbaren Pulse, Koma, evtl. Bradykardie

Therapie

- ausreichende Volumensubstitution:
  Substitutionslösung je nach Art des Verlusts:

Bei Blutverlust	→ Blut (HK → > 30%)	
bei Hb ≧ 10 g% und HK	→ > 30%:	
	→ Plasma, HA (5%)	2–5 ml/kg über 15 min
	→ Ringerlösung	10–20 ml/kg über 15 min
	→ Plasmaersatzlösung	1–2 ml/kg Rheomacrodex (10%)

Kardiogener Schock

Definition: verminderte Herzleistung mit konsekutivem Blutstau vor dem linken und rechten Herzen, somit Vorlasterhöhung und systemische Hypotension

[1]ZVD zentraler Venendruck; PCWP pulmonalkapillärer Wedgedruck; SVR systemischer Gefäßwiderstand; HZV Herzzeitvolumen.
[2]RKZ Rekapillarisierungszeit.

12

Symptome:

kompensiert

verminderte periphere Perfusion (kühle Extremitäten, $\Delta T > 10\,°C$); Tachykardie, verminderte Diurese mit hohem spezifischen Gewicht, RR-Ampl. klein, RR normal, ZVD und PCWP ↑, SVR ↑, HZV ↓

dekompensiert

Lungenödem, generell verminderte Perfusion, Hypotension, Multiorgandysfunktion

Therapie:

- Kontraktilitätssteigerung, Perfusionsverbesserung mit Katecholaminen (Dobutamin, Dopamin)
- Vorlastsenkung: Nitroglycerin, Furosemid
- bei Bewußtseinstrübung → Beatmung
- bei Lungenödem → Hämofiltration
- keine kardiodepressiven Dosierungen oder Substanzen!

Cave: zusätzliche inadäquate Volumenzufuhr!

Anaphylaktischer Schock

Symptome: Atemnot durch Larynxödem, Bronchospasmus, Lungenödem und/oder vaskulären Kollaps;
kutane Reaktionen: Pruritus und Urtikaria mit oder ohne Angioödem;
Übelkeit, Erbrechen, Diarrhöe, abdominelle Krämpfe

Therapie:
- Antigenzufuhr sofort unterbrechen!
- bei Herz- oder Atemstillstand Reanimation: Adrenalin 0,001–0,01 mg/kg als ED, dann Infusion mit 0,01–0,1 μg/kg pro min (β-Stimulation → Bronchodilatation)
- O_2-Gabe, Beatmung
- Volumensubstitution
- Steroide: Triamcinolon 2–5–(10) mg/kg i.v., Prednisolon 30–50 mg/kg alle 4–6 h
- Antihistaminika: Clemastin (Tavegil) 0,025–0,05 mg/kg ED i.v.
- antikonvulsive Therapie mit Diazepam 0,2–1 mg/kg ED i.v.

Septischer Schock

Definition: zirkulatorische Insuffizienz bei Sepsis durch gramnegative oder grampositive Bakterien, Viren oder Pilze

Klinik: Beim septischen Schock sind in der kompensierten Phase HZV und Herzfrequenz erhöht, der Blutdruck ist bei reduziertem Gefäßwiderstand normal und es besteht eine metabolische Acidose („hyperdynamer Schock"). Mit zunehmender Dekompensation entwickeln sich eine Kreislaufzentralisation und eine respiratorische Insuffizienz. Im Endstadium besteht das Vollbild des Kreislaufschocks mit erniedrigtem HZV und Blutdruck, Zentralisation, Bewußtseinstrübung und/oder Koma („hypodynames Stadium").
Dies gilt jedoch nur für ältere Kinder; bei Neugeborenen und jungen Säuglingen fehlt ein hyperdynames Stadium.

Therapie:

- Behandlung der respiratorischen Insuffizienz
- Antibiotische Therapie je nach Erreger und Herd; meist Kombination mit einem Aminoglykosid
- Katecholamine (Dobutamin, Dopamin)
- Volumensubstitution mit FFP oder Biseko
- Acidoseausgleich
- Steroide: 20–30 mg/kg Triamcinolon bzw. Methylprednisolon als Kurzinfusion (3mal im Abstand von 6 h)
- Immunglobuline

Lungenödem

Ätiologie:

Linksherzinsuffizienz	z. B. Myokarditis; Kardiomyopathie
angeborene Herzfehler	
– mit erhöhtem Lungenvenendruck:	hypoplastisches Linksherz, Cor triatriatum, Mitralstenose
– mit Linksherzinsuffizienz:	kritische Aortenstenose, Aortenisthmusstenose, große arteriovenöse Fisteln
– mit vermehrter Lungendurchblutung:	VSD, PDA; iatrogene Shunts (Waterston)
schwere Unterernährung	
ausgedehnte Verbrennungen	
Nephrose, proteinverlierende Enteropathie	
Atemwegsobstruktion	Epiglottitis, Asthma, Bronchiolitis
Pneumonie und andere Infektionen	
Goodpasture-Syndrom, allergische Pneumonie, Lupus erythematodes	
Hypervolämie	
Vergiftungen	Barbiturate, Narkotika, Alkohol, Paraquat, Epinephrin, Kohlenwasserstoffe, Gase, Blausäure, Rauch
Endotoxine	
neurogenes Lungenödem bei erhöhtem intrakraniellen Druck	
Aufenthalt in großer Höhe	

Pathophysiologische Komponenten:

Gleichgewicht zwischen intravaskulären und interstitiellen hydrostatischen und kolloid-osmotischen Drücken, Gefäßpermeabilität und Lymphdrainage

Symptome:

Tachypnoe, Husten (fleischwasserfarbenes Sekret), Dyspnoe, Brustschmerz, Stöhnen; blasses oder zyanotisches Hautkolorit;
feinblasige Rasselgeräusche (auskultatorisch und radiologisch erst Zeichen, wenn extravaskuläre und interstitielle Flüssigkeit verdoppelt bis verdreifacht!);
im Rö.-Bild evtl. Kerley-A- und -B-Linien, tiefstehendes Zwerchfell (Obstruktion) (andere pathologische Lungenprozesse können Zeichen des Lungenödems überlagern bzw. verdecken!)

Therapieprinzipien

Ziel	Maßnahme
Beseitigung der Hypoxie	Sauerstoffzufuhr, evtl. Beatmung
Verminderung des Plasmavolumens	Diuretika: Furosemid, 1 mg/kg i.v.
Verbesserung der Herzleistung	Digitalis, Katecholamine
Senkung des Afterloads	Venodilatation
Beseitigung der Hypalbuminämie	kolloidale Lösungen
Senkung des O_2-Verbrauchs	Sedierung, Analgesie

Status asthmaticus (schwerster Asthmaanfall)

Definition: Schwere bronchiale Obstruktion, die sich nach Inhalation von β_2-Mimetika nicht bessert. Dyspnoe, Exspirium verlängert, Tachypnoe > 50/min, Zyanose, Tachykardie > 150/min, Pulsus paradoxus

Maßnahmen:

A Kontrollen: Herzfrequenzmonitor, Pulsoxymeter, Blutgasanalyse, Peak flow

B Therapie:

1. Inhalationsversuch: Inhaliergerät (z. B. Pariboy)
   10 Trpf. Sultanol Inhalationslösung (= 2,5 mg Salbutamol) (Kinder < 6 Jahre: 2 Trpf./Lebensjahr)
   + 10 Trpf. Atrovent LS (= 5 Hübe = 0,125 mg Ipratropiumbromid)
   + 2 ml NaCl (0,9 %)
   ½- bis 2stündlich bis zur Besserung

   Wenn nicht ausreichende Wirkung des β_2-Mimetikums:
   0,5 ml Micronefrin (2,25 %) + 2 ml NaCl (0,9 %)

2. → Sauerstoffgabe (über Vernebler angefeuchtet) initial 30 – 50 %
   Indikation: O_2-Sättigung ≤ 95 %

3. → Parenterale Flüssigkeitszufuhr:
   erste Stunde 10 – 15 ml/kg halbisotone Lösung
   Erhaltungsbedarf: 50 – 70 ml/kg tägl. ca. 2000 – 2500 ml/m²) drittelisotone Lösung,
   darin: 5 % Glukose plus 2 mmol/l Kalium und 3 mmol/l Natrium je 100 ml der Lösung

4. Glukokortikoide:
   Methylprednisolon (Urbason) i.v., initial 3 mg/kg, dann 4mal 2 mg/kg tägl.

5. Theophyllin (im Bypass):
   initial 5 – 6 mg/kg, falls vorbehandelt 3 mg/kg, langsam i.v. oder als Kurzinfusion
   Erhaltungsdosis: 1 mg/kg pro h (Kinder < 10 Jahre); 0,8 mg/kg pro h (Jugendliche); 0,7 mg/kg pro h (Jugendliche > 15 Jahre) } im Bypass mit Glukose (5 %)

6. β_2-Sympathikomimetika i.v., wenn vorherige Maßnahmen keine Besserung brachten.

Salbutamol (Salbulair 5)	initial	1 µg/kg pro min
	Erhaltung: nach 10 min	0,2 µg/kg pro min
Bei ausbleibender Wirkung	Steigerung: alle 20 min um	0,1 µg/kg pro min
	Maximum:	50 µg/min
alternativ:		
Fenoterol (Partusisten)	initial und Erhaltung:	2 µg/kg pro h

7. Natriumbikarbonat (8,45 %) (wenn pH ≤ 7,3): base excess · kg · 0,3 (1:1 mit Aq. dest. verdünnt)

8. Ambroxol (Mucosolvan) oder Acetylcystein (Fluimucil): Kinder bis 5 J. 3 x 1/2 Amp./die
   ältere Kinder 3 x 1 Amp./die

C Weitere Diagnostik: Blutbild, CRP, Elektrolyte, Rö.-Thorax

9. Antibiotikum, wenn CRP > 0,5 mg/dl und/oder Lungeninfiltrat

10. Beatmungsindikation: Erschöpfung des Kindes, p_aO_2 < 60 mm Hg, p_aCO_2 > 65 mm Hg

D Weitere Kontrollen: Herzfrequenz maximal 200/min
O_2-Sättigung > 95 %
Elektrolyte (evtl. Osmolalität) alle 8 h
Flüssigkeitsbilanz
Theophyllinserumspiegel (nach 2, 4, 8 h)

Erste Differenzierung:

Kriterium	Coma diabeticum	Hypo-glykämie	Krampf-anfall	Intoxikation	Trauma	Schock anderer Genese	Coma uraemicum
Beginn der Bewußtseins-störung	langsam	schneller	plötzlich	langsam	schnell	schnell	langsam
Fötor	Aceton	–	–	? / Alkohol	–	–	Harn
Haut	trocken rot warm	feucht blaß / rot warm / kühl	feucht blaß kühl	~ / feucht ~ ~	~ blaß kühl	feucht blaß warm / kühl	trocken blaß warm
Atmung	tief	n	unregel-mäßig / langsam	~	unregel-mäßig / langsam	frequent	tief
Puls	↑	n	~	~	~	↑	n

~ wechselnde Befunde   n normal

Erste Maßnahmen: Sicherung der Vitalfunktionen
Im Zweifel Glukose geben, **kein Insulin!**

Labordiagnostik: Blutbild, BKS, CRP, Blutzucker, Blutgas-Check, Elektrolyte, Osmolarität, Urinstatus

Diabetische Ketoacidose: BZ ↑, pH < 7,25   Plasmabikarbonat < 20 mml/l   Osmolarität > 300 mosm/l

Therapie:

Flüssigkeitssubstitution: NaCl (0,9 %) – keine hypotone Lösung!
Menge: Erhaltungsbedarf (s. S. 305) + Nachholbedarf (90 – 130 ml/kg/die)
Nachholbedarf je nach Grad der Dehydratation, geschätzt nach Gewichtsverlust (s. S. 305) ~ 3000 ml / m^2
Infusionsgeschwindigkeit: 1. Drittel in ca. 4 – 5 h
2. Drittel in ca. 8 h
3. Drittel in ca. 10 h

Insulin als Normalinsulin per Infusionspumpe im Bypass
0,1 E / kg pro h verdünnt in 0,9 %iger NaCl plus Humanalbumin (0,5 %) (BZ fällt um ca. 80 mg / dl pro h)

$NaHCO_3$ (8,4 %) nur bei pH < 7,15. Dosis: BE · 0,15 · kg; Verdünnung mit 4 Teilen Aq. dest. auf 1/5

Kaliumsubstitution: ca. 30 – 40 mmol / l Infusionsmenge zu gleichen Teilen als KCl und KH_2PO_4

Kontrollen: zunächst stündlich BZ, Gas-Check, Serumosmolarität, Elektrolyte, Urinausscheidung

Konsequenz: BZ ca. 250 mg / dl → Insulin auf 0,05 E / kg pro h vermindern. Bei weiterem schnellen Abfall des BZ isotone Glukose mit 1/4 0,9 %igem NaCl geben. Dann weiter Normalinsulin subkutan geben.
Ab pH ≥ 7,30 keine weitere Pufferung, aber Elektrolytkontrollen und -substitution.
Nach Rückkehr des Bewußtseins und normaler Serumosmolarität Übergang von parenteraler Flüssigkeitssubstitution auf orale Ernährung.

Vergiftungen

Häufige Symptome bei Vergiftungen:

Übelkeit; Brechreiz; Erbrechen; Tachypnoe; Fötor der Ausatemluft; kardiovaskuläre Kollapszustände; Schock; Rausch- und Erregungszustände; Verwirrtheit; Halluzinationen; Tremor; ataktische choreoforme Bewegungsmuster; Stupor; Koma; Krämpfe

Richtlinien zur Behandlung von Vergiftungen

- Kein Zeitverlust
- Genaue Information über aufgenommene Substanz und ihre Toxizität
- Symptomatische Therapie bei lebensbedrohlichen Zuständen („lebensrettende Maßnahmen") vor Giftentfernung
- Giftelimination
- Spezifische Maßnahmen („Antidotbehandlung")
- Keine Übertherapie!

Mögliche Formen der Giftentfernung

1. Primäre Giftelimination
   - Erbrechen durch
     - mechanische Stimulation der Rachenhinterwand
     - Ipecacuanha (Ipecac-Sirup)
     - Apomorphin
     - keine Anwendung hypertoner Kochsalzlösung
   - Magenspülung
2. Sekundäre Giftelimination
   - Beschleunigte Darmpassage („artifizielle Diarrhöe");
   - Hyperventilation;
   - Forcierte Diurese;
   - Extrakorporale Entgiftungsverfahren:
     - Hämo- oder Peritonealdialyse, Hämofiltration
     - Hämoperfusion
     - Plasmaseparation
     - Blutaustausch
3. Antidottherapie

Praktische Durchführung der Giftentfernung

1. Medikamentös induziertes Erbrechen

Sirup Ipecacuanhae	Rp.:	Rad. ipecac. pulv.	7,0
		Glycerini	10,0
		Sirup sacchari ad	100,0

Dosis: bis 2 Jahre 10–15 ml
$>$ 2 Jahre 20–30 ml

Durchführung:

1. Indikation erst ab dem 9. Lebensmonat
2. Nach Gabe von Ipecac reichlich trinken lassen
3. Tritt nach 15–20 min kein Erbrechen ein → Wiederholung mit der Hälfte der Dosis; tritt nach weiteren 30 min kein Erbrechen ein → Magenspülung zur Entfernung von Emetikum und Noxe
4. Evtl. Asservierung des Erbrochenen zur toxikologischen Untersuchung

Kontraindikationen für das Auslösen von Erbrechen:
- Säuglinge unter 9 Monaten
- Bewußtseinsstörung
- Krampfanfälle
- Ingestion von: ätzenden Substanzen
  schaumbildenden Substanzen
  organischen Lösungsmitteln

Nebenwirkungen von Ipecac-Sirup:
- Protrahiertes Erbrechen
- Durchfälle
- Fieber
- Erregbarkeit
- Kardiotoxische Wirkung in hohen Dosen; Rhythmusstörungen

Technik der Magenspülung

1. Legen eines venösen Zugangs
2. Intubation und Beatmung, falls erforderlich
3. Fixierung des Patienten in Seitenlage und Kopftieflage von ca. 15° oder in Bauchlage bei tiefliegendem und zur Seite gedrehtem Kopf (cave: Endotrachealtubus!)
4. Gabe von 0,01–0,025 mg/kg Atropin i.v. (mindestens 0,1 mg)
5. Gummikeil zwischen die Zähne schieben
6. Magenschlauch (Dicke etwa wie altersentsprechender Tubus) anfeuchten und peroral einführen
   Schlauchlänge: Abstand Nasenwurzel bis Processus xiphoideus + 10 cm
7. Lagekontrolle des Schlauchs durch Luftinsufflation bzw. pH-Messung
8. Mageninhalt durch Aspiration soweit als möglich entleeren und asservieren (!)
9. Magenspülung mit körperwarmem Wasser bzw. NaCl-Lösung (0,9 %), bis die abfließende Lösung klar ist.
   Einzelspülmenge: 5–10 ml/kg
10. Vor dem Herausziehen des Magenschlauchs ggf. Instillation eines spezifischen Antidots oder von
    0,5–1,0 g/kg Carbo medicinalis (Adsorbens)
    0,5 g/kg Glaubersalz [Natriumsulfat; Na_2SO_4 (Abführmittel)]
    3 ml/kg Paraffinöl bei Ingestion von Lösungsmitteln
    0,5 ml/kg sab simplex bzw. 1 ml/kg Lefax liquid bei Ingestion von schaumbildenden Substanzen
11. Abklemmen bzw. Abknicken des Magenschlauchs vor dem Herausziehen (Aspirationsgefahr)

Kontraindikationen zur Magenspülung

Magenspülung nur nach vorheriger Intubation bei
- Bewußtseinsstörung
- Ateminsuffizienz

Ingestion von Mineralölprodukten
Ingestion von organischen Lösungsmitteln
parenteral verabreichten Substanzen

Komplikationen der Magenspülung
- Aspiration; Aspirationspneumonie
- Ösophagusverletzungen
- Laryngospasmus

Antidota bei Vergiftungen und Überdosierungen

Vergiftungsindikation	Antidot
Atropin, Antihistaminika, Anticholinergika	Physostigmin (Anticholium), 0,02–0,06 mg/kg **langsam** i.v.
Äthylenglykol	Äthanol, 0,7 g/kg als loading dose, dann 125 mg/kg pro h als Erhaltungsdosis (Infusionsrate an den angestrebten Serumspiegel von 100 mg/100 ml anpassen!)
Benzodiazepine	Flumazenil (Anexate), 0,005–0,02 mg/kg i.v.
Blei	EDTA, 250 mg/m^2 pro Dosis alle 4 h
β-Blocker	Glucagon, 0,05 mg/kg als Bolus, dann 0,07 mg/kg als Infusion; bei Erwachsenen 3 mg als Bolus, dann 5 mg/h als Infusion Dopamin oder Adrenalin als Infusion nach Wirkung titrieren!
Digoxin	Digitalis-Antidot BM, 1 Amp. (80 mg) bindet 1 mg Digoxin
Eisen	Deferoxamin (Desferal), oral; i.v. 20 mg/kg, danach 15 mg/kg pro h, maximal 80 mg/kg tägl.
Isoniazid	Pyridoxin (Vitamin B_6); Richtdosis: 20 mg/100 mg INH
Kohlenmonoxid	Sauerstoff
Knollenblätterpilz	Silibinin (Legalon SIL), 20 mg/kg tägl., verteilt auf 4 Infusionen über 2 h
Kumarine	Vitamin K_1 (Konakion), 0,3 mg/kg i.v., i.m. oder p.o.
Methanol	Äthanol (Dosierung s. Äthylenglykol)
Methämoglobinämie (Nitrit)	Methylenblau, 0,2 ml/kg einer 1%igen Lösung Toluidinblau, 2–4 mg/kg, streng i.v. Thionin (Katalysin), Säuglinge 3 mg; Kleinkinder 7 mg; Schulkinder 10 mg
Opiate, Opioide	Naloxon (Narcanti, Narcanti Neonatal), 0,01 mg/kg i.v. oder i.m.
Organophosphate	Atropin, 1–2 mg (<2 Jahre 0,05–0,1 mg/kg) i.m. oder i.v., alle 10–15 min wiederholen, bis Atropinwirkung erkennbar; danach Obidoximchlorid (Toxogonin) 4–5 mg/kg i.m.
Paracetamol	Acetylcystein (Fluimucil), initial 150 mg/kg, verdünnt in 2–3 ml/kg Glukose (5%) als Kurzinfusion über 15 min.; dann 50 mg/kg in Glukose (5%) über 4 h; dann 100 mg/kg in Glukose (5%) über weitere 16 h

Vergiftungsindikation	Antidot		
Zyanid	Natrium und Natriumthiosulfat; Dosis vom Hämoglobinwert abhängig, da bei Überdosierung fatale Methämoglobinämie entstehen kann:		
	Hämoglobin [g]	Initialdosis von Na-Nitrit (3 %) [ml/kg i.v.]	Initialdosis von Na-Thiosulfat (25 %) [ml/kg i.v.]
	8	0,22	1,10
	10	0,27	1,35
	12	0,33	1,65
	14	0,39	1,95

Toxikologische Beratungsstellen für Kinder

Ort	24-h-Dienst	Tel. Nr.	Adresse
Berlin	+	030/30353466	Beratungsstelle für Vergiftungserscheinungen an der Universitäts-Kinderklinik, KAVH Heubnerweg 6 14059 Berlin
Göttingen	+	0551/396239 /396241	Universitätsklinik und Poliklinik Humboldtallee 38 37073 Göttingen
Homburg/Saar	+	06841/162257 /162846	Beratungsstelle für Vergiftungsfälle im Kindesalter Universitätsklinik für Kinder- und Jugendmedizin 66424 Homburg/Saar
Papenburg	–	04961/831 (Zentrale)	Marienhospital-Kinderabteilung Hauptkanal rechts 75 26871 Papenburg
Saarbrücken	+	0681/9630 0681/9632149	Städtisches Krankenhaus Wintergerg Beatmungs- und Vergiftungszentrale Kinderklinik 66119 Saarbrücken

Toxikologische Beratungsstellen für Kinder und Erwachsene

Ort	24-h-Dienst	Tel. Nr.	Adresse
Bonn	+	0228/2873211	Informationszentrale gegen Vergiftungen an der Universitäts-Kinderklinik Adenauerallee 119 53113 Bonn
Freiburg	+	0761/2704300 /2704305	Universitäts-Kinderklinik Informationszentrum für Vergiftungen Mathildenstraße 1 79106 Freiburg
Gießen	–	0641/7024135 /7024136	Rudolf-Buchheim-Institut für Pharmakologie der Justus-Liebig-Universität Frankfurter Straße 107 35392 Gießen
Hamburg	+	040/63853345 /63853346	Giftinformationszentrale I. Medizinische Abteilung des Krankenhauses Barmbek Rübenkamp 148 22307 Hamburg
Kiel	+	0431/5974268 Zentrale: /5971	Zentralstelle zur Beratung bei Vergiftungsfällen an der I. Med. Univ. Klinik Schittenhelmstraße 12 24105 Kiel
Koblenz	+	0261/4991	Städtisches Krankenhaus Kemperhof, I. Med. Klinik Koblenzer Straße 115–155 56073 Koblenz
Mainz	+	06131/232466(7) Zentrale: /171	Beratungsstelle bei Vergiftungserscheinungen II. Med. Univ. Klinik und Poliklinik Langenbeckstraße 1 55131 Mainz
Marburg	–	06421/282262 /282290	Institut für Toxikologie und Pharmakologie Pilgrimstein 2 35037 Marburg
München	+	089/41402211	Giftnotruf München, Toxikologische Abteilung der II. Med. Klinik Rechts der Isar der Techn. Universität Ismaninger Straße 22 81675 München

Toxikologische Beratungsstellen für Kinder und Erwachsene (Fortsetzung)

Ort	24-h-Dienst	Tel. Nr.	Adresse
Nürnberg	+	0911/3982451	II. Medizinische Klinik des Städt. Klinikums, Toxikologische Intensivstation Flurstraße 17 90419 Nürnberg
Würzburg	+	0931/2013980 /2013981	Institut für Toxikologie und Pharmakologie der Universität Versbacher Landstraße 9 97078 Würzburg
Zürich	+	01/2515151	Schweizerisches Toxikologisches Zentrum Klosbachstraße 107 CH–8030 Zürich

Toxikologische Beratungsstellen für Erwachsene

Ort	24-h-Dienst	Tel. Nr.	Adresse
Berlin	+	030/30353466 /30353460	Reanimationszentrum der Freien Universität Berlin im Klinikum Charlottenburg Spandauer Damm 130 14050 Berlin
Braunschweig	+	0531/62290 Zentrale: /6880	Medizinische Klinik II des Städtischen Klinikums Salzdahlumer Straße 90 38126 Braunschweig
Bremen	+	0421/4975268 /4973688	Kliniken der Freien Hansestadt Bremen, Zentralkrankenhaus Klinik für Innere Medizin, Intensivstation St.-Jürgen-Straße 28205 Bremen
Göttingen	+	0551/395300 /395314	Zentrum Pharmakologie und Toxikologie der Universität Robert-Koch-Straße 40 37075 Göttingen
Ludwigshafen	+	0621/3431 Zentrale: /5031	Städtische Krankenanstalten Entgiftungszentrale I. Med. Klinik Bremser Straße 79 67063 Ludwigshafen

12

Reye-Syndrom (Ätiologie unbekannt)

Klinik	zusätzliche Befunde (entsprechend CDC case definition 1980)	Differentialdiagnose Ausschluß ätiologisch erklärbarer Hepato- und/oder Enzephalopathien (Reye-ähnliche Krankheiten)
Vorausgehender Virusinfekt („Trigger") Aspirin (zusätzliches Risiko) Akuter Beginn mit heftigem Erbrechen, Bewußtseinsstörung → Koma	Serumwerte 3fach > normal für Enzyme: SGPT/SGOT oder Ammoniak Feintropfige Leberzellverfettung (Biopsie) Ausschluß ätiologisch erklärbarer Hepato- und/oder Enzephalopathien	Akutes Leberversagen durch Hepatitis, Medikamente (Salizylate, Valproat, Tuberkulostatika, MAO-Hemmer) Endotoxinschock Toxine (Aflatoxin u.a.) kongenitale Enzymdefekte: des Harnstoffzyklus, der Fettsäureoxidation, HHH-Syndrom (→ Hyperammonämie) Hyperlysinämie, Organacidämien (Propion-, Methylmalonsäure), der Glukoneogenese, der Atmungskette

Therapie: 1. allgemeine Ziele:

exakter Ausgleich der Flüssigkeits- und Elektrolytbilanz
O_2-Sättigung ≥ 95 %
maschinelle Beatmung, wenn Bewußtseinstrübung
stabile periphere Perfusion
Temperaturhomöostase
Infektionsprophylaxe

2. spezielle Maßnahmen:

Hypoglykämie beseitigen
Ammoniakkonzentration im Plasma senken
- Proteinzufuhr stoppen
- Katabolismus verhindern
  Glukoseinfusion (6–8 mg/kg pro min) mit BZ-Kontrollen und bei Bedarf Insulinzugaben
  → Laktat im Plasma messen. Bei Erhöhung keine Glukose, sondern
- Ammoniak mittels Hämo- oder Peritonealdialyse senken
- metabolische Alkalose mit L-Arginin-HCl (erste 2 h ca. 2 mmol/kg, danach 2 mmol/kg tägl.)
- Darmsterilisation

Antikonvulsiva: Phenobarbital (maximal 50 mg/kg), bei Bedarf zusätzlich Phenytoin (4–8 mg/kg)
Hämostase: FFP 5–10 ml/kg, 5 mg Vit.-K_1-Substitution

Akutes Nierenversagen (ANV)

Definition: Akute Verminderung der Nierenfunktion mit Anstieg der Harnstoff- und Kreatininkonzentration im Serum. Eine Oligurie bzw. Anurie besteht meist, ist aber nicht obligatorisch; eine Polyurie kann ebenso bestehen.

Definition der Oligurie: Urinausscheidung $\leqq 300$ ml/m² tägl. bzw. 0,5–1 ml/kg pro h

Ätiologie:

1. prärenal (Hypoperfusion der Niere)
   a) absoluter u. relativer Volumenmangel:
   Dehydratation, Blutung, Flüssigkeitsverluste in den „dritten Raum“, Schock
   b) vermindertes Herzzeitvolumen. Herzinsuffizienz, Perikardtamponade
   c) Verschluß der Nierenarterien: Embolie, Aortenthrombose
2. postrenal (obstruktive Uropathie)
   a) Obstruktion der Urethra
   b) Blasenfunktionsstörung: neurogene Blase; Tumor
   c) Obstruktion der Ureteren
3. renal
   a) primär parenchymal (vaskulär und interstitiell)
   Glomerulonephritis
   interstitielle Nephritis, Pyelonephritis
   hämolytisch-urämische Syndrome (HUS)
   Nierenvenenthrombose
   Systemerkrankung mit Nierenbeteiligung (z. B. Lupus erythematodes)
   angeborene Nierenerkrankung (polyzystische Nierendegeneration, Nierenhypoplasie, -dysplasie, Nephronophthise)
   Tumoren
   b) akute Tubulusnekrose
   Schock
   perinatale Asphyxie
   Nephrotoxine (Medikamente, Schwermetalle)
   Myoglobinurie, Hämoglobinurie

Symptome: Schwindel, Übelkeit, Erbrechen, Durchfälle, Fötor, Pruritus, Apathie, Müdigkeit, Anfälle, Bewußtseinstrübung;
Hypervolämie mit Herzinsuffizienz, Lungenödem, generalisierten Ödemen;
Hypertonie;
Oligurie bzw. Anurie, aber auch Polyurie

Laborbefunde:
Acotämie (Harnstoff, Kreatinin im Serum ↑; Serumkreatinin steigt um 0,5–1,5 mg/dl tägl., je nach Muskelmasse)
Hyperkaliämie
Hyponatriämie
metabolische Acidose
Anämie
Hyperphosphatämie, Hypokalzämie

Diagnostik

Ziele:
- Sicherung der Diagnose des ANV
- Differenzierung zwischen prä-, post- und renaler Form
- Differenzierung zwischen neu aufgetretener Erkrankung und Exazerbation einer vorbestehenden Krankheit (Gedeihstörung? anamnestisch Polyurie/Polydipsie? rachitische Veränderungen?)
- Erkennen akut lebensbedrohlicher Komplikationen, die sofortige Behandlung erforderlich machen

1. Anamnese und Untersuchungsbefund

2. Laboruntersuchungen
   Blutbild, Blutzucker, Elektrolyte, Harnstoff, Kreatinin, Harnsäure, Phosphat, Osmolarität, Gerinnung, Astrup, Transaminasen

   spezielle Untersuchungen:
   Blutkultur, ASL, C_3-, C_4-Komplement, antinukleäre Antikörper
   Urin: Sediment, Kultur, Elektrolyte, Harnstoff, Kreatinin, Osmolarität, Eiweiß

3. Bildgebende Verfahren
   Sonographie von Nieren und Blase
   i.v. Pyelogramm und Miktionszystourethrogramm nach Bedarf
   Röntgenaufnahme des Thorax (Lungenödem?)

Indizes zur Unterscheidung zwischen prärenalem und renalem Nierenversagen

	prärenal	renal
Neugeborene/Säuglinge		
U_{Na} (mval/l)	< 30	> 50
U_{osm} (mOsm/kg H_2O)	> 350	< 300
$U/P_{Osmolalität}$	> 1,0	< 1,0
RFI	< 2,5	> 2,5
FE_{Na} (%)	< 2,5	> 2,5
ältere Kinder		
U_{Na}	< 20	> 50
U_{Osm}	> 500	< 300
$U/P_{Harnstoff/N}$	> 8	< 3
$U/P_{Kreatinin}$	> 40	< 20
$U/P_{Osmolalität}$	> 1,5	< 1,5
RVI	< 1	> 1
FE_{Na} (%)	< 1	> 1
C_{H_2O}	–25 bis –180 ml/h/1,73 m²	–15 bis +15 ml/h/1,73 m²

Formeln:

$$\text{RFI} = \text{renal failure index} = \frac{U_{Na}}{(U/P)_{Kreatinin}}$$

$$FE_{Na} = \text{fraktionierte Na-Exkretion} = \frac{(U/P)_{Na} \cdot 100}{(U/P)_{Kreatinin}}$$

C_{H_2O} = freie Wasserclearance

$$\text{Urinausscheidung (ml/h)} - \frac{\text{Urinausscheidung} \cdot U_{Osm}}{S_{Osm}}$$

Allgemeine Therapierichtlinien

1. exakte Flüssigkeitsbilanzierung, ggf. Flüssigkeitsrestriktion
   - tägliche Gewichtskontrolle (beim normovolämischen Patienten bleibt das Körpergewicht idealerweise konstant oder fällt um 1% / Tag)
   - ausgeglichene Flüssigkeitsbilanz
     Perspiratio insensibilis 10–20 ml / kg
     Fieber > 38 °C steigert täglichen Flüssigkeitsverlust um 10 ml / kg pro 1°C über 38 °C bzw. 100 ml / m² pro 1°C
2. Verbesserung der Diurese
   - Dopamin, 2–3 µg / kg pro min
   - Diuretika: Furosemid 1–2 (bis max. 4 mg / kg pro ED) i.v.
3. ausreichende Kalorienzufuhr

angestrebte Kalorienmenge:	100–120 mcal / kg tägl. bzw. 1200–1500 kcal / m² tägl.
Kohlenhydrate:	3–10 g / kg tägl.
Aminosäuren:	0,5–1 g / kg tägl.
Fett:	0,5–1 g / kg tägl.

   Wegen der Flüssigkeitsrestriktion müssen in der Regel hochprozentige Glucoselösungen zugeführt werden.
4. Dosisanpassung bei medikamentöser Therapie
5. Behandlung der Komplikationen
6. Nierenersatztherapie
   Peritoneal- oder Hämodialyse, Hämofiltration

Indikationen zur Dialyse:
- Hyperhydratation mit persistierender Hypertonie und Herzinsuffizienz
- Harnstoff / Stickstoff > 100 mg / dl
- Hyperkaliämie mit K^+ > 7,0 mval / l
- nicht korrigierbare metabolische Acidose
- urämische Enzephalopathie oder Perikarditis
- schwere Hypo- oder Hypernatriämie

Therapierichtlinien zur Flüssigkeitszufuhr

1. Bei prärenalem Nierenversagen (renale Hypoperfusion) mit Oligurie
   - Beseitigung einer Hypovolämie bei Dehydratation und anderen Volumenverlusten (z. B. Blutung) bzw. eines Schockzustands durch ausreichende Volumenzufuhr: je nach Art des Verlusts kolloidale oder kristalloide Lösung (z. B. 20 ml / kg pro h halbisotone NaCl-Lösung) bis Urinproduktion ausreichend bzw. Schockzustand beseitigt (cave: kardiogener Schock!)
   - Blasenkatheter legen
   - wenn keine ausreichende Urinproduktion zustande kommt → Furosemid 2 (–4) mg / kg pro Dosis
   - Ausgleich einer Hyponatriämie mit isotoner NaCl-Lösung oder bei bestehender metabolischer Acidose mit Na-Bikarbonat

Führt dieses Vorgehen nicht zum Erfolg, sind 3 Möglichkeiten zu erwägen:

a) Volumenverluste wurden unterschätzt.
b) Es besteht eine obstruktive Uropathie.
c) Das prärenale Nierenversagen ist bereits in ein renales Nierenversagen übergegangen.

Beachte: Eine Volumenersatztherapie bei Oligo-/Anurie darf nur vorsichtig und unter strenger Überwachung der Vitalfunktionen durchgeführt werden und setzt die Möglichkeit voraus, eine lebensbedrohliche Hyperhydratation unverzüglich behandeln zu können (Dialysemöglichkeit).

2. Bei normovolämischen Patienten
   - Behandlungsversuche mit Furosemid
   - entscheidend ist exakte Flüssigkeitsbilanzierung
     gesamte Flüssigkeitszufuhr = Flüssigkeitsverluste + Perspiratio insensibilis

3. Bei hypervolämischem Patienten
   - meist stehen Hypertonie und Herzinsuffizienz im Vordergrund;
   - meist ist sofortiger Flüssigkeitsentzug durch Dialyse erforderlich
   - bei klinisch stabilem Patienten mit geringer Hypervolämie evtl. Versuch mit strenger Flüssigkeitsrestriktion (nicht länger als 24 h; cave: Hyperkatabolismus!)

Therapie der Komplikationen des ANV

1. Hyperkaliämie
   a) Calcium gluconicum (10%) 0,5 ml/kg/Dosis i.v. (cave: Bradykardie!)
   b) Acidoseausgleich: 1 mval/kg i.v.
   c) Glukose/Insulin-Zufuhr 1 E Insulin/3–4 g Glukose
   d) Kationenaustauscher: 0,5–1,0 g/kg p.o. oder als Retentionseinlauf
      (z. B. Resonium A, Calcium Resonium; cave: Hypernatriämie!)
      1 g/kg bindet etwa 1 mval Kalium
   e) Dialyse

2. Hyponatriämie
   Bei $Na^+ < 120$ mval/ → zerebrale Symptome (Enzephalopathie, Krämpfe)
   Korrektur bei Na^+-Verlust:
   Substitutionsmenge [mval] = $(Na_{soll} - Na_{ist}) \cdot 0{,}3 \cdot KG$
   Korrektur bei Überwässerung: Flüssigkeitsrestriktion

3. Metabolische Acidose
   Substitution ab $HCO_3^- < 15$ mval/l
   Substitutionsmenge [mval] = $(HCO_3^-{}_{soll} - HCO_3^-{}_{ist}) \cdot KG \cdot 0{,}3$,
   davon die Hälfte in 1 h, den Rest über mehrere (ca. 3) Stunden

4. Hyperphosphatämie/Hypokalzämie
   akuter Ausgleich der Hypokalzämie nur bei Tetanie
   Phosphatbinder (z. B. Aluminiumhydroxid, Kalziumkarbonat)
   Reduktion der Phosphatzufuhr

5. Kardiovaskuläre Komplikationen
   Bei Lungenödem, nicht beherrschbarer Hypertonie, Herzinsuffizienz, Arrhythmien, Perikarditis, Perikarderguß ist frühzeitiger Einsatz der Hämodialyse/-filtration erforderlich!

6. Zerebrale Komplikationen
   antikonvulsive Therapie

7. Bei Polyurie sind extreme Wasser- und Elektrolytverluste möglich; deshalb mehrmals täglich Elektrolyte im Serum kontrollieren

Dosierung einiger Medikamente bei eingeschränkter Nierenfunktion

[Nach Trompeter RS (1987) Pediatr Nephrol 1:183–194]

Medikament	Elimination/ Metabolismus	HWZ (h) norm./NI[1]	Vorgehen	GFR (ml/min) > 50	10–50	< 10
Antibiotika/Antimykotika						
Amikacin	R[2]	2–3/30	D[3]	60–90	30–70	20–30
			I[4]	alle 12–18 h	alle 12 h	alle 24 h
Gentamicin	R	2/24–48	D	60–90	30–70	20–30
			I	alle 8–12 h	alle 12 h	alle 24 h
Tobramycin	R	2,5/56	D	60–90	30–70	20–30
			I	alle 8–12 h	alle 12 h	alle 24 h
Amphotericin B	NR[5]	24/24	I	24 h	24 h	24–36 h
Flucytosin	R	3–6/75–200	I	6 h	12–24 h	24–48 h
Ketoconazol	H[6]	1,5–3,3/1,8	D	keine	keine	keine
Cefazolin	R	1,4–2,2/18–36	I	8 h	12 h	24–48 h
Cefotaxim	R (H)	1/2,6	I	6–8 h	8–12 h	12–24 h
Cefuroxim	R	1,6–2,2/17	I	8–12 h	24–48 h	48–72 h
Ceftazidim	R	1,8/3–5	D	keine	keine	50
			I	12 h	12 h	24 h
Chloramphenicol	H (R)	2–4/3–7	D	keine	keine	keine
Erythromycin	H	1,2–2,6/4–6	D	keine	keine	keine
Metronidazol	H (R)	6–14/8–15	I	8 h	8–12 h	12–24 h
Amoxicillin	R (H)	9–2,3/5–20	I	6 h	6–12 h	12–16 h
Ampicillin	R (H)	8–1,5/7–20	I	6 h	6–12 h	12–16 h
Mezlocillin	R (H)	0,6–1,2/2,6–5,4	I	4–6 h	6–8 h	8 h
Penicillin G	R (H)	0,5/6–20	I	6–8 h	8–12 h	12–16 h
Piperacillin	R (H)	0,8–1,5/3,3–5,1	I	4–6 h	6–8 h	8 h
Vancomycin	R	6–8/200–250	I	24–72 h	72–240 h	240 h
Analgetika/Antipyretika						
Paracetamol	H	2/2	I	4 h	6 h	8 h
Acetylsalicylsäure	H (R)	2–19/2–19	I	4 h	4–6 h	vermeiden
Morphin	H	2,3/?	D	keine	keine	keine
Sedativa						
Clonazepam	H	18–50/?	D	keine	keine	keine
Diazepam (Valium)	H	20–90/?	D	keine	keine	keine
Midazolam	H	1,5–3/?	D	keine	keine	keine

DOSIERUNG BEI EINGESCHRÄNKTER NIERENFUNKTION II

Medikament	Elimination/ Metabolismus	HWZ (h) norm./NI[1]	Vorgehen	GFR (ml/min) > 50	10–50	< 10
Herz-Kreislauf-Mittel/Antihypertensiva						
Propranolol	H	3,5/2,3	D	keine	keine	keine
Diazoxid	R (H)	17–31/>30	D	keine	keine	keine
Hydralazin	H (NR)	2–4,5/7–16	I	8 h	8 h	8–16 h 12–24 h
Digoxin	R	36–44/80–120	D	100 24 h	25–75 36 h	10–25 48 h
Nifedipin	H	4–5,5/?	D	keine	keine	keine
Verapamil	H	3–7/?	D	keine	keine	keine
Diuretika						
Ethacrynsäure	H (R)	2–4/?	I	6 h	6 h	vermeiden
Furosemid	R (H)	5–1,1/2–4	D	keine	keine	keine
Spironolacton	R	10–35/10–35	I	6–12 h	12–24 h	vermeiden
Antikoagulanzien						
Heparin	NR	0,3–2/0,5–3	D	keine	keine	keine
Antiepilektika						
Carbamazepin	H (R)	35/?	D	keine	keine	75
Ethosuximid	H (R)	55/60	D	keine	keine	75
Phenytoin	H	24/8	D	keine	keine	keine
Valproinsäure	H	12/10	D	keine	keine	keine
Verschiedene						
Tubocurarin	R (H)	triphasisch 0,2; 1,2; 5/ unverändert	D	keine	keine	keine
Cimetidin	R	1,5–2/3,5	D I	100 6	75 8	50 12
Theophyllin	H	3–12/?	D	keine	keine	keine
Terbutalin	H (R)	1–1,5/?	D	keine	50	vermeiden

[1]NI Niereninsuffizienz.
[2]R renal.
[3]D Anpassung durch Dosisreduktion, angegeben ist der Prozentsatz der Normaldosierung.
[4]I Anpassung durch Änderung des Dosierungsintervalls.
[5]NR nicht renal.
[6]H hepatisch.

Smiley-Skala zur Selbsteinschätzung der Schmerzen

Schmerzgrade

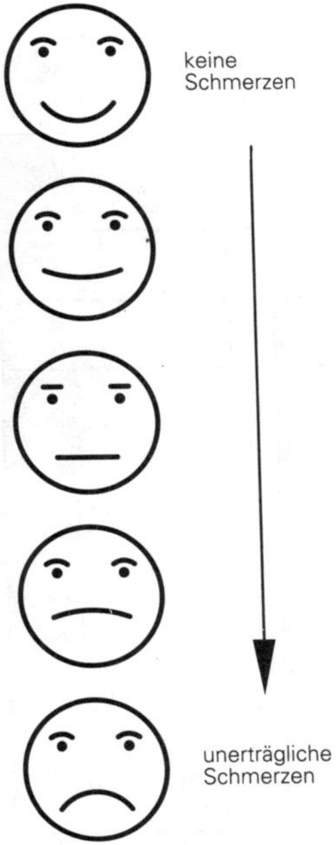

WHO-Stufenschema der Analgetikatherapie

Stufe 3	starke Opiate + Stufe 1
Stufe 2	schwache Opiate + Stufe 1
Stufe 1	nicht opiathaltige Analgetika (+ Adjuvanzien)

Pädiatrische Beispiele

Stufe	Medikament	Handelsname (Beispiel)	Einzel-dosis mg/kg	Applikation (DI Infusion)	Fre-quenz
1	Paracetamol	ben-u-ron	125–500 mg (ED)	p.o., Supp.	1–4
2	Tramadol	Tramal	400	p.o., i.v. Supp.	1–2
3	Buprenorphin	Temgesic	0,005–0,01	i.v.	3–4
	Fentanyl	Fentanyl	0,003–0,015	i.v. initial	alle 5–20 min
			0,005–0,0125 0,001–0,003 0,0005–0,002	Neugeborene DI pro h Neugeborene	
	Morphin	Morphin	0,05–0,2 0,006–0,015	i.v. DI pro h	4–6 (Prä-medi-kation Neuge-borene
			0,15–0,3 0,2–0,6 0,15	s.c. p.o. rektal	4–6 1
	Pethidin	Dolantin	0,1–1,2	p.o.	
	Piritramid	Dipidolor	0,1–0,3	i.v., i.m.	1–4–6
Anta-gonist für Stufe 3	Naloxon	Narcanti Narcanti Neonatal	0,01 initial	i.v., weitere Wirkungstitration mit 0,01 mg/kg	
Schmerz + Entzündung					
	Acetylsalicyl-säure	Aspirin u.a.	15–20	p.o.	4–6
	Diclofenac	Diclofenac u.a.	0,1–1,5	p.o.	3
	Ibuprofen	Ibuprofen u.a.	2–10	p.o.	4
	Indometacin	Indometacin u.a.	0,1–1–2	p.o., Supp.	3
	Naproxen	Proxen u.a.	5–7, 5–10	p.o., Supp.	2

Diagnostik

1. **Spontane Schmerzwahrnehmung:** initial Nabelregion → später McBurney-Punkt.

2. **Schmerzauslösung (Prinzip: passive Bewegung der Appendix):**
   Flankendruckschmerz rechts
   Loslaßschmerz (Blumberg): kontralateral langsame Bauchdeckenimpression, plötzliches Loslassen
   Rovsing-Zeichen: Colon descendens in der linken Flanke komprimieren → Druckfortpflanzung in die Appendix
   Psoaszeichen: rechtes Bein beugen, dann schnell strecken
   Hüpfen auf dem rechten Bein
   Chapman-Zeichen: plötzliche Körperaufrichtung
   Baldwin-Zeichen: Körperbeugung
   Obturatorius-Zeichen: Innenrotationsschmerz (rechtes Bein)
   Ligat-Probe: leichtes Kneifen der Haut → Hyperästhesie im Sherren-Dreieck (Nabel – Spina iliaca anterior superior dextra – Symphyse)

3. **Auskultation im Sherren-Dreieck:** verminderte Darmgeräusche = positives Wahl-Zeichen

4. **Sonographie:** entzündlicher Tumor, Ausschluß Harnwegspathologie

5. **Blutbild:** Leukozytose + Linksverschiebung, CRP-Anstieg

6. **Harnstatus:** Ausschluß Harnwegsinfekt, Hämaturie bei Harnsteinen

13

Differenzierung der Ileusformen

Kriterium	Mechanischer Ileus: Obstruktiver I.	Mechanischer Ileus: Strangulations-I. (Volvulus, Invagination, Inkarzeration)	Funktioneller (paralytischer) Ileus
Symptomenbeginn	schleichend	plötzlich	schleichend
Erbrechen	gallig-kotig (Miserere) danach Befinden besser	initial Magensekret nach Erbrechen keine Besserung	± abhängig von Grunderkrankung
Schmerzen	+	+++	+
Stuhl	zunehmende Verhaltung	± Blut + Schleim	∅
Abdomen	distendiert	normal (hoher I.) – distendiert (tiefer I.)	distendiert
Peristaltik	+++	+++	∅ („Totenstille“)
Begleiterkrankung	±	± (Voroperation, Hernien, akute Enteritis, Purpura Schoenlein-Henoch)	Infektionen, Hypokaliämie, Intoxikation, Medikamente (Vinca-Alkaloide), passager postoperativ, ZNS-Trauma

Diagnostik bei Ileusverdacht

Anamnese: Voroperation, chronische Obstipation, rezidivierende Symptome

Untersuchung: Inspektion: Abdomengestalt, Darmsteifungen.
Palpation: Resistenz, Schmerzpunkt rektal.
Perkussion: Tympanie, Dämpfung.
Auskultation: Intensität, Klangcharakter der Geräusche.

Labor: BB, CRP, BKS, Serumelektrolyte, Amylase, Lipase, Harnstatus, Gerinnungsanalyse, BZ, Serumkreatinin.

Sonographie: freie Flüssigkeit, Tumor, Zyste, Invaginationszeichen, Harnwege.

Röntgen: Nativbild (Spiegelbildung, Gasverteilung, freie „Luft“), Ausscheidungsurographie

Typen der Ösophagusatresien

Typ I – IIIc nach Vogt [Vogt EG (1929) Amer J Roentgenol 22:1–163]
Typ A – D nach Gross [Gross R (1953) The Surgery of Infancy and Childhood. Saunders, Philadelphia]

Häufigkeit: IIIb 88 %, II 10 %, die anderen ca. 1 %. Abdomen bei Typen I, II, IIIa im Röntgennativbild luftleer.

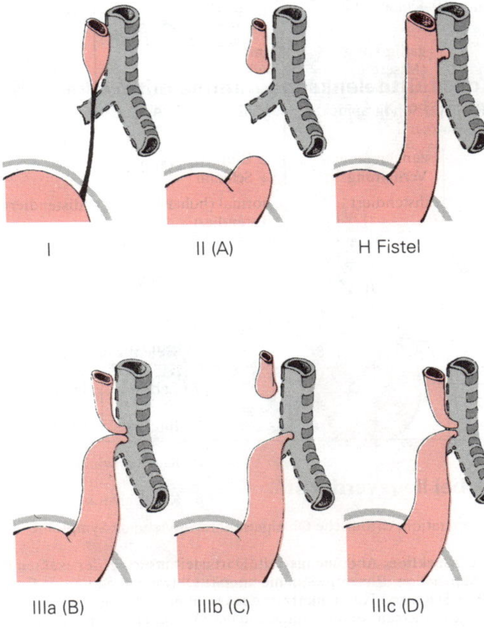

Mittelgesichtsfrakturen nach Le Fort

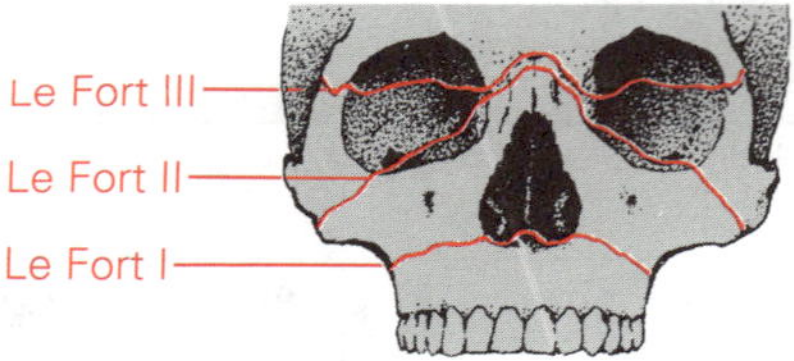

Schema des Hüftgelenksonogramms mit Winkelmeßlinien

[Nach Graf R (1989) Sonographie der Säuglingshüfte. 3. Aufl. Bücherei des Orthopäden Bd. 43. Enke, Stuttgart]

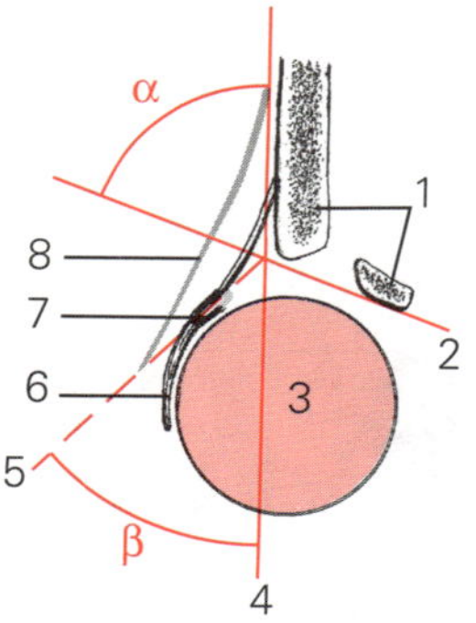

1 Os ilium
2 Pfannendachlinie
3 Caput femoris
4 Grundlinie
5 Knorpeldachlinie
6 Gelenkkapsel
7 Labrum acetabulare
8 Intermuskuläres Septum
α Knochenwinkel
β Knorpelwinkel

Sonographische Winkelmessung: Voraussetzung ist das Aufsuchen der exakten frontalen Schnittebene. Man hat sie erreicht, wenn die laterale Darmbeinkontur eine Gerade bildet und in demselben Schnittbild der Unterrand des Os ilium klar dargestellt ist.
Meßtechnik: Lege das Lineal an den Unterrand des Os ilium in der Fossa acetabuli und drehe es nach medial bis zur tangentialen Berührung des Echos vom knöchernen Erker = Pfannendachlinie. Die Grundlinie wird durch die Basis des knorpeligen Pfannendachs am Knochen (Os ilium) gelegt. Ist diese Kontaktlinie im Sonogramm nicht klar feststellbar, kann man eine Hilfslinie an die mediale Echobegrenzung des Os ilium legen. Durch Parallelverschiebung nach lateral bis zum proximalen Kontaktpunkt des Pfannendachknorpels mit dem Periost des Os ilium erhält man die Grundlinie. Grund- und Pfannendachlinie müssen sich nicht immer am knöchernen Erker schneiden. Die Knorpeldachlinie wird vom knöchernen Erker durch das Hauptecho des Labrum acetabulare gezogen.

Sonographische Reifebestimmung der Hüftgelenke

[Nach Graf R (1989) Sonographie der Säuglingshüfte. 3. Aufl. Bücherei des Orthopäden, Bd. 43. Enke, Stuttgart]

Einteilung	Deskriptive Befundung			Winkel		Konsequenz
Typ	Knöcherne Formgebung	Knöcherner Erker	Knorpeliger Erker	α	β	
Ia	gut	eckig	weit übergreifend (zipfelförmig)	> 60°	< 55°	keine, ausgereiftes Gelenk in jedem Alter
Ib	gut	meist geschweift	kurz übergreifend	> 60°	> 55°	keine
IIa (+) Physiologische Verknöcherungsverzögerung	ausreichend	rund	übergreifend	50°–59°	> 55°	nur Kontrolle
IIa (–) Wie II a (+), kann bis 3. Monat bestehen	mangelhaft	rund	übergreifend	50°–59°	> 55°	Abspreizbehandlung, Kontrolle
IIb Verknöcherungsverzögerung	mangelhaft	rund	übergreifend	50°–59°	> 55°	Abspreizbehandlung, Kontrolle
II„g" oder „c" Gefährdetes oder kritisches Gelenk	mangelhaft	rund–flach	noch übergreifend	43°–49° (gefährdeter Bereich)	70°–77°	betrifft jedes Lebensalter, Therapie mit Spreizhose
D Dezentrierendes Gelenk	hochgradig mangelhaft	rund–flach	verdrängt	43°–49°	> 77° (Dezentrierungsbereich)	in jedem Alter sofort Therapie
IIIa Dezentriertes Gelenk	schlecht	flach	nach kranial verdrängt, noch keine Strukturstörung	< 43°	> 77°	sofort Therapie, Reposition
IIIb Dezentriertes Gelenk	schlecht	flach	nach kranial verdrängt, mit Strukturstörung	< 43°	> 77°	sofort Therapie, Reposition mit guter Kopftiefeinstellung
IV	schlecht	flach	nach kranial verdrängt	< 43°	> 77°	sofort Therapie, Reposition

13

Metrische Linien des Hüftgelenkröntgenbilds

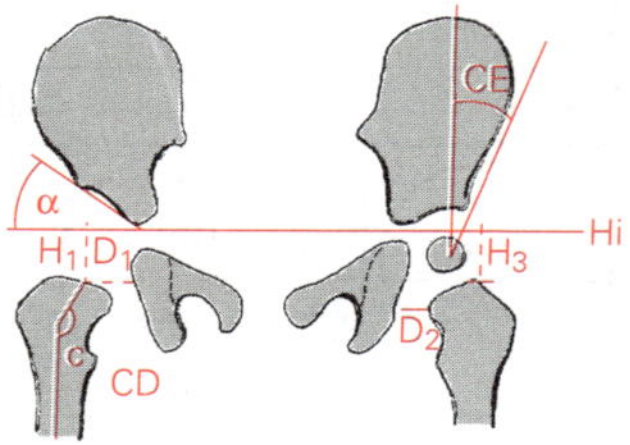

- α — Pfannendachwinkel
- CCD — Centrum-Collum-Diaphysen-Winkel (Schenkelhals-Schaft-Winkel)
- CE — CE-Winkel nach Wiberg (Center → End of the Roof): Maß für die seitliche Überdachung des Femurkopfes. Messung nach Wiberg: Winkel zwischen Lot auf das Femurkopfzentrum und der durch dieses Zentrum an den lateralen Pfannenrand gelegten Tangente. Messung nach Scoles et al.: Statt des Femurkopfzentrums wird bei Kindern bis 2 Jahre als Schnittpunkt das Zentrum des Epiphysenkerns gewählt.
- Hi — Hilgenreiner-Linie (Verbindungslinien der Y-Fugen)
- H 1/D 1 — Abstand Metaphysenmitte – Hilgenreiner-Linie/Sitzbein (Yamamuro-Chene). Pathologisch: ♀ > 12 mm, ♂ > 13 mm.
- D2 — Abstand mediale Schenkelhalsspitze – Sitzbein (Erlacher). Pathologisch: > 7,5 mm.
- H 3 — Diaphysenhöhe = Abstand oberer Metaphysenpol – Hilgenreiner-Linie (Hilgenreiner). Pathologisch: < 6 mm.

Normalwerte der Hüftpfannendachwinkel (AC Acetabularwinkel)

[Nach Petterson H, Ringertz H (1991) Measurements in Pediatric Radiology. Springer, Berlin Heidelberg New York]

Alter (Monate)	Normalbereich des Pfannendachwinkels (–2SD bis +2SD)°			
	Mädchen		Jungen	
	rechts	links	rechts	links
0	18,3–38,1	19,5–39,8	16,0–33,4	17,6–35,4
1	16,9–35,9	18,0–37,7	14,6–31,9	16,3–33,8
2	16,3–35,0	17,4–36,8	14,0–31,2	15,8–33,1
3	15,8–34,4	16,9–30,7	13,6–30,7	15,4–32,6
4	15,4–33,8	16,5–35,6	13,2–30,3	15,0–32,2
5	15,0–33,3	16,2–35,1	12,9–30,0	14,7–31,8
6	14,7–32,8	15,8–34,6	12,6–29,6	14,4–31,5
7	14,4–32,4	15,5–34,2	12,3–29,3	14,2–31,1
8	14,2–32,0	15,3–33,8	12,0–29,1	13,9–30,8
9	13,9–31,6	15,0–33,5	11,8–28,8	13,7–30,6
10	13,7–31,2	14,8–33,1	11,6–28,5	13,5–30,3
11	13,5–30,9	14,5–32,8	11,3–28,3	13,3–30,1
12	13,2–30,6	14,3–32,5	11,1–28,1	13,1–29,8
18	12,1–28,9	13,1–30,8	10,0–26,9	12,1–28,6
24	11,1–27,5	12,1–29,5	9,1–25,9	11,2–27,5
30	10,3–26,2	11,3–28,2	8,3–25,0	10,5–26,6
36	9,5–25,1	10,5–27,1	7,6–24,2	9,8–25,7
42	8,8–24,0	9,8–26,1	6,9–23,4	9,2–24,9
48	8,1–23,0	9,1–25,2	6,3–22,8	8,6–24,2
54	7,5–22,1	8,5–24,3	5,7–22,1	8,0–23,5
60	6,9–21,3	7,9–23,4	5,1–21,5	7,5–22,9
66	6,4–20,4	7,3–22,6	4,6–20,9	7,0–22,3
72	5,8–19,7	6,7–21,9	4,1–20,4	6,5–21,7

Luxationsgrade des Hüftgelenks (Arbeitskreis für Hüftdysplasie)

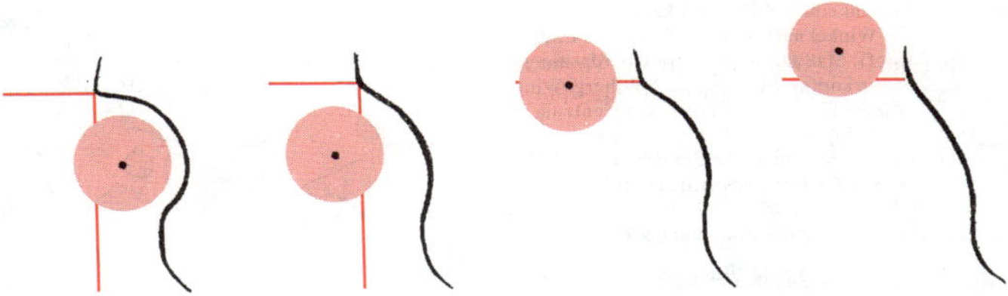

Grad 1
Kopfkern medial der Ombrédanne-Perkins-Linie (Senkrechte durch den Pfannendacherker)

Grad 2
Kopfkern lateral der Ombrédanne-Perkins-Linie und unterhalb des Pfannendacherkers

Grad 3
Kopfkern auf der Höhe des Pfannendacherkers

Grad 4
Kopfkern deutlich oberhalb des Pfannendacherkers

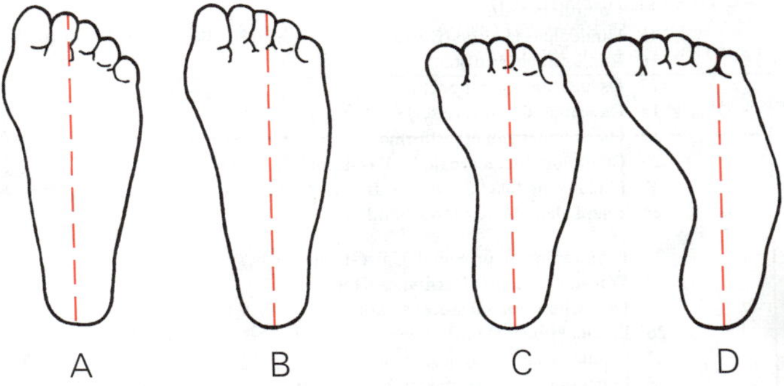

Formungsgrade des Pes adductus: Rückenlage des Kindes. Denke eine Senkrechte durch die Fersenmitte. Normalerweise schneidet sie die laterale Kontur der 2. Zehe (A). B geringgradig, C mittelgradig, D stark ausgeprägter Sichelfluß.

Aseptische Osteochondronekrosen

		Lokalisation	Manifestationsalter (Jahre)
Wirbelsäule:	1	Wirbelepiphysen, Wirbelapophyse (Scheuermann)	10–16
	2	Wirbelkörper (Calve-Putti)	4– 8
Thorax:	3	Sternoklavikulargelenk (Friedrich)	
	4	Rippenepiphysen (Tietze)	
Becken:	5	Os ilium	
	6	Spina iliaca anterior superior	16–20
	7	Symphysis pubis (Pierson)	
	8	Synchondrosis ischiopubica (van Neck)	6–10
	9	Tuberositas ossis ischii	
Arm:	10	Humerusepiphyse proximal (Haas)	
	11	Condylus humeri medialis, lateralis (Froelich)	
	12	Capitulum humeri (Panner)	5–12
	13	Olekranon	
	14	Capitulum radii	
	15	Ulnaepiphyse distal (Burns)	
	16	Radiusepiphyse distal	
	17	Os lunatum (Kienböck)	
	18	Os scaphoideum (Preiser)	
	19	Ossa triquetrum et pisiforme	
	20	Capitulum Metacarpale II–V (Dietrich-Mauclair)	
	21	Phalanx media et proximalis II–IV (Thiemann)	15–18
	22	Telephalanx V (Kirner-Schmid)	
Bein:	23	Femurepiphyse proximal (Calvé-Legg-Perthes)	4– 8
	24	Trochanter major (Buchmann-Hoff)	14–18
	25	Osteochondrosis dissecans (König)	
	26	Patella kranial (Mau)	8–11
	27	Patella distal (Sinding-Larsen)	8–11
	28	Tibiaepiphyse proximal medial (Blount)	5–13
	29	Tibiaapophyse (Osgood-Schlatter)	10–15
	30	Talus (Diaz)	
	31	Os naviculare (Köhler)	5–12
	32	Kalkaneusapophyse (Haglund-Sever)	5–14
	33	Os cuneiforme II (Küntscher)	4– 6
	34	Os cuboideum (Silverskjöld)	
	35	Os metatarsale V proximal (Iselin)	12–17
	36	Os metatarsale II–IV (Köhler-Freiberg)	11–17
	37	Sesambeine (Wiedhopf-Greifenstein)	

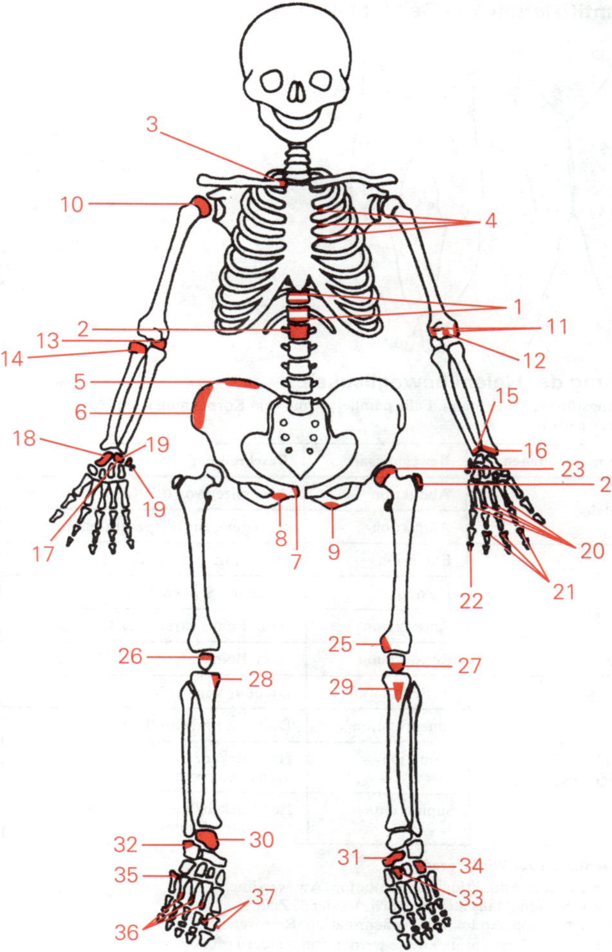
3
10
4
1
2
11
13
12
14
5
15
6
18
19
16
23
24
19
20
17
8
7
9
21
22
25
26
27
28
29
32
30
31
34
35
33
37
36

13

Quantifizierung der Beinfehlstellung

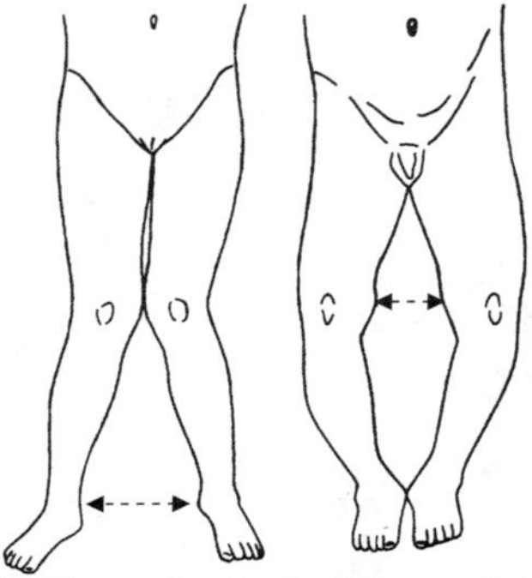

Prüfung der Gelenkbeweglichkeit

Ausgangs(0)-Stellung: Stand, Füße parallel, Arme dem Körper anliegend, Daumen nach vorn

Bewegungsebenen	Bewegungsart	Beschreibung
frontale	Abduktion	Abspreizen von der Körpermittellinie
	Adduktion	Bewegung zur Körpermittellinie
sagittale	Extension	Streckung, Heben der Fußspitze
	Flexion	Beugung, Senken der Fußspitze
	Anteversion	Arm/Bein gestreckt nach vorn u. oben
	Retroversion	Arm/Bein gestreckt nach hinten
transversale (Schulter-, Hüftgelenk)	Außenrotation	Drehung von der Mittellinie weg
	Innenrotation	Drehung zur Mittellinie
	Pronation	Handrücken/lateraler Fußrand nach oben (vorn)
	Supination	Handrücken/lateraler Fußrand nach unten (hinten)

Dokumentation der Winkelgrade:

1. Zahl = Flexion, Adduktion, Innenrotation, Anteversion
2. Zahl = 0-Stellung; falls nicht möglich, 1. oder 3. Zahl
3. Zahl = Extension, Abduktion, Außenrotation, Retroversion

Normalwerte (die Erwachsenenwerte werden von Kindern oft überschritten):

Prüfung der Gelenkbeweglichkeit (Neutral-0-Methode)

Normalwerte Schultergelenk
Adduktion/Abduktion 20–40/0/180
Anteversion/Retroversion 150–170/0/40

Innenrotation/Außenrotation
(Oberarm anliegend) 40–60/0/95
Innenrotation/Außenrotation
(Oberarm 90° abduziert) 70/0/70

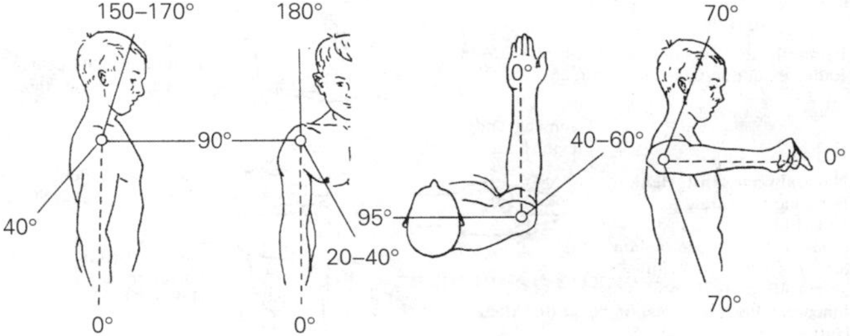

Normalwerte Ellenbogengelenk
Flexion/Extension 150/0/5–10
Unterarmdrehung
ein-/auswärts 80–90/0/80–90

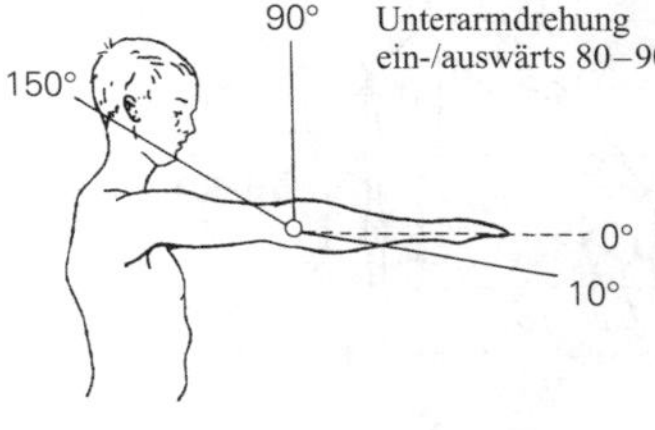

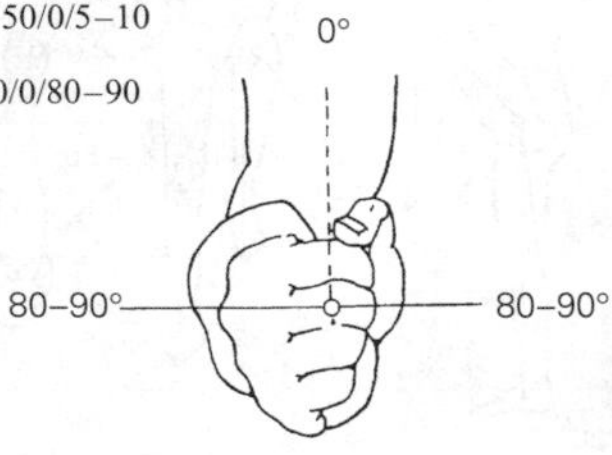

13

Normalwerte Handgelenk

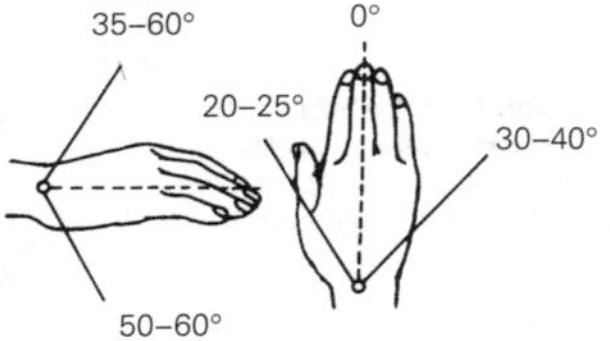

Palmarflexion/Dorsalextension 50–60/0/35–60
Radialabduktion/Ulnarabduktion 25–30/0/30–40

Finger
Daumensattelgelenk
Ab-/Adduktion in Palmarebene 70/0

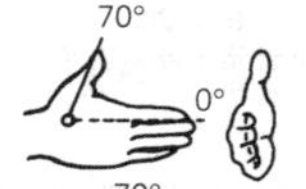

Abduktion/
Adduktion senkrecht zur Palmarebene 70/0

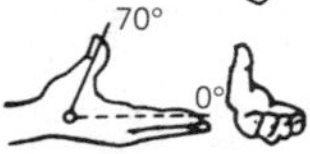

Daumengrundgelenk
Flexion/Extension 50/0

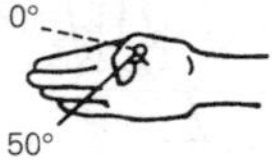

Daumenendgelenk
Flexion/Extension 80/0

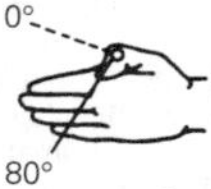

Abstand (in cm) Fingerkuppe – Hohlhand

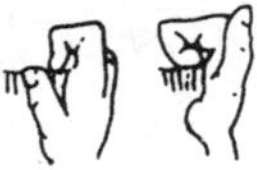

Normalwerte Hüftgelenk
Beugung/Streckung
130–140/0/10
Innenrotation/Außenrotation bei 90°-Beugung im Hüftgelenk 40–50/0/30–45
Innenrotation/Außenrotation bei gestrecktem Hüftgelenk 30–40/0/40–50
Adduktion/Abduktion 20–30/0/30–45

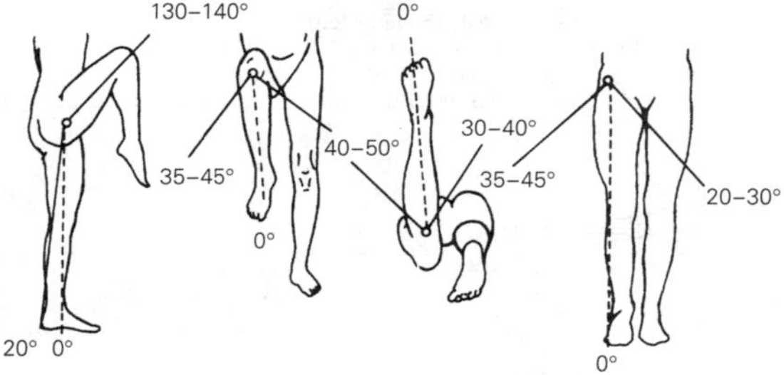

Normalwerte Kniegelenk
Beugung/Streckung 120–150/0/5–10

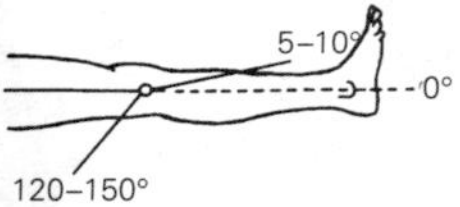

Normalwerte Sprungelenk
Plantarflexion/Dorsalextension 40–50/0/20–30
Pronation/Supination (Kalkaneus fixiert) 15/0/35
Eversion/Inversion (gesamt) 30/0/60

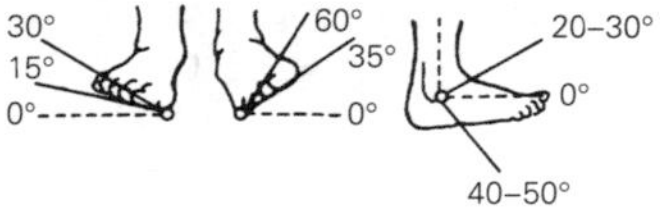

Bestimmung der Sehschärfe anhand der Sehprobentafeln

Für die Prüfung der Sehschärfe in der Ferne: Löhlein-Kinderbildtafel (prüft bei geringen Visusleistungen das Formenerkennen), Pflüger-, Snellen-E-Haken, Schweiger-Buchstaben, -zahlen.
Für Fern- oder Nahsehschärfe: Landolt-Ringe.
Für Nahsehschärfe: Lesetafeln nach Nieden, Jäger oder Birkhäuser.

$$\text{Sehschärfe (Visus)} = \frac{\text{Prüfentfernung (m) D}}{\text{Sollentfernung (m)}}$$

D beträgt für die Prüfung der Fernsehschärfe 5 m, für die Nahsehschärfe 30–40 cm.
Auf den Tafeln ist links neben den Optotypen D für den Visus = 1 angegeben.
Beispiel: Werden Vogelbild oder Taschenuhr aus 25 m Entfernung erkannt, beträgt der Visus 1.
Die Visusangaben V auf den Tafeln beziehen sich auf die Prüfentfernung von 5 m.
Beispiel: Wird das Bild, das bei einem Visus von 1 aus 25 m Entfernung erkannt wird, erst aus der Entfernung von 5 m erkannt, beträgt der Visus 0,2.

Normale Funktion der Augenmuskeln

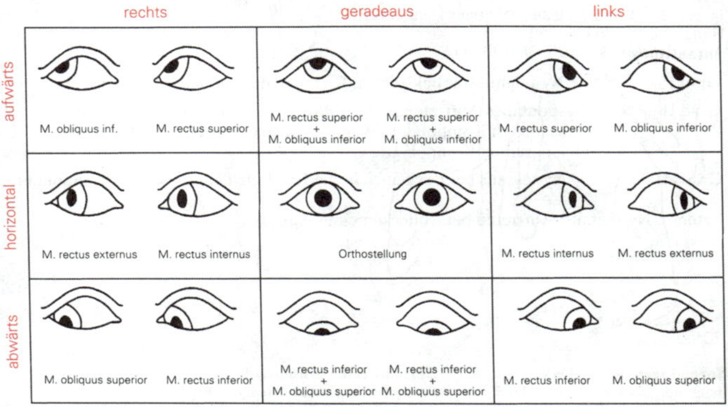

14

Schielwinkelbestimmung

Primärer Schielwinkel:	Prüfung bei Fixation mit dem gesunden Auge.
Sekundärer Schielwinkel:	Prüfung bei Fixation mit dem paretischen Auge, Abweichen des gesunden Auges in die Wirkrichtung des paretischen Muskels.

Kompensationshaltung des Kopfes zur Vermeidung von Doppelbildern = Zwangsdrehung in Wirkrichtung des paretischen Muskels = Blickwendung vom paretischen Muskel weg.

Nystagmus

Definitionen

Pendelnystagmus:	Bewegung und Amplitude in alle Richtungen gleich (stets okulär bedingt)
Rucknystagmus:	eine schnelle und langsame Bewegungskomponente mit entgegengesetzter Richtung (Bezeichnung stets nach der schnellen Komponente)

feinschlägiger:	Amplitude bis 5°
mittelschlägiger:	Amplitude 5–15°
grobschlägiger:	Amplitude > 15°

Intensitätsgrade

Grad I	Nystagmus nur bei Blick in Richtung der schnellen Komponente
Grad II	spontanes Auftreten und Verstärkung bei Blick in Richtung der schnellen Komponente, Verschwinden bei Blick in Richtung der langsamen Komponente
Grad III	Nystagmus bei Blick auch in die Richtung der langsamen Komponente

Latenter Nystagmus: Auftreten bei Abdecken eines Auges

Formen des Nystagmus (N)

Form	Vorkommen	Bewegung R = Rucknystagmus P = Pendelnystagmus
physiologisch:		
optokinetischer N.	z. B. Eisenbahn	R langsame Phase in Richtung des fixierten Bildes, schnelle Phase = Zurückspringen des Bulbus zur Neufixation
labyrinthär-vestibulärer N.	Drehstuhl	R schnelle Phase in Drehrichtung, nach Anhalten entgegengesetzt
	kalorische Reizung	R Warmreiz = zur Reizseite, Kaltreiz = zur Gegenseite
pathologisch:		
labyrinthär-vestibulärer N.	Meningitis Otitis media Tumoren Traumen	R horizontal + rotatorische Komponente. Labyrinthreizung = N → in Blickrichtung. Labyrinthausfall = N → entgegengesetzt
okulärer N.	pränatale ZNS-Schädigung (optokinetischer Regelkreis) Katarakt, Hornhauttrübung (fehlender Fixationsreflex)	P/R Zunahme bei monokulärer oder intendierter Fixation
zentraler N.	Läsion in Pons/Zerebellum/Medulla oblongata	R horizontal + rotatorisch bei Blickbewegungen
zerebellärer N.	alle fokalen zerebellären Schädigungen	R schnelle Phase zur Blickrichtung; beim Blick zur Herdseite N-Frequenz ↓ + N-Amplitude ↑, Umkehrung beim Blick zur Gegenseite
vertikaler N.	Schädigung der Vierhügelregion	
down-beat N.	Schädigung der Vierhügelregion	nur nach unten gerichtet

14

Formen des Nystagmus (N) (Forts.)

Form	Vorkommen	Bewegung R = Rucknystagmus P = Pendelnystagmus
Rotations-N.	Tumoren der Medulla oblongata	wechselnde Richtung
blickparetischer N.	im Beginn oder Nachlassen einer Blicklähmung	R N in Richtung der Blicklähmung
muskelparetischer N.	Rückbildungsphase einer Augenmuskelparese	R schnelle Phase in Wirkrichtung des paretischen Muskels
Spasmus nutans	Genese unbekannt	P horizontal

Krankheiten mit Cataracta congenita

pränatale Infektionen:	**Stoffwechseldefekte:**
Röteln Zytomegalie Varizellen Herpes simplex	Galaktosämie Hypoparathyreoidismus Pseudohypoparathyreoidismus Mannosidose Refsum-Krankheit (Phytansäure ↑) Hyperornithinämie Mevalonacidämie Chondrodysplasia punctata
hereditäre: AD, AR, XR	**Syndrome:** zahlreiche + andere okuläre Dysplasien
Chromosomenaberrationen	

Blickparesen

Typ	Blicklähmung	Ort der Schädigung
Konjugiert	Vertikal (meist nach oben)	Mittelhirn
	Horizontal herdseitig (Déviation conjuguée zur Gegenseite)	Pontines Blickzentrum
	Horizontal gegenseitig (Déviation conjuguée zur Herdseite)	Kortikales Blickzentrum oder frontopontine Bahn
Dissoziiert	Konvergenzparese Divergenzparese	Mittelhirn (Perlia-Kern) Nicht näher bekannt

Pharmakodynamik der Pupillengröße

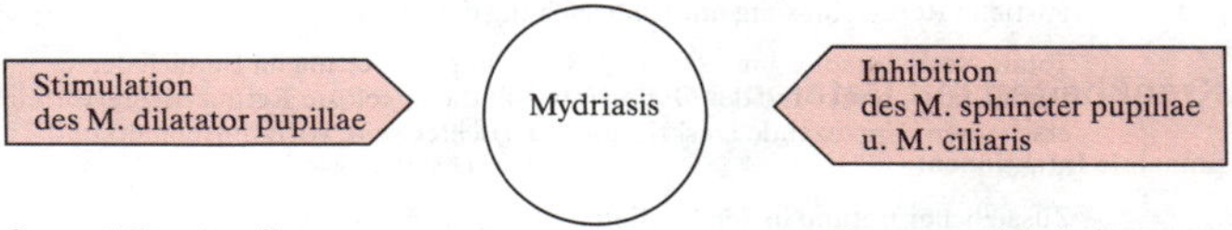

Sympathikomimetika
Phenylephrin
Adrenalintartrat
Adrenalon
u. a.
Kokain

Parasympathikolytika
Atropin
Homatropin
Scopolamin
Tropicamid
Cyclopentolat

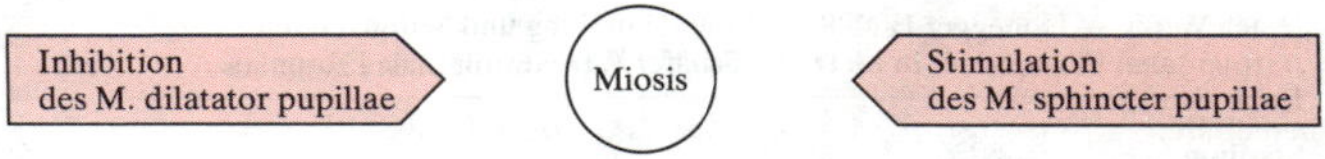

Sympathikolytika
Ergotamin

Parasympathikomimetika
Pilocarpin
Physostigmin
Prostigmin

14

Internationale Klassifikation der Retinopathia praematurorum (retrolentale Fibroplasie)

Stadium	Merkmale
1	Schmale, helle Demarkationslinie zwischen vaskularisierter und noch avaskulärer Retina. Abnormales Gefäßverzweigungsmuster bis zur Demarkationslinie.
2	Demarkationslinie erhebt sich als blaßroter oder weißer Randwall über das Niveau der Retina. Isolierte Gefäßbüschel (überschießende Angiogenese) am Randwall auf der vaskularisierten Seite (hinter dem Randwall).
3	Extraretinale fibrovaskuläre Proliferation im Bereich oder dicht hinter dem Randwall. Die Neovaskularisation verläßt die Retina in Richtung Glaskörper. Grobe Unterteilung des Stadium 3 in ein mildes, moderates oder stark ausgeprägtes, je nach Ausdehnung der fibrovaskulären Proliferation entlang des Randwalls.
4a	Partielle Retinaablösung, die Makularegion ist nicht betroffen.
4b	Partielle Retinaablösung mit Einbeziehung der Makula.
5	Totale Netzhautablösung. Residuale Fixierung der Retina im Bereich der Papilla nervi optici und der Ora serrata läßt die abgelöste Retina trichterförmig erscheinen. Ergänzende Deskription der Trichterweite vorn (linsennah) und hinten.
+	Zusätzlicher Befund in den Stadien I–III, meist in III: „Plus disease“: Venendilatation, Schlängelung der Arteriolen, zunehmende Glaskörpertrübung, Stauung der Irisgefäße und Rigidität der Pupillomotorik.

Klassifikation der Narbenstadien der Retinopathia praematurorum

[Nach Werry W, Honegger H (1982) Stadieneinteilung und Seitenvergleich der retrolentalen Fibroplasie. In Metze H, Schäfer WD Retrolentale Fibroplasie. Enke, Stuttgart]

Stadium	
I	Geringe periphere Gewebsveränderung ohne Ablatio: blasser Fundus, enge Gefäße, Pigment unregelmäßig, temporal periphere vitroretinale Membran. Oft Myopie (> 6 dpt). Visus mit Korrektur meist normal.
II	Ausgedehnte periphere Bindegewebsproliferation, lokalisierte Ablatio, Traktion an Papille und großen Gefäßen nach temporal, Makulaheterotopie. Temporal periphere vitreoretinale Membran, meist keine Myopie. Visus 0,1–0,5.
III	Ausgedehnte periphere Proliferation von Narbengewebe, retinale Traktionsfalte von der Papille bis zur Peripherie. Visus 1/35–0,1.
IV	Inkomplette retrolentale Membran, verlegt partiell die optische Pupille. Partielle Ablatio retinae. Visus: Handbewegungen.
V	Totale retrolentale grau-weiße Membran mit vollständiger Ablatio retinae. Kein Pupillenreflex. Amaurose oder Lichtscheinwahrnehmung.

Normale Sprachentwicklung

Alter	Spracherwerb
3 Monate	Gurrlaute, Tonhöhenmodulation
4	Beginn der Vokalbildung
6	Lallen, Lautiteration
8	emotional variierte Intonation
10	Lautspiele, Silben
12	erste Worte
15	1-Wort-Sätze
18	2-Wort-Sätze, 20 – 50 Worte
2 Jahre	Satzerweiterung
21/2	3 – 5 Wort-Sätze, benutzt Pronomen
3	Benennt im Plural, Umgangssprache
4	Grammatik weitgehend gereift
6	erlernt und imitiert Stil der Erwachsenensprache

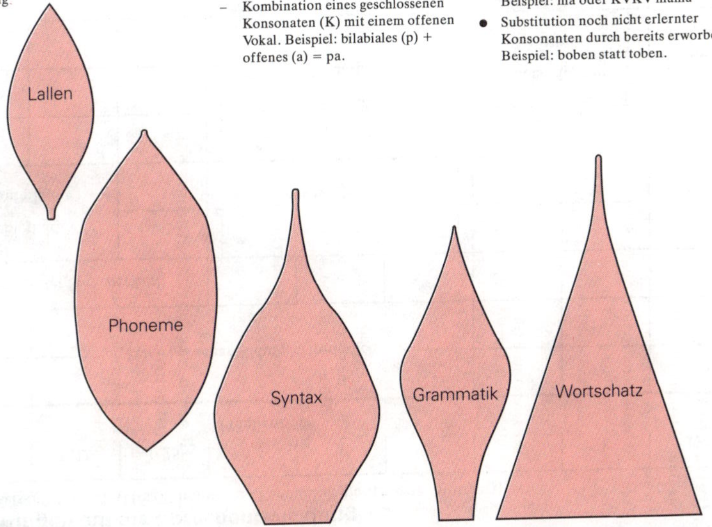

Zeitfolge des Phonemerwerbs

- Regel des maximalen Kontrasts:
  - auf einen offenen Vokal (V) folgt ein geschlossener. Beispiel: nach „a" kommt „i".
  - Kombination eines geschlossenen Konsonaten (K) mit einem offenen Vokal. Beispiel: bilabiales (p) + offenes (a) = pa.
  - dem oralen (p) folgt das nasale (m)
  - vorderen Konsonanten (p/t) folgen hintere (k/g)
- zuerst Bildung offener Silben K + V, Beispiel: ma oder KVKV mama
- Substitution noch nicht erlernter Konsonanten durch bereits erworbene. Beispiel: boben statt toben.

Wirkung von Hörstörungen auf die Sprachentwicklung

[Nach Bauer H (1982) In: Biesalski P, Frank F (Hrsg) Phoniatrie – Pädaudiologie. Thieme, Stuttgart]

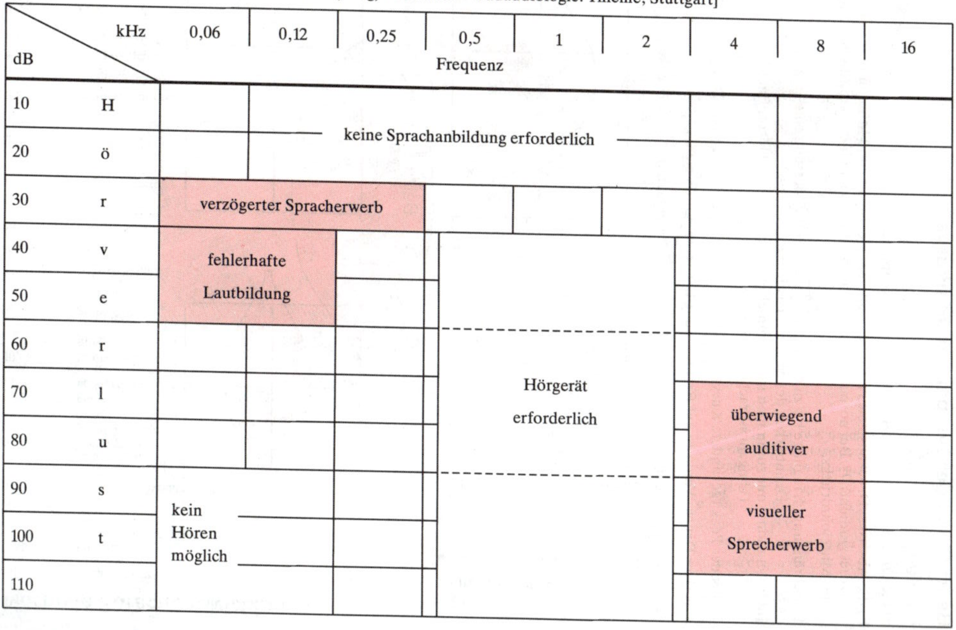

Beurteilung der Tympanogrammkurve

Lage des Peak in bezug auf:

a) die Ordinate: Trommelfellbeweglichkeit (Compliance)

b) die Abszisse: Druckausgleich zwischen äußerem Gehörgang und Mittelohr (Druckgradient: 0). Bei normaler Trommelfellfunktion somit indirekte Abschätzung des Mittelohrdrucks.

Einschränkung: Säuglinge bis zu 6 Monaten haben für die Messung eine zu hohe Dehnbarkeit des Meatus acusticus externus.

Interpretation: nur zusammen mit Trommelfellinspektion und Hörprüfung (Umgangssprache und/oder Audiogramm).

Fehlender Peak (gerundete Kurve) + niedrige Compliance + negativer Druck: Erguß

Positiver Druck: Verdacht auf Ergußbildung bei akuter Otitis media.

Überhöhte Compliance + Hörverlust: Diskonnexion der Gehörknöchelchenkette.

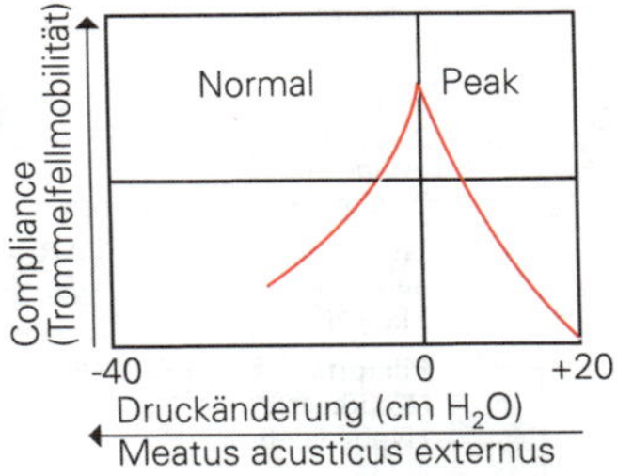

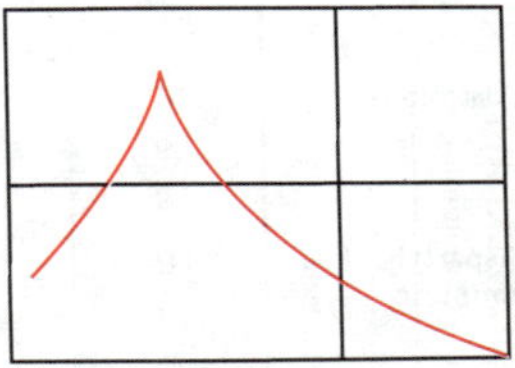

Negativer Druck
Beispiel: Tubendysfunktion

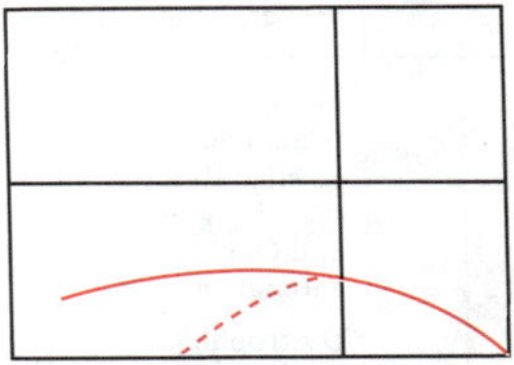

Niedrige Compliance
Beispiele: Erguß
Trommelfell perforiert
Trommelfell verdickt
Gehörknöchelchen fixiert
Zerumen ↑

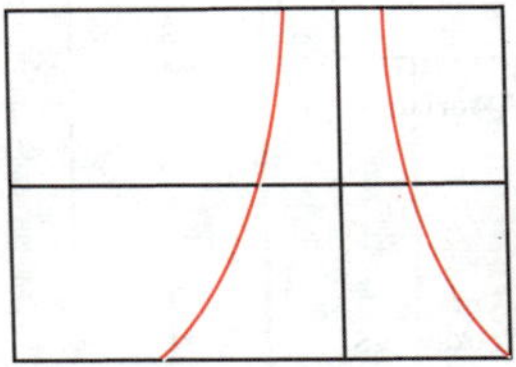

Compliance überhöht
Beispiele: Trommelfell schlaff
Disruption der Gehörknöchelchenkette

Angeborene Hörstörungen

Krankheit Syndrom (-S.)	Typ der Hörstörung S Schalleitung N sensoneural M = N + S	Prognose k kongenital p progredient	Zusätzliche Befunde, Bemerkungen	Erbgang
Achondroplasie	S/N	P	Disproportionierter Kleinwuchs	AD
Albinismus-Taubheit-S.	N	K	Irisheterochromie	XR
Albinismus-Taubheit-S.	N	P	Okulärer Albinismus	XR
Albrecht-S.	N	P	Hochtonschwerhörigkeit	AD
Alström-S.	N	P	Retinopathie, Katarakt, Adipositas, Nephropathie	AR
Aspartylglukosaminurie	N	P	Aspartylglukosaminidase-Mangel	AR
Björnstad-S.	N	K	Pili torti (Kopfhaar), Hypogonadismus	?
Van-Buchem-S.	N	P	Endostale Hyperostose	AR
CHARGE-Assoziation	M	K	Kolobom, Herzfehler, Choanalatresie, geistige Retardierung, genitale und Ohranomalien	
Cockayne-S.	N	P	Dystrophiesyndrom, Retardierung	AR
DOR (S)-S.	N	K	Taubheit, Onycho-Osteodystrophie, mentale Retardierung, Anfälle (seizures)	AR
Eldridge-S.	N	P	Myopie	AR

Angeborene Hörstörungen (Forts.)

Krankheit Syndrom (-S.)	Typ der Hörstörung S Schalleitung N sensoneural M = N + S	Prognose k kongenital p progredient	Zusätzliche Befunde, Bemerkungen	Erbgang
Epstein-S.	N	K	Makrothrombozytopathie, Nephritis	AD
Erythrokeratodermia progressiva	M	P	Typ Burns, (KID-Syndrom: Keratitis, Ichthyosis, Taubheit [deafness])	AD
Familiäre Dystonie	N	P	Degeneration, Demenz	AR
Flynn-Aird-S.	N	P	Hirnatrophie, Myopie, Katarakt	AD?
Forney-S.	S	K	Stapesfixation, Mitralinsuffizienz	AD
Franceschetti-S.	S	K	Dysostosis mandibulofacialis	AD
Gaumenspalte	S	P	Assoziiert mit anderen Fehlbildungen	
Goldenhar-Symptomenkomplex	S	K	Einseitige Schwerhörigkeit	AD/AR
Goltz-Gorlin-S.	S	K	Multiple ektomesodermale Anomalie	XD
Von-Graefe-Sjögren-Hallgren-S.	N	K	Tapetoretinale Degeneration	AR
Groll-Hirschowitz-S.	N	P	Demyelinisierung des peripheren NS, intestinale Divertikulitis	AR
Hyperprolinämie I	N	K	Prolinoxidasemangel, mentale Retardierung, Ichthyosis	AD?
Keutel-S.	M	K	Brachytelephalangie, periphere Pulmonalstenose, kraniofaziale Dysmorphie	AR

Angeborene Hörstörungen (Forts.)

Krankheit Syndrom (-S.)	Typ der Hörstörung S Schalleitung N sensoneural M = N + S	Prognose k kongenital p progredient	Zusätzliche Befunde, Bemerkungen	Erbgang
Königsmark-Hollander-S.	N	K	Atopische Dermatitis	AR
Laurence-Moon-Bardet-Biedl-S.	N	K	Tapetoretinale Degeneration, Genitalhypoplasie, Hexadaktylie	AR
LEOPARD-S.	N	K	Lentigines, EKG-Veränderungen, okulärer Hypertelorismus, Pulmonalstenose, genitale Anomalien, Retardierung des Wachstums, Taubheit (deafness)	AD
Lippen-Kiefer-Gaumen-Spalte	S	P	Schalleitungsschwerhörigkeit durch zephale und faziale Dysmorphien	
Mannosidose	N	P	α-Mannosidase Mangel	AR
Marshall-S.	N	K	Hypertelorismus, Sattelnase, Katarakt, Myopie	AD
Moebius-S.	M	K	A-, Hypoplasie, 6.–9. Hirnnerv	AD
Mukopolysaccharidose I	M	P	Typ-Pfaundler-Hurler (α-Iduronidase-Mangel)	AR
Mukopolysaccharidose II	M	P	Typ Hunter (Sulfoiduronatsulfatase-Mangel)	XR
Mukopolysaccharidose III	N	P	Typ Sanfillippo (4 Enzymdefekte)	AR
Mukopolysaccharidose IV	M?	P	Typ Morquio (2 Enzymdefekte)	AR
Mukosulfatidose	N	P	Neurodegeneration	

Angeborene Hörstörungen (Forts.)

Krankheit Syndrom (-S.)	Typ der Hörstörung S Schalleitung N sensoneural M = N + S	Prognose k kongenital p progredient	Zusätzliche Befunde, Bemerkungen	Erbgang
Nance-Insley-S.	N/M	K	Oto-spondylo-megaepiphysäre Dysplasie	AR
Nathalie-S.	N	K	Oto-okulomuskuloskelettales S.; Katarakt, spinale Muskelatrophie	AR
Neurofibromatose II	N	P	Akustikusneurinome	AD
Norrie-S.	N	P	Amaurose, mentale Retardierung	XR
Ohrmuscheldysplasie	M	P	Mentale Retardierung	AR
Ohrmuscheldysplasie	S	K	Kryptorchismus, mentale Retardierung	AR
Optikusatrophie	N	P	Hochgradige Schwerhörigkeit	AD
Osteogenesis imperfecta I	S/M	P	Deformierung der Gehörknöchelchen	
Osteopetrosis	M	P	Albers-Schönberg-Krankheit	AR
Otodentale Dysplasie	N	K	Große Molaren	AD
Otopalato-digitalis-S.	S	K	s. LKG-Spalte	X
Pendred-S.	N	K	Hypothyreose	AR
Pfeiffer-S.	S	P	Akrozephalodaktylie Typ V, geringe Schwerhörigkeit	AD
Photosensible Epilepsie	N	P	Demenz, Diabetes mellitus, Nephritis	AD?
Polyneuropathie-Optikusatrophie	N	P	Polyneuropathie wie HSMN I (s. S. 428)	AR?
Renale tubuläre Acidose	N	K	Karboanhydrase-B-Mangel	AR

Angeborene Hörstörungen (Forts.)

Krankheit Syndrom (-S.)	Typ der Hörstörung S Schalleitung N sensoneural M = N + S	Prognose k kongenital p progredient	Zusätzliche Befunde, Bemerkungen	Erbgang
Renale tubuläre Acidose I	N	P	Hyperkalziurie	AD
Richards-Rundle-S.	N	K	Zerebelläre Ataxie, mentale Retardierung, Hypogonadismus	AR
Schwerhörigkeit	M	P	Perilymphdruck ↑, Stapesfixation	XR
Schwerhörigkeit (Typ Pfaendler)	N	K	Mentale Retardierrung	AR?
Sensoneurale Schwerhörigkeit	N	K		AR
Sensoneurale Schwerhörigkeit	N	P	Haarzelldegeneration?	AR
Stilling-Türk-Duane-S.	S	K	Augenmuskelaplasie	AR
Turner-S.	N	K	Kleinwuchs, Gonadendysgenesie	
Usher-S.	N	K,P	Retinitis pigmentosa Retardierung	AR
Vitiligo-Muskelatrophie	N	K	Achalasie	AR?
Vohwinkel-S.	N	K	Palmoplantarkeratose	AD
Waardenburg-Klein-S.	N	K	Ektodermale Dysplasie, blaue Iris, Augenwinkeldysplasie	AD
Wildervanck-S.	M	K	Ohrmuscheldysplasie, Gesichtsasymmetrie	XD/AD

Medikamente in der Stillperiode

Den Transfer erleichternde Eigenschaften: Fettlöslichkeit, Proteinbindung ↓, alkalische Substanz (pH der MM: 6,8–7,1), Molekulargewicht ↓.

Medikamentenzusammenstellung

[Teilweise nach Committee on drugs, American Academy of Pediatrics (1983), Pediatrics 72: 375–383, und Bennett PN (1988) Drugs and human lactation. Elsevier, Amsterdam]

Effekte auf die Laktation (↑ Galaktorrhöe; ↓ Suppression)

Bromocriptin (↓, Abstillmittel), Lisurid (↓), Methylergometrin (↓), Bendroflumethiazid (↓, Diuretikum), Nikotin (↓).
Neuroleptika (Chlorpromazin, Methyldopa, Metoclopramid u. a.) (↑), Reserpin (↑).

① Kontraindiziert in der Stillperiode

Analgetika: Indometacin, Metamizol, Propyphenazon.
Anästhetika: Prilocain.
Antiarrhythmika: Amiodaron, Disopyramid, Procainamid.
Antibiotika: Chloramphenicol, Gyrasehemmstoffe, Mefloquin, Sulfonamide.
Antidiabetika: orale Biguanide und Sulfonamidderivate.
Antihistaminika: Clemastin.
Antirheumatika: alle Goldsalze.
Antitussiva: Codein, Pentoxyverin.
β-Adrenozeptor-Antagonisten: Acebutolol, Atenolol, Metoprolol, Nadolol, Reserpin, Sotalol.
Diuretika: Chlortalidon.
Mutterkornalkaloide: Bromocriptin, Ergotamin, Methylergometrin.
Thyreostatika: Ausnahme Propylthiouracil.
Zytostatika: alle.
Sonstige: Bromide, Kalium jodatum.

② Vorübergehend kontraindizierte Medikamente

Metronidazol (Unterbrechung 24 h), Radiopharmazeutika: Gallium-69 (Unterbrechung mindestens 2 Wochen), Jod-125 (Unterbrechung mindestens 12 Tage), Jod-131 (Unterbrechung 2 Wochen), Technetium-99m (Unterbrechung 3 Tage).

Pharmakologische Vergleichsdaten der Glukokortikoide

[Nach Reinhardt D, Griese M (1989) Glucocorticoids in childhood. Ergebnisse Inn Med Kinderheilkd 58: 24–54)

Kortikoid	Klinische Äquivalenzdosis [mg]	Relative antiinflammatorische Wirkung	Relative Mineralkortikoidwirkung (Na-Retention	Biologische Halbwertszeit [h]	Grenzdosis / Tag (Überschreitung → Suppression der Hypophyse) [mg]
Cortisol	~ 30	1	1	8–12	12
Cortison	25	0,8	0,8	8–12	14
Prednison	~ 6	3,5	0,6	18–36	9
Prednisolon	~ 6	4	0,6		
6-Methylprednisolon	5	5	0		
Triamcinolon	5	5	0		
Dexamethason	1	30	0	36–54	0,6

Wirkungen der Glukokortikoide (Auswahl)

Therapeutisch nutzbare Wirkung	Indikationen	Ungünstige Nebenwirkungen
antiphlogistische antiödematös (Endothelpermeation ↓)	Entzündungen Hirnödem Anaphylaxie	Infektionsgefährdung
katabol	Suppression der zellvermittelten Immunität	Glukoneogenese Wachstumshemmung Myopathie Steigerung der Lipolyse durch Adrenalin (Triglyzeride ↑)
anabol (Surfactant-Synthese über Gabe an die Mutter)	fetale Lungenreifung Stimulation der toxisch/allergisch geschädigten Leukopoese	Fettumverteilung (Cushing-Syndrom)
antikalzämisch renale Kalziumausscheidung intestinale Kalziumresorption	Hyperkalzämie	negative Kalziumbilanz: Osteoporose
gerinnungsfördernd, Angiogenese hemmend	Hämangioma capillare simplex	Thrombose
		Hypertension Akne, Hautatrophie, Striae distensae hintere subkapsuläre Linsentrübung, Glaukom Mukosaschädigung: Magen, Duodenum (gering) Psychose

16